Spiel – Musik – Therapie

Praxis der Musiktherapie
Band 1

Spiel – Musik – Therapie
von Dr. Sandra Lutz Hochreutener

Herausgeber der Reihe:
Prof. Dr. Hans-Helmut Decker-Voigt in Verbindung mit
Dr. Hans-Ulrich Schmidt und Prof. Dr. Tonius Timmermann

Spiel – Musik – Therapie

Methoden der Musiktherapie mit Kindern und Jugendlichen

von Sandra Lutz Hochreutener

HOGREFE
GÖTTINGEN · BERN · WIEN · PARIS · OXFORD · PRAG · TORONTO
CAMBRIDGE, MA · AMSTERDAM · KOPENHAGEN · STOCKHOLM

Dr. sc. mus. Sandra Lutz Hochreutener, geb. 1956. 1977–1978 Lehramtsstudium in Rorschach/ Schweiz. 1978–1981 Studium der Musiktherapie in Wien. 1994–1996 Nachdiplomstudium Psychopathologie im Kindes- und Jugendalter an der Universität Zürich. 2007 Promotion. Musiktherapeutin (SFMT), Psychotherapeutin (SPV/VOPT), Dozentin, Supervisorin und Lehrmusiktherapeutin. Weiterbildungen in Analytischer und Humanistischer Psychologie, in Musik- und Körperpsychotherapie sowie in Timetherapie und Meditation. Langjährige Berufserfahrung im stationären und ambulanten Bereich der Kinder- und Jugendpsychiatrie. Seit 1986 selbstständige Praxis für Musiktherapie (Kinder, Jugendliche, Erwachsene) in der Nähe von St. Gallen/Schweiz. Seit 1984 Co-Leitung der „Berufsbegleitenden Ausbildung Musiktherapie (bam)", die seit 2003 als MAS in Klinischer Musiktherapie in die Zürcher Hochschule der Künste (ZHdK) integriert ist.

Bibliografische Information der Deutschen Nationalbibliothek
Die Deutsche Nationalbibliothek verzeichnet diese Publikation in der Deutschen Nationalbibliografie; detaillierte bibliografische Daten sind im Internet über http://dnb.d-nb.de abrufbar.

Der Farbdruck der Abbildungen wurde durch die Stiftung zur seelischen Gesundheitsvorsorge und Konfliktererziehung im Kindes- und Jugendalter (GUK), Zürich, ermöglicht.

Göttingen • Bern • Wien • Paris • Oxford • Prag • Toronto
Cambridge, MA • Amsterdam • Kopenhagen • Stockholm

http://www.hogrefe.de
Aktuelle Informationen • Weitere Titel zum Thema • Ergänzende Materialien

Umschlagbild: Verena Staggl, CH-9000 St. Gallen
Druck: AZ Druck und Datentechnik, 87437 Kempten
Printed in Germany
Auf säurefreiem Papier gedruckt

ISBN: 978-3-8017-2198-5

Inhaltsverzeichnis

Gewidmet

meinen Kindern

Marike, Michael, Tobias und Merlin

Vorwort

Zum Besonderen der Art und Weise dieses Buches

Eine „ausreichend gute“ Mutter …

… reiche aus, sagt D.W. Winnicott und senkt damit das schier unerträglich grosse Anforderungsprofil an Mütter (und die oft „vergessenen“ Väter oder andere Bezugspersonen) auf ein erträgliches lebensmögliches Mass herab, das nötig ist, um ein Kind eben ausreichend gesund für sein Leben in dieser Welt aufwachsen zu lassen.

Wenn dieses „ausreichend gut“ nicht ausreicht, dann bedarf das Kind (und seine Welt) der Therapie, in der auch wieder Winnicotts Formel gelten könnte: Es reicht eine „ausreichend gute“ Therapeutin …

Sandra Lutz Hochreutener ist ein Glücksfall für die Kinder und Jugendlichen, die ihr in ihrer Praxis der Musikpsychotherapie begegnen, denn sie erfüllt weit mehr als dieses „ausreichend gut“. Und sie ist ein Glücksfall für diejenigen, die auf der Suche nach einer fundierten praxisbezogenen Theorie der Musiktherapie und darüber hinaus der aktuellen Therapie(n) mit Kindern und Jugendlichen sind. Dieses Buch bietet Ihnen, den Leserinnen und Lesern, beides.

Der substrathafte Kern dieses Buches, sein Motiv und damit seine Motivation basieren auf diesen Begegnungen zwischen Kind und Therapeutin. Die „Fall-Bei-Spiel“-Bilder, die das Buch aus diesen Begegnungen abbildet, strahlen die Empathie und die besondere Begabung von Sandra Lutz Hochreutener ab, das psychodynamische Wachstum des kindlichen Patienten in der Therapie zu begleiten als Disposition für all sein posttherapeutisches Leben in Kreativität und verkraftbarer Freiheit.

Nachdenklicher Humor der Autorin spielt mit in alle Szenen hinein, die die Autorin zeichnet, Humor, der nicht nur etymologisch die „Feuchtigkeit der Träne“ in der eigenen Lebenserfahrung im Umgang mit eigenen Kindern und denen anderer und dem Kind in sich selbst voraussetzt.

Der Rahmen um diese Bilder und Abbilder ist eine der besten theoretischen Konzeptionen eigener Praxis, die ich im Rahmen einer Doktorarbeit jemals betreute – eine mit Auszeichnung bewertete Doktorarbeit, die hier für eine breite Leserschaft aufbereitet wurde und der ich entsprechend Popularität über die Fachwelt hinaus wünsche. Es ist ein Buch für Leserinnen und Leser, die mit Kindern dieser sich ständig komplizierenden, komplexen Welt leben wollen, d.h. sie begleiten in einer kreativierenden Persönlichkeitsentwicklung.

Es freut die Herausgeber dieses ersten Bandes einer künftig lose im Hogrefe Verlag erscheinenden Buchreihe zur Musiktherapie, dass – unzufällig – die therapiebedürftigen Kinder dieser Welt die erste Klientel sind.

Zum Besonderen des Fachinhalts

Sandra Lutz Hochreutener bezieht in ihre Konzeption als Hintergrund verschiedene vertraute Entwicklungspsychologien der Kindheit und Jugend ein, verknüpft diese mit der aktuellen Entwicklungspsychologie, wie sie aus der Säuglingsforschung eines Daniel N. Stern sich derzeit abzeichnet und zunehmend mehr auch zu einer „entwicklungspsychologischen Musiktherapie“ führt.

Lutz Hochreuteners Methodenrepertoire ist konsequent am Kind und seinen Ressourcen und – wo vorhanden – Resilienzen orientiert und reicht von traditionellen Methodenteilen (Lied) über weite Räume des Spiels bzw. spieltherapeutischen Tuns über intermodale Verfahren (Musik in Verbindung mit Bewegung, Tanz, Malen usw.) bis zum Experiment des freien Improvisierens, kindgemässe therapeutische Aktivitätsräume wie Bauen mit Instrumenten, der Körper als Instrument u.v.m.

Die breite und verantwortungsvolle Sicht der Autorin zeigt sich in sorgsamen Reflexionen ihrer Gegenübertragungsreaktionen auf das Kind ebenso wie in einer klaren Positionierung hinsichtlich der Frage: „Wie viel experimenteller Freiraum, wie viel Strukturierungsgeländer“ tun dem Kind situativ und im Blick auf seine weitere Entwicklung zu einer kreativen Persönlichkeit hin, gut.

Ausserdem dürfte dieses Buch eine wertvolle Bereicherung für diejenigen Musiktherapeuten (und Spieltherapeutinnen) sein, die unter dem Aspekt der öffentlich dokumentierbaren Effizienzforschung zunehmend fachspezifische Diagnosesysteme entwickeln und koppeln.

Die hochdeutsche Schriftsprache dieser schweizerischen Autorin und Kollegin ist herrlich bzw. fraulich klarer als die mancher nur im Virtuosentum des Hochdeutschen gewachsene Sprache. Die typographische Vielfalt (s. Visualisierungen, die selbst statistische Ausflüge in die quantitative Sicht spannend machen) macht dieses Lehrbuch mitsamt seinen Bildern aus der Praxisforschung in den vielfältigen Bilderrahmen der theoretischen Reflexion zu einer Lektüre, die ich zu meinem persönlichen „Buch des Jahres“ ernannte und zusammen mit meinem Mitgutachter, dem international renommierten Züricher Kinderpsychiater Heinz Stefan Herzka, herzlich gern in die Öffentlichkeit begleite.

Hamburg und Allenbostel/Lüneburger Heide im Oktober 2008

Hans-Helmut Decker-Voigt
gleichzeitig mit für meine Mitherausgeber und Professorenkollegen
Hans Ulrich Schmidt, Hamburg und Tonius Timmermann, Augsburg

Einleitung

Spielen – neue Räume entdecken, erforschen, beleben
Spielen – hingebungsvoll eintauchen, still werden, lauschen
Spielen – laut sein, sich austoben
Spielen – dem Furchteinflössenden in die Augen schauen
Spielen – hart arbeiten, neue Wege suchen, wiederholen, üben
Spielen – aufeinander zugehen, sich begegnen
Spielen – Grenzen sprengen, lustvoll sich messen
Spielen – zur eigenen Vitalität, zu den eigenen Ressourcen finden

Musiktherapie mit Kindern und Jugendlichen hat viele Gesichter: lustvoll mit Tönen und Geräuschen experimentieren; chaotisch und beziehungslos auf die Trommeln schlagen; zartes Zwiegespräch mit den Kinderharfen; der kleine Stoffhund, der aus dem Schlund des Alphorns geboren wird; zu Trommelrhythmen tanzen; dem Wiegenlied lauschen und mit dem Teddy kuscheln; mit der Schlitztrommel als Schiff zu neuen Ufern aufbrechen; aufwühlende Worte in einem Rapsong; Fechtkämpfe mit den Xylophonschlägeln; das Klavier als Barrikade und der Schrei, nie mehr Musik spielen zu wollen ...

Diese Vielschichtigkeit hat mich schon beim Aufbau meiner ersten Stelle in der Kinder- und Jugendpsychiatrie vor 27 Jahren beschäftigt und herausgefordert. Die therapeutische Arbeit mit den Kindern entsprach mir: Flexibel und intuitiv auf ihr Spiel einzugehen fiel mir leicht. Die positiven Auswirkungen waren spür- und sichtbar. Schwierig wurde es jedoch bei Fragen nach dem spezifischen „Wie" und „Warum" des musiktherapeutischen Handelns und seiner Wirksamkeit. Besonders in meiner frühen Lehrtätigkeit an der „Berufsbegleitenden Ausbildung Musiktherapie" (bam) in Zürich habe ich oft um vermittelbare, theoretisch und praktisch abgestützte Systematisierungen gerungen. Ich war damals alleine auf mich gestellt, Fachliteratur zur Musiktherapie als Psychotherapie mit Kindern gab es kaum. So setzte ich mich mit verschiedenen Konzepten der Kinderpsychotherapie auseinander und versuchte, Erfahrungen von Grössen wie Axline, Winnicott, Zulliger und A. Freud, später auch Schmidtchen und Oaklander, mit dem musiktherapeutischen Setting zu verbinden.

1999 ist dieses Interesse auf Anregung von aussen in ein Forschungsprojekt gemündet. Ich wollte meine in der Praxis gewachsenen Konzepte überprüfen und eine vermittelbare Methodologie für die Musiktherapie mit Kindern und Jugendlichen entwickeln. Zudem war es mir ein berufspolitisches Anliegen, einen Beitrag zur Etablierung der Musiktherapie als gleichwertiges Verfahren neben andern kinderpsychotherapeutischen Ansätzen zu leisten. So habe ich in meiner ambulanten Praxis während 3 Jahren zehn Therapien (insgesamt 541 Sitzungen) mit Kindern und Jugendlichen im Alter von 6 bis 15 Jahren lückenlos auf Tonträger aufgenommen und nach einem festen Raster protokolliert. In der qualitativen Auswertung – ergänzt durch einige quantitative Erhebungen und kritisch hinterfragt durch weitreichendes Literaturstudium – wurde das musiktherapeutische Handeln von verschiedenen Seiten her eingekreist. Die Ergebnisse sind mit vergleichendem Blick auf Erkenntnisse aus der Kinderpsychotherapie in einer Dissertation (Lutz Hochreutener, 2007) verarbeitet worden.

Zu diesem Buch

Das hier vorliegende Lehrbuch gründet in konzentrierter Form auf diesen Ausführungen. Es ist so konzipiert, dass die einzelnen Kapitel weitgehend für sich allein gelesen werden können. Dies bringt es mit sich, dass hinsichtlich einzelner Grundlagenthemen kontextbedingte Wiederholungen auftreten.

Zur Verdeutlichung der erörterten Inhalte sind in gestreuter Vignettentechnik Fallbeispiele (grau hinterlegt) sowie Anregungen für musiktherapeutische Interventionen (grauer Balken linksbündig) in den Fliesstext integriert. Sie stammen aus dem reichhaltigen empirischen Material der Forschungsarbeit und vereinzelt auch aus weiteren von mir durchgeführten Therapien. Ergänzt werden sie durch Fotos von spontan entstandenen Szenen in meinem Musiktherapieraum mit Kindern aus der Nachbarschaft.

Im Folgenden werden überblicksartig die verschiedenen Ebenen des musiktherapeutischen Handelns skizziert, welche als Themenschwerpunkte in den verschiedenen Kapiteln des Buchs ausführlich erläutert sind: Spiel, Musikspiel, Methoden, Modalitäten, Funktionen der Musik und Interventionstechniken. Wie in der folgenden Abbildung ersichtlich, entfalten sie ihre Wirksamkeit vor dem Hintergrund der therapeutischen Beziehung.

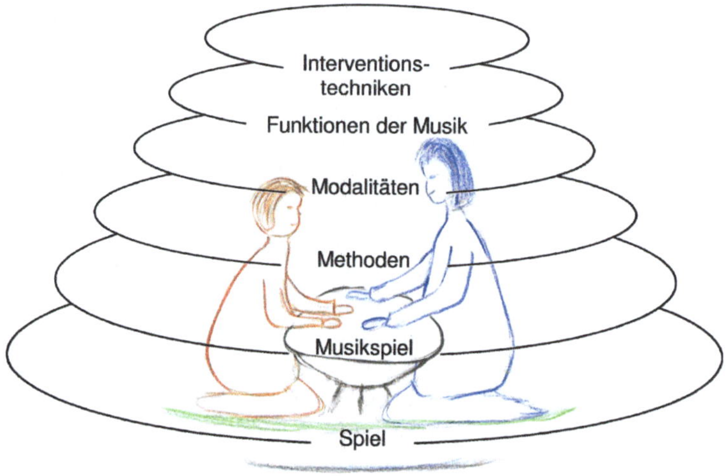

Abbildung 1: Ebenen des musiktherapeutischen Handelns

Die *therapeutische Beziehung* hat wie in allen Psychotherapieverfahren (Grawe, 1998) auch in der Musiktherapie eine zentrale Bedeutung. Musiktherapeutische Interventionen können ihre Wirkung nur auf der Basis einer hinreichend gelungenen tragfähigen Beziehung entfalten, die von Wertschätzung, Interesse, Echtheit und Geduld geprägt ist. Erst in der Ich-Du-Beziehung mit der Therapeutin[1] werden für das Kind (Selbst)Erkenntnis, Wandlung und Wachstum möglich. Sie wird geprägt durch wechselseitige Resonanzprozesse und ist sowohl Realbeziehung als auch Feld für Übertragungs- und Gegenübertragungsprozesse. Es gilt dabei einzubeziehen, dass das System des Kindes in Familie und Schule mit hineinspielt.

Die therapeutische Haltung und Beziehung sowie der Einfluss des Umfelds werden im Kapitel „Atmosphären der Musiktherapie" beschrieben.

Das *Spiel* gehört kulturübergreifend unmittelbar zur Natur des Menschen und übernimmt insbesondere in der Entwicklung des Kindes wichtige regulative Funktionen: Es spielt, um aufzutanken und Gemeinschaft zu erleben, um neue Fähigkeiten und Fertigkeiten zu erwerben sowie, um Eindrücke und Erfahrungen aus seiner Lebensrealität zu verarbeiten. Aufgrund dieser Eigenschaften gilt das Spiel in der Kinderpsychotherapie als zentraler Wirkfaktor und bildet bis heute den verbindenden Aspekt zwischen den verschiedenen Richtungen der Kinderpsychotherapie.

Der Themenkreis Spiel wird im Kapitel „Das Phänomen Spiel" von verschiedenen Seiten her beleuchtet.

Das *Musikspiel* ist, analog zum Spiel in der Psychotherapie, das zentrale Medium für Ausdruck und Kommunikation in der Musiktherapie. Es lässt sich in drei therapeutisch wirksame Aspekte gliedern: die akustische Schwingungsebene (das, was man hört), das experimentierende und gestaltende Spiel mit der Musik (Vorgang der Musikerzeugung) und alle Spielhandlungen, welche durch die Musik ausgelöst, intensiviert oder begleitet werden.

Die drei Wesensmerkmale des Spiels „Zweckfreiheit", „Wechsel des Realitätsbezugs" sowie „Wiederholung und Ritual" kommen auch beim Musikspiel zum Tragen. Ebenso finden sich im Musikspiel Entsprechungen zu den verschiedenen Spielformen, welche in der kindlichen Entwicklung nacheinander entstehen. Das Musikspiel entspricht also dem Spiel an sich. Der einzige Unterschied liegt im Spielmaterial: Anstelle der üblichen „stummen" Spieldinge wird mit Musikinstrumenten, dem Körper (Stimme, Körperperkussion) und den musikalischen Komponenten Klang, Rhythmus, Melodie, Dynamik, Form und Stille gespielt.

Ausführungen zum Musikspiel finden sich in den Kapiteln „Das Spiel in der Musiktherapie", „Entwicklungspsychologische Aspekte des Musikspiels" und „Das Spielmaterial in der Musiktherapie".

In der Musiktherapie mit Kindern und Jugendlichen lässt sich eine grosse Vielfalt verschiedener Musikspielformen beobachten. Diese können zu *Methoden* zusammengefasst werden: Stille, Improvisation, Lied, komponierte instrumentale Musik, kör-

[1] Mit der verwendeten weiblichen oder männlichen Form ist jeweils die andere mitgemeint. Die Benennungen werden abgewechselt.

perzentrierte Musikspiele, Sprache, Rollenspiel, Imaginatives Musikerleben und Hantieren mit Instrumenten.

Die einzelnen Methoden werden kapitelweise im Teil 3 „Methoden der Musiktherapie“ ausführlich erläutert.

Innerhalb der Methoden kann die Therapeutin je nach therapeutischer Notwendigkeit in einer der drei *Modalitäten* „erlebniszentriert“, „konfliktzentriert“ oder „übungszentriert“ arbeiten. Die Musik und das Musikspiel übernehmen dabei verschiedene therapeutische *Funktionen*: als „physischer, psychischer, kognitiver, sozialer und spiritueller Stimulus“, als „Medium für schöpferischen Ausdruck“ sowie als „Medium für Kommunikation und Beziehungsgestaltung“. Damit die Funktionen zum Tragen kommen können, setzt die Therapeutin verschiedene *Interventionstechniken* ein.

Erläuterungen zu den Modalitäten und Interventionstechniken finden sich im Kapitel „Musiktherapeutisches Handeln“, zu den therapeutischen Funktionen der Musik und des Musikspiels im Kapitel „Das Spiel in der Musiktherapie“.

Im abschliessenden Teil 4 „Positionierung der Musiktherapie“ werden die Standpunkte in Bezug auf Pädagogik und im Besonderen auf Musikpädagogik, Musikanimation und Prävention geklärt, die geschichtliche Entwicklung der Musiktherapie mit Kindern skizziert sowie das therapeutischen Potential, aber auch die Grenzen der Musik und des Musikspiels nochmals zusammengefasst. Als Fazit wird die Musiktherapie als gleichwertiges Verfahren mit eigener Methodik in den Kanon der Kinderpsychotherapien eingereiht.

Wie die einleitenden Szenen zeigen, hat das Spiel in der Musiktherapie viele verschiedene Ausprägungen. Entsprechend vielfältig und flexibel muss auch das musiktherapeutische Handeln gestaltet werden. Es war eine besondere Herausforderung, dieser Komplexität ohne vereinfachende Zuschreibungen gerecht zu werden.

Eine Hilfe in diesem Prozess war mir das dialogische Denken, mit dem auch Unterschiedliches und Widersprüchliches als gleichwertig integriert werden kann, ohne das Ureigene, Spezielle zu verlieren. Als filigraner roter Faden durchzieht es die Arbeit und taucht immer wieder auf, wenn es darum geht, Phänomene in ihrer Vielschichtigkeit einzukreisen. Eine kurze Einführung zur Dialogik findet sich im Kapitel „Das Phänomen Spiel“ unter dem Abschnitt „Annäherungen an das Spiel“.

Protokollieren, kategorisieren, systematisieren, Theorien ergründen, Diagramme erstellen, Zusammenhänge reflektieren...

Kann das komplexe Ganze eines Therapieprozesses, in dessen Zentrum das vielfältige und vielschichtige Beziehungsgeschehen zwischen Kind und Therapeutin steht, durch Zergliederung in einzelne Teile besser verstanden werden? Wird man seiner Bedeutung und Einzigartigkeit gerecht, indem einzelne Aspekte davon quasi durch die Lupe betrachtet werden? Ist es möglich, auf diese Weise die unendliche Vielfalt, das Spontane und die Dichte der Musik und des Musikspiels im therapeutischen Kontakt zu erfassen und zu vermitteln?

Das Ganze wird immer mehr sein als die Summe seiner Teile, da in ihm auch die Querverbindungen und Vernetzungen der Elemente enthalten sind (vgl. Lewin,

1970). Diese gehen beim analytischen Prozess der detaillierten Beschreibung verloren. Trotzdem gehört es mit zum Auftrag der Therapeutin, das Ganze in seinen Teilaspekten zu ergründen: verstehen zu wollen, woraus es besteht, wie es sich entwickelt hat, ob im Chaotischen und scheinbar Zufälligen Ordnungen und Gesetzmässigkeiten verborgen liegen und notwendigerweise zu entschlüsseln sind. Wissen über die Teilaspekte, Sorgfalt im Umgang mit den Details, Gewahrsein der einzelnen kleinen Schritte – ohne den Blick auf das Ganze zu verlieren und im Bewusstsein, dass damit nicht alles fass- und machbar ist – helfen, die Eigendynamik des Gesamtprozesses klarer wahrzunehmen und in ihr bewusster zu handeln.

In diesem Sinn stehen das Ganze und seine Teilaspekte in dialogischer Beziehung zueinander: Es braucht fachspezifisches Detailwissen ebenso wie die Hingabe an den Prozess selbst; die Analyse der Details ebenso wie das Erfassen der Zusammenhänge und den Blick für das Ganze; Zielsetzungen und Strukturen ebenso wie Offenheit für das Unvorhersehbare, den Zufall, das sich Ereignende und die Transzendenz (vgl. Herzka, 1999).

Die Auseinandersetzung mit den zwei Polen hat mich auch in Bezug auf den Forschungs- und Schreibprozess begleitet. Immer wieder war ich herausgefordert, bei der Vertiefung in die Teilaspekte den Überblick über das Ganze zu behalten, differenziert zu analysieren, mich aber nicht im Detail zu verlieren und immer wieder zurückzufinden zu spielerischer Leichtigkeit, zu Vertrauen in die Sinnhaftigkeit meines Tuns sowie zu einer Haltung der vorbehaltlosen Offenheit und Neugier auch gegenüber Unvollkommenem und Unfertigem.

Ich hoffe, dass in meinen Ausführungen das Unmittelbare, welches mich im Spiel mit Kindern immer wieder tief berührt, trotz aller Systematisierungen spürbar bleibt und Lust zum selbst Erforschen und Entdecken geweckt wird.

Danksagung

Der lange Weg mit dieser Arbeit wäre nicht zu bewältigen gewesen ohne flankierende Unterstützung anderer Menschen. Ihnen allen möchte ich an dieser Stelle herzlich danken:

- den Kindern und Jugendlichen sowie ihren Eltern, die mir als Therapeutin ihr Vertrauen schenkten, mit mir Nöte und Hoffnungen teilten, deren Ressourcen mich immer wieder beeindruckten und mit denen ich unendlich viel lernen konnte.
- dem Erstgutachter Prof. Dr. Hans-Helmut Decker-Voigt für seine herausfordernde, aber immer konstruktive Kritik während meines Schreibprozesses sowie allgemein für die fachlichen Anregungen in seinen Büchern und sein unermüdliches Engagement in der musiktherapeutischen Berufs- und Ausbildungspolitik.
- dem Zweitgutachter Prof. Dr. Heinz Stefan Herzka, der den Anstoss zu dieser Dissertation gegeben und mich dabei stets wohlwollend unterstützt hat. Seine fachlichen und philosophischen Impulse haben meine therapeutische Arbeit tiefgreifend und nachhaltig geprägt und bereichert.
- Fritz Hegi und Maja Rüdisüli, mit denen ich während 24 Jahren gemeinsam die „Berufsbegleitende Ausbildung Musiktherapie“ (bam) in Zürich geleitet habe, für

den inspirierenden Austausch zu fachlichen Fragen und die lehrreichen Erfahrungen im gemeinsamen Verfassen von Schriften sowie speziell in Bezug auf diese Arbeit für den freundschaftlichen Rückhalt und die differenzierten Rückmeldungen zu einzelnen Kapiteln.

- Prof. Dr. Verena Kast für die jahrelange persönlich und fachlich sehr wertvolle Begleitung sowie die genaue Durchsicht eines Kapitels.
- Regula Ursprung, welche die Dissertation trotz der über 400 Seiten gegengelesen und mich als kompetente Berufskollegin und äusserst sorgfältige Korrekturleserin unterstützt hat.
- Barbara Gindl für die stete Ermunterung dran zu bleiben, das freundschaftliche Mitgefühl und die motivierende Resonanz nach dem Gegenlesen eines Kapitels.
- der Bibliothekarin Erika Preisig für ihre wertvolle Hilfe im Suchen und Bestellen von Literatur. Sie hat mir damit viele zusätzliche Stunden Arbeit abgenommen.
- Pascal Rohner für die geduldige, ruhige und verlässliche Unterstützung bei der Formatierung und beim Einfügen der Bilder.
- den Kindern Maurice, Lino, Merlin, Serafin und Hanna, dass ich ihr Musikspiel fotografieren durfte.
- Verena Staggl, die mir spontan eines ihrer wunderbaren Bilder für das Cover zur Verfügung gestellt hat.
- der Stiftung zur seelischen Gesundheitsvorsorge und Konflikterziehung im Kindes- und Jugendalter (GUK), Zürich, für den finanziellen Beitrag, welcher den Farbdruck der Abbildungen ermöglichte.
- meiner Lehrerin und meinen Lehrern: Alfred Schmölz, der in mir das Feuer der Begeisterung für die Musiktherapie weckte, Gertrud Katja Loos, die mir am Anfang meines musiktherapeutischen Weges eindrücklich vermittelte, viel Zeit zu haben sowie Manuel Schoch, dem ich tiefe Erfahrungen mit Stille verdanke.
- Prof. Dr. Nitza Katz-Bernstein für die vielfältigen äusserst praxisbezogenen und theoriegeleiteten Anregungen in der Supervision.
- allen Studentinnen und Studenten sowie Kolleginnen und Kollegen, die mir in meiner Funktion als Dozentin und/oder Supervisorin Einblick in ihre Praxis gewährt und wertvolle, kritische Fragen gestellt haben.
- allen Musiktherapeutinnen und Musiktherapeuten, die vor mir Beiträge zum Berufsfeld Musiktherapie mit Kindern und Jugendlichen veröffentlicht haben und auf deren Praxiserfahrungen und Forschungen ich aufbauen konnte.
- meiner Mutter Ruth Lutz-Wirz, die mir als Kind viel Raum zum Spielen, Tanzen und Musizieren gewährt hat, für ihr Dasein und den finanziellen Beitrag an die Forschungsarbeit.
- und als Wichtigstes meinem Mann Benno Hochreutener und unseren Söhnen Michael, Tobias und Merlin für ihre liebevolle Unterstützung, ihre Geduld und die so notwendige Verankerung in der familiären Realität.

Teil 1

Spiel und Musikspiel

1 Das Phänomen Spiel

Nichts scheint einfacher und selbstverständlicher zu sein als zu spielen. Spiel zu definieren ist dagegen eine kaum zu meisternde Aufgabe.
Hanuš Papoušek (2003)

Das Spiel gehört mit all seinen vielfältigen Erscheinungsformen unmittelbar zur Natur des Menschen. Es weist drei Wesensmerkmale auf: „Zweckfreiheit", „Wechsel des Realitätsbezugs" und „Wiederholung und Ritual". Eine Möglichkeit, das Spiel als Phänomen zu erfassen, ist die dialogische Annäherung. Als fundamentales Lebenssystem des Kindes und aufgrund seiner therapeutischen Qualitäten wird das Spiel in allen Richtungen der Kinderpsychotherapie als zentrales Medium eingesetzt.

1.1 Annäherungen an das Spiel

Das Wort „Spiel" ist ein täuschend einfacher Begriff, der aber kaleidoskopartig viele verschiedene, auch paradoxe Aspekte in sich vereinigt und weite Assoziationsfelder eröffnet: Unbeschwerte Bewegungs- und Verwandlungsspiele gehören ebenso dazu wie das konzentrierte Bauen mit Bausteinen, das lustvolle Sandspiel des Kleinkinds ebenso wie das zwanghafte Glücksspiel eines Erwachsenen, das anforderungsreiche Zusammenspiel im Mannschaftssport ebenso wie ein gemütliches Kartenspiel im Altersheim und das Balgen junger Tiere ebenso wie das hochdifferenzierte Spiel eines Musikers. Auch im metaphorischen Sinn wird das Wort gebraucht: Blätter spielen im Wind, Menschen spielen mit Gedanken, kleiden sich in verspielte Farben und spielen sich gegeneinander aus.

Genau so vielfältig wurde das Spiel im Wandel der Zeiten je nach individuellem Blickwinkel und herrschender Weltsicht interpretiert und definiert. Als kleinen Einblick werden im Folgenden anlehnend an Scheuerl (1978, 1997), Flitner (1998) und Einsiedler (1999) einige Aussagen über das Spiel aufgeführt:

Das Spiel ist ein *ursprüngliches Phänomen des Lebens* (Buytendijk, 1933/1997), ein charakteristischer Wesenszug des Menschen, der nicht unterdrückt werden kann und darf, da es den Charakter des Einzelnen und ganzer Nationen offenbart und formt (Guts Muths, 1796/1997). Es ist die höchste Stufe der Kindes-/Menschenentwicklung, da es Darstellung des Innern ist und Freude, Freiheit, Zufriedenheit, Ruhe und Frieden mit der Welt ermöglicht (Fröbel, 1826/1997).

Das Spiel ist *grundlegendes Element jeglicher Kultur* (Huizinga, 1938). Es ist die fundamentale Kategorie für das Ästhetische und ermöglicht einen Zustand der Freiheit zwischen Naturtrieben und moralischem Pflichtbewusstsein (Schiller, 1793/

1997). Es ist geprägt durch biologisch ausgerichtete, ökologische und kulturelle Aspekte (Einsiedler, 1999) und sozialisiert als Mittler des Neuen das heranwachsende Kind kulturspezifisch für gesellschaftstypische Situationen (Sutton-Smith, 1972, 1973, 1978a, b).

Es ist ein *dialogisches und interaktives Geschehen* (Mead, 1956/1997), eine von Spannungs- und Überraschungsmomenten durchsetzte Hin- und Herbewegung, die sich zwischen dem Spielenden und einem Gegenüber (Spielmaterial, Mitspieler) ereignet (Buytendjik, 1933/1997).

Spiel ist *Katharsis*, Reinigung der Seele, um sich intrasubjektiv Befriedigung und Erleichterung zu verschaffen. Es ist eine Auswirkung psychophysischer Entladungsvorgänge im Gehirn (Spencer, 1855/1997), hilft überschüssige Kräfte abzureagieren (Hall, 1904, in Scheuerl, 1997), dient der Reinigung instinktiver und triebhafter Zwänge und ist in diesem Sinn harmloses Ventil für antisoziale Tendenzen (Carr, 1902). Es hilft bei der Befreiung von Triebstauungen, Ängsten und Konflikten und ist damit ein wichtiger Aspekt bei der Bewältigung der Vergangenheit (Freud, 1920/1997).

Das Spiel ist eine *ernsthafte Tätigkeit*, mit der sich das Kind an seinem Werden beteiligt (W. Stern, 1929/1997). Es beinhaltet eine für die Entwicklung notwendige *Übungsfunktion* (Groos, 1922/1997) und hilft in Wirklichkeiten hineinzufinden, die noch erobert werden müssen (Claparède, 1909, in Scheuerl, 1997). Es ist eine zwanglose Form, Mühevolles lustvoll zu bewältigen und ermöglicht ein Lernen und Üben von Tugenden, Fähigkeiten und Fertigkeiten (Rousseau, 1762/1997; Trapp, 1787/1997). Im Speziellen übernimmt es eine wichtige Funktion in der kognitiven Entwicklung (Piaget, 1974).

Das Spiel ist eine *lustbetonte* und *erholsame Tätigkeit* (Schaller, 1861/1997), eine freie, ziellose, ungebundene, in sich selbst vergnügte Tätigkeit (Lazarus, 1883/1997). Es ist geprägt von einer Funktionslust, die durch Aktivierung und Erhaltung eines mittleren Spannungszustands Lebensfreude erzeugt (Bühler, 1927/1997), wobei der sich wiederholende Kreislauf von Spannungsaufbau und -abbau die treibende Kraft und die Lust erzeugende Dynamik im Spiel ist (Heckhausen, 1978). Charakteristisch für das Spiel ist der Flow-Zustand, ein Hochgefühl, bei dem Tun und Bewusstsein miteinander verschmelzen (Csikszentmihalyi, 2000).

Eine Möglichkeit, diese Fülle an Aspekten zu erfassen, ist die dialogische Annäherung. Sie erlaubt es, das Phänomen Spiel in all seinen Widersprüchlichkeiten zu erfassen – nicht als geschlossene Gestalt, sondern als flexibles interaktives System.

Der Begriff Dialogik wurde 1944 von Hermann Levin Goldschmidt eingeführt und als sein Lebenswerk in verschiedenen Schriften weiter differenziert und angewendet. Er griff damit Ideen des Philosophen Ludwig Feuerbach auf, welche dieser bereits Mitte des 19. Jahrhunderts entworfen, aber nicht weiter verfolgt hatte. Der wohl bekannteste Vertreter dialogischen Denkens ist Martin Buber, dessen Ausführungen in verschiedenen Wissenschaftsdisziplinen wie Philosophie, Anthropologie, Theologie, Pädagogik und Psychotherapie grosse Beachtung fanden (vgl. Buber, 2006; Herzka, 1999, S. 246f.).

Mit Dialogik ist die Beziehungsqualität, der geordnete Zusammenhang, zwischen zwei sich polar gegenüberstehenden Aspekten gemeint. Sie geht davon aus, „[...]

dass zwei Gedanken, die niemand gleichzeitig denken kann, oder zwei Strebungen, die niemand gleichzeitig verwirklichen kann, oder zwei Begriffe, die sich gegenseitig ausschliessen und je einen Bereich für sich bezeichnen, gleichzeitig (d.h. nicht nacheinander) und gleichwertig (d.h. ohne Überlegenheitsanspruch und Unterordnung) gemeinsam ein Ganzes ausmachen“ (Herzka, 1995, S. 19f.).

Dialogisches Denken und Handeln erfordert und ermöglicht eine Wahrnehmung, welche vorurteilslos mit weitem Blick das aufnimmt, was ist. Mit einer solchen Offenheit können auch sich polar gegenüberstehende Entitäten in Beziehung zueinander treten und sich einem ordnenden Prinzip anvertrauen, ohne dass die Gefahr besteht, in einem abgeschlossenen System das Ureigene, Spezielle zu verlieren.[2] Zwischen den verschiedenen Positionen finden dynamische Prozesse statt, der Zwischenraum ist gefüllt mit Bewegung, mit Leben. Sich gegenseitig anerkennen und wertschätzen bedeutet nicht, statisch stehen zu bleiben, damit das Gegenüber in seiner Eigenheit nicht gestört wird, sondern vielmehr, sich wechselseitig zu spüren, miteinander zu messen, ohne dass einer gewinnen muss. Es beinhaltet, sich einmal näher und ein andermal fern zu sein, das Widersprüchliche auszuhalten und an ihm zu wachsen. „Für die Dialogik ist von zentraler Bedeutung, dass zwischen den beiden gleichzeitig gültigen Bereichen ein Widerspruch besteht und bestehen bleibt und im Zwischen ein Vorgang stattfindet, der nicht aufzuheben oder aufzulösen, sondern auszuhalten, zu regulieren und fruchtbar zu machen ist“ (Herzka, 1999, S. 248). In diesen Worten klingen Parallelen zu Winnicotts Definition von Spiel an, als einem Prozess, der im Raum zwischen der Innenwelt des Spielenden und der äusseren Welt stattfindet (vgl. Winnicott, 1997, S. 52f.).

Eine solch offene und doch verbindende Haltung lässt Raum für verschiedenste Aspekte des Spiels, das wie keine andere Lebensform unterschiedliche, oft widersprüchliche Bereiche des Seins und der Persönlichkeit miteinander verknüpft.

Spielen spricht Körper und Seele an. Je nach Situation bedeutet es Erholung oder übernimmt übende Funktion für den Erwerb neuer Fähigkeiten und Fertigkeiten.

Es kann intra- oder intersubjektiv geprägt sein und dient sowohl der emotionalen als auch der kognitiven Entwicklung des Menschen. Der Spielimpuls kann von innen kommen oder von aussen angestossen werden. Die Wechselwirkungen von Handeln und Erleben, Wahrnehmen und Bewegen, Ruhe und Aktivität, Spannung und Entspannung sind Aspekte, welche das Spiel unterschiedlich prägen.

Es gibt freie und regelgeleitete Spiele, solche, in denen Bestehendes imitiert und wieder andere, bei denen die Kreativität im Zentrum steht. In der Wiederholung wird Kontinuität erfahrbar, in der Variation Erneuerung. Reales und Imaginäres gehen dabei Hand in Hand. Ebenso wie sich der Spielende dabei den Gegebenheiten der Umwelt anpasst, vermag er auch, sie nach seinen Bedürfnissen zu verwandeln.

---

[2] Sie ist zu unterscheiden von Dialektik, bei der These und Antithese im Wettstreit miteinander stehen, um sich irgendwann (vielleicht) in einer Synthese zu finden. Ebenso handelt es sich nicht um Koexistenz, da hier die Pole nur nebeneinander existieren, sich aber gegenseitig nicht anerkennen. Auch der Kompromiss bedeutet etwas anderes, da damit die Vollwertigkeit der beiden Pole verloren geht und das je Eigene zugunsten einer Annäherung teilweise verleugnet oder aufgegeben wird.

Spiele können sowohl lustvoll als auch ernsthaft sein, biologisch funktional der Bedürfnisbefriedigung dienen oder kulturell gestaltende Dimension entfalten, Katharsis ermöglichen oder heilsam ordnende Wirkung entfalten. Je nachdem sind sie auf die Verarbeitung von vergangenen Erfahrungen oder auf den Erwerb neuer Fähigkeiten und Fertigkeiten bzw. auf die Umsetzung von Visionen ausgerichtet.

Das Phänomen Spiel ist aber nicht nur dialogisch beschreibbar, es ist selbst auch das Medium, der Weg, mit dem sich das Kind Schritt um Schritt in die Widersprüchlichkeiten des Lebens hineinbegibt, sich mit ihnen auseinandersetzt, sie bewältigt und für sich fruchtbar macht. Es hilft dem Kind, mit sich widersprechenden Gefühlen und Strebungen zurechtzukommen, Diskrepanzen zwischen Phantasie und Realität auszuhalten und anzunehmen, den Weg zwischen Selbstverwirklichung und Anpassung zu gehen sowie in der Auseinandersetzung zwischen Ich und Du, zwischen Fremdem und Vertrautem allmählich das Eigene zu finden und wertzuschätzen. Es ermöglicht „[...] dem Kind und heranwachsenden Menschen, sich als ein Ganzes zu erfahren und zu spüren. [...] es stiftet Identität“ (Herzka 1996, S. 7).

1.2 Wesensmerkmale des Spiels

Seit Mitte des 20. Jahrhunderts gibt es Bestrebungen, Definitionsmerkmale herauszuarbeiten, welche allen Spielphänomenen gemeinsam sind (Huizinga, 1938; Heckhausen, 1978; Scheuerl, 1997; Oerter, 1999). Für die weiter hinten folgenden Ausführungen zum Spiel in der Musiktherapie erweisen sich die drei von Oerter herausgearbeiteten Wesensmerkmale „Zweckfreiheit“, „Wechsel des Realitätsbezugs“ und „Wiederholung und Ritual“ als besonders relevant.

1.2.1 Zweckfreiheit

Spielen ist eine intrinsisch motivierte Tätigkeit. Sie wird um ihrer selbst willen ausgeführt und ist nicht auf ein bestimmtes Ziel ausgerichtet. Als Beweggründe, bei einer solch „ziellosen“ Aktivität zu bleiben und sie sogar als lustvoll zu empfinden, werden das Auf und Ab im Spielverlauf (Heckhausen, 1978) und das dabei auftretende Flow-Erlebnis (Csikszentmihalyi, 2000) genannt.

Nach Heckhausen wird im Spiel eine psychische Spannung gesucht, die sich wechselweise auflädt und – möglichst plötzlich – wieder abfällt.[3] Dieser sogenannte „Aktivierungszirkel“ beruht auf verschiedenen „Anregungskonstellationen“: Neuigkeit und Wechsel, Überraschungsgehalt, Verwickeltheit, Ungewissheit (Heckhausen, 1978, S. 143ff.). Sie sind auch Bedingung für die Entstehung des „flow“ (Csikszentmihalyi, 2000), bei dem der Mensch sich als ganz drin im Tun erlebt. Handlung folgt

[3] Sehr gut lässt sich das am Versteckspiel aufzeigen. Das Kind versteckt sich. Je näher die Suchperson kommt, desto mehr steigert sich die Spannung, um sich in dem Moment plötzlich zu entladen, wenn es entdeckt wird.

auf Handlung, und zwar nach einer inneren Logik, welche kein bewusstes Eingreifen von Seiten des Handelnden zu erfordern scheint.

Der Flow wird gekennzeichnet durch verschiedene Elemente: Verschmelzen von Tun und Bewusstsein; Selbstvergessenheit; Zentrierung der Aufmerksamkeit auf ein beschränktes Stimulusfeld; Gefühle der Kompetenz und Kontrolle; eindeutige und sofortige Rückmeldungen; autotelisches Wesen. Dies alles wirkt ich-stärkend und identitätsbildend: Beim Eintauchen ins Spiel verliert die äussere Realität an Wichtigkeit, das Zeitgefühl verändert sich. Das Kind wird eins mit dem Tun. Es fühlt sich stark, entdeckt Neues, meistert Situationen – es kann innerhalb der Aktivität nichts falsch machen. Damit steigert sich sein Existenzbewusstsein „Ich kann etwas" und führt auch zu Selbsterweiterung „Ich habe etwas Neues erfahren". Es erlebt sich, um mit Winnicott (1997, S. 69) zu sprechen, als schöpferisch: „Ich-bin", „Ich-lebe", „Ich-bin-ich".

1.2.2 Wechsel des Realitätsbezugs

Im Spiel schafft sich das Kind eine neue Realität, indem es in verschiedene Rollen schlüpft und die (Spiel)Welt nach seinen Bedürfnissen gestaltet. Damit kann es die Grenzen seiner Alltagsrealität durchbrechen, wo es sich oft als zu klein oder zu jung erlebt und die Freiheit gewinnen, die es angesichts des gesellschaftlich bedingten Sozialisationsdruckes notwendigerweise zur Selbstentfaltung braucht.

Das Kind scheint sich dabei auf den ersten Blick von der Wirklichkeit zu entfernen. Tatsächlich aber nähert es sich ihr an, indem es sich spielend mit ihr auseinandersetzt und sie zu verstehen versucht (Elkonin, 1980). Es entwickelt neue Fähigkeiten, lernt Erfolg und Misserfolg kennen und erlebt sich als selbstwirksam.

Trotz der starken Identifikation mit der Spielrealität ist dem Kind bewusst, dass es auch Teil der Alltagsrealität ist. Es bewegt sich also gleichzeitig auf zwei Ebenen.

1.2.3 Wiederholung und Ritual

Wiederholung ist als basales Moment menschlichen Handelns auch im Spiel wichtig. Sie hilft, Emotionen zu intensivieren, Handlungen zu verdichten, Erfahrungen zu integrieren sowie neue Fähigkeiten und Fertigkeiten zu erwerben und zu festigen. Je nach Spiel lassen sich verschiedene Arten von Wiederholung beobachten: Mehrmaliges, ähnliches Durchführen von Bewegungen und/oder Spielszenarien sowie das Reinszenieren und Ausspielen von unverarbeiteten, einschneidenden Erlebnissen, die anders nicht bewältigbar sind.

Eine spezielle Form der Wiederholung ist das Ritual. Einerseits werden im Alltag erlebte Rituale nachgespielt. Andererseits werden Spiele durch bestimmte genau vorgegebene Abläufe und Regeln selbst ritualisiert. Im Ritual erhält das Spiel eine paradoxe Note. Die im Spiel gewonnene Freiheit wird dazu gebraucht, durch Regeln das eigene Handeln zu begrenzen. Damit wird eine wichtige Funktion erfüllt, denn die festgelegte Ordnung lässt Gefühle der Geborgenheit und Sicherheit wachsen, sodass wiederum neue Verhaltensweisen erprobt werden können.

1.3 Das therapeutische Spiel

Spielen gilt schulenübergreifend als zentrales diagnostisches und therapeutisches Medium in der Kinderpsychotherapie.

Die Wurzeln dieser Überzeugung reichen zurück in die 20er Jahre des letzten Jahrhunderts als Anna Freud, Melanie Klein und Hans Zulliger, um nur einige zu nennen, aufbauend auf dem psychoanalytischen Gedankengut erste Psychotherapien mit Kindern durchführten und dafür als zentrales Medium das Spiel einsetzten. Sie reagierten damit auf die in der Praxis offensichtlich gewordene Tatsache, dass es dem Kind nicht entspricht, wie in der Erwachsenentherapie üblich, ruhig auf der Couch zu liegen und zu assoziieren: Das Kind muss seine Phantasien, Wünsche, Gedanken und Gefühle in Bewegung und gestaltende Handlungen umsetzen können. Zudem differenziert sich das notwendige Verbalisierungsvermögen erst sukzessive mit zunehmendem Alter aus (Klein, 1934; Zulliger, 1963, 1966; Waelder, 1978; Holder, 1991; A. Freud, 1993; Winnicott, 1997).

Jenseits aller Unterschiede in Bezug auf die Hintergrundtheorien ist das Spiel auch das Medium der Wahl in den anderen tiefenpsychologisch orientierten Behandlungsverfahren nach Adler (Kos-Robes, 1981; Ackerknecht, 1982; Stadler & Witte, 1991) und C.G. Jung (Eschenbach, 1978; Broche, 1991; Rossetti-Gsell, 1998; Kalff, 2000) sowie in den später sich entwickelnden Richtungen, die sich auf die Grundlagen der humanistischen Psychologie beziehen. Hierzu gehören die Ansätze, welche auf die Gesprächspsychotherapie Carl Rogers zurückgehen und seit ihrer Entstehung eine non-direktive (Axline, 1980), eine klientenzentrierte (Schmidtchen, 1991a, b, 2002) und eine personzentrierte Phase (Goetze, 1981; Boeck-Singelmann, Ehlers, Hensel, Kemper & Monden-Engelhardt, 2002) durchlaufen haben, die nach Perls ausgerichtete gestalttherapeutische Kinderbehandlung (Oaklander, 1993) und die integrative Kindertherapie nach Petzold (Petzold & Ramin, 1991; Metzmacher, Petzold & Zaepfel, 1996). Auch in der verhaltenstherapeutischen Kinderbehandlung wird das Spiel eingesetzt, allerdings unter anderen Gesichtspunkten (Petermann, 1987; Schmidtchen, 1989; Groloth, 1991).

Im Folgenden werden verschiedene Aspekte des Spiels in der Kinderpsychotherapie überblicksartig erläutert.

1.3.1 Funktionen des Spiels in der Kinderpsychotherapie

Dem Spiel werden schulenübergreifend *diagnostische Qualitäten* zugeschrieben: Kinder gestalten im Spiel jene Welten, die für sie bedeutsam sind. Sie drücken real oder in Symbolen aus, was sie innerlich und äusserlich bewegt und teilen dem Gegenüber auf diese Weise mit, was ihnen fehlt und was sie brauchen.

Ebenso übernimmt das Spiel auch verschiedene *therapeutische Funktionen*, wobei sich der Blickwinkel hier im Vergleich zu den Anfängen der Kinderpsychotherapie geweitet hat:

Während vieler Jahrzehnte wird das Spiel, Freuds Überlegungen folgend, in den Paradigmen der (psycho)analytischen Kinderpsychotherapie primär als triebbefriedigendes, kathartisch entlastendes und verarbeitendes Tun definiert.

Zu einer Wende kommt es, als Winnicott auf der Basis seiner Untersuchungen bei Säuglingen und Kindern die psychoanalytischen Ansichten um den Aspekt der immanenten Bedeutung erweitert: Er definiert das Spiel als an sich lebenswichtigen, kreativen Prozess im Übergangsraum zwischen innerer und äusserer Welt, hebt seine Verbindung zum Kulturerleben hervor und weist auf die Bedeutung des Gegenübers für die Entwicklung der Spielfähigkeit hin (Winnicott, 1997). Damit bringt er ressourcenorientierte Aspekte hinein, die der eher defizitär formulierten gängigen Spieldefinition konträr gegenüberstehen (das Kind spielt, weil es von etwas zu viel oder zu wenig hat). Mit diesen, für die damalige Zeit bahnbrechenden Aussagen, öffnet sich der Raum für umfassendere Begriffsdefinitionen des therapeutischen Spiels:

Das Spiel ist eine kreative Funktion der kindlichen Psyche, eine spontane, individuelle Tätigkeit des Kindes, bei der es seine innere Welt mittels Symbolen mit der Aussenwelt in Verbindung bringt. So können Blockierungen aufgelöst und die individuelle Entwicklung befreit werden. Damit ist es ein wesentlicher Faktor im Individuationsprozess des Kindes (analytisch nach Jung).

Es ist ein natürliches Mittel für Selbstausdruck, Selbsterprobung, Selbstentfaltung und Selbstgestaltung und damit ein fundamentales Lebenssystem in der menschlichen Persönlichkeitsentwicklung, mit welcher das Kind die Wirklichkeit gestaltet, darstellt und sie sich aneignet (personzentriert).

Als ernste, sinnvolle Tätigkeit, fördert es die physische, psychische und soziale Entwicklung, hilft bei der Bewältigung von Verwirrung, Ängsten und Konflikten, ermöglicht als Symbolsystem die Mitteilung und Integration von Inhalten, die jenseits von Worten liegen (gestalttherapeutisch) und bietet Raum, zweck- und leistungsfrei Materialien und Weltzusammenhänge zu erkunden, Phantasien nachzugehen sowie soziale Regeln und Gesetzmässigkeiten zu erfahren (integrativ).

Spiel wirkt einerseits nach innen als Selbstkommunikation sowie andererseits nach aussen als Medium für Kommunikation und Erlebnisgestaltung mit einem Gegenüber. Es ermöglicht Erlebnisaktivierung, Symbolisierung von Konflikten, Katharsis von Affekten, Verarbeitung von Problemen, emotional geistiges Probehandeln sowie Entspannung und Ausgleich (klientenzentriert).

Eine spezielle Stellung nimmt in diesem Kanon die Verhaltenstherapie ein. Das Spiel wird explizit als dem Kind entsprechendes Medium für die Verhaltensanalyse und übendes Probehandeln bezeichnet. Hier steht also neben der diagnostischen Dimension der Trainingsaspekt im Vordergrund.

1.3.2 Spielmaterial

In allen Spieltherapien stehen dem Kind Spielmaterialien zur Verfügung, welche die Kreativität anregen, die symbolische Befriedigung unterschiedlichster Bedürfnisse ermöglichen und den Ausdruck und die Bewältigung von Problemverhalten unterstützen. Dazu gehören Naturmaterialien wie Steine, Wurzeln, Sand und Wasser, Handpuppen, Kuscheltiere, Spielfiguren und Gegenstände für Sandkasten und Puppenhaus, Spielfahrzeuge, Baumaterialien, Kochutensilien, Kleider zum Verkleiden, Bälle, Brettspiele und Bewegungsspiele sowie Farben, Knete und Bastelmaterialien zur Verfügung.

1.3.3 Qualität der therapeutischen Beziehung

Als entscheidender Faktor für die Entfaltung der heilsamen Wirkung des Mediums Spiel wird in allen Schulen die *Qualität der therapeutischen Beziehung* genannt. Interesse am Kind und seinem Umfeld, Offenheit, Respekt und Wertschätzung gegenüber seiner Person, Sicherheit und Verlässlichkeit vermittelnde Präsenz bilden die Basis dafür, dass das Kind Vertrauen entwickeln und wachstumsfördernde Erfahrungen machen kann.

Eine vertrauensvolle Beziehung wird schon von den Pionieren und Pionierinnen der Kinderpsychotherapie hervorgehoben und kommt darin zum Ausdruck, dass zu Beginn auf ein therapeutisches Bündnis hin gearbeitet wird. Allerdings ist sie ursprünglich eher vertikal und klar hierarchisch strukturiert sowie von einer gewissen therapeutisch begründeten Distanziertheit geprägt: Die Therapeutin weiss, was das Kind braucht und was sein Spiel bedeutet. Sie zeigt möglichst wenig von sich selbst. Im „möglichst" kommt zum Ausdruck, dass schon damals klar war, dass sich die Abstinenzregel per se nicht auf die Kindertherapie übertragen lässt.

Diese vertikale Beziehungsstruktur findet sich ausgeprägt auch in der Verhaltenstherapie, in welcher der Therapeut de facto einen „Expertenstatus" einnimmt: Er weiss, wie das Kind seine Verhaltensziele erreichen kann.

Die humanistisch orientierten Therapien bringen die horizontale Beziehungsstruktur ins Spiel: Das Kind weiss selbst. Die Haltungen variieren hier je nach Ansatz (und wohl auch persönlicher Neigung) von freundlich warmer, aber doch eher distanzierter Haltung (Axline, Schmidtchen) bis hin zu Partnerschaftlichkeit (Goetze; Oaklander).

Insgesamt scheint sich heute schulenübergreifend eine gewisse mittlere, der jeweiligen Situation und dem Kind angepasste Bandbreite der selektiven Offenheit bzw. des partiellen Engagements eingependelt zu haben (Petzold & Ramin, 1991).

In den theoretischen Konzepten zur therapeutischen Beziehung zeigen sich aber schulenabhängige Unterschiede: Während in den tiefenpsychologisch orientierten Ansätzen dem Übertragungs-/Gegenübertragungsgeschehen innerhalb der Realbeziehung eine wesentliche therapeutische Bedeutung zugeschrieben wird, steht bei den humanistisch orientierten Richtungen und in der Verhaltenstherapie die Realbeziehung im Hier und Jetzt im Zentrum. Verbindend wirkt die integrative Therapie, welche die therapeutische Beziehung als Realbeziehung *und* als Feld für Übertragungs- und Gegenübertragungsprozesse definiert.

1.3.4 Therapeutischer Umgang mit dem Spiel

Die vor rund 20 Jahren beschriebene Gegenüberstellung von beziehungs- und beobachtungsorientierten Spieltherapien (Knill, 1982) lässt sich heute so kontradiktorisch nicht mehr aufrecht erhalten. Die Therapeutin geht überall mit auf die Spielebene, wobei das Ausmass bezüglich selektiver Offenheit noch zu differieren scheint. Die nur beobachtende und das Spiel des Kindes deutende Therapeutin gehört aber definitiv der Vergangenheit an. Eine weitere Veränderung lässt sich ebenfalls feststellen: Es gilt zwar nach wie vor schulenübergreifend (ausser in der Verhaltenstherapie), dass das nicht gelenkte, freie Spiel die via regia der Spieltherapie ist, doch gibt es da und dort auch Hinweise darauf, dass die Therapeutin im Sinn des Kindes durchaus auch behutsam lenkend Spielvorschläge einbringen darf und soll (Oaklander, 1993; Katz-Bernstein, 1996).

Auch in Bezug auf das Thema Deuten hat eine Annäherung stattgefunden. Man geht heute davon aus, dass ein deutungsfreies Vorgehen gar nicht möglich ist, da jedes Eintreten des Therapeuten in das Spiel des Kindes letztlich mit einer Deutung verbunden ist. Ursprünglich polare Positionen von Deuten versus Nicht-Deuten haben sich zugunsten einer „differentiellen" Deutungstechnik gewandelt. Das heisst, es herrscht weitgehend Konsens, dass entsprechend dem emotionalen und kognitiven Entwicklungsstand des Kindes sowie seiner Kontakt- und Beziehungsfähigkeit gedeutet wird (Petzold & Ramin, 1991). Ausserdem werden überall sowohl aktionale, übers Spielen gegebene Deutungen wie auch direkte und indirekte verbale Deutungen eingesetzt.

In diesem Zusammenhang muss aber auf einen wichtigen Unterschied hingewiesen werden: Während in den (psycho)analytischen Richtungen der Therapeut dem Kind mitteilt, wie er sein Spiel auf der Basis seiner Therapietheorie versteht, geht es in den humanistisch orientierten Richtungen eher darum, den Sinn des jeweiligen Spiels gemeinsam mit dem Kind zu entdecken. Hockel (2002, S. 221) schlägt als Abgrenzung zum Wort „deuten" den Begriff „Sinn erschliessen" vor.

2 Das Spiel in der Musiktherapie

Die allgemein gültigen Wesensmerkmale des Spiels gelten im Besonderen auch für das Musikspiel, welches – analog dem Spiel in der Kinderpsychotherapie – das Medium der Wahl in der Musiktherapie mit Kindern und Jugendlichen ist und im therapeutischen Prozess indikationsspezifische Funktionen übernimmt.

2.1 Begriffsklärung Musik und Musikspiel

Der Begriff Spiel wird in unendlich vielen Zusammenhängen gebraucht, so auch im Zusammenhang mit Musik: Der Musiker *spielt* Musik und man lauscht nicht nur der *Musik*, sondern ebenso dem *Spiel des Musikers*. In der Musiktherapie mit Kindern wird der Begriff sogar mehrfach angewendet: Das Kind spielt *Musik*, es spielt *mit* den Musikinstrumenten und *mit* der Stimme sowie *mit* der Musik an sich, es spielt *zu* Musik und es spielt Spiele, welche *durch* die Musik ausgelöst werden.

Diese sprachakrobatische Vielfalt spiegelt sich in den unzähligen Spielformen, welche je nach therapeutischer Notwendigkeit spontan entstehen oder von Kind und Therapeutin gemeinsam entwickelt werden: vielfältig improvisieren mit Stimme und Instrumenten; mit einem Stofftier kuscheln und einer Melodie lauschen; singen von bekannten oder selbst gestalteten Liedern; sich bewegen zu Musik; experimentieren mit Nonsenssprache; selbst erfundene Geschichten vertonen; musicalartige Rollenspiele entwickeln; imaginieren zu Musik; bauen mit den Instrumenten.

Bereits diese kleine Auswahl von Spielmöglichkeiten zeigt, dass verschiedene Wirkungsebenen zum Tragen kommen, die sich gegenseitig ergänzen und bereichern: Musik, Körper, Sprache und nichtmusikalisches Spiel. Sie werden als gleichwertig eingestuft und stehen in lebendigem Wechselspiel miteinander, wobei das Medium Musik Dreh- und Angelpunkt ist: Wortloses, Unsagbares wird musikalisch ertastet, ausgedrückt, mitgeteilt – mündet (vielleicht) irgendwann in eine Bewegung oder erste Worte; in einem Rollenspiel erklingt zur atmosphärischen Intensivierung einzelner Szenen Musik; angesprochene Themen werden im musikalischen Prozess ausgelotet und wandeln sich; Musik löst Körperempfindungen und -aktivitäten sowie innere Bilder aus; Körperwahrnehmung führt zu vertieftem Musikerleben und lebendigem Ausdruck.

Das Wort „Musik“ im Begriff „Musiktherapie“ muss folglich weit gefasst werden. Es beinhaltet einerseits *Musik* im engeren Sinn: die akustische Schwingungsebene, das, was man hört. Andererseits ist damit auch das *Musikspiel* gemeint: das experimentierende und gestaltende Spiel mit der Musik (Vorgang der Musikerzeugung) sowie alle Spielhandlungen, die sie auslöst, intensiviert oder begleitet.

Diese Verbindung von Musik und Musikspiel wird mit dem griechischen Begriff „musiké“ treffend umschrieben. Er umfasst das prozesshafte Ineinanderwirken von Musik, Szene, Sprache und Bewegung, wie es in allen alten Kulturen und im europäischen Raum bis ins 18. Jahrhundert üblich war (vgl. Glogau, 1998, S. 166; Voigt & Plahl, 2007, S. 198f.).

Das therapeutisch intendierte Spiel mit Musik folgt improvisatorischem Duktus. Es ist spielerischer Ausdruck im Hier und Jetzt der Begegnung zwischen Kind und Therapeutin. Seine Gestaltung geschieht prozesshaft den jeweiligen Befindlichkeiten und Entwicklungsbedürfnissen entsprechend. Es unterliegt keinen musikalischen Bewertungskategorien von Richtig und Falsch. Jegliche akustische Äusserung, ob dissonant oder konsonant, darf einbezogen werden: von diffus chaotischen Geräuschen und vibrierenden Klängen über rhythmisch pulsierende Motive bis hin zu abgestimmten Akkorden und ausgestalteten Melodien, von der Stille übers Flüstern, Ächzen, Stöhnen, Schreien bis hin zum wohlklingenden Gesang. Die Harmonie „[...] besteht in Stimmigkeit, Ehrlichkeit, Echtheit und Direktheit, egal ob im Guten oder Bösen“ (Hegi, 1986, S. 81). In diesem Sinn ist therapeutische Musik immer wieder neu. Selbst die festen Formen von Liedern und komponierter instrumentaler Musik dürfen der therapeutischen Notwendigkeit entsprechend gesprengt und modifiziert werden. Nur so können Seelenbewegungen und Beziehungsqualitäten aller Schattierungen zum Ausdruck gebracht und in entwicklungsförderlichem Sinn gewandelt werden.

2.2 Wesensmerkmale des Musikspiels

Die drei weiter vorn skizzierten Wesensmerkmale des Spiels „Zweckfreiheit“, „Wechsel des Realitätsbezugs“ sowie „Wiederholung und Ritual“, kommen auch im therapeutischen Spiel mit Musik zum Tragen und sollen im Folgenden anhand eines Beispiels aus der Praxis erläutert werden.

2.2.1 Zweckfreiheit im Musikspiel

Das spielende Kind vergisst über der Handlung den ursprünglichen Zweck. Es spielt um des Spielens willen – seine Schwierigkeiten treten dabei in den Hintergrund. Es entsteht eine leistungsfreie Atmosphäre, welche die Voraussetzung für einen therapeutischen Prozess bildet.

Es ist die 16. Therapiestunde des 9 Jahre alten Danilo. Aus Conga, Djembe, Surdo und Becken baut er sich eine von ihm so genannte „Klangküche“ auf. Dort wird er wohl einiges zusammenbrauen, geht es mir durch den Kopf. – Ich solle auch etwas aufbauen. Was zieht mich an? Was könnte zu seinen Instrumenten passen? Ich hole mir den Rainmaker sowie die Schlitztrommel.

Inzwischen hat Danilo verschiedene Schlägel und Spielarten ausprobiert. Von diesem einstimmenden Explorieren geht es jetzt fliessend über ins Spielen. Er entlockt dem Becken erste Klänge. Ich lasse als Antwort den Rainmaker rauschen. Nach einer Weile wechselt er zu einem rhythmischen Spiel auf den Trommeln. Er spielt tänzerisch wie ein grosser Schlagzeuger und setzt Akzente mit dem Becken. Ich wechsle zur Schlitztrommel und unterstütze seine Rhythmen mit einer Basis-Pulsation. Er strahlt übers ganze Gesicht.

Auch mir macht das Spiel Spass, Lebendigkeit und Kraft sind spürbar. Ob ich es wohl wagen kann, mit meiner Stimme einen Impuls hinein zu geben? „Ha-ja-ha-he-ja" entschlüpft es mir schon im nächsten Moment. Danilo schaut mich an und lacht etwas verunsichert. Ich dopple nach, lockend, aber innerlich ohne Erwartung an ihn. Nach kurzem Zögern ruft er „Ho-o" zurück und es entwickelt sich ein lustvolles Hin- und Herrufen mit Phantasiewörtern. Die Hände trommeln dazu und tragen dieses Stimmexperiment.

Die Stimmen verebben. Wie sich wohl der Schluss gestalten wird? Als hätte Danilo meine Gedanken gelesen, macht er ein Crescendo, wirbelt auf den Trommeln – und setzt einen vollen Schlag als Abschluss auf das Becken. „Au, da isch cool gsi, i wott grad nomol" (Das war cool, ich will gleich noch einmal). Und schon beginnt er wieder zu spielen, das Gleiche nochmals und doch wieder neu aus dem Moment entstehend ...

Wer würde hinter diesem selbstbewusst spielenden Kind den unsicheren, scheuen Italienerbuben vermuten, welcher in der deutschen Sprache stark stottert und nachts immer noch einnässt? Noch vor einigen Wochen wäre eine solche Improvisation undenkbar gewesen.

Über das freie Spiel mit den Instrumenten wurde schrittweise Entwicklung möglich, sodass er in dieser Sequenz erstmals seinen sensibelsten Bereich, die Stimme, einzusetzen wagt. Ziel und Zweck der Therapie, letztlich auch dieses Musikspiels, sind für ihn in diesem Moment nicht relevant. Spielenderweise kann er das Stottern „vergessen". Er taucht ein, der Fluss des Geschehens trägt ihn, sodass er mir „störungsfrei" begegnen kann.

Das Spiel mit Musik hat per se Dialogcharakter. Die Musikinstrumente beantworten die Spielbewegungen des Kindes unmittelbar in Form eines Tons oder klingen sogar ohne direkte Berührung leise an. Sie werden so zum Gegenüber. Es entsteht ein Dialog, bei welchem das Kind die Antwort beeinflussen kann. Noch vielschichtiger wird dieser Austausch, wenn die Therapeutin mitspielt oder wenn in einer Gruppe musiziert wird: Das Kind bekommt nun eine direkte, hörbare Antwort, die nicht mehr bloss Spiegel seines Ausdrucks ist, sondern auch neue Impulse und Klangfarben beinhaltet. Es kann darauf reagieren oder sie überhören, ohne dass dadurch der Spielfluss unterbrochen würde – weiter gehen, weiter suchen, weiter spielen. Diese „Antwort" oder „Resonanz" auf die eigene Handlung löst direkt Spielfreude, Neugierverhalten und Lust auf weiteres Experimentieren aus. Die Motivation, weiter zu spielen kommt also von innen her und nicht, weil irgendwelche Ziele zu irgendeinem Zweck erreicht werden sollen. Sie wird durch die Dynamik der entstehenden Musik, dem Wechsel von Spannung und Entspannung sowie durch das Auf und Ab des Spielverlaufs aufrechterhalten (Heckhausen, 1978).

Die grösste Spannung im Spiel mit Danilo entsteht, als ich es wage, meine Stimme einzusetzen, wohl wissend, dass diese Intervention bei seiner Stotterthematik eine grosse Herausforderung ist. Ich bringe überraschend etwas Neues ein. Der Ausgang der Intervention ist ungewiss, das Antworten bedeutet für ihn ein Risiko. Ich hoffe, den Ton so zu treffen, dass kein Druck entsteht. Er kann die Spannung aushalten und im Spielfluss bleiben. Seine stimmliche Reaktion bringt die Entspannung. Eine lustvolle, freie Stimmimprovisation entsteht – es singt und spricht wie von alleine. Ein Hochgefühl stellt sich ein, das man mit „ganz drin sein" beschreiben könnte.

Solche Erfahrungen wie bei diesem Stimmdialog entsprechen dem von Csiszentmihalyi (2000) beschriebenen „Flow-Erlebnis". In der Musiktherapie werden insbesondere die freie Improvisation, aber auch das Singen von Liedern und Anhören von Musik gezielt eingesetzt, um Flow-Erfahrungen zu ermöglichen. Es kommt dadurch zu einer inneren Gelöstheit in Verbindung mit gesteigertem Selbstbewusstsein, was eine gute Voraussetzung für die Bearbeitung schwieriger Themen darstellt.

Nicht in jedem Musikspiel stellt sich ein Flow-Gefühl ein. Auch Kinder können innere Stimmen haben, welche ihnen einflüstern, dass sie nicht „richtig" oder „nicht gut genug" spielen. Schwierige Verhaltensmuster können sich im Zusammenspiel konstellieren und Widerstand bewirken oder Spielfreude sogar auslöschen. Letztlich ist jedes Musikspiel, bei dem sich das Flow-Gefühl einstellen kann, ein Geschenk. Der Weg dahin führt über wiederholtes Ausprobieren, Suchen von stimmigeren Zugängen – ein anderes Instrument oder eine hilfreiche Spielregel – und vor allem übers Weiterspielen.

2.2.2 Wechsel des Realitätsbezugs im Musikspiel

In der Alltagsrealität muss sich jedes Kind entwicklungsbedingt immer wieder mit den Grenzen seiner Fähigkeiten auseinandersetzen. Solche Gefühle der Unzulänglichkeit und Ohnmacht treten bei therapiebedürftigen Kindern in der Regel verstärkt auf, da sie hirnorganisch- und/oder milieubedingt in irgendeinem oder sogar mehreren Bereichen aus der Norm fallen und dadurch andauernd anstossen.

Im Musikspiel kann das Kind eine qualitativ andere, neue Realität gestalten und erleben, die seinen Bedürfnissen entspricht. Es kann sich mit Klängen eine Geborgenheit spendende Atmosphäre schaffen oder einer grossen Verzweiflung Ausdruck geben. Vielleicht kämpft es auch mit wilden Rhythmen und wehrt sich, wo es im Alltag ängstlich und scheu reagieren würde. Es kann mit der Orgelpfeife in die Rolle des mächtigen Elefantenkönigs schlüpfen oder sich singend mit dem Mikrophon in der Hand in einen bewunderten Sänger verwandeln.

Danilo lebt zuhause sehr beengt (zu fünft in einer 2-Zimmerwohnung). Er hat keinen ruhigen Ort, wo er als Ältester seine Schulaufgaben lösen kann. Nach Berichten der Eltern wurde er schon als Kleinkind oft in seinem Tagesrhythmus und Spiel gestört, da damals noch beide Eltern in Schichten arbeiteten und dies unregelmässige Fremdbetreuung im Hort notwendig machte.

Im Musikspiel bekommt Danilo symbolisch Raum, sich zu entfalten, ohne dass er anstösst. Er wird nicht gestört und erfährt in mir ein zuverlässiges Gegenüber, das ihm Resonanz gibt. All dies sind neue Erfahrungen, eine neue Realität, in der er Fortschritte machen und ein neues Selbstbild aufbauen kann.

Als etwas Vertrauen gewachsen ist, beginnt er aus den Instrumenten in verschiedensten Varianten „Schlösser" zu bauen. Sie müssen viel Platz haben, damit er seine Instrumentensammlung aufstellen und Konzerte geben kann. Er sei nämlich ein reicher Mann, der auch ein guter Musiker sei. Damit kreiert er sich seine Wunschrealität.

Neben solch aufbauenden Atmosphären, welche das Kind in der andern Wirklichkeit des Musikspiels erlebt, werden auch neue Fähigkeiten und Fertigkeiten entwickelt und geübt. Um mit Schmölz (1984, S. 46) zu sprechen werden hinderliche Verhaltensweisen und/oder Symptome durch ein sogenanntes „Üben ohne Übung" verändert oder überflüssig gemacht.

In der eingangs beschriebenen Improvisation lernt Danilo loslassen und in Fluss kommen. Er übt so spielerisch seinen stimmlichen Ausdruck und arbeitet damit wie nebenbei an seiner Stotterthematik, ohne dass es je angesprochen oder als zielgerichtete Übung deklariert werden müsste. Im Rollenspiel mit dem reichen Mann übt er selbstbewusstes Auftreten beim „Konzert geben". Er spricht auch ausserordentlich viel als reicher Mann und verfeinert dadurch seine Sprechpraxis.

2.2.3 Wiederholung und Ritual im Musikspiel

Die Wiederholung ist ein grundlegendes Moment im menschlichen Handeln. Ebenso ist sie auch ein wichtiges Wesensmerkmal der Musik. Rhythmus vermittelt durch die Wiederholung betonter und unbetonter Schläge sowohl Halt als auch das Gefühl von Fliessen, Melodiemotive werden durch Wiederholung intensiviert. Im Musikspiel kann das gleiche, emotional besetzte Instrument immer wieder gewählt werden, eine lieb gewordene Melodie, ein Sicherheit gebender Rhythmus darf wieder-*ge*-holt werden. Erfahrenes kann so vertieft, vielleicht auch neu erlebt werden.

Danilo beginnt nach unserer Stimmimprovisation sofort wieder zu spielen, das sei so „cool" gewesen, er wolle es gleich nochmals wiederholen. So vertieft er intuitiv seine neuen Entwicklungsschritte.

Wiederholung kann Sicherheit und Geborgenheit spenden, aber auch zu Langeweile führen und zum Ausbrechen bewegen, sodass Variationen des Ursprünglichen gewagt werden können: Das heftige chaotische Paukenspiel mündet in einen ruhigen Rhythmus, die zarte Kinderharfe kann der Handorgel Platz machen.

Aus Danilos ersten Stimmexperimenten mit Nonsensewörtern wird mit der Zeit die ganze dynamische Palette der Stimme vom Flüstern bis zum Schrei hörbar.

Das Flow-Gefühl wird durch Wiederholung verstärkt, was beim Mantra-Singen und bei ostinater Musik sehr gut erlebt werden kann.

Nachdem Danilo sich stimmlich auszudrücken wagt, werden Lieder wichtig. Oft wünscht er sich zu Beginn der Therapiestunde, dass wir gemeinsam zu meiner Gitarrenbegleitung singen. Er geniesst diese Sequenzen sichtlich. Die vertrauten, gleichbleibenden Liedmelodien und -texte geben ihm in ihrer Wiederholbarkeit Halt und schaffen Vertrauen, sich dem weiteren Geschehen hinzugeben, in welchem auch konflikthafte Themen bearbeitet werden.

Im Musikspiel können sich Symptome sowie biographische oder aktuelle Konflikte des Kindes abbilden. In der schützenden Spielrealität können diese ausgespielt und durch Wiederholung spielerisch bearbeitet werden.

Während mehrerer Stunden spielt Danilo mit dem Obertonschlauch. Er füllt ihn mit Maiskörnern und lässt sie wieder und wieder zurück in die Kalebasse fliessen. Irgendwann beginnt er, das Spiel zu variieren. Er lässt den Mais nicht mehr ungehindert los, sondern rhythmisiert das Rauschen durch wechselweises Fliessenlassen und Zurückhalten. Er sagt dazu, das sei wie ein Wasserfall, den er zwischendrin anzuhalten versuche. Ich muss dabei an sein Einnässen denken, das im Gegensatz zum Stottern verbal (ausser in der ersten Stunde gemeinsam mit der Mutter) von ihm nie thematisiert worden ist. Ich finde meine Interpretation darin bestätigt, dass er während dieses Spiels regelmässig zur Toilette gehen muss. Als ich behutsam deutend zu seinem Einnässen assoziiere, wird ein erstes, ihn sichtlich entlastendes Gespräch darüber möglich.

Auch die Migrationsthematik inszeniert er spontan. Die Nonsense-Stimmimprovisationen münden – von mir angeregt – auf der Basis von Halt gebenden Trommelrhythmen in rollenspielartige Frage-Antwort-Dialoge. Hier tauchen nun eines Tages inmitten von lustvollem und witzigem Hin und Her die emotional stark besetzten Wörter „Hau ab, nein, lass mich in Ruh!“ auf. Ich frage zurück: „Hau ab? Muss ich gehn – muss ich wirklich gehn?“ und später auf seine erneute Aufforderung „Nein, ich will nicht, ich will nicht gehn.“ Mit zunehmender Dynamik verfällt er in seine Muttersprache Italienisch. Es kommt prozesshaft auch zum Rollentausch, bei dem er sich gegen mein „Hau ab!“ mit einem Mix italienischer und deutscher Wörter wehrt.

Anschliessend erzählt er mir spontan, dass er (obwohl hier geboren) als Ausländer, der zudem noch stottert, schon öfters von den Spielen anderer Kinder ausgeschlossen worden sei. Mir stellt sich in diesem Zusammenhang die Frage, ob es ihm leichter fällt, sich in seiner Muttersprache Italienisch abzugrenzen – diese Interpretation scheint naheliegend, da er nur im Deutschen stottert, Italienisch aber fliessend spricht. Erstmals stehen beide Sprachen miteinander im Raum und damit auch die doppelte Basis seiner Identität. Dies sollte uns im weiteren Prozess noch öfters beschäftigen.

Musik besitzt die besondere Qualität, an frühe Atmosphären anzuknüpfen und diese mit all den dazugehörigen Gefühlsqualitäten zu „wieder-holen“ und erlebbar zu machen. Durch empathische Zeugenschaft der Therapeutin erfährt das Kind Resonanz. „Neue“ heilsame Qualitäten können sich neben „alte“ traumatische Erfahrungen stellen und im Spiel neue Wendungen ermöglichen.

In den ersten Therapiestunden kann sich Danilo dem Spielfluss nicht hingeben. Immer wieder erstarrt er mitten im Musikspiel und es kommt zu plötzlichen, für mich völlig unerwarteten Abbrüchen. Er wirkt dann jeweils weit weg und ist verbal nicht ansprechbar. Atmosphärisch meine ich, Angst und Verlassenheit wahrzunehmen.

Mir fallen die Analogien zwischen seinem Spiel, der Symptomatik und seinen frühen Erfahrungen auf: So wie er in der Sprache stottert, so kann auch sein Spiel nicht einfach fliessen. Ob sich seine frühe Lebenserfahrung von unvorhersehbaren Störungen und Abbrüchen spiegelt? Vielleicht auch seine Geburt, die anscheinend stockend verlaufen ist? Oder gar die von Blockierungen und Angst geprägte Atmosphäre während seiner Schwangerschaft? Die Mutter berichtet in diesem Zusammenhang von grossen Widerständen und Entwurzelungsgefühlen als sie – schwanger mit Danilo – ihrem Mann in die Fremde folgen musste.

Ich lasse diese Abbrüche zunächst stehen, sie dürfen sein – bis aus der Stille eine neue Idee auftaucht, ein neuer Ton erklingt. Manchmal entwickeln sich daraus auch rezeptive Sequenzen, in denen ich für ihn auf einem Instrument spiele oder eine Melodie summe. Wenn sich Leere und Ratlosigkeit breit machen, hilft uns hin und wieder der treue Hundekamerad Struppi, den Bann zu brechen: beispielsweise mit „Wuff, wuff, wo seid ihr? Ich möchte so gerne spielen ...?“ oder „Ich bin so müde, wer spielt mir eine Einschlafmusik?“ Solche Impulse gebe ich bewusst nur sparsam hinein – jedes Zuviel wäre vereinnahmend und Druck erzeugend, jedes Zuwenig ein Allein-Lassen. So wächst mit der Zeit ein Vertrauen, das die eingangs geschilderte Szene ermöglicht.

Im Musikspiel hat auch das Ritual als spezielle Form der Wiederholung seinen Platz (Hegi, 1999). Ein musikalisches Ritual entsteht, wenn ein Motiv oder eine Musik-Spielform durch zunächst zufällige Wiederholung zu einer verbindlichen Gestalt findet und in bestimmten Konstellationen bewusst wieder eingesetzt wird. Dazu gehören: Begrüssungs- und Abschiedslieder; zentrierende Lauschsequenzen; ein Instrument im Kreis herumgehen lassen; das „Wandernde Duett“, eine Spielform, bei dem „Einzelspiel – Zuhören – Zusammenspiel“ in gleichbleibender Abfolge geregelt sind.

Aus den Trommel-Stimm-Dialogen in Deutsch und Italienisch entwickeln sich Lieder und Texte in beiden Sprachen, die er ritualisiert jede Stunde zum Abschluss singen und spielen möchte. Er verbindet damit seine familiären Wurzeln mit der neuen Heimat und wird zum Sänger in zwei gleichwertig nebeneinander stehenden Welten.

Die Bedeutung von Wiederholung und Ritual im Musikspiel lässt sich bildlich beschreiben: Das freie Experimentieren mit Klängen, Rhythmen und Tönen lebt von den Ruhepunkten musikalischer Widerholung. Sie sind das Nest, von dem aus sich der (Improvisations-)Vogel in freie Höhen schwingen kann und zu dem er wieder zurückkehrt, um Kraft zu schöpfen. Dieses Nest bleibt nicht immer gleich, die Bedürfnisse des Vogels wandeln sich und mit ihnen die Funktionen des Nestes. Es ist Heimat zum Ausruhen und Auftanken, Neues wird darin ausgebrütet und genährt, bis es flügge ist. Von ihm aus werden die ersten Flugversuche unternommen und irgendwann wird es überflüssig. Der Vogel fliegt in die Freiheit bis es wieder Zeit ist, mit den gemachten Erfahrungen ein neues Nest zu bauen. So gesehen werden Rituale aus Improvisationen geboren, bewahren die darin gemachten neuen Erkenntnisse und sind gleichzeitig der Nährboden für Weiterentwicklung bis sie überflüssig werden und der Kreislauf von Neuem beginnen kann.

Danilo hat sich spielenderweise mit seiner inneren und äusseren Wirklichkeit auseinandergesetzt, sodass Entwicklung möglich geworden ist: Gegen Ende der Therapie wird zunehmend eine verbale Auseinandersetzung mit seiner Situation als Italienerbub in der Schweiz möglich. In gemeinsamen Gesprächen mit ihm und den Eltern werden die italienischen Wurzeln gewürdigt und die Herausforderungen des Schweizer Alltags thematisiert. Es kommt dabei zu berührenden Szenen als er ihnen seine Lieder singt und sie ihn mit Perkussionsinstrumenten begleiten.

Als wir die Therapie nach etwas mehr als einem Jahr beenden, haben sich seine Stotterthematik und das Einnässen weitgehend verloren – und, was mir mindestens so wichtig erscheint: Danilo freut sich auf die Ferien bei seinen Grosseltern in Italien und kann gleichzeitig das anschliessend stattfindende Fussballturnier mit seinen Klassenkameraden in der Schweiz kaum erwarten.

2.3 Therapeutische Funktionen der Musik und des Musikspiels

In der Musiktherapie werden dem Spiel mit den Instrumenten und den verschiedenen Komponenten der Musik therapeutische Qualitäten zugesprochen. Diese lassen sich aber nicht so einfach zuordnen. Die Bezüge sind komplex und bedürfen der Reflexion da neben der Handlungsebene, dem spielerischen musikalischen Tun, auch spezifische Wirkfaktoren des Mediums Musik zum Tragen kommen. Das Ganze bildet eine komplexe Einheit, welche sich in der konkreten Situation nur sukzessive aufschlüsseln lässt. Es lassen sich dabei drei Wirkrichtungen beobachten: Musik wirkt von aussen nach innen als Eindruck, von innen nach aussen als Ausdruck sowie wechselseitig als Kommunikation (vgl. Mahns, 1984, S. 297).

Je nach Entwicklungsalter, Thematik und Befindlichkeit des Kindes übernehmen die Musik und das Musikspiel im therapeutischen Prozess über diese Wirkrichtungen indikationsspezifisch verschiedene Funktionen (siehe Tabelle 1). Sie werden im Folgenden, aufbauend auf Ausführungen von Mahns (1984), Vorel (1993), Smejsters (1999), Decker-Voigt (2000), Frohne-Hagemann und Pless-Adamczyk (2005), für die Musiktherapie mit Kindern und Jugendlichen erläutert.

Tabelle 1: Überblick therapeutische Funktionen der Musik und des Musikspiels

Eindruck	Basale, kognitive, soziale, spirituelle Stimulation; Aktivierung; Beruhigung; Tiefenentspannung; Strukturierung; Haltefunktion; Assoziation; Erlebnisintensivierung; Integratorfunktion
Ausdruck	Containerfunktion; Symbolbildung; Sensomotorische Auseinandersetzung; Vehikelfunktion; Katalysatorfunktion; Selbstverstärkung; Einhüllung und Schutz
Kommunikation	Resonanz; Kontakt- und Beziehungsgestaltung; soziokulturelle Funktion

2.3.1 Musik als Eindruck

Die Musik wirkt als physischer, psychischer, kognitiver, sozialer und spiritueller Stimulus. Die Wirkbewegung verläuft von aussen nach innen. In Reinform kommen diese Qualitäten nur in rezeptiven Sequenzen zum Tragen, in denen die Therapeutin für das Kind live oder vom Tonträger Musik spielt.

– Basale Stimulation

Musik wirkt psychophysiologisch und vermag als Stimulus basale sensorische Erfahrungen zu vermitteln und damit neue neurobiologische Verknüpfungen zu bahnen. Insbesondere bei Kindern mit tiefgreifenden Entwicklungsstörungen oder einem durch traumatische Erfahrungen beeinträchtigten leibseelischen Selbstkonzept dient Musik als ein die Zeit strukturierender, auditiver und taktil-kinästhetischer Stimulus im Sinne von „Ich höre, was ich spüre und was ich sehe" der intermodalen sensorischen Integration (Schumacher, 2000b).

Dazu gehören alle elementaren Musik-, Bewegungs- und Sprachspiele, bei denen die Aufmerksamkeit des Kindes durch rhythmische Berührung und Bewegung sowie den Spannungsaufbau und plötzlichen -abfall der Stimmmelodie geweckt wird. Auch die verschiedenen taktil-kinästhetischen Eindrücke, welche das Kind beim Spielen mit den Instrumenten machen kann, wirken im Zusammenhang mit dem dadurch erzeugten Klang auf einer basalen Ebene anregend (vgl. Schumacher, 1994, S. 28).

– Kognitive Stimulation

Die verschiedenen Klangfarben und die Spielmöglichkeiten der Instrumente wecken Erkenntnisinteresse: Zusammenhänge zwischen Spielbewegung, Klangkörper und Klangqualität, Vorgänge zur Tonerzeugung sowie Bauweise und Mechanik der Instrumente werden ergründet, Tonbereiche hoch – tief zugeordnet, akustische Orientierung im Raum gelernt.

Neben diesen physikalisch-musikalischen Einsichten werden auch Gedanken zu Befindlichkeiten und Verhaltensweisen angeregt: In der Musik und im Musikspiel spiegelt sich das eigene Sein und Handeln. Dadurch werden sie aus einer gewissen Distanz wahrnehmbar und es können erste Erkenntnis- und Selbstreflexionsprozesse in Gang kommen.

– Soziale Stimulation

Musik berührt – man kann die Augen schliessen, nicht aber die Ohren. Aufmerksamkeit und Neugierverhalten werden geweckt. Das Kind öffnet sich gegenüber der Mitwelt und geht schrittweise in Interaktion mit ihr (Schumacher, 2000b).

– Spirituelle Stimulation

Musik kann tiefe Empfindungen und Gefühle auslösen und wird seit jeher auch eingesetzt, um Bewusstseinszustände zu erweitern. Gefühle der Urgeborgenheit, des Aufgehobenseins in etwas Grösserem können auftreten, Ganzheitserfahrungen gemacht werden (Renz, 1996, 2000; Strobel, 1988, 1995; Timmermann, 1993). Kinder benennen solche Erlebnisse eher selten, sondern deuten sie in symbolhaften Rollenspielen, Bildern und Geschichten an.

– Aktivierung

Musik kann psychophysisch aktivierend wirken durch Parameter wie rigide und beschleunigende Rhythmen, steil an- und abfallende Tonlinien, anschwellende Lautstärke, Betonung von Dissonanzen oder Melodien mit Quartsprüngen. Diese so genannt ergotrope Musik führt unter anderem zu einer vegetativen Spannungssteigerung mit Erhöhung des Blutdrucks und des Hautwiderstands, Beschleunigung von Atemfrequenz und Puls sowie vermehrten rhythmischen Kontraktionen der Skelettmuskulatur (vgl. Decker-Voigt, 2000, S. 55f.).

Die aktivierende Wirkung lässt sich gut beobachten, wenn Kinder zu Trommelmusik unwillkürlich Hände und Füsse bewegen oder sogar spontan dazu tanzen. Eine so stimulierte Bewegung kann Blockierungen im Körper lösen, aber auch mental Aufmerksamkeit wecken und gestaute Gefühle ins Fliessen bringen. Es ist wichtig, achtsam und dem Kind angepasst damit umzugehen, da es auch zu einer Überreizung führen kann.

– Beruhigung

Eine gegenteilige psychophysische Wirkung kann mit trophotroper Musik erzielt werden. Merkmale dieser Musik sind schwebende, nicht akzentuierte Rhythmen, sanftes Fliessen der Melodie, Vorwiegen des Legato, harmonische Bewegung in Molltonarten, Konsonanzen und geringe Dynamik. Sie führt zu Entspannung der Skelettmuskulatur, Blutdruckabfall, flacherem Atem und Pulsverlangsamung, geringerem Hautwiderstand (vgl. Decker-Voigt, 2000, S. 70).

Die Wirkung trophotroper Musik wird in der Arbeit mit Kindern offensichtlich, wenn sich unruhige oder verspannte Kinder in einer gemütlichen Ecke hinlegen, mit dem Stoffhund kuscheln und sich sichtlich entspannen können. Hin und wieder schläft eines sogar ein.

Im Gegensatz zu ergotroper kann trophotrope Musik kaum impulsartig angeboten werden. Sie kommt nur zu einer Wirkung, wenn das Kind von sich aus den Übergang zu einer ruhigeren Sequenz signalisiert oder wenn die Therapeutin direktiv eine Pause mit einer rezeptiven Sequenz oder einer Körperwahrnehmungsübung vorschlägt. Ein unruhiges oder verspanntes Kind quasi suggestiv damit beruhigen zu wollen funktioniert in der Regel nicht.

– Tiefenentspannung

Durch Musik können Zustände der Tiefenentspannung bewirkt werden. Störende Denkprozesse und Abwehrmechanismen werden abgeschwächt und die Grenzen zwischen den verschiedenen Bewusstseinebenen gelockert, sodass sich die Tore zu vor- und unbewussten persönlichen Ressourcen öffnen (Bossinger & Hess, 1993; Hess & Rittner, 1996; Decker-Voigt, 2004). Das wird sichtbar in neuen Symbolgestalten, die aus der Tiefe auftauchen sowie in veränderten Formen des Spiels.

In der Kindertherapie tauchen solche Zustände vorwiegend im aktiven Spiel auf und werden durch das Flow-Erlebnis mit seinem Gefühl des Eintauchens, der gelösten Offenheit mit gleichzeitiger Zentrierung, intensiviert.

– Strukturierung

Musik fliesst, hüpft, spaziert, rennt, holpert, wirbelt, stampft – sie ist Bewegung in der Zeit. Durch die Komponente Rhythmus gliedert sie die Zeit in sinnlich fassbare Teile, durch die Form wird sie als eigene Gestalt in der Zeit wahrnehmbar. Aber auch Klänge zeichnen sich als Schwingungen durch Periodizitäten aus, nur ist das mit unseren Sinnen kaum mehr wahrnehmbar.

Viele Kinder haben aus organischen und biographischen Gründen (noch) kein Gespür für ihre inneren Rhythmen und ihren leiblichen Innenraum. Sie haben deshalb auch Mühe, sich flexibel in Zeit und Raum zu orientieren. Entweder klammern sie sich an bekannte Abläufe und Orte oder sie spüren keine Grenzen und finden sich in vorgegebenen Zeiträumen nicht zurecht. Improvisierte Musik birgt hier die Möglichkeit, sich spielenderweise an die eigenen inneren Ordnungskräfte heranzutasten, die eigene stimmige Zeit, das eigene Tempo und den eigenen Rhythmus zu suchen (vgl. Hegi, 1986; Gindl, 2002, S. 62).

Ordnungs- und Strukturierungskräfte haben auch eine wichtige Bedeutung beim musikalischen Ausdruck von Gefühlen. Sie schaffen Zusammenhänge zwischen den einzelnen musikalischen Elementen und gestalten den Fluss der Musik, damit es nicht bei einem destruktiven Ausagieren bleibt. In der Musik geschieht hier analog, was das Kind auch tagtäglich im Umgang mit den eigenen Seelenbewegungen anwenden muss: Einen lebendigen Weg gestalten zwischen unberechenbaren Gefühlsausbrüchen und krampfhaftem Zurückhalten jeglicher Emotionen. Es ist Ziel eines jeden Therapieprozesses, dass der Heranwachsende solche formgebende, innere Gestaltungskräfte selbst zur Verfügung hat.

Auf dem Weg dahin braucht es je nach Thematik die Begleitung der Therapeutin, welche fehlende Rhythmus- und Formelemente quasi als Hilfs-Ich einbringt. Es ist ein feines Gespür notwendig, wann Chaossequenzen als wichtige Transformationsprozesse zugelassen werden müssen, damit sich gleich eines Schmetterlingsflügel-Effekts[4] von innen heraus eine neue Ordnung bilden kann – und wann die basalen Ordnungskräfte (noch) zu unterentwickelt sind, sodass das Kind auf der Suche nach dem eigenen Rhythmus und der eigenen Form unterstützt werden muss. Ist ein Kind noch überfordert, in der Improvisation seine eigenen Strukturen zu entwickeln, können Lieder mit ihrem gleichbleibenden und damit Halt gebenden Melodien von aussen strukturierend wirken und chaotisches Spiel ordnen helfen.

– Holding

Musik kann atmosphärisch ein Gefühl des Aufgehoben- und Getragenseins vermitteln. Schritt um Schritt kann sich so Vertrauen ins Gegenüber und ins Leben überhaupt entwickeln. Dazu gehören insbesondere jene Momente, in denen die Therapeutin für das Kind spielt, eine Melodie summt oder ein Lied singt. Umfangen und eingehüllt werden von der Musik, selbst nichts leisten zu müssen, sondern empfangen zu dürfen, sind Qualitäten, die helfen, innerpsychisch einen tragenden Boden zu schaffen und Vertrauen zu entwickeln.

[4] Begriff aus der Chaostheorie, der gebraucht wird, wenn sich ein Chaos durch einen winzigen Einfluss plötzlich zu einer neuen Ordnung formiert.

– Assoziation

Aufgrund amodaler Verknüpfungen können mit Musik innere Bilder hervorgerufen werden. Es kann sich einerseits um direkte akustische Analogien handeln (Rainmaker ⇒ Regen; auftaktiger Rhythmus ⇒ galoppierendes Pferd). Andererseits kann ein innerer Bilderfluss auch durch Gefühle in Gang kommen, welche die Musik auslöst und die nun ihrerseits assoziativ Verknüpfungen zu inneren Bildern, Erinnerungen oder Vorstellungen bewirken. Diese Qualität der Musik kommt explizit beim Imaginativen Musikerleben (IME) zum Tragen.

Bei Kindern können solche Assoziationen von aussen oft nicht mitverfolgt werden, da sie (ausser bei akustischen Analogien) eher selten verbalisiert werden, sondern unmittelbar als Symbolbildungen ins Musikspiel einfliessen.

– Erlebnisintensivierung

Bei Rollenspielen, Bewegungsaktivitäten, Körperwahrnehmungsübungen und Imaginationen kann das Element Musik das Erlebnis intensivieren und die Selbstwahrnehmung sowie die innere Beteiligung verstärken: Mit Gongklängen wird die Gefährlichkeit des Ungeheuers und die damit zusammenhängende Spannung spürbarer; das Mutlied und die Trommelrhythmen intensivieren die Kräfte in der Auseinandersetzung mit den eigenen Schwächen; Monochordklänge vertiefen die Erfahrung bei einer Körperentspannungsübung.

– Integratorfunktion

Musik übernimmt im therapeutischen Prozess integrierende Funktion, wenn sie fragmentarisch nebeneinander stehende oder sich widersprechende Gefühlsqualitäten, Gedanken, Handlungen oder Szenen miteinander verbindet. Gleich einem roten Faden werden hier musikalisch Übergänge gestaltet und Zusammenhänge geschaffen, die es dem Kind ermöglichen, sein Fühlen und Handeln in einem sinnstiftenden Kontext zu erleben.

Besonders deutlich kommt diese Funktion zum Tragen, wenn die Therapeutin das scheinbar unbezogene Anspielen von verschiedenen Instrumenten, chaotische Rollenspielszenen oder impulsive körperzentrierte Aktivitäten instrumental oder mit Situationsliedern begleitet.

2.3.2 Musik als Ausdruck

Die Musik ist Medium für den individuellen schöpferischen Ausdruck und hat psychodynamische Bedeutung. Die Wirkrichtung verläuft von innen nach aussen. Am klarsten erkennbar ist diese Ebene, wenn die Therapeutin dem Solospiel des Kindes lauscht. Eine Reinform musikalischen Ausdrucks gibt es aber nicht, da die Musik wieder auf die Spielerin zurückwirkt und deshalb eine Wechselwirkung innerhalb der Autokommunikation stattfindet.

– Containerfunktion

Die Musik und das Musikspiel öffnen den Raum für den ureigenen Ausdruck des Kindes. Sie sind Halt gebendes Gefäss, in welches das Kind seine Gefühle einfliessen lassen kann, wo sie empathisch beantwortet und gespiegelt werden (vgl. Priestley, 1983, S. 34).

Auf musikalisch tragenden Gestalten wie ostinaten Harmoniefolgen oder Rhythmusmustern kann das Kind seine eigene Melodie, seinen eigenen Rhythmus entwickeln, Neues wagen und Schwieriges ausdrücken, was nur auf einem sicheren Boden möglich ist. Manchmal kommen hier auch Lieder zum Tragen: Sie bieten mit ihrer gleichbleibenden Melodie Verlässlichkeit und Sicherheit, in ihrem Schutz können Worte ausgesprochen bzw. gesungen werden, die sonst zu bedrohlich wären.

– Symbolbildung

Musiktherapeutisch gesehen kommen in der Instrumentenwahl sowie in der spezifischen Ausgestaltung der Musik und des Musikspiels Symbolbildungsprozesse zum Tragen. Innere und äussere Wirklichkeiten werden abgebildet und verarbeitet.

Diese musikalischen Symbole sind wie das Spiel und andere Erscheinungsformen der Kunst präsentative Symbole.[5] Sie stehen für Wortloses, Unsagbares – sind „Artikulation der Ganzheit in ihrer sinnlichen Fülle“ (Lorenzer, 1981, S. 31). Sie sind (primär) hörbare Zeichen einer unsichtbaren ideellen Wirklichkeit. Ihre Besonderheit liegt in der prozesshaften, immateriellen Darstellung. Wenn die Musik verklingt, bleibt nichts als das innere Nachschwingen, eine seelische Berührtheit oder vielleicht auch eine Betroffenheit. Das Geschehen wird nicht, wie bei den bildnerischen Künsten, in etwas „An-Fassbarem“ und „Sichtbarem“ gebannt. Diese explizite Betonung auf das Hier und Jetzt lässt es wie das Spiel zu einer eigenen Wirklichkeit werden, mit der symbolisch eine andere Wirklichkeit dargestellt wird (vgl. Smejsters, 1999, S. 40). Wie alle präsentativen Symbole sind auch die musikalischen Symbole dynamischer Natur. Das heisst, sie sind steten Wandlungen unterworfen. Ihre Bedeutung ist komplex: Sie können Gegensätzlichkeiten beinhalten, kollektive Gültigkeit haben und gleichzeitig von ganz spezifischer individueller Aussage sein (vgl. Eschenbach, 1978, S. 19ff.).

In der Musiktherapie muss das Symbolverständnis weit gefasst werden, um der Vielschichtigkeit und Tiefendimension des musikalischen Ausdrucks und damit zusammenhängender Interaktionsformen gerecht zu werden (Mahns, 2004). Vorformen von Symbolisierung, sogenannte „Protosymbole“ (Lorenzer, 2002), welche sich als Musik manifestieren, werden ebenso einbezogen wie die Symbolbildungen, bei denen das Kind die Musikspielhandlungen transformatorisch mit Sprache (Metaphern, Reflexionen im Gespräch), Szenen (Geschichten, Rollenspiele), Spielhandlungen (Bauen, Ordnen, Spielregeln), Körperausdruck (Haltungen, Bewegung) und bildnerischem Gestalten (Zeichnen, Malen, Tonen, Basteln) verbindet und vernetzt.[6]

– Sensomotorische Auseinandersetzung

Durch Explorieren und Experimentieren erfährt das Kind die Beschaffenheit und die Möglichkeiten der Instrumente sowie der eigenen Stimme. Dabei setzt es sich auch mit seinen eigenen Möglichkeiten und Grenzen auseinander: Wie laut kann ich wer-

---

[5] Diskursive Symbolebene „Sprache“ siehe S. 217

[6] Symbolbildungsprozesse in der Musiktherapie siehe auch S. 128f.

den? Wie zart kann ich spielen, wie gleichmässig über die Saiten des Cellos streichen? Wie gelingt es mir, der Trompete einen Ton zu entlocken?

Es übt damit seine Feinmotorik, vertieft seinen Atemfluss, lernt seine Kraft adäquat einzusetzen, verbessert die Koordination rechts-links sowie oben-unten, je nachdem welche Spielweise es braucht. Der Reiz, etwas zum Klingen zu bringen, kann ein Kind über seine Grenzen hinauswachsen lassen. Besonders offensichtlich wird das bei kranken oder körperbehinderten Kindern, denen dadurch plötzlich eine als unmöglich eingestufte Bewegung gelingt.

Das Hantieren mit den Instrumenten und die Herausforderung der Tonbildung geben dem Kind Halt. Sie helfen ihm, im Hier und Jetzt verankert zu bleiben, sodass es Atmosphären und Gefühle zulassen, aushalten und ausspielen kann, die in der Spielrealität auftauchen. Durch den erzeugten Klang des Instruments erhält es eine sofortige Rückmeldung auf seine Spielweise, ein heftiger Schlag aufs Becken dringt direkt in seine Ohren, das zögerliche Streichen über die Saiten verhallt ungehört. Solche Erfahrungen regen es unmittelbar zu einer Veränderung und Erweiterung seiner Handlungskompetenz an, ohne dass korrigierend eingegriffen werden muss.

– Vehikelfunktion

In der „Vehikelfunktion“ wird Musik zur Trägerin von Stimmungen und Gefühlen und ermöglicht es, auch Unaussprechliches und Unerhörtes auszudrücken. Sie ist gewissermassen ein affektives Fahrrad, „welches das Fühlen und Erleben des Heranwachsenden in die Zeit einbindet und in der Zeit weiterträgt“ (Frohne-Hagemann & Pless-Adamczyk, 2005, S. 98). Sie hilft dem Kind, in einen Spielfluss zu kommen und dran zu bleiben, auch wenn es stockt, Verwirrungen gibt oder schmerzhaft wird. Die Besonderheit der Instrumente, auf jede Berührung eine hörbare Antwort zu geben, unterstützt diesen Ausdrucksprozess. Die beiden Qualitäten von selbst handeln (das Gefährt in Bewegung versetzen und lenken) wie auch von getragen- und bewegt werden (auf dem Gefährt sitzen und sich fahren lassen) kommen hier in wechselseitiger Beeinflussung zum Tragen.

– Katalysatorfunktion

Musik kann als Katalysator wirken und den Ausdruck von Affekten und Gefühlen bis hin zur Katharsis ermöglichen. In diesem Sinn wirkt sie als Verstärkung der Vehikelfunktion. Während letztere aber mehr als Trägersubstanz dient und das Geschehen auf einem erlebniszentrierten Niveau sowohl in Bewegung setzt als auch in Bewegung hält, verhilft Musik hier, angestauten, blockierten und tabuisierten inneren Wirklichkeiten zum Durchbruch. Sie wirkt hier entlastend und befreiend.

Es muss hier eine klare Abgrenzung zum reinen Ausagieren als Selbstzweck gemacht werden.[7] Die Katalysatorfunktion soll dem Kind vielmehr helfen, seine Affekte und Gefühle zu differenzieren und mit Hilfe des Zeitflusses zu phrasieren und zu gestalten. Dabei geht es nicht nur um heftige Emotionen, sondern um alle Abstufungen von Seelenbewegungen (vgl. Frohne-Hagemann et al., 2005, S. 99). Es

[7] Ähnlich wird auch in der Spieltherapie klar unterschieden zwischen kathartischer Verarbeitung über das Spiel und blindem Ausagieren von Spielimpulsen (vgl. A. Freud, 1968, S. 38f., S. 83ff.).

können dabei archaische Kräfte oder auch traumatisches Material freigesetzt werden. Als Basis braucht es deshalb eine stabile therapeutische Beziehung sowie die Fachkompetenz, das Kind mit gezielten Interventionen begleiten zu können.

– Selbstverstärkung

Mit der Musik bekommt das Kind einen verstärkenden Partner, es kann Qualitäten „zu zweit" ausdrücken: seiner Stimme instrumental Nachdruck verleihen, Trauer mit Klang und Melodie (er)hörbar machen oder mit einem selbsterfundenen Mutlied in eine schwierige Situation hineingehen. Körper-Ich und musikalischer Symbolausdruck verbünden sich und vermitteln das Gefühl grösser und stärker zu sein als sonst.

In diesen Kontext gehören auch die Szenen, in denen ein Instrument, ein Klang oder ein Melodiemotiv als magisches, erlösendes oder verwandelndes Medium eingesetzt wird. Musikalische Elemente werden hier zur Zauberkraft und verstärken symbolisch die Macht des spielenden Kindes.

– Schutz

In dieser Funktion hilft die Musik, sich gegen Aussenreize abzuschirmen und bietet in emotional schwierigen Situationen atmosphärisch Schutz und Sicherheit.

Es gibt Kinder, die anfänglich nur diese Funktion der Musik nützen (können). Indikatoren dafür sind fehlender Blickkontakt, nicht Aufnehmen von musikalischen Impulsen, die von aussen angeboten werden, manchmal sogar ein ausgesprochenes Mitspiel-Verbot gegenüber der Therapeutin. Hintergründe eines solchen Verhaltens können Kontaktunfähigkeit, Angst, Widerstand, Überforderung oder auch das Bedürfnis nach ungestörter Selbstwahrnehmung und Selbstwirksamkeit sein.

Was eben als zentrale Schwierigkeit von manchen Kindern beschrieben worden ist, findet sich ansatzweise in jeder Therapiestunde als Momente, in denen sich das Kind aus dem direkten Kontakt zur Therapeutin zurückzieht, hier ein wenig spielt, dort ein Instrument anklingen lässt, ohne dass vom Prozess her ein offensichtlicher Grund für dieses Verhalten besteht. Es ist wichtig, diesen Sequenzen Raum zu geben, auch wenn sie auf den ersten Blick wenig produktiv erscheinen und fälschlicherweise manchmal auch als Konzentrationsmangel oder Aufmerksamkeitsdefizit interpretiert werden. Es handelt sich hier um einen Prozess der inneren Sammlung: sich spüren, loslassen und Neues zulassen.

2.3.3 Musik als Kommunikation

Mit Hilfe des Mediums Musik können Kind und Therapeutin miteinander in Kontakt treten: Zuhören, die Musik des Gegenübers als Eindruck, als Botschaft aufnehmen – selbst spielen, sich ausdrücken, das Eigene musikalisch mitteilen – gleichzeitig tönen, Eindruck und Ausdruck im lebendigen Zusammenspiel miteinander verbinden. Dieses musikalische Beziehungsgeschehen in all seinen Schattierungen zwischen Verschmelzung und Abgrenzung bis hin zum partnerschaftlichen Dialog bietet einen erlebniszentrierten Spielraum, in welchem Übertragungs-/Gegenübertragungsprozesse stattfinden, Resonanzerfahrungen gemacht und soziale Kompetenzen erweitert werden können.

– Resonanz

In der Musiktherapie kommen sowohl physikalisch-akustische als auch emotionale Resonanzphänomene zum Tragen (vgl. Gindl, 2002, S. 30).

Die Instrumente geben mit ihrem Klang unmittelbar Resonanz auf die Spielweise des Kindes. Manchmal erklingen sie ganz zart auch von sich aus, wenn sie durch das Spiel auf einem anderen Instrument, eine Bewegung oder Stimmlaute in Schwingung versetzt werden. Umgekehrt wird auch der Mensch über die Vibration der Instrumente, beispielsweise beim Trommeln, körperlich in Schwingung versetzt. Solche sinnlichen Erfahrungen ermöglichen es, den eigenen Körper bewusster wahrzunehmen.

Auf der seelischen Ebene vermag Musik im Sinn von emotionaler Resonanz die verschiedensten Gefühlsqualitäten auszulösen sowie tranceinduzierend und bewusstseinserweiternd zu wirken. Dieses Potential wird seit jeher in schamanischen Praktiken genutzt und kann auch in der Therapie entwicklungsförderlich Blockierungen auflösen, wenn es verantwortungsvoll und behutsam eingesetzt wird.

Für den therapeutischen Prozess am bedeutendsten ist jedoch die Möglichkeit, über Musik das emotionale Resonanzgeschehen zwischen Kind und Therapeutin hörbar zu machen. Das Kind teilt der Therapeutin in der komplexen Einheit von Körpersprache, Musik und Worten wesentliche Dinge über sich mit. Die Therapeutin kann das, was dadurch bei ihr ausgelöst wird, musikalisch anklingen lassen und so für das Kind sinnlich und emotional erfahrbar machen. Was Worte nicht fassen können oder zerreden würden, was auf der Körperebene (noch) zu nah wäre, kann so offen lassend mitgeteilt werden und die Erfahrung vermitteln, (zumindest teilweise) verstanden zu werden. Das flüchtige Wesen der Musik lässt dem Kind in diesem wechselseitigen Prozess die Freiheit, die Resonanzbotschaft anzunehmen, sie zu modifizieren oder wie ein Windhauch an sich vorbeiziehen zu lassen.

– Kontakt- und Beziehungsgestaltung

Musik eröffnet einen Intermediärraum, in welchem auf vielfältige Weise Intersubjektivität erlebt und gestaltet werden kann. Als Medium, welches nonverbale, präverbale und extraverbale Ebenen auszudrücken vermag, kann sie für die verschiedensten Entwicklungsstufen der Kommunikation eingesetzt werden: Vom elementaren, frühkindlichen Stimmdialog über einen lautstarken, Kräfte messenden Trommeldialog bis hin zum differenzierten Zusammenspiel. Als Besonderheit besteht dabei die Möglichkeit, sowohl abwechselnd als auch gleichzeitig zu spielen. Während sprachliche Kommunikation nur im Turntaking stattfinden kann, wenn man sich verstehen will, können in der Musik Zuhören und Ausdruck auch gleichzeitig erfolgen.

In diesem gemeinsamen Musikspiel eröffnet sich ein weiter Raum für interaktives Probehandeln. Die Musikinstrumente und die Musik werden dabei zu Intermediärobjekten, über welche es möglich wird, indirekt in Kontakt zu treten (vgl. Loos, 1986b, S. 147ff.; Frohne-Hagemann et al., 2005, S. 101). Als neutrales Drittes, das dazwischen steht, helfen sie, das Nähe- und Distanzgeschehen zu regulieren: Trotz einer im Moment benötigten leiblichen Distanz kann grosse atmosphärische Nähe entstehen; über die Musik bleibt eine Verbindung erhalten, auch wenn Konflikte ausgetragen oder Gefühle der Antipathie ausgedrückt werden.

Die analoge Form der musikalischen Botschaft ist im Vergleich zu einer digitalen, verbalen Mitteilung weniger eng eingegrenzt interpretierbar. Dies schafft Freiraum, Neues zu wagen, zu experimentieren und schwierige Inhalte auszudrücken, ohne Angst vor Nicht-verstanden-Werden oder verbaler Zurückweisung haben zu müssen.

– *Soziokulturelle Funktion*

Musik spielt in der Identitätsentwicklung von Jugendlichen eine wichtige Rolle. Sie ist ein Übergangsobjekt, eine symbolische Heimat, in der Zeit des Umbruchs und der Ablösung, wo nichts mehr ist, wie es war. Sie ist Ausdruck eines Lebensgefühls und dient Peergroups als Erkennungszeichen der jeweiligen Szene. Das Bekenntnis zu einer solchen Gruppe und die Identifikation mit dem dazugehörigen Musikstil spiegelt das Bedürfnis des Jugendlichen nach Zugehörigkeit und bringt in der gleichzeitigen Abgrenzung zu andern die Sehnsucht nach Einzigartigkeit zum Ausdruck (Haffa-Schmidt, 1999). Der wertschätzende und interessierte Einbezug der jeweiligen, vom Jugendlichen bevorzugten Musik bildet die Voraussetzung, um mit ihm in Kontakt zu kommen und eine therapeutische Beziehung aufbauen zu können. Mit Rücksicht auf seine Identitätsproblematik und sein unsicheres Selbstkonzept, gilt es, gemeinsam eine Form des Musikspiels zu finden, welches sowohl Gesichtswahrung als auch Freiheit des Ausdrucks ermöglicht (vgl. Megert & Weibel, 2003).

Für Heranwachsende aus Migrantenfamilien kann Musik aus dem eigenen Herkunftsland bei der soziokulturellen Integration bedeutsam werden. Sie symbolisiert ein Stück Heimat und übernimmt in der Therapie deshalb oft Brückenfunktion zu einem abgetrennten Teil der Biographie. Ihr Einbezug in Form von Liedern oder Anhören von Musik kann dem Kind helfen, zu einem neuen Identitätsgefühl zu finden, in dem Altes und Neues gleichwertig nebeneinander ihren Platz haben.

2.4 Dialogische Annäherung an das Musikspiel

Analog zur dialogischen Annäherung an das Spiel[8] werden abschliessend verschiedene Aspekte der Musik bzw. des Musikspiels zusammengefasst. Es soll damit nochmals verdeutlicht werden, wie vielfältig ihre therapeutischen Möglichkeiten sind:

Musik umfasst *Körper* und *Seele*. Sie wird mit dem Körper erzeugt und wirkt spürbar auf den Körper. Ebenso ist sie Medium, um Gefühle auszudrücken und damit Sprache der Seele. Sie vermag einerseits *emotional* zu berühren und spricht anderseits im Erkennen und Verstehen der Instrumente und des Materials Musik sowie in der Reflexion der im Musikspiel gemachten Erfahrungen auch die *mental-kognitive Ebene* an.

Das Musikspiel kann Flow-Erfahrungen ermöglichen, die *Erholung* bedeuten. Manchmal hingegen verlangt es *Übung* bis etwas gelingt – bis es klingt, wie man es innerlich hört, bis es keine Angst mehr macht oder bis es nicht mehr schmerzt. Es kann *intrasubjektive* Vorgänge auslösen bzw. -drücken und bietet Raum für *intersubjektive* Erfahrungen und soziales Probehandeln.

[8] siehe S. 20ff.

Das Musikspiel wird wechselseitig gestaltet von Regungen, die von *innen* aufsteigen sowie von Reizen und Impulsen, die durch das Material und/oder das Gegenüber von *aussen* an das Kind gelangen. Es beinhaltet lustvoll experimentierendes *Handeln* und ermöglicht auf verschiedensten Ebenen vielfältiges *Erleben*. Zudem findet ein Kreislauf von *Wahrnehmen* und *Bewegen* statt. Klänge, Rhythmen und Melodien werden sinnenhaft (akustisch, taktil-kinästhetisch) wahrgenommen, lösen innere Bewegung aus, die sich wiederum in äussere Bewegungen fortpflanzt – und den Kreislauf von Neuem entstehen lässt.

Musik und Musikspiel können einerseits *Ruhe* ausdrücken bzw. zu einem Zustand von Ruhe führen. Anderseits können sie zu *Aktivität* anregen sowie innere Kraft und Lebensfreude im aktiven Tun erfahr- und lebbar machen. Sie sind geprägt durch wiederkehrende Wechsel von *Spannung* und *Entspannung*: Pausen, die sich in einer Tonflut entladen; Dissonanzen, die sich in ersehnte Harmonien auflösen; langweilige Rhythmen, die durch Temposteigerung lebendig werden. Körperliche und seelische Unter- bzw. Überspannung können analog dazu durch Musik zu einer guten Spannungsbalance geführt werden.

Neben dem *freien Musikspiel* gibt es verschiedene musik-, themen- und beziehungsorientierte *Spielregeln*. Im tastenden Nachspielen, der *Imitation*, werden neue Fertigkeiten und Fähigkeiten gelernt, die Selbstvertrauen und Selbständigkeit fördern. Beim Improvisieren, im Erfinden von Liedern, von Rollenspielen sowie im Fliessenlassen innerer Bilder zu Musik steht die *Kreativität* im Vordergrund. Neues wird geschaffen und Altvertrautes schöpferisch mit Visionärem verbunden.

Die Wiederholung in der Musik und im Musikspiel bedeutet *Kontinuität* und hilft dem Kind, sich zu orientieren und Vertrauen aufzubauen. In der Instrumentenwahl, beim Improvisieren sowie in den Prozessen von Imaginationen und Rollenspielen kann sich Bekanntes erweitern oder verändern. Neues wird hör- und sichtbar und kann zu innerer *Erneuerung* beitragen.

Das Musikspiel ist *reale Auseinandersetzung* im Hier und Jetzt mit den Instrumenten, der Stimme und dem Gegenüber. Gleichzeitig öffnet es den *Raum für innere Bilder, Visionen und Ideen*. Das Kind kann dabei üben, sich an geltende Normen *anzupassen* – beispielsweise in Form von sozialem Lernen. Ebenso kann es in der Auseinandersetzung mit der Tonerzeugung oder beim Aufbau einer Rollenspielwirklichkeit das Material bzw. den Spielinhalt seinen Intentionen entsprechend *gestalten*.

Das Musikspiel kann *lustvolles Experimentieren* in verschiedensten dynamischen Nuancen bedeuten, aber auch an zutiefst *ernste bis schmerzhaft verletzende Erfahrungen* rühren. Es ermöglicht den Erwerb und/oder die Verfeinerung motorischer Fertigkeiten und sozialer Fähigkeiten, die sich *biologisch funktional* direkt auf die Lebensqualität auswirken. Durch seine schöpferischen und gestalterischen Aspekte bekommt es auch *kulturell* eine wichtige Dimension.

Durch das Musikspiel können *kathartisch* innere Blockierung, Spannung und Druck abgebaut werden. Ebenso ermöglicht es durch die Komponenten Rhythmus und Form sowie durch die sensomotorische Auseinandersetzung mit den Instrumenten *strukturierende und ordnende* Prozesse.

Im *Hier und Jetzt* des Musikspiels können sowohl Erinnerungen aus der *Vergangenheit* auftauchen und bearbeitet werden als auch neue *zukunftsgerichtete* Impulse wachsen und gestaltet werden.

3 Entwicklungspsychologische Aspekte des Musikspiels

Menschliche Entwicklung ist ein Prozess, der von der Zeugung bis zum Tod vielfältige Formen und Wandlungen beinhaltet. Nach neuerer Anschauung verläuft sie nicht phasenspezifisch, sondern in lebenslangen Entwicklungslinien, lebenslangen Themen, die dem Menschen, altersspezifisch ausgeprägt, immer wieder neu begegnen (vgl. Stern 2000, S. 356). Besonders intensiv und umfassend gestaltet sich Entwicklung im Kindes- und Jugendalter, wo auf allen Ebenen – körperlich, seelisch, geistig und sozial – in kurzer Zeit viele Reifungsschritte bewältigt werden müssen.

Therapie, welche dem Kind und Jugendlichen gerecht werden will, bezieht deshalb die Entwicklungsdimension mit ein: Sie orientiert sich an den Entwicklungsbedürfnissen des Kindes und passt sowohl die Therapieziele als auch das methodische Vorgehen dem jeweiligen Entwicklungsstand an (Plahl, 2006).

3.1 Gedanken zu Entwicklung

Entwicklungspsychologische Erwägungen und Erkenntnisse prägen die musiktherapeutische Methodik entscheidend. Im Folgenden werden einige Grundannahmen erläutert, von denen in dieser Arbeit ausgegangen wird. Dem Schwerpunktthema entsprechend wird auf Aspekte fokussiert, welche das Spiel und – als musiktherapeutische Entsprechung – das Musikspiel betreffen.

– Entwicklung braucht Zeit

Entwicklung ist ein Prozess, der von komplexen Wechselwirkungen zwischen genetischen Voraussetzungen, neuronalen Hirnreifungsvorgängen und Umwelteinflüssen geprägt wird. Sie braucht Zeit. Man kann sie anregen, unterstützen, allenfalls Hindernisse aus dem Weg räumen. Gleich einem Fluss, der nicht schneller fliesst, wenn man ihn zu schieben versucht, kann man ihre individuelle Grundgeschwindigkeit aber nicht beeinflussen. Analog dazu hängt das Gelingen einer Therapie oft davon ab, wie viel Zeit die Gesellschaft und das familiäre Milieu einem Kind einräumen, um sich zu entwickeln (vgl. Frohne-Hagemann & Pless-Adamzcyk, 2005, S. 31).

– Entwicklung verläuft sowohl nomothetisch als auch idiographisch

Die kindliche Entwicklung verläuft einerseits nomothetisch, sie folgt allgemeingültigen Gesetzmässigkeiten. Die verschiedenen Entwicklungsfortschritte treten bei allen Kindern in der gleichen Abfolge auf, da jeweils spezifische neuronale Reifungszustände und Vernetzungen notwendig sind, damit sich neue Fähigkeiten und Fertigkeiten etablieren können. Andererseits ist sie auch idiographisch, spezifisch und einmalig. Abhängig von genetischen, milieu- und kulturbedingten Faktoren gibt es individuelle Unterschiede. Kinder entwickeln sich auf ihre spezifische Weise, in ihrem eigenen Tempo, sodass die verschiedenen Selbstempfindungen und -bezogenheiten sowie die Spielformen bezüglich Ausprägung, Intensität und Zeitpunkt ihres Auftretens von Kind zu Kind variieren können.

Für die Therapie ist beides wichtig. Die Entwicklung eines Kindes kann/soll zwar mit allgemeingültigen Standards verglichen werden, damit eventuelle Abweichungen festgestellt und entsprechende Fördermassnahmen eingerichtet werden können. Gleichzeitig ist es für eine ganzheitliche Unterstützung des Kindes, v.a. hinsichtlich Selbstwahrnehmung und Selbstwertgefühl, von grosser Bedeutung, seine Fortschritte in Bezug zu seinem eigenen, individuellen Entwicklungsprozess zu setzen.

– Das Spiel hat in der kindlichen Entwicklung eine wichtige Bedeutung

Die Selbstentwicklung und die spezifischen Entwicklungsbereiche von Sprache, Spiel, Motorik und sozialer Kompetenz stehen in untrennbaren Wechselbeziehungen zueinander. Das kindliche Spiel als fundamentales Lebenssystem übernimmt in diesen Prozessen eine wichtige regulative Funktion: es motiviert zu neuen Schritten, ermöglicht die Konsolidierung neuer Fähigkeiten und Fertigkeiten und es hilft bei der Verarbeitung oder Auflösung von belastenden Zuständen und Erfahrungen.

– Spielentwicklung beginnt vor der Geburt

Wann beginnt Entwicklung? Wann hört sie auf? Hat sie überhaupt Anfang und Ende? Mit solchen Fragen berührt die Entwicklungspsychologie religiöse und philosophische Dimensionen. Gesichert betrachtetes, empirisch erforschtes Wissen begegnet intuitivem Wissen, welches aus erspürten Atmosphären und auftauchenden inneren Bildern gespeist wird (Renz, 1996; Decker-Voigt, 1999).

Die umwälzenden Veränderungen der letzten Jahrzehnte in den Konzepten der Entwicklungspsychologie haben zu immer früher datierten „Anfängen“ ontogenetischer Entwicklung geführt. Empirische Untersuchungen der neueren Säuglingsforschung belegen, dass der Mensch als „kompetenter Säugling“ (Dornes, 2001; Stern, 1993, 2000) geboren wird. Noch weiter zurück führen Arbeiten zum pränatalen Leben, insbesondere zum intrauterinen Hören (Tomatis, 1987; Decker-Voigt, 1999; Nöcker-Ribaupierre, 1992, 1995, 2003; Fischer & Als, 2003). Darüber hinausgehend wagt Renz (1996) Aussagen zum vorempirischen Bereich und versucht – sogar über den Pränatalraum hinausgehend – einzukreisen, was einem auftauchenden Selbstempfinden vorausgehen könnte.

Anlehnend an diese Arbeiten und gestützt auf therapeutische Erfahrungen werden pränatales Sein, Geburt und die von Stern (1993, 2000) beschriebene Zeit des Auftauchenden Selbst als Kontinuum betrachtet, in der auch die Wurzeln der Spielentwicklung gründen. Ihre Anfänge werden also nicht in die Zeit des ersten sensomotorischen Spiels datiert, bei dem das Kind selbst, sichtbar aktiv, zu spielen beginnt. Die Zeit davor, in der eine atmosphärisch wirksame Wechselwirkung zwischen dem So-Sein des Fötus, bzw. des Neugeborenen und der Mutter stattfindet, wird ebenfalls miteinbezogen. Es wird angenommen, dass die Qualität des mütterlichen Raums, welche nachweislich eine Wirkung auf den Seinszustand des Kindes hat, auch die

Spielmotivation entscheidend beeinflusst. Sichtbar wird dies im Zeitpunkt und der Ausprägung der ersten aktiven Spielimpulse sowie in der Qualität der weiteren Spielentwicklung des Kindes.

– Spielentwicklung ist ein lebenslanger Prozess

Analog zu Stern (2000), welcher die verschiedenen Stadien der Selbstentwicklung als lebenslange Entwicklungslinien beschreibt, wird auch die Spielentwicklung nicht phasenspezifisch betrachtet. Das Spiel differenziert und verändert sich zwar – indem es Hirnreifungs- und Selbstentwicklungsprozessen folgt – während der ontogenetischen Entwicklung in einer bestimmten Abfolge. Man kann dabei aber nicht von abgeschlossenen Phasen sprechen, da alle Spielformen während des ganzen Lebens, modifiziert nach Alter und Lebenssituation, immer wieder auftreten.

– Spielentwicklung wird vom Gegenüber mitgeprägt

Sterns (1993, 2000) entwicklungspsychologisches Konzept der Selbstempfindungen und -bezogenheiten zeigt deutlich auf, dass der Säugling als interpersonales Wesen geboren wird. Die ganzheitlichen wechselseitigen Abstimmungs- und Resonanzprozesse zwischen der Mutter und ihm beeinflussen und färben sein Bindungsverhalten und damit auch das Spielverhalten. Er braucht adäquate Stimulierungen, damit das Vertrauen wachsen kann, um sich lustvoll neugierig auf das Leben einzulassen, es spielenderweise zu entdecken und begreifen zu lernen (H. Papoušek, 2003; M. Papoušek, 2003; Frohne-Hagemann et al., 2005).

Dies gilt besonders für die sensiblen ersten 3 Lebensjahre, in denen das Kind noch weitgehend abhängig ist vom erwachsenen Gegenüber. Mit zunehmendem Alter verändert sich dessen Rolle. Das Kind spielt längere Phasen für sich selbst und der Personenkreis, mit dem es in Spielkontakt tritt, erweitert sich kontinuierlich. Je älter das Kind wird, desto mehr wird das erwachsene Gegenüber vom gleichaltrigen Spielkameraden abgelöst und schliesslich im Jugendalter weitgehend durch die Peergroup ersetzt.

Insgesamt gilt für das erwachsene Gegenüber und analog dazu auch für die Therapeutin, dass die Haltung in Bezug auf das Spiel des Kindes von Respekt und Wertschätzung geprägt sein sollte. Beim Mitspielen müssen die Spielimpulse empathisch auf den Entwicklungsstand und die Entwicklungsbedürfnisse des Kindes abgestimmt sein, d.h. weder zu stark noch zu schwach und auch nicht unberechenbar oder widersprüchlich (vgl. Frohne-Hagemann et al., 2005, S. 36f.).

– Alle Spielformen finden ihre Entsprechungen im Musikspiel

Das Musikspiel, wie es in der Musiktherapie mit Kindern auftritt oder angeboten wird, umfasst alle verschiedenen Spielformen, die während der Spielentwicklung auftreten. Es geniesst soziale Akzeptanz bei allen Altersgruppen, hat hohen Appellcharakter und wird in der Regel als lustvoll erlebt. Diese Qualitäten ermöglichen es auch älteren Kindern und Jugendlichen, ohne Scham ins Spielen einzutauchen und Defizite in diesem Bereich auszugleichen.

– Das Musikspiel ist ein entwicklungspsychologisch relevantes Diagnoseinstrument
Anhand des Musikspiels lassen sich Informationen zum Entwicklungsstand des Kindes – zum Beziehungsverhalten, der psychischen Struktur, intrapsychischen Konflikten und den Behandlungsvoraussetzungen – gewinnen. Die dabei festgestellten Entwicklungsbedürfnisse können wiederum im Musikspiel mit Hilfe gezielter Interventionen achtsam beantwortet und einer weiteren Entwicklung zugeführt werden.

3.2 Das Musikspiel als diagnostisches Medium

Analog zur Kinderpsychotherapie, welche das Spiel als diagnostisches Medium verwendet, werden in der Musiktherapie Form, Dynamik und Beziehungsqualitäten des Musikspiels zur Bestimmung des Entwicklungsstands und der aktuellen Entwicklungsaufgaben einbezogen. Neben altersspezifischen Akzentuierungen, welche durch die bevorzugte Spielform beobachtet werden können, lassen sich auch Informationen zu den Achsen gewinnen, welche im Manual der Operationalisierten Psychodynamischen Diagnostik im Kindes- und Jugendalter (OPD-KJ) beschrieben werden: „psychische Struktur“, „Konflikt“, „Beziehung“ und „Behandlungsvoraussetzungen“ (Arbeitskreis OPD-KJ, 2003).

– Beziehung
In der Beziehungsdiagnostik wird abgeklärt, welche Beziehungsqualitäten dem Kind in den unmittelbaren nonverbalen und verbalen Interaktionen mit der Therapeutin und allenfalls andern Kindern zur Verfügung stehen. Neben Aspekten der Realbeziehung werden auch Übertragungs- und Gegenübertragungsprozesse einbezogen. Es gilt dabei zu beachten, dass Beziehungen sich je nach Alter und Entwicklung des Kindes unterschiedlich gestalten.

Die verschiedenen dem Kind möglichen Beziehungsqualitäten zeigen sich auch im Musikspiel. Ausgehend vom Selbstentwicklungskonzept nach Stern (1993, 2000) haben Schumacher und Calvet-Kruppa (2000b, 2005) in diesem Zusammenhang Kriterien zur Einschätzung der Beziehungsqualität (EBQ) entwickelt. Sie beschreiben verschiedene sogenannte Kontaktmodi, die sich in den instrumentalen, vokalen und körperlich-emotionalen Interaktionen des Kindes mit der Therapeutin während des Musikspiels beobachten lassen (siehe Kapitel 3.3).

– Psychische Struktur
Darunter wird die individuell typische Disposition des Erlebens und Verhaltens verstanden, welche das Kind in seinen Umweltinteraktionen zeigt. Dazu gehören die Dimensionen Selbst- und Objektwahrnehmung, Steuerung und Abwehr sowie die kommunikativen Fähigkeiten. Sie wird geprägt von genetischen Bereitschaften sowie vielfältigen neurobiologischen und psychosozialen Entwicklungseinflüssen im Lauf des biographischen Prozesses.

Im Musikspiel wird sie wahrnehmbar im Repertoire an Erlebnis- und Handlungsmöglichkeiten, welche das Kind in Bezug auf die Spielform, das Spielthema und in der Interaktion mit Spielpartnern zeigt.

– Konflikt

Hier sind – in Abgrenzung zu interpersonellen Aktualkonflikten – primär die zeitlich überdauernden intrapsychischen Konflikte gemeint. Sie sind gekennzeichnet durch widerstreitende Erlebens- und Handlungsperspektiven, deren Integration nicht gelingt. Dadurch wirken sie entwicklungshemmend und engen die Möglichkeiten des Kindes zur Beziehungsgestaltung ein. Gemäss OPD-KJ muss sich das Kind mit folgenden, alle Altersstufen betreffenden Konfliktthemen auseinandersetzen: Abhängigkeit versus Autonomie, Unterwerfung versus Kontrolle, Versorgung versus Autarkie, Selbstwertkonflikt, Loyalitätskonflikte, Ödipale Konflikte, Identitätskonflikte. Konflikte und psychische Struktur bedingen sich gegenseitig und verhalten sich zueinander wie Figur und Hintergrund (vgl. Frohne-Hagemann et al., 2005, S. 38).

Im Musikspiel zeigen sich die Konflikte in den Interaktionen mit der Therapeutin sowie in der Gruppe mit anderen Kindern während des Spielens, in den auftauchenden Themen sowie in der Instrumentenwahl.

– Behandlungsvoraussetzungen

Als weitere wichtige, aber nicht im eigentlichen Sinn psychodynamische Dimension, gilt die Achse „Behandlungsvoraussetzungen“. Sie umfasst Aspekte, welche sich direkt auf die Behandlung beziehen und sowohl das Kind selbst als auch sein engeres und weiteres System betreffen: subjektive Krankheitswahrnehmungen und -hypothesen, Ressourcen sowie spezifische Therapievoraussetzungen. Anhand dieser Achse soll sich die Untersucherin/Therapeutin ein differenziertes Bild von den unterstützenden bzw. erschwerenden Bedingungen der Therapie machen können.

Das Musikspiel kann Hinweise geben über die Ressourcen des Kindes, speziell über die Fähigkeit zur Symbolisierung, die in Interaktion und Kommunikation gezeigte psychosoziale Kompetenz, die situationsbezogene Flexibilität affektiver und kognitiver Reaktionsmuster sowie über seine Integrationsfähigkeit bei Interaktionen mit Gleichaltrigen.

Das Thema Diagnostik wird hier nicht weiter vertieft.[9] Vielmehr sollen als Basis für musiktherapeutische Diagnostik im F→olgenden die Selbst- und Spielentwicklung des Kindes und die darauf abgestimmten Musikspiel-Interventionen skizziert werden.

3.3 Kindliche Entwicklung und Musikspiel

Die Musiktherapie mit Kindern umfasst vom zu früh geborenen Säugling bis zum Jugendlichen alle Altersstufen. Dies bedingt, dass die Musiktherapeutin die allgemeingültigen Gesetzmässigkeiten der kindlichen Entwicklung kennt und Abweichungen feststellen kann. Nur so ist es möglich, die individuellen Entwicklungsaufgaben zu erkennen und die Vorgehensweisen darauf abzustimmen.

---

[9] Ausführungen zur Indikation Musiktherapie bei psychischen Problemen im Kindes- und Jugendalter finden sich bei Frohne-Hagemann & Pless-Adamczyk (2005).

Aufbauend auf den vier Arten von Selbstempfindung nach Stern (1993, 2000), Ausführungen von Petzold zur Identitätsentwicklung des Kindes (1995), den Kontaktmodi nach Schumacher (2000b, 2005) sowie deren Erweiterungen durch Frohne-Hagemann und Pless-Adamczyk (2005) werden die Entstehungsphasen der Selbstempfindungen und die dazu gehörigen Spiel- und Musikspielformen beschrieben sowie die darauf abgestimmten musiktherapeutischen Vorgehensweisen erläutert. Bildlich ausgedrückt soll eine musiktherapierelevante Landkarte (siehe Tabelle 2: Überblick kindliche Entwicklung und Musikspiel) erstellt werden, mit deren Hilfe man die methodische Vorgehensweise auf das Lebensalter, den Entwicklungsstand und die aktuellen Entwicklungsbedürfnisse des Kindes abstimmen kann.

Für ein besseres Verständnis, wie das Konzept der Kontaktmodi in der musiktherapeutischen Praxis angewendet werden kann, braucht es noch einige Erläuterungen:

Die ersten sechs Modi nach Schumacher und Calvet-Kruppa (2000b, 2005) beinhalten nonverbale Beziehungsqualitäten, welche sich beim gesunden Kind innerhalb der ersten 2 bis 3 Jahre entwickeln. Sie sind damit aber nicht abgeschlossen, sondern differenzieren sich im Lauf des Kindes- und Jugendalters mit den komplexer werdenden Anforderungen und Erfahrungswelten weiter aus. Auch mit dem Auftauchen der Sprache zwischen dem 2. und 3. Lebensjahr verlieren sie nicht an Bedeutung. Vielmehr prägen sie die wachsenden verbal-kommunikativen Fähigkeiten des Kindes grundlegend.

Die Sprache bildet sich ebenfalls schrittweise aus. Um dies sichtbar zu machen, wird der nach Schumacher et al. (2005) letzte Kontaktmodus 7, angelehnt an Frohne-Hagemann et al. (2005), in die Kontaktmodi 7, 7a, 7b und 7c aufgefächert.

In der Praxis ist es nicht immer einfach, die Modi zu erkennen. Bei jüngeren und bei tiefgreifend entwicklungs- oder frühgestörten Kindern manifestieren sie sich relativ eindeutig, da diese oft über längere Zeit hinweg im gleichen Modus verweilen oder zwischen zweien hin- und herpendeln. Bei weniger beeinträchtigten Kindern ab ca. 6 Jahren, welche auch Sprache zur Verfügung haben, kann es in kurzer Zeit zu mehreren Wechseln kommen, sodass nicht gleich erkennbar ist, auf welcher Ebene das Kind sinnvollerweise abgeholt werden sollte. Noch anspruchsvoller wird es, wenn Diskrepanzen zwischen nonverbalen Signalen und verbalen Mitteilungen bestehen. Die Therapeutin muss hier versuchen, auf den hinter der Ambivalenz schwingenden Grundtenor zu lauschen, um zu erfahren, wo im Sinne des Kindes therapeutisch angeknüpft werden kann. Manchmal weicht das Kontaktverhalten auch von bereits erlangten Beziehungskompetenzen ab. Regressionen im Dienste des Ichs, Manifestationen von Widerstand und Übertragungsprozessen, Reaktivierung von traumatischen Erfahrungen oder auch lustvolles Ausprobieren können Gründe dafür sein.

Insgesamt muss darauf geachtet werden, dass neben dem sich im Moment manifestierenden Entwicklungsalter immer auch das Lebensalter berücksichtigt wird. Insbesondere im Jugendalter verlangt der Spagat zwischen kleinkindlichen Abhängigkeitsbedürfnissen und Abwehrverhalten („cool sein“) Flexibilität und Erfindergeist im Entwickeln von Musikspielangeboten.

Tabelle 2: Überblick kindliche Entwicklung und Musikspiel (Teil 1)

Selbstempfindung **Spielform**	**Musikspiel**
Pränatales Selbst 0-6 Monate pränatal Auftauchendes Selbst bis ca. 2 Monate postnatal • Protospiel „Handeln im Sein“	• Gemeinsame Stille • Für-Spiel • Bewegt werden zu Musik
Kernselbst ab ca. 2-3 Monate • Sensomotorisches Spiel	• Improvisation: Instrumente explorieren • Hantieren mit Instrumenten • Lieder: zu Körperteilen oder Bewegungen; Situationslieder • Körper: Körperperkussion, Stimmspiele, Bewegung zu Musik, Körperwahrnehmung
Subjektives und Intersubjektives Selbst ab ca. 7 Monate • Informations- und Explorationsspiel	• Improvisation: explorieren – experimentieren; gleichzeitig – abwechselnd spielen • Hantieren mit Instrumenten • Lieder: Situation beschreibend; mit Interaktionen
Verbales Selbst ab ca. 15 Monate • Einfaches Symbolspiel	• Improvisation: Verwandeln der Instrumente; Titel suchen; Klangbilder; Imitation von Musikszenen
Narratives Selbst ab ca. 18 Monate • Komplexeres Symbolspiel • Einfaches Konstruktionsspiel	• Imaginatives Musikerleben: Geschichten zu Musik erfinden • Improvisation: Experimentieren m. Komponenten und Zusammenstellungen von Instrumenten; themenzentriert spielen • Lieder: zu Geschichten u. Märchen • Hantieren mit Instrumenten: ordnen – zuordnen; bauen
Rollenselbst ab ca. 4 Jahren • Komplexere Konstruktionsspiele • Rollenspiele • Regelspiele • Bewegungsspiele	• Rollenspiele mit Musik, • Improvisation: regelgeleitet; themenzentriert; dirigieren • Hantieren mit Instrumenten: Stimmen; Pflegen • Körper: Bewegung zu Musik; Körperwahrnehmung • Lieder: bekannte und selbstgestaltete; mit Bewegung; zur Situation
Soziokulturelles Selbst ab ca. 12 Jahren • Konstruktionsspiele nach Plan • Bewegungsspiele • Regelspiele • Computerspiele	• Improvisation: regelgeleitet; themenzentriert • Rollenspiele: Familie in Instrumenten • Körper: Tanzen, Körperwahrnehmung • Imaginatives Musikerleben • Lieder: bekannte und selbstgestaltete Songs; Rappen; Anhören von Songs

Tabelle 2: Überblick kindliche Entwicklung und Musikspiel (Teil 2)

Kontaktmodus	**Intervention**
• Modus 0 Scheinbare Kontaktlosigkeit – • Modus 1 Kontakt-Reaktion – erste wachere Reaktionen auf Beziehungsangebote	• Modus 0 Musikalischer Raum – einhüllen • Modus 1 Wahrnehmung – verknüpfen
• Modus 2 Funktional-sensorischer Kontakt • Modus 3 Kontakt zu sich Selbstempfinden-Selbsterleben	• Modus 2 Affektabstimmung – sich funktionalisieren lassen • Modus 3 Selbsterleben – bewusst machen
• Modus 4 Intersubjektivität • Modus 5 Interaktivität • Modus 6 Interaffektivität	• Modus 4 Intersubjektivität – als Person einbezogen werden • Modus 5 Dialog – musikalisch antworten und fragen • Modus 6: Spielraum – spielen/Spass haben
• Modus 7 Benennen	• Modus 7 Verknüpfen von Musik mit Wort – benennen
• Modus 7a Erzählen	• Modus 7a Verknüpfen von Musik mit Geschichten – kommentieren
• Modus 7b Ordnen – Zuordnen	• Modus 7b Musikerleben ins Wort übertragen – nachfragen/ Zusammenhänge ansprechen
• Modus 7c Reflektieren	• Modus 7c Musikerleben reflektieren – zu sich selbst in Bezug setzen, sich austauschen

3.3.1 Pränatales Selbst – Geburt – Auftauchendes Selbst (ab Zeugung)

Während der vielfältigen Reifungsprozesse im *Pränatalraum* erlebt der werdende Mensch verschiedene Seinsqualitäten, die geprägt sind von einer Art musikalischem Umfangensein (Decker-Voigt, 1999). Rhythmus und Dynamik des mütterlichen Herzschlags und der mütterlichen Atmung – zunächst vibratorisch haptisch, ca. ab der 10. Woche auch über das Ohr – sind Urerfahrungen, wobei insbesondere dem Herzschlag eine wichtige Bedeutung (Sicherheit, Zuverlässigkeit) zugeschrieben wird (Nöcker-Ribaupierre, 2003). Viscerale und durch Bewegung der Mutter erzeugte Geräusche der Gelenke überlagern sich mit diesen Herz- und Atemrhythmen, sodass ein Klang-/Geräuschkontinuum entsteht, von dem sich die hochfrequente Mutterstimme als Melodie abhebt. Letztere vermittelt durch ihre Diskontinuität in der ansonsten durch Kontinuität geprägten Umgebung Protoerfahrungen von Anwesenheit und Abwesenheit (Maiello, 2003). All dies geschieht dem Kind nicht einfach, sondern es gestaltet seine eigene Entwicklung mit, indem es aktiv aus den Stimuli auswählt, die ihm die mütterliche Umgebung bietet (Fischer & Als, 2003).

Bei der *Geburt* erreichen die pränatalen Rhythmus- und Dynamikerfahrungen gleich einem gewaltigen Strom eine einmalige, existentielle Intensität. Wenn alles gut geht, mündet der Prozess in die liebevolle Umarmung der Eltern – und in den ersten Schrei, bei dem sich das Kind das erste Mal selbst hört. In diesen Umwälzungen bleiben als Vertrautes Klang und Melodie der Mutterstimme. Sie bilden die Brücke zur noch fremden Welt des Getrennt-Seins und der personalen Beziehungen.

Die Zeit nach der Geburt ist geprägt von der Entwicklung des *Auftauchenden Selbst* (Stern, 2000). Das Neugeborene nimmt Intensität, Rhythmus, Klang und Figuration seiner neuen Seinsumgebung mit allen Sinnen auf, wobei es die verschiedenen Wahrnehmungen bereits transmodal miteinander zu verknüpfen vermag. Gemeinsam mit der genuinen Fähigkeit zu Blickkontakt und physiognomischer Wahrnehmung bildet dies die Basis für Imitation und damit insgesamt für Lernprozesse. Auf Reize von innen und aussen reagiert der Säugling mit Erregungszuständen (Vitalitätsaffekte). Er wird davon mit Leib und Seele erfasst und braucht korrespondierende Reaktionen eines Gegenübers, um sie zu regulieren.

– Spielform: Protospiel

Dieser Zeitraum lässt sich trotz weitreichender Reifungsunterschiede des Kindes und dem einschneidenden Ereignis der Geburt übergreifend als Kontinuum beschreiben.

Zeit und Raum sind noch weitgehend ungeschieden, die Seinsqualität kann mit „eingehüllt“, „umfangen“ oder „ganz drin sein“ beschrieben werden. Rauschendes und pulsierendes, rhythmisches Sein als Konstanten, welche über innere und äussere Dynamiken hinweg tragen, sowie der Wechsel von Spannung und Entspannung, von Vertrauen schaffender Wiederholung sind elementare Erfahrungen dieser Zeit. Alle diese Aspekte sind zentrale Merkmale des Spiels. Das Kind kennt verschiedene Befindlichkeiten und Erregungszustände, die es dem jeweiligen Entwicklungsstand entsprechend motorisch ausdrückt. Insofern kann man auch von einer Vorstufe des Austausches mit der Mitwelt sprechen, ein Element, das ebenfalls zum Spiel gehört.

Aufgrund dieser Analogien wird hier davon ausgegangen, dass in dieser ersten Zeit eine Art Protospiel stattfindet, bei dem die Mitwelt (intrauterin der mütterliche

Raum, nach der Geburt die Bezugspersonen als reale Gegenüber) bezogen auf das Kind den Spielraum gestaltet und feine Impulse setzt, die seine Entwicklung anregen. Das Kind ist vorwiegend durch eine Art „Handeln im Sein“ am Spiel mitbeteiligt.

– Musikspiel

Mit dem Für-Spiel, Bewegt-Werden zu Musik und gemeinsamer Stille kann an Atmosphären aus dieser Zeit angeknüpft werden. Manchmal sind sie längerfristig die einzigen Möglichkeiten, um auf das Kind einzugehen. Es können aber auch kürzere Sequenzen sein, Regressionen im Dienste des Ich, wenn ein Kind sich erschöpft fühlt, emotional berührt ist oder innerhalb eines aufwühlenden Spielprozesses eine Auszeit braucht. Sie tauchen auch innerhalb von Spielzusammenhängen auf: in Rollenspielszenen, als Begleitung beim Hantieren mit Instrumenten, beim Malen eines Bildes oder innerhalb einer Entspannungssequenz.

– Intervention

Modus 0: Scheinbare Kontaktlosigkeit[10]*/Beschäftigung mit inneren Prozessen ⇒ Musikalischer Raum – Einhüllen*

Das Kind nimmt die Therapeutin scheinbar nicht als Gegenüber wahr. Es wirkt abwesend bis abweisend, wird nicht wirklich spürbar. Die Instrumente interessieren es nicht, es geht noch nicht auf sie zu. Die Therapeutin versucht mit ihrem Spiel einen musikalischen Raum zu schaffen, in welchem das Kind sein kann mit dem, was ihm im Moment möglich ist und wie es sich fühlt. Die Instrumente und die Spielweise haben keinen Aufforderungscharakter, versuchen auch nicht die Bewegungen oder die Affektlage des Kindes aufzunehmen. Es wird eine Atmosphäre erzeugt, welche die akzeptierende Haltung des Therapeuten verdeutlicht und den Seins-Zustand des Kindes musikalisch sozusagen „einhüllt“.

Modus 1: Kontakt-Reaktion ⇒ Wahrnehmung – verknüpfen

Das Kind zeigt kurzfristige Reaktionen auf das Anspielen und Anbieten eines Instrumentes. Die Therapeutin nimmt Äusserungen und Gefühlslagen des Kindes bezüglich Intensität und Dynamik in ihrer Musik auf. Sie gibt ihm direkte Resonanz und bringt damit spür-, hör- und sichtbare Ebenen in Übereinstimmung, wodurch ein „koordiniertes Reizklima“ entsteht (Schumacher et al., 2005, S. 289). Wichtig ist, dass die Impulse ganz vom Kind ausgehen. Es geht weder um eine Intensivierung noch um eine Erweiterung seiner Äusserungen, sondern um eine Übereinstimmung im Sinne von Synchronizität.

---

[10] Die Bezeichnung Kontaktlosigkeit für den Modus 0 von Schumacher und Calvet-Kruppa (2000) wird hier durch „scheinbare Kontaktlosigkeit“ ersetzt, um deutlich zu machen, dass es nicht möglich ist, nicht zu kommunizieren (Watzlawick, Beavin & Jackson, 1969). Auch die Säuglingsforschung insgesamt zeigt, dass das Neugeborene von Anfang an mit seiner Umgebung kommuniziert. Schumachers Ausführungen beziehen sich auf Kinder mit Autismus, welche aufgrund ihrer Wahrnehmungsdefizite bereits in der Zeit des Auftauchenden Selbst phänomenologisch durch (eben scheinbare) Kontaktlosigkeit auffallen. Der Begriff wurde später durch „Abwehr“ ergänzt, da ähnliche Verhaltensweisen auch bei Kindern auftreten können, deren Wahrnehmungsfähigkeit normal entwickelt ist (vgl. Frohne et al., 2005, S. 72).

3.3.2 Kernselbst (ab ca. 2 Monaten)

Ab dem 2. Lebensmonat entwickelt der Säugling ein sicheres Empfinden für sich selbst als vollständiges körperliches Ganzes (Selbstkohärenz), das dem eigenen Willen gehorcht und Handlungen ausführen kann, welche bestimmte Konsequenzen erwarten lassen (Urheberschaft). Regelmässig wiederkehrende Gefühlsqualitäten werden als Teil des Selbstempfindens wahrgenommen (Selbstaffektivität).

Selbstkohärenz, Urheberschaft und Selbstaffektivität ermöglichen dem Säugling ein Eingebettetsein in den Fluss von regelmässig auftauchenden Ereignissen zu erleben (Selbstgeschichtlichkeit). Er kann sich erinnern, welche Handlung in welchem Zusammenhang welchen Affekt ausgelöst hat und versucht die Erfahrung intentional zu wiederholen oder zu vermeiden. Zunehmend vermag er auch mit Hilfe von „Übergangsphänomenen und -objekten" kurzzeitige Abwesenheiten der Mutter mit eigener Beschäftigung zu überbrücken (Winnicott, 1997).

– Spielform: Sensomotorisches Spiel

Das Kind macht erste Schritte, sich selbst und die Mitwelt zu begreifen. Es spielt mit seinem Körper, seiner Stimme und Objekten aus seiner Umwelt, wobei in sogenannten Kreisreaktionen (Piaget, 1974) Wechselwirkungen zwischen Wahrnehmen, Bewegen und Empfinden stattfinden. Bewegen und Anschauen des eigenen Körpers, In-Bewegung-Setzen von Gegenständen, erste Lallgesänge sowie frühe Mutter-Kindspiele wie Krabbelverse oder Guck-guck-da-Spiele gehören in diese Zeit.

– Musikspiel

Durch die verschiedenen Materialien und Vibrationen der Instrumente, die Spielbewegungen und das Explorieren der Stimme werden Körperwahrnehmung und Sensomotorik angeregt. Im Erzeugen von akustischen Effekten erlebt das Kind Urheberschaft und Selbstwirksamkeit. Die Klänge lösen verschiedene Gefühlsqualitäten aus und verstärken in ihrer Wiederholung das Empfinden von Selbstaffektivität.

Neben der freien Improvisation und dem Hantieren mit Instrumenten können je nach Altersgruppe Körperspiele und -lieder, Situationslieder, Körperwahrnehmungs- und Entspannungsübungen mit Musik sowie Bewegung zu Musik eingesetzt werden.

– Intervention

Modus 2: Funktional-sensorischer Kontakt ⇒ Affektabstimmung – sich funktionieren lassen

Das Kind nimmt die Therapeutin noch nicht als Person mit eigenen Ideen und Wünschen wahr, sondern funktionalisiert sie für seine Bedürfnisse. Die Therapeutin stimmt sich in ihrem Mitspiel ganz auf die Gefühlslage und Affekte des Kindes ein. Sie lässt sich für seine Spielideen „benutzen" und hilft ihm damit, seine Affekte zu regulieren und zu gestalten. Dadurch wird seine Selbstwahrnehmung angeregt und gefestigt sowie die Motivation, weiterzuspielen und Neues zu entdecken unterstützt.

Modus 3: Kontakt zu sich ⇒ Selbstempfinden/Selbsterleben – Bewusst machen

Das Kind erkennt sich als Urheber und erlebt sich als selbstwirksam. Die Therapeutin hat eine bestätigende Funktion, sie fühlt sich weder überflüssig noch funktionalisiert. Zur Intensivierung der Erfahrung von Urheberschaft und Selbstwirksamkeit und insgesamt der Selbstwahrnehmung kann das Spiel des Kindes musikalisch instrumental oder singend gespiegelt, verstärkt oder übertrieben werden. Diese Überzeichnung und Pointierung lässt das Kind aufhorchen und hilft ihm, sich seiner Affekte und Handlungen bewusst zu werden.

3.3.3 Subjektives und intersubjektives Selbst (ab ca. 7 Monaten)

Der Säugling empfindet sich ab dem Alter von ungefähr 7 Monaten zunehmend als subjektive Wesenheit, die im Austausch mit seiner ebenfalls subjektiven Mitwelt steht. Dadurch wird Intersubjektivität möglich. Sie ist gekennzeichnet durch die Fähigkeiten, Aufmerksamkeit gemeinsam auf ein Objekt oder Tun zu richten (Inter-Attentionalität), gegenseitiges Verständnis für Absichten und Motive aufzubringen (Inter-Intentionalität) sowie affektive Zustände zu teilen (Inter-Affektivität).

Letzteres bildet die Grundlage für die weitere Selbst- und die spätere Sprachentwicklung. Wichtig ist in diesem Zusammenhang die Entwicklung der Fähigkeit, eine Entsprechung zwischen der eigenen Stimmung und derjenigen des Gegenübers herzustellen (Affektabstimmung). Dafür braucht der Säugling ein hinreichend resonanzfähiges Gegenüber (Gauda, 1995; Gindl, 2002).

– Spielform: Informations- und Explorationsspiel

Materialeigenschaften und mögliche Funktionen von Gegenständen werden erforscht, erkannt und geübt. Der Umgang mit den Objekten wird komplexer und differenzierter. Ordnungen werden entdeckt und Reihenfolgen eingehalten.

Die Entwicklung von grob- und feinmotorischen Fertigkeiten macht das Kind unabhängiger. Es exploriert seine Umgebung, probiert Neues aus, entfernt sich von der Mutter, kehrt zu ihr zurück. Der stimmliche Ausdruck bekommt Kommunikationscharakter und ist nicht mehr nur Ausdruck von Befindlichkeit. Blickkontakt zur bestätigenden Rückversicherung, Zeigen, was es gerade in der Hand hat, machen das Spiel zum intersubjektiven Geschehen.

– Musikspiel

Das Kind experimentiert mit den Instrumenten, lernt, seine Spielbewegungen zu dosieren, damit der von ihm gewünschte Klang entsteht. Je nach Alter und Möglichkeiten werden technisch anforderungsreichere Instrumente angespielt. Mit Liedern werden Handlungen kommentiert und Interaktionen angeregt. In der Improvisation werden neben dem Einzelspiel verschiedene Formen des Zusammenspiels (allein – gleichzeitig – wechselweise) erfahrbar.

Im Einzel-Musikspiel erlebt sich das Kind als subjektives Selbst „Ich spiele und höre mich, also bin ich“ und im Zusammenspiel als intersubjektives Selbst „Ich höre mein Gegenüber und werde von ihm gehört“.

– Intervention

Modus 4: Intersubjektivität – Kontakt ⇒ als Person einbezogen werden
Das Kind nimmt die Therapeutin als Gegenüber wahr und geht in Spielaktivitäten mit ihr. Die Therapeutin unterstützt die Spielaktionen und -dynamik des Kindes, setzt aber auch erste eigene Impulse, um sich als eigenständiges Gegenüber hör-, sicht- und spürbar zu machen. Dies geschieht zunächst, indem beide miteinander ihre Aufmerksamkeit auf ein

Objekt oder Spiel richten, später auch im gemeinsamen Explorieren und Experimentieren. Die Interaktionen sind bereits aufeinander abgestimmt, es findet aber noch kein Wechselspiel (Dialog) statt. Beide spielen gleichzeitig (Duett), was weniger konfrontativ ist.

Modus 5: Interaktivität – Beziehung ⇒ Dialog – musikalisch antworten und fragen
Das Kind geht mit der Therapeutin in einen Dialog, es entsteht ein Turntaking im Sinn von wechselseitig aufeinander Reagieren (abwechselnd zuhören – spielen, fragen – antworten). Die Therapeutin stimmt ihre kommunikativen Anregungen auf die individuellen Vorlieben und Fähigkeiten des Kindes ab und würzt sie gleichzeitig mit Überraschendem, Neuem, sodass die Aufmerksamkeit aufrechterhalten bleibt und das Kind zu einer Antwort motiviert wird. Dadurch wird ein wechselseitiger Austausch von Ideen möglich, der sich allmählich auch zum Mit-Teilen von Gefühlszuständen entwickeln kann.

Modus 6: Interaffektivität – Begegnung ⇒ Spielraum – spielen/Spass haben
Mit der Erfahrung des musikalischen Duett- und Dialogspiels wächst beim Kind Vertrauen in sich selbst und das Gegenüber. Es wagt immer mehr, sich spontan auszudrücken. Beide, Kind und Therapeutin, begegnen sich im Moment. Prozesshaftes musikalisches Gestalten wird möglich durch wechselseitiges sich aufeinander Einlassen, Geben und Nehmen, Führen und Folgen, sodass lustvolles miteinander Spielen und Spasshaben entstehen kann.

3.3.4 Verbales Selbst (ab ca. 15 Monaten)

Ab ungefähr 15 bis 18 Monaten entwickelt das Kind eine Vorstellung von sich selbst als objektive Entität und kann auf diese Bezug nehmen. Es erwirbt die Kompetenz, präverbale, periverbale und verbale Signale zu verstehen und sie selbst intentional einzusetzen, um sich mitzuteilen. Menschen, Dinge und Tätigkeiten bekommen Namen. Es kann sie sich vorstellen und mit Hilfe von Zeichen und Symbolen über sie kommunizieren, auch wenn sie nicht anwesend sind. Damit erschliesst sich ihm das symbolische Spiel und es beginnt Handlungen nachzuahmen.

Einerseits eröffnet die Welt der Wörter dem Kind eine zusätzliche Dimension der Kommunikation und ein neues Gefühl des Verbundenseins mit anderen Menschen. Andererseits kann Sprache auch entfremden oder verunsichern, wenn Wörter bei verschiedenen Menschen unterschiedliche Bedeutungen und Wertungen haben oder nicht den nonverbalen Zeichen entsprechen. Zudem wird es auch mit ersten Erwartungen konfrontiert, sein Tun sozialen Ordnungen anzupassen, wodurch subjektive Bedürfnisse und Strebungen in Widerstreit mit Strukturen von aussen geraten können. Es ist eine bedeutende Entwicklungsaufgabe des Kindes, sich innerhalb solcher Inkongruenzen bewegen zu lernen.

– Spielform: Einfaches Symbolspiel

Das Kind deutet Gegenstände und darauf bezogene Handlungen assoziativ nach eigenen Wunsch- und Zielvorstellungen um. Häufig spricht es dazu, zunächst in Phantasiesprache, dann auch in verständlichen Wörtern. Das Benennen der verwandelten Gegenstände und damit zusammenhängender Handlungen ist oft verbunden mit nach Bestätigung heischendem Blick. Das Kind möchte verstanden werden und wünscht vom Gegenüber als Bestätigung die Wiederholung des Wortes. Diese Prozesse sind für das Kind existentiell wichtig, um sich in der Welt der Sprache orientieren zu lernen und sie in Bezug zu inneren und äusseren Bewegungen zu setzen.

Das Kind spielt vorzugsweise mit einem erwachsenen Spielpartner oder einem älteren Kind, da sich diese seinen Verwandlungsangaben besser anpassen können.

– Musikspiel

Die Instrumente werden zu musikzweckentfremdeten Gegenständen umgedeutet (Klangstäbe ⇒ Zug; Schlitztrommel ⇒ Schiff). Einfache Handlungen aus dem Alltag werden nachgespielt und musikalisch untermalt (Kängurubaby ins Bett bringen und ihm ein Schlaflied singen). Natur- oder Tierlaute werden auf Instrumenten oder mit der Stimme imitiert. Szenen aus der Musikwelt (Faschings-Blasmusik, Rockkonzert) werden nachgespielt.

– Intervention

Modus 7: Worte finden ⇒ Verknüpfen von Musik mit dem Wort – benennen
Ergänzend zur nonverbalen Kommunikation taucht Sprache auf. Affekte, die mit der Musik ausgedrückt, durch sie ausgelöst und in ihr mitgeteilt werden, wollen benannt werden. Die Umdeutungen der Instrumente verlangen nach Worten, um verstanden zu werden. Die Therapeutin unterstützt den Übergang von Musik in Sprache, indem sie Eigenschaften der Instrumente und der Musik benennt, Spielabsichten kommentiert und erspürte Gefühle beim Namen nennt. Spielerisch wird Sprache mit Finger- und Kniereiterversen, mit Stimmspielen und Phantasiesprache angeregt. Bei älteren Kindern und Jugendlichen werden Titel für Improvisationen gesucht und damit ihre emotionale Aussage verbalisiert.

3.3.5 Narratives Selbst (ab ca. 18 Monaten)

Im 3. Lebensjahr entwickelt das Kind Selbstwertgefühl. Es beginnt zunächst mit seinem Namen „über sich", später in der Ich-Form „von sich" und „mit sich" zu sprechen bis es schliesslich auch „mit sich über sich" innerliche Dialoge führen kann. Es wird damit fähig zu Selbstreflexivität und Rollenhandeln.

Das Sprachvermögen des Kindes differenziert sich sprunghaft und es entwickelt sich ein einfaches Zeitverständnis. Diese Kompetenzen ermöglichen ihm, Handlungsstränge zu verfolgen sowie komplexere Szenen zu entschlüsseln und zu interpretieren. Es kann sich ein einfaches Handlungsziel vorstellen und seine Handlung darauf ausrichten sowie verschiedene Erlebnisse miteinander verknüpfen und zu Geschichten komponieren. Dabei vermischen sich aktuelle, kürzlich erlebte und länger zurückliegende Geschehnisse patchworkartig mit phantasierten Inhalten und diffusen Gefühlsqualitäten zu einer einheitlich gelebten Gegenwart. Mit diesen Narrativen schafft sich das Kind eine neue Realität, die parallel zur tatsächlich erlebten Wirklichkeit steht. Sie helfen ihm, die Differenzen zwischen subjektiven inneren Strebungen und objektiven Lebensrealitäten auszubalancieren und zu bewältigen.

– Spielform: Komplexeres Symbolspiel, Konstruktionsspiel

Die Symbolspiele werden komplexer. Ganze Handlungsabläufe, Geschichten, werden mit Spielfiguren gespielt oder als einfache Rollenhandlungen selber dargestellt.

Im Konstruktionsspiel stellt das Kind aus Einzelteilen Zielgegenstände her. Zunächst wird spontan vorgegangen und das Endprodukt erst anschliessend gedeutet. Später wird es möglich, sich etwas vorzustellen und auch umzusetzen.

Gleichaltrige Kinder werden zunehmend wichtiger, wobei im sogenannten Parallelspiel nebeneinander gespielt wird. Die Kinder beobachten sich zwar, greifen aber nicht ins Spiel des andern. Trotzdem ist der Partner wichtig – die Spielatmosphäre wird geteilt und es werden bereits erste Erfahrungen mit Konflikten gemacht, wenn beide mit dem gleichen Gegenstand spielen möchten.

– Musikspiel

Sprache und Musik werden komplexer miteinander verbunden. Zu improvisierter oder komponierter Musik vom Tonträger wird imaginiert und selbsterfundene Geschichten werden mit improvisierter Musik dargestellt.

Analog zum Konstruktionsspiel werden mit den Instrumenten und den Komponenten der Musik musikalische „Werke“ geschaffen (thematische Improvisation; selbst erfundenes Lied; eigene Melodie auf Rhythmusboden). Die Instrumente werden zweckentfremdet zum Bauen verwendet (Hütte aus Trommeln; klingende Murmelbahn mit Xylophon). Manchmal werden auch Instrumente selbst gebaut.

– Intervention

Modus 7a: Erzählen ⇒ Verknüpfen von Musik mit Geschichten – kommentieren/erzählen
Einwortsätze und Kurzbenennungen für die Beschreibung von Ereignissen oder den Ausdruck von Affekten erweitern sich zu Geschichten. Das Kind beginnt, seine Spielhandlungen erläuternd zu erzählen. Die verwendete Sprache ist häufig präsentativer Natur. Realität und Fiktion vermischen sich, Magisches und Realitätsgebundenes stehen nebeneinander, ohne sich gegenseitig auszuschliessen. Die Therapeutin verstärkt den sprachlichen Ausdruck des Kindes, indem sie seine Spielhandlungen geschichtenartig kommentiert oder in Situationsliedern besingt. Sie regt das Erfinden von Geschichten und das Beschreiben von Phantasien an. Erzählungen des Kindes werden in Musik übersetzt. Das Kind wird in der Umsetzung von eigenen, sprachlich formulierten Ideen unterstützt, Spielaktionen werden kommentierend verbalisiert.

3.3.6 Rollenselbst (ab ca. 4 Jahren)

Ab ungefähr 4 bis 6 Jahren verfügt das Kind über ein reifes, introspektionsfähiges Ich, das stabilisierende, reflektierende, synthetisierende und kreativ entwerfende Funktionen übernehmen kann. Ambivalenzen werden bewusst erlebt, anerkannt und mitgeteilt. Sein Selbstempfinden erweitert sich von der Fähigkeit zur Selbsttröstung bis hin zu Gefühlen von positivem Selbstwert. Reifere Abwehrmechanismen wie Rationalisierung und Verdrängung sind verfügbar. Das Kind vermag negative Emotionen in der Kommunikation zu vermeiden oder zu moderieren, um das Gegenüber nicht zu verletzen. Projektionen können mit Hilfe von aussen zunehmend zurückgenommen werden.

Sein Gefühl für Zeit hat sich weiter differenziert: es verwendet in seinen Narrativen nun auch die Zukunftsperspektive (Sehnsüchte, Hoffnungen, Visionen). Auch seine Sinneserfassungskapazitäten, die Symbolisierungsfähigkeit und die Sprachkompetenz sind so weit ausgebildet, dass es schrittweise zu Selbsterkenntnis fähig wird. Es beginnt sich selber in „Rollen“ wahrzunehmen: als Kind der Eltern, Bruder oder Schwester sowie als lernendes, spielendes, trauriges oder fröhliches Kind.

Durch diese Entwicklungen wächst seine Fähigkeit zur Empathie. Es kann sich immer besser in die Sichtweisen, Einstellungen und Motivationen anderer Menschen einfühlen, was sich in der Gestaltung von Rollenspielen deutlich niederschlägt.

– Spielform: Rollen-, Regel-, Bewegungsspiele, komplexe Konstruktionsspiele

Das Symbolspiel differenziert sich nun zum eigentlichen Rollenspiel: Das Kind schlüpft in ihm bekannte, aber auch fremde Rollen. Selbsterlebte, beobachtete oder gehörte Ereignisse werden dargestellt, wobei oft magische Wendungen sowie Elemente aus Geschichten und Fiktionen eingebaut werden.

Es entstehen erste einfache Regelspiele, die im Verlauf der Kindergarten- und Schulzeit differenzierter und komplexer werden. Versteckspiele, Sing- und Kreisspiele münden in Bewegungs- und Sportspiele. Einfache Zuordnungsspiele werden abgelöst von zunehmend anspruchsvolleren Brett- und Kartenspielen.

Der Übergang zu koordinierten Sozialspielen mit gleichaltrigen Kindern ist fliessend und beginnt mit ungefähr 4 Jahren. Schrittweise findet ein Ablösungsprozess vom älteren und damit „kompetenteren“ Spielpartner statt. Dieser bekommt mehr und mehr die Rolle als Hüter des Spielraums, ist hin und wieder als Regulans und Zulieferer wichtig oder wird zwischendrin zu einem „Gastspiel“ eingeladen.

– Musikspiel

Erlebnisse und Themen werden in Rollenspielen dargestellt, wobei sich szenisches Handeln, Sprache, Körperausdruck und Musik ganzheitlich miteinander verbinden.

Musikspiele mit Regeln gibt es in unzähligen Varianten: Neben verschiedenen Liedarten, und Musik-Bewegungsspielen bietet insbesondere die Improvisation vielfältige, unterschiedlich anspruchsvolle Möglichkeiten von musik-, beziehungs- und themenorientierten Spielregeln.

– Intervention

Modus 7b: Ordnen – Zuordnen ⇒ Musikerleben ins Wort übertragen – nachfragen/ Zusammenhänge ansprechen

Das Kind kann Wirklichkeit und Fiktion immer besser auseinanderhalten, es schlüpft bewusst in Rollen, spricht wie diese, denkt über ihre Eigenschaften nach und versucht die musikalische und szenische Darstellung dementsprechend zu gestalten. Sein Wortschatz erweitert sich sprunghaft, die Sprache wird differenzierter und präziser. Sie entwickelt sich zunehmend zu einem wichtigen, ergänzenden Ausdrucks- und Kommunikationsmedium neben der Musik. Mit ihrer Hilfe können (Zu)Ordnungen gemacht, Meinungen ausgetauscht, Zusammenhänge reflektiert, Pläne erarbeitet, Fragen gestellt und Antworten gegeben werden. Was in der Musik erspürt, ausgedrückt und erlauscht worden ist, kann nun zunehmend differenzierter und komplexer in Sprache übersetzt werden.

Die Therapeutin fördert diese verbalen Kompetenzen, indem sie Musik und Sprache bewusst miteinander verknüpft: Sie gibt Antwort auf die Fragen des Kindes, mit denen es seinen Wissensdurst befriedigen und Zusammenhänge erschliessen möchte./Sie regt das Planen von Spielkonzepten und das Erfinden von Spielregeln an. Anschliessend initiiert sie eine Reflexion der Umsetzung./Sie kommentiert Spielhandlungen und stellt Fragen dazu. / Sie regt Selbstreflexionsprozesse an, bei denen spezifische Verhaltensweisen und Rollenzuschreibungen thematisiert werden. / Sie deutet, wenn sinnvoll und notwendig, die Symbolik von Spielprozessen und stellt einen Transfer zur Lebensrealität des Kindes her. Dadurch sollen erste Einsichtsprozesse ermöglicht und Zusammenhänge bewusst gemacht werden.

3.3.7 Soziokulturelle Selbstentwicklung: Pubertät und Adoleszenz (ab ca. 12 Jahren)

Mit ungefähr 12 Jahren beginnt für das Kind die herausfordernde Zeit des Jugendalters. Sie ist geprägt durch tiefgreifende und aufwühlende Veränderungsprozesse im Dienst von Identitätserfahrung, -vertiefung und -stabilisierung. Verhaltensweisen und Privilegien der Kindheit müssen aufgegeben werden zugunsten neuer Kompetenzen und Verantwortlichkeiten, welche die Aufgaben, die Rolle und den Status des Erwachsenen begründen. Ablösung und Abgrenzung in Bezug auf Haltungen, Vorlieben und Erwartungen der Eltern und anderer Autoritäten, die eigene Biographie, körperliche Veränderungen, Geschlechtsidentität, Berufswahl sowie die Suche nach inneren Leitsätzen und Zukunftsperspektiven sind existentielle Themen dieses Lebensalters (von Moreau, 1999; Oerter, 1998).

Diese Prozesse bedingen eine vertiefte Selbstreflexionsfähigkeit. Der Jugendliche ist nun fähig, sich selber aus einer gewissen Distanz zu betrachten und kritisch über sich nachzudenken. Er kann seine Impulse zunehmend effektiver steuern. Bei Konflikten vermag er in der Regel die eigene soziale Situation (Realitätsprüfung) und die aktuelle Interaktion adäquat einzuschätzen. Die Variationsbreite und freie Verfügbarkeit von Abwehrmechanismen erweitert sich. Neu stehen ihm Askese, Intellektualisierung und Sublimation zur Verfügung.

Fremdattributionen werden nicht mehr ungesehen übernommen, sondern er vermag nun selber zu entscheiden, ob er eine Bewertung von jemand anderem annehmen oder verwerfen will. Diese Balance zwischen sozialer Identität und Ich-Identität führt zu einem neuen, gefestigteren Selbstverständnis und zu innerer Souveränität (Frohne-Hagemann et al., 2005). In intellektueller Hinsicht sind Fähigkeiten zur Abstraktion, zum Denken in Möglichkeiten und Hypothesen vorhanden. Der Jugendliche vermag zu planen, Konzepte und Strategien zu entwerfen und auch umzusetzen.

– Spielform: Bewegungs-, Regel-, Computerspiele, Konstruktionsspiele nach Plan

Während bei älteren Kindern bis zur Pubertät noch immer Sequenzen von sich frei entwickelnden Spielprozessen auftreten, sind Spiele im Jugendlichenalter primär regel- oder konzeptdeterminiert.

Ballspiel-Sportarten, Karten- und Brettspiele, Konstruktionsspiele nach Plan und insbesondere Computerspiele (Abenteuer-, Strategiespiele) werden bevorzugt. Jugendliche mit kreativ gestalterischen Neigungen spielen in Theaterprojekten mit oder gründen Musikbands.

Spiellust und -intuition werden ergänzt durch strategisches und kompositorisches Planen des Spiels und der Spielschritte. Der Wettbewerbsaspekt verstärkt sich (sich von andern abheben), gleichzeitig wird aber auch die Fähigkeit zum Team-/Gemeinschaftsdenken und Handeln ausgeprägter und wichtiger (Zugehörigkeit).

– Musikspiel

Die Improvisation bedeutet für den Jugendlichen nicht mehr freier Spielraum wie für das Kind, sondern eine musikalische Stilrichtung. Diese Definition erlaubt ihm, sich auf spielerisches Experimentieren einzulassen. Er folgt dabei dem Fluss der Musik und versucht gleichzeitig, bekannte Rhythmus- oder Melodiemuster einzubauen oder selbsterfundene Motive kompositorisch festzuhalten und zu wiederholen.

Er entwirft selbst Regeln, worin sich das Spiel entfalten kann. Im Gegensatz zu Gesellschafts- und Geschicklichkeitsspielen gibt es im musiktherapeutischen Regelspiel aber weder Verlierer noch Gewinner. Im Zentrum steht die spielerische Kommunikation über die musikalischen Komponenten. Wenn sie glückt, sind alle Beteiligten Gewinner, wenn es schief geht, kann man aus der Gruppendynamik lernen. Der Wettbewerbsaspekt fällt damit weg, was entlastend wirken kann. Das Bedürfnis, sich von andern abzuheben und Eigenständigkeit zu erleben, kann mit spezieller Instrumentenwahl, Dirigieren oder Solo-Spielen trotzdem abgedeckt werden.

In Rollenspielen werden übenderweise familiäre Themen und anspruchsvolle Situationen im Kontext Schule, Berufswahl, Peergroup aufgenommen, im Imaginativen Musikerleben belastende Erfahrungen verarbeitet und kreative Lösungsmöglichkeiten entworfen. Im Interpretieren und musikalischen Gestalten bekannter Songs kann Zugehörigkeit erlebt, im Entwerfen neuer Texte und Melodien das Eigene entwickelt und präsentiert werden.

– Intervention

Modus 7c: Reflektieren ⇒ Musikerleben reflektieren – zu sich selbst in Bezug setzen/sich austauschen

Sprache steht jetzt als eigenständiges, gleichwertiges Ausdrucks- und Kommunikationsmedium neben der Musik. Komplexe intra- und interpsychische Prozesse können reflektiert und mitgeteilt werden. Die Therapeutin schafft Raum und Atmosphäre für Gespräche, in denen der Jugendliche über persönliche, soziale und gesellschaftliche Zusammenhänge nachdenken, kritische Fragen stellen und lösungsorientierte Visionen entwerfen kann. Improvisationen werden gemeinsam analysiert, ihre Botschaft herauskristallisiert. Gezielt werden Musikspielkonzepte entworfen, in denen schwierige eigene Themen bearbeitet werden können. Ein wichtiger identitätsstiftender Bereich ist das Erschaffen neuer Songs, bei dem sich Sprache und Musik zu einer Einheit finden.

4 Das Spielmaterial in der Musiktherapie

Als Spielmaterial stehen dem Kind in der Musiktherapie verschiedene Musikinstrumente zur Verfügung. Auch der eigene Körper (Stimme, Körperperkussion) und die Musik mit ihren Komponenten Klang, Rhythmus, Melodie, Dynamik, Form und Stille werden als Spielmedium verstanden. Je nach Setting werden ergänzend Handpuppen und Materialien für Bewegungsspiele und bildnerisches Gestalten angeboten.

4.1 Die Musikinstrumente

In der Musiktherapie werden Instrumente mit einem möglichst grossen Klang- und Erfahrungsspektrum eingesetzt, welche den spielerischen Ausdruck anregen, auf verschiedenen Ebenen berühren und symbolische Bedeutungen übernehmen können.

4.1.1 Zusammensetzung des Instrumentariums

Es finden Geräusch-, Klang-, Rhythmus-, Melodie- und Harmonie-Instrumente Verwendung, die leicht spielbar sind und eine befriedigende Tonqualität erzeugen.

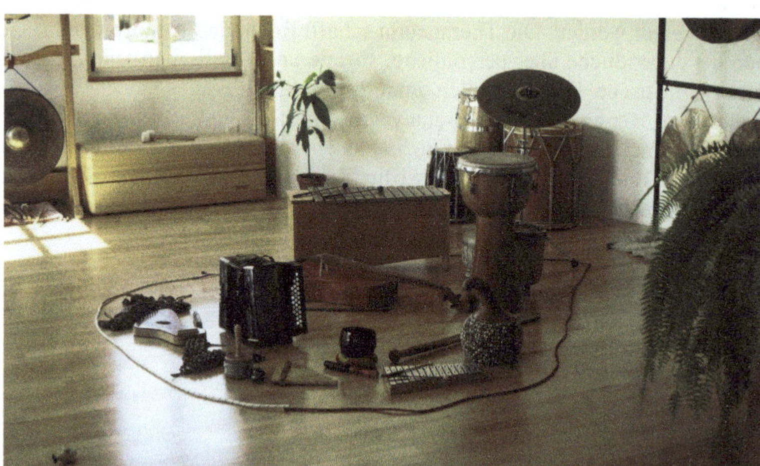

Abbildung 2: „Das sind alles *meine* Instrumente!"

Sie sollten unterschiedliche Spielbewegungen (blasen, streichen, zupfen, schütteln, schlagen, ziehen/stossen) und eine vielfältige Dynamik (laut – leise, hoch – tief, abgegrenzt – verschmelzend) ermöglichen. Stabil gebaute Instrumente, die einem kraftvollen Spiel standhalten, gehören ebenso dazu wie zart und fein gebaute Tonträger.

Diesem Prinzip der Einfachheit in der Vielfalt entspricht weitgehend die Grundidee Carl Orffs. Musik, Sprache und Bewegung sollte zu ihrer ursprünglichen Synthese menschlichen Ausdrucks zurückfinden. Inspiriert von ethnischen Instrumenten entwickelte er dafür das nach ihm benannte Orff'sche Instrumentarium, zu dem unter anderem Xylophone, Handtrommeln, Pauken, Rasseln, Klanghölzer, Becken und Triangel gehören (vgl. Timmermann, 1987, S. 107ff.). Es ist bis heute Bestandteil der musiktherapeutischen Grundausstattung. Je nach Praxisfeld und Vorliebe der Therapeutin wird es ergänzt durch traditionelle, klassische Instrumente (Flöten, Trompete, Saxophon, Geige, Cello, Bass, Schlagzeug, Gitarre, Klavier, Akkordeon) und durch ethnische Instrumente aus verschiedenen Kulturkreisen (Alphorn, Fujara, Gongs, Klangschalen, Trommeln). Letztere wecken durch ihre Fremdartigkeit besonderes Interesse und sind ebenso wie das Schlagzeug und elektronische Instrumente in der Arbeit mit älteren Kindern und Jugendlichen wichtig (vgl. Höhmann, 1996, S. 239).

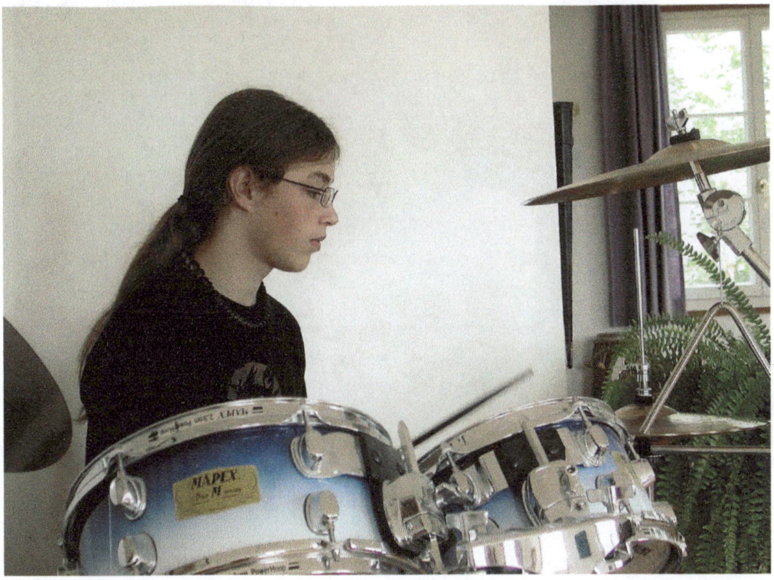

Abbildung 3: Konzentriertes Spiel am geliebten Schlagzeug

Es werden auch Instrumente eingesetzt, welche speziell für musiktherapeutische Zwecke entwickelt wurden, wie die Klangwiege oder spezielle Blasinstrumente und Trommeln. Dazu gehört auch das Choroi-Instrumentarium mit seinen verschiedenen Flöten, Stabspielen und Leiern. Es ist ein Pendant zu den Orff'schen Instrumenten, hat aber einen weicheren, leiseren Klang und fördert differenziertes Hinlauschen.

Hin und wieder wird die Ansicht vertreten, dass die Instrumente bezüglich Anzahl, Grösse und Spielbarkeit auf das Entwicklungsalter, die Thematik und die Möglichkeiten des Kindes abgestimmt werden müssen. Das trifft teilweise zu. In einigen Berufsfeldern ist es notwendig, das Instrumentenangebot individuell anzupassen: Bei körperbehinderten sowie bei kranken Kindern, die ans Bett gefesselt sind, muss auf die Spielbarkeit geachtet werden. Bei unruhigen und/oder wahrnehmungsgestörten sowie bei kleinen Kindern darf es nicht zu einer Reizüberflutung kommen. Insgesamt lässt sich jedoch beobachten, dass gerade die grossen und bezüglich Spielweise anspruchsvolleren Instrumente wie die Trompete, der Kontrabass oder das Klavier speziell anziehend wirken. Sie scheinen Halt und Schutz gebende Funktionen zu übernehmen und das Gefühl von Gross-Sein zu vermitteln. Der Umgang mit diesen „richtigen" Instrumenten ist in der Regel respektvoll und sorgfältig, das Spiel mit Stolz erfüllt. Eine anspruchsvolle Tonerzeugung kann neue Ausdauer wecken, die Freude über den ersten entlockten Ton einen Quantensprung im Selbstvertrauen bewirken (vgl. Lutz Hochreutener, 2007, S. 111).

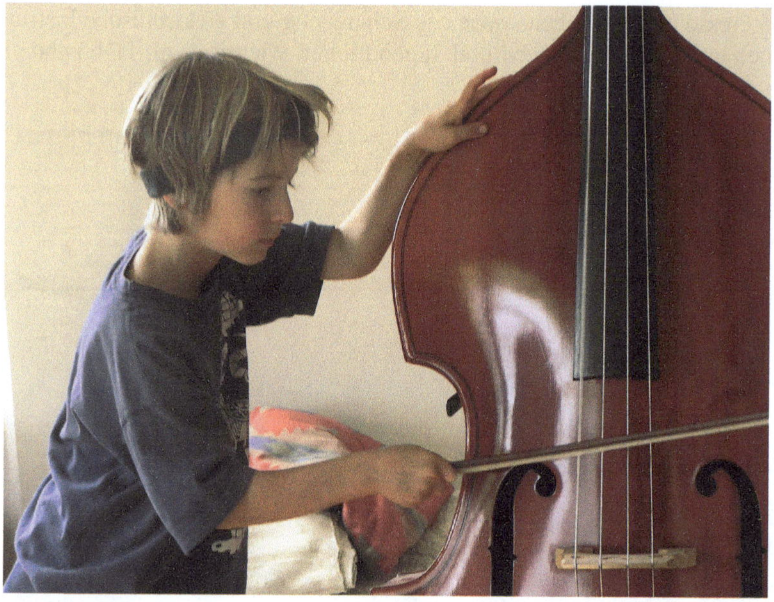

Abbildung 4: Keiner ist zu klein, ein grosses Instrument zu spielen.

Es gibt Musiktherapeuten, welche mit den Kindern die Instrumente selbst bauen, damit der Weg vom Material zum Klangerzeuger begreifbar wird. Den „Geist" (Inhalt) der Rassel zu kennen, das Trommelfell selbst zu spannen, dem Flötenrohr mit dem Bohrer Ton um Ton zu entlocken, braucht Ausdauer und schafft eine spezielle, von Achtsamkeit und Respekt geprägte Beziehung zum Instrument – Qualitäten, die auch im Umgang mit sich selbst und anderen Menschen wichtig sind.

4.1.2 Der Appellcharakter der Instrumente

Musikinstrumente haben einen hohen Appellcharakter. Sie lösen Staunen und Neugier aus und regen zu Fragen an. Sie laden ein, berührt zu werden, damit sie das Geheimnis ihres Klanges preisgeben. Sie tragen Geschichten fremder Länder in sich, die erzählt werden wollen, die Interesse im wahrsten Sinn des Wortes wecken: Sehnsucht, dabei zu sein, drin zu sein, einzutauchen in eine neue, unbekannte Welt.

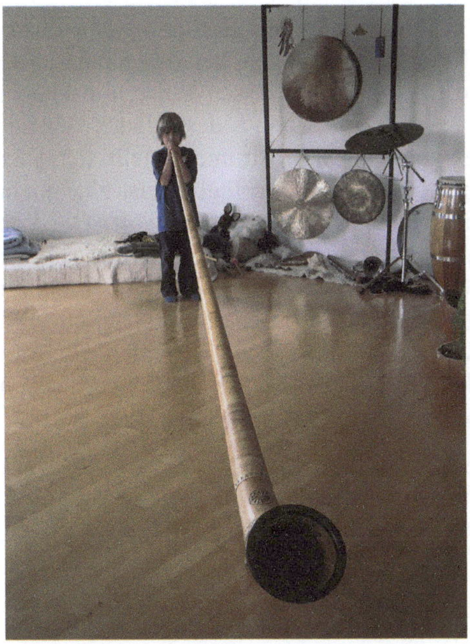

Abbildung 5: Klänge über Berg und Tal ...

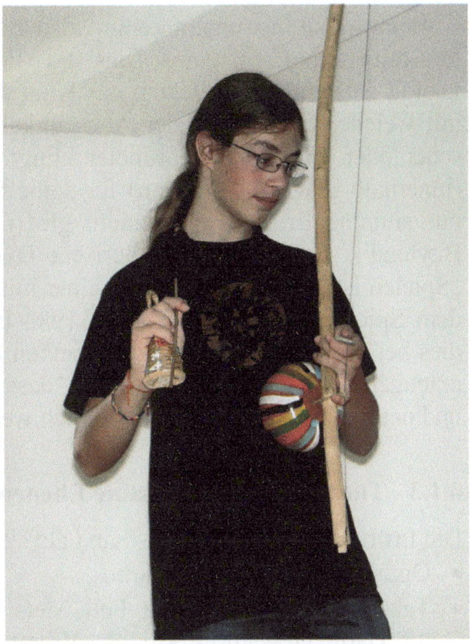

Abbildung 6: Das Fremde fasziniert.

Im Kontakt mit den Instrumenten kann der (meist belastende) Grund, warum therapeutische Hilfe gesucht wird, etwas in den Hintergrund treten. Die gesunden, am Leben interessierten Kräfte werden angesprochen, Resignation, Angst oder Widerstand aufgeweicht und die Lust zum Spielen geweckt.

Kinder gehen unterschiedlich auf die Instrumente zu: die einen spontan und zielsicher, die andern tastend und scheu. Manchmal locken das Material, die Gestalt oder die Spielbewegung, ein anderes Mal ruft der vermutete oder bereits bekannte Klang. Hin und wieder muss auch das Instrument den „ersten Schritt" tun, sich in seiner Klangvielfalt vorstellen und das Kind zu einem Kontakt verführen. Auch ältere Kinder und Jugendliche, denen der Zugang zum freien Spiel entwicklungsbedingt nicht mehr oder nur noch eingeschränkt offen steht, lassen sich in der Regel ansprechen – vorausgesetzt es stehen ihnen entsprechende Instrumente zur Verfügung.

Der hohe Appellcharakter wird mitgeprägt durch die Qualität der Musikinstrumente, dem Kind ein Gegenüber zu sein. Dies soll im Folgenden näher erläutert werden: Ein Charakteristikum des Kinderspiels ist die Belebung toter Objekte. Mit Phantasie und liebevoller Zuwendung haucht das Kind einem Stein, einem Spielauto oder seiner Puppe Leben ein. Es setzt sie in Bewegung, spricht mit ihnen und für sie. Mit dem üblichen stummen Spielmaterial müssen solche Spielimpulse ganz aus dem Kind herauswachsen: Eine Puppe spricht nur, wenn ihr das Kind seine Stimme leiht. Bei den Musikinstrumenten entwickelt sich eine etwas andere Dynamik. Wenn sie berührt oder bewegt werden, ertönen sie und beginnen, quasi von sich aus zu „sprechen". Besonders eindrücklich sind jene Momente, in denen sie unbeabsichtigt erklingen, beispielsweise wenn das Kind herumhüpft, auf einem andern Instrument kräftig spielt oder laut ruft.

Beim Musikinstrument kommt also auf eine Handlung oder Berührung eine direkte Antwort in Form eines Tons. Es wird damit zum Gegenüber des Kindes. Ein Dialog entsteht, bei welchem das Kind die Antwort beeinflussen kann. Je nachdem mit welcher Heftigkeit oder Achtsamkeit es den Ton erzeugt, desto lauter, chaotischer oder leiser und geordneter klingt es zurück. Das Instrument stellt sich ihm (innerhalb gewisser Grenzen) für seine Spielimpulse zur Verfügung, ist aber nicht nur stumme Erdulderin, sondern gibt mit seinem Klang auch Antwort. Die von Buytendijk beschriebene spielerische Dynamik kommt hier explizit zum Ausdruck: „Spielen ist also nicht nur, dass einer mit etwas spielt, sondern auch, dass etwas mit dem Spieler spielt" (Buytendjik, 1933/1997, S. 139). Besonders anschaulich wird dies bei körperbehinderten oder kranken Kindern: Der innere Impuls einen Klang zu erzeugen kann so intensiv werden, dass körperliche Einschränkungen überwunden und neue (Spiel)Bewegungen möglich werden.

4.1.3 Therapeutisch wirksame Ebenen der Instrumente

Die Instrumente sprechen das Kind auf verschiedenen Ebenen an:[11]

- Optisch: Grösse, Form, Farbe
- Taktil-kinästhetisch: Holz, Fell, Metall, Saiten, Wärmequalität, Oberflächenstruktur, Härte, Gewicht, Elastizität, Vibration
- Akustisch: Klangfarbe, Klangvolumen, Obertonspektrum
- Motorisch (Spielbewegung): blasen; streichen; zupfen; schütteln; drücken; ziehen – stossen; schlagen von oben nach unten, von rechts und links, nach vorne.

Man spricht in diesem Zusammenhang vom Appellspektrum und Appellwert eines Instrumentes: Seine Gestalt, das Material, der Klang und die Handhabung wirken als Aspekte mit, wie stark es das Kind anzieht (oder abstösst) – wie hoch sein Appellwert ist. Es gilt dabei zu beachten, dass dieser individuell und situationsabhängig variiert und sich im Lauf der Therapie verändern kann. Durch eine Appellspektrumsanalyse lassen sich deshalb wertvolle diagnostische Hinweise bezüglich der Thematik und Befindlichkeit des Kindes gewinnen. (vgl. Waardenburg, 1977, S. 247ff.; Decker-Voigt, 2000, S. 265ff.; Decker-Voigt, Oberegelsbacher & Timmermann, 2008, S. 47ff.).

Anhand des therapeutisch vielfältig wirksamen, aber äusserst einfachen Instrumentes „Mais in Kalebasse" sollen die oben genannten Ebenen im Folgenden exemplarisch erläutert werden.

---

[11] Es wird hier eine Erweiterung der von Gertrud Orff (1974, S. 22ff.) angesprochenen drei Ebenen „taktil-", „optisch-" und „akustisch-therapeutisch" gemacht.

– Visuelle Ebene

Die grosse, runde Form der Kalebassenschale hat bergenden Charakter. Schätze können darin verborgen und vergraben werden, Stofftiere Zuflucht finden, hin und wieder kuschelt sich ein kleines Kind auch selbst hinein. Der goldgelbe Mais erinnert an Nahrung, die unzähligen Maiskörner lassen Berge von Popcorn assoziieren – Schlaraffenland. Manchmal wird auch die Kleinheit und Verlorenheit des einzelnen Korns in der grossen Menge zum Thema.

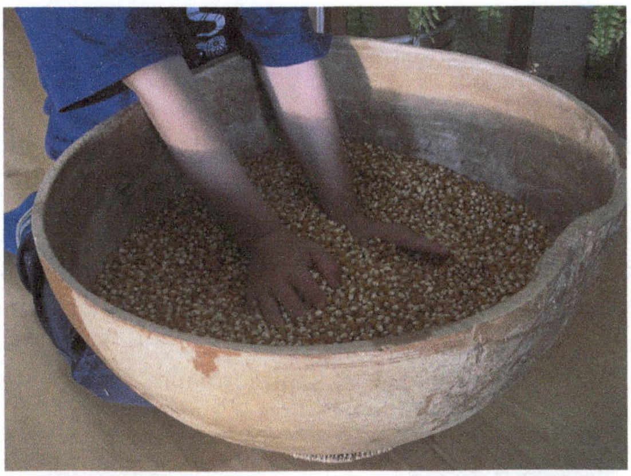

Abbildung 7: Musik spüren, hören, sehen, bewegen ...

– Taktil-kinästhetische Ebene

Das Spiel mit dem Mais ist eine ganzheitliche, körperlich sinnliche Erfahrung. Durch das Wühlen im Mais und die Hin- und Herbewegung der Körner werden die Hände belebt und fühlen sich nachher samtig weich an. Diese Erfahrung regt Kinder oft an, auch ein „Fussbad" zu nehmen oder den Mais in die Ärmel des Pullovers abzufüllen und durch Emporstrecken der Arme am ganzen Körper hinabrieseln zu lassen.

– Akustische Ebene

Es kann sowohl ein gleichförmig rauschender Klang erzeugt als auch rhythmisch gespielt werden. Dynamisch ist das Spektrum vom ruhigen Tropfen und Plätschern bis hin zum lauten, aufwühlenden oder staccatoartigen, harten Geräusch möglich. Als zentrale Gefühlsqualitäten werden durch den Klang „ins Fliessen kommen" und „Loslassen" aktiviert, was sich bis in die körperlichen Ausscheidungsfunktionen niederschlagen kann. Naheliegende Assoziationen sind Regen und alle verschiedenen Stationen des Wasserkreislaufs von der Quelle bis zum Meer, aber auch knisterndes Feuer und Vulkanexplosion werden dazu imaginiert. Oft lässt sich über den Klang eine regredierende und entspannende Wirkung beobachten: Kinder legen sich hin oder machen plappernde Stimmgeräusche zum Spielen.

– Motorische Ebene

Durch seine Einfachheit regt das Instrument unmittelbar zum Explorieren und Experimentieren an. Es ermöglicht vielfältige Spielbewegungen: Mit den Händen im

Mais wühlen und rühren, schöpfen und hinabrieseln lassen, die Körner an die Kalebassenwände schleudern, sie mit der Schale hochwerfen und wieder auffangen, durch Bewegung der Kalebasse hin und her rauschen lassen oder auch mit den Händen an die Kalebasse trommeln.

Oft wird der Mais auch in andere Instrumente umgeleert. Das sorgsame Schöpfen und Schütten, ohne dass ein Korn verloren geht, sind wichtige feinmotorische Übungsfelder und knüpfen an lustvolle frühkindliche Sandspiele an. Ebenso gern wird der Mais auch in die Obertonschläuche abgefüllt, um ihn dann wieder in ein Gefäss zu entleeren. Damit können Themen wie Festhalten, Verstopfen und wieder Loslassen spielerisch bearbeitet werden.

4.1.4 Bedeutungen der Musikinstrumente im therapeutischen Prozess

Die Musikinstrumente regen durch ihre optisch, taktil-kinästhetisch, akustisch und motorisch wahrnehmbaren Qualitäten zu vielfältigen Assoziationen an und können zu Bedeutungsträgern werden. Die auf sie projizierten Themen, Bilder und Gefühle sowie auch ihre Wirkung sind individuell verschieden und können sich verändern (vgl. Waardenburg, 1977, S. 247ff., Decker-Voigt, 2000, S. 255ff.; B. Mahns, 1997, S. 81; Decker-Voigt, Oberegelsbacher & Timmermann, 2008, S. 46ff.).

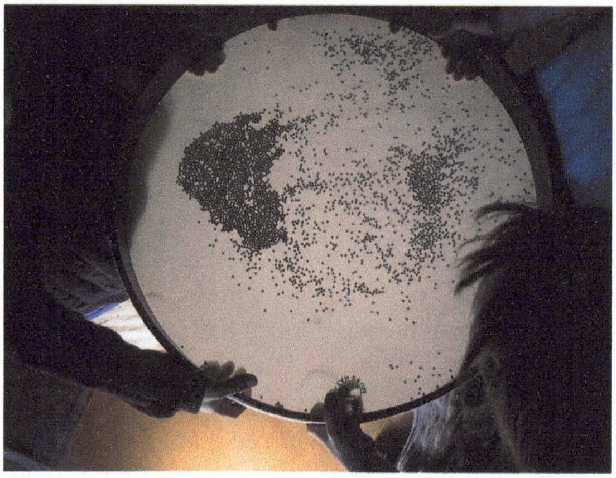

Abbildung 8: „Die Kügelchen suchen alle eine Mama."

– Das Instrument als Übergangsobjekt

Die Musiktherapie eröffnet einen „Übergangsraum" im Sinne Winnicotts (1997). Die wohlwollend annehmende Präsenz der Therapeutin und das gleichbleibende Therapiesetting vermitteln eine mütterlich geprägte Atmosphäre der Geborgenheit. Die Instrumente werden zu „Übergangsobjekten": sie sind einerseits Realobjekte anderseits auch Symbol für diesen mütterlichen Raum. Sie helfen dem Kind, den Übergang zwischen Selbst und Nichtselbst herzustellen (vgl. Loos, 1986b, S. 148f.; Frohne-Hagemann et al., 2005, S. 100).

– Das Instrument als Symbol für eine psychische oder physische Befindlichkeit

Die momentane psychische und/oder körperliche Befindlichkeit kann die spontane Wahl eines Instrumentes beeinflussen: Nachdenklichkeit, Unruhe, Trauer, Ärger, aber auch körperliche Erschöpfung, Übelkeit, Schmerzen lassen zu verschiedenen Instrumenten greifen. Zu Beginn der Stunde gewählte Instrumente können deshalb diagnostische Hinweise auf die aktuelle Befindlichkeit eines Kindes geben.

– Das Instrument als Symbol für Themen und Persönlichkeitswandlungen

Wie die Szene mit der Oceandrum eingangs des Kapitels zeigt, kann das Kind über das Instrument symbolisch seine individuellen Themen ausdrücken. Auch Entwicklungsschritte und Persönlichkeitswandlungen können sich abbilden, beispielsweise wenn ein vorher gemiedenes Instrument plötzlich hereingeholt oder ein bevorzugtes Instrument nicht mehr so wichtig ist. Hin und wieder kommt es zu überraschenden Instrumentenwahlen, die kaum mit der angesprochenen Thematik in Verbindung gebracht werden können. Was der Therapeutin zunächst unlogisch erscheint, entpuppt sich später jedoch oft als eigenwillige, aber durchaus adäquate Lösung.

– Das Lieblingsinstrument als Ausdruck für das eigene Wesen

Ausgeprägte, bleibende Vorlieben für Instrumente oder Instrumentenfamilien können etwas über das Wesen oder die psychische Struktur eines Menschen aussagen.

Gewisse Kinder bevorzugen Instrumente, welche nach klar übersichtlichen Skalen gestimmt sind, wieder andere fühlen sich am wohlsten bei solchen mit tiefen oder verschmelzenden Tönen. Auch wenn sich der musikalische Ausdruck erweitert und andere Instrumente gewählt werden, taucht das Lieblingsinstrument doch immer wieder auf, als ob es ein Stück innere Heimat bedeuten würde. Im therapeutischen Prozess kann man sich an dieses Phänomen herantasten und herausfinden, wo es einengende Besetzungen sind und wo tatsächlich etwas Ureigenes symbolisiert wird.

– Das Instrument als Symbol für Personen

Instrumente werden oft spontan Personen zugeordnet: Der hohe quietschende Klang des Streichpsalters passt zur Freundin, mit der man Streit hat; auf die grosse Trommel wird der gestrenge Lehrer projiziert. Instrumente eignen sich folglich gut, Beziehungen zwischen zwei Menschen oder ganzen Systemen abzubilden und zu bearbeiteten (Timmermann, 2003).

– Das Instrument als Erinnerungsträger

Die spezifischen Klangfarben der Instrumente können Erinnerungen auftauchen lassen. Das können konkret erinnerbare akustische Phänomene sein (Trommel-Pulsation ⇒ Ticken von Grossvaters Uhr). Manchmal werden aber auch zuerst Gefühlsqualitäten ausgelöst, die dann mit spezifischen Erlebnissen verknüpft werden (Oceandrum ⇒ Angst ⇒ Übergriffserfahrung).

– Das Instrument als Medium zur Beziehungsgestaltung

Über das Instrument kann mit dem Mitspieler Kontakt aufgenommen werden. Im musikalischen Dialog lassen sich harmonisches Zusammenklingen ebenso erfahren wie Reibung, Abgrenzung oder Durchsetzungsfähigkeit. Das Instrument wird so zum Partner, mit dem spielerisch die Sozialkompetenz erweiternde Erfahrungen gemacht werden können. Es steht dabei schützend zwischen den Spielern. Mit Nähe – Distanz kann dadurch ungefährlich experimentiert werden, Konfrontationen lassen sich besser aushalten und austragen.

– Instrumente als Brücke zu transpersonalen Erfahrungen

Über den Klang eines Instrumentes kann sich der Mensch einer transpersonalen Bewusstseinsebene anschliessen, wo sich Zeit und Raum aufheben. Dabei erlebte Empfindungen werden als „Ganz drin sein", „Sich aufgehoben fühlen", „Sich ausdehnen" beschrieben. Als besonders geeignet haben sich Instrumente wie Gongs, Klangschalen, Monochord, Oceandrum sowie Rasseln, Trommeln und die Stimme erwiesen (Strobel, 1988, 1995).

– Nichtmusikalische Verwendung der Instrumente

Kinder sind erfinderisch und verwenden die Instrumente oft auch zweckentfremdet. Die Djembes werden zu Eckpfeilern einer Burg, das Xylophon zur klingenden Murmelbahn, die Schlitztrommel zu einer Schutzmauer und die Obertonflöte zum Fernrohr.

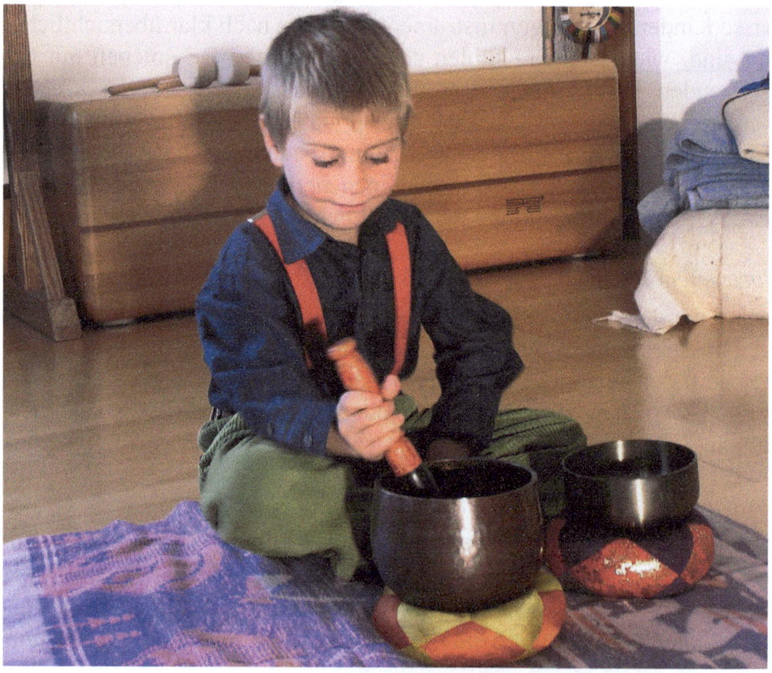

Abbildung 9: Kochen in den Klangschalen

In den Klangschalen wird eine Mahlzeit gekocht, der heisse Kopf im Wasser der Waterdrums gekühlt und aus dem Alphorn ein kleiner Hund geboren.

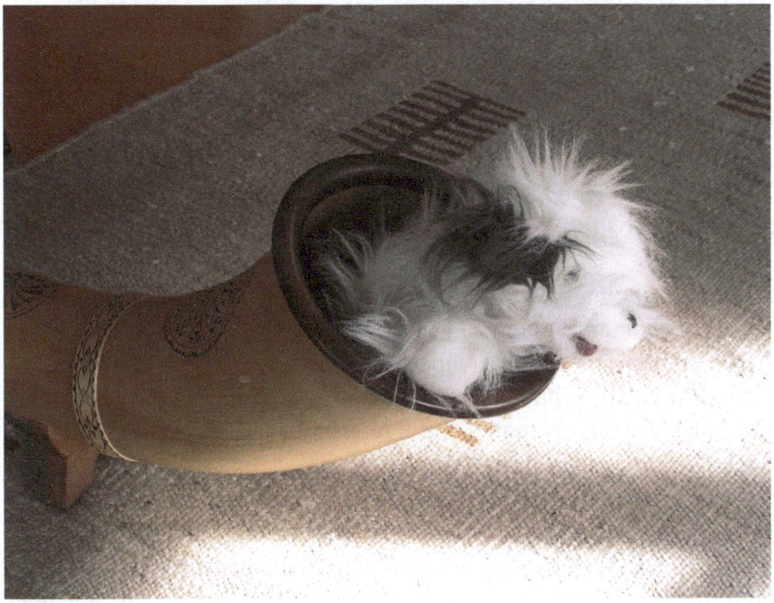

Abbildung 10: Geburt des kleinen Hundes

Solche nichtmusikalische Umdeutungen sind Teil der kindlichen Symbolisierungsprozesse und sollten, wenn immer keine Gefährdung des Instrumentes besteht, zugelassen werden.

4.2 Ergänzendes Therapiematerial

Wie erläutert bieten die Musikinstrumente vielfältige Möglichkeiten für den Symbolausdruck des Kindes. Oft ist es erstaunlich, mit welchem Erfindergeist sie je nach therapeutischer Notwendigkeit vom Kind besetzt und umfunktioniert werden.

Es gibt aber Situationen, in denen es nicht genügt, ein Thema oder eine Atmosphäre mit dem Instrument musikalisch auszudrücken. Der Klang ist flüchtig, er entsteht im Moment, klingt eine Zeitlang nach, verschwindet wieder – damit kann unter Umständen auch die dabei gemachte Erfahrung unfassbar werden. Gerade Kinder brauchen hier manchmal etwas Konkretes, Unvergängliches als be-greifbares Produkt, als Beweis für den geleisteten inneren Prozess: Ein Haus nicht nur aus Klängen, sondern konkret mit Tüchern bauen; zusammen mit einer Handpuppe ein Mutlied singen; gemeinsam mit dem Kuscheltier den zarten Harfenklängen lauschen; einen Weg auch sichtbar mit Seilen legen; ein inneres Bild mit Farben festhalten.

Je nach Entwicklungsalter, aktueller Situation, Thematik und Wesen des Kindes, aber auch nach Vorliebe der Therapeutin werden diese ergänzenden Materialien häufiger oder seltener gewählt bzw. eingesetzt.

Im Folgenden seien einige bewährte, ergänzende Materialien aufgelistet:

- Therapie-Handpuppen als Begleiter, Gegner, Helfer
- Decken und Kissen, um Nester zu bauen, sich einzuhüllen, zu kuscheln
- Tücher für Zelte und Hütten, zur Verkleidung, zum Tanzen. Ein grosses Tuch, um Wasserwellen zu machen.
- Hängematte: geschaukelt werden zu Musik in rezeptiven Sequenzen
- Seile, um Wege zu legen, Grenzen zu markieren, Seil zu springen
- Stoffbälle, Aktivbälle, Tennisbälle, Sandsäcklein für Bewegung und stille Körperarbeit
- Farben, Papier, Leim, Schere zum Malen und Basteln
- Knete oder Lehm um Figuren zu gestalten
- Wäscheklammern (für den Hüttenbau)
- Kristalle, Muscheln, Schneckenhäuser für die Schatzsuche
- Steine, Holz, Wasser: „Natur“-Töne erzeugen, bauen, Rituale gestalten
- Murmeln für klingende Murmelbahnen
- Batacas (Gummischwerter), um Kämpfe auch handfest auszutragen
- Gezielte Auswahl von Bilderbüchern mit konfliktzentrierter Thematik
- Aufnahme- und Abspielgerät, Mikrophon: die selbstgespielte Musik nochmals anhören, die eigene Lieblings-CD der Therapeutin vorspielen, mit dem Mikrophon experimentieren

4.3 Der Körper als Musikinstrument

Der Körper ist das erste und naheliegendste Ausdrucks-, Kommunikations-, Spiel- und Musikinstrument des Menschen. Er ist in jeder Lebens-, Gefühls- und Stimmungslage mit dabei. Spieler und Instrument werden eins: Beim Händeklatschen spiele ich mit meinen Händen – sie gehören zu meinem Körper, sind Teil von mir. Ich selbst bin also auch das Instrument. Das Gleiche gilt für die Stimme: Ich singe, spiele mit meiner Stimme – gleichzeitig klinge ich, mein Körper ist der Klangkörper und bildet den Resonanzraum (vgl. Witschi, 2006, S. 10).

4.3.1 Die Stimme

Bewegung, Atem und Stimme sind die ersten Lebensäusserungen des Menschen: Das Neugeborene bewegt sich, Atem strömt ein und mit einem Schrei bekräftigt es stimmlich seinen Eintritt ins Erdenleben.

Die Stimme bleibt primäres Ausdrucksmittel während des ganzen Lebens. Reflektorisch untrennbar mit den Grundfunktionen von Atem und Bewegung verbunden, bildet sie die Basis für verbale und nonverbale zwischenmenschliche Kommunikation in allen Lebensaltern (vgl. Rittner, 1996, S. 359). Dies wird insbesondere in den ersten Lebensmonaten deutlich, wo das Kind seine Bedürfnisse und Befindlichkeiten der Aussenwelt allein über die Stimme (verstärkt durch andere körpersprachliche

Signale) mitteilen kann, da ihm die logisch-rationalen Parameter der Sprache noch nicht zur Verfügung stehen.

Die Stimme ist tönender Atem. Sie steigt aus der Körpermitte auf, die Körperinnenräume bilden den Resonanzraum. Sie erklingt durch ein weitgehend unbewusstes Zusammenspiel unzähliger Muskeln in Brustkorb, Zwerchfell, Hals, Schultergürtel, Gesicht, Mundhöhle, Rachenraum und Kehlkopf (vgl. Witschi, 2006, S. 10).

Sie ist die direkteste Ausdrucksmöglichkeit leibseelischer Einheit, die dem Menschen möglich ist. In ihr wird die Persönlichkeit des Menschen hörbar (per-sonare) und auch die jeweilige Befindlichkeit spiegelt sich darin. Dies liegt physiologisch darin begründet, dass der Kehlkopf durch den Nervus vagus innerviert wird und die Stimme dadurch unmittelbar mit dem Vegetativum verknüpft ist. Jede Stimme ist deshalb einmalig und unverwechselbar (vgl. Rittner, 2006, S. 10f.). Ihre Ausdrucksmöglichkeiten sind ausserordentlich vielfältig und haben einen hohen Appellwert. Kein Instrument rührt so unmittelbar an tiefe emotionale Schichten, löst derart heftige körperliche Reaktionen aus und öffnet so unmittelbar Tore zu den eigenen Ressourcen wie sie. Mit all ihren verschiedenen Nuancen kann sie jenseits aller menschlichen Sprachbarrieren transkulturell verstanden und erhört werden (Rittner, 1996; Decker-Voigt, 2000).

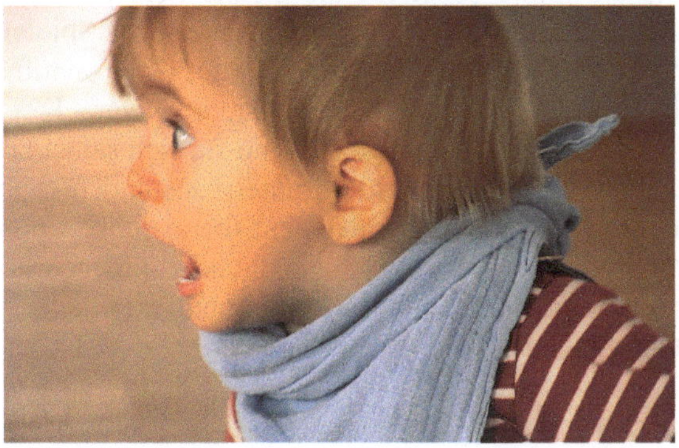

Abbildung 11: Hörst du mich?

Für die therapeutische Arbeit ist der stimmliche Ausdruck enorm wichtig, weil dabei keine Stagnation, kein Steckenbleiben möglich ist. Wenn der Atem tönend hörbar gemacht wird, entsteht Bewegung. „Jeder gelungene Versuch, ein belastendes Gefühl, ein Thema, einen Konflikt, ein Problem in Geräusche, Laute, Töne, Melodien zu übersetzen, ihm stimmlich Ausdruck zu verleihen [...], führt durch den selbstreflektorischen Prozess der Atemstimulation und der Aktivierung von Resonanzvorgängen im Organismus zu einer Verflüssigung des Status quo, führt zur Erschliessung von unwillkürlichen physischen und unbewussten psychischen Ressourcen" (Rittner 2006, S. 11). Voraussetzung ist allerdings, dass jegliche Lautäusserung, vom Flüstern bis zum Schrei, ob zögerlich oder frech, bewertungsfrei zugelassen wird.

In der Musiktherapie mit Kindern kommt der stimmliche Ausdruck äusserst vielfältig zum Tragen. Nonsenssprache, Stimm- und Vokalimprovisationen, Lieder singen, Geschichten erzählen, Stimmverwandlungen in Rollenspielen und stimmlich begleitete körperzentrierte Spiele sind nur einige Beispiele dafür. Auch in Gesprächen wird auf die Stimme geachtet. Die prosodischen Merkmale (Intonation, Artikulation, Akzentuierung, Pausenwahl etc.) geben diagnostisch wichtige Informationen über die emotionale Bedeutung des Gesagten. Zudem sind sie für die Therapeutin Werkstoff zur Gestaltung ihrer Botschaften. Das „richtige" Wort betrifft und berührt das Gegenüber nur, wenn der stimmige, Resonanz auslösende Ton gefunden wird.

Jüngere Kinder finden in der Regel schnell (wieder) Zugang zum stimmlichen Ausdruck, da sie dem vorsprachlichen Bereich – dem evidenten Spielraum der Stimme – entwicklungsgemäss noch nahe stehen. Je älter Kinder werden und je mehr das gesprochene Wort an Bedeutung gewinnt, desto mehr müssen auch Hemmungen, Ängste und Widerstände in Form von Abwertung therapeutisch einbezogen und die Stimme behutsam wieder befreit werden. Das gelingt am ehesten, wenn der stimmliche Ausdruck im Klangschutz eines gleichzeitig gespielten Instrumentes gewagt und geübt werden kann, beispielsweise zu Trommeln, Gongs oder dem Monochord (vgl. Meyberg, 1989, S. 46). Anregend und stimmbefreiend wirken auch das Kazoo, das erst erklingt, wenn man mit der Stimme hineintönt, sowie Echospiele, bei denen Töne gegen oder in Instrumentenklangkörper hinein gesungen werden.[12]

Weil das Instrument Stimme so direkt die eigene Persönlichkeit und die aktuelle Befindlichkeit abbildet, ist der Selbsterfahrungswert bei Spielen mit der Stimme hoch. Es gilt deshalb, achtsam zu sein beim Anhören von Tonaufnahmen. Die eigene Stimme wirkt ab Tonträger verzerrt. Insbesondere jüngere Kinder, welche dieses Phänomen noch nicht kennen, erschrecken, wenn sie sich selbst hören. Sie werden in ihrer Selbstwahrnehmung verunsichert und unter Umständen kann sogar ein Selbstentfremdungseffekt ausgelöst werden, der dem therapeutischen Anliegen diametral entgegenläuft. Bei älteren Kindern und Jugendlichen hingegen kann es motivierend und selbstverstärkend wirken, wenn mit Mikrophoneffekten experimentiert und Aufnahmen gemacht werden.

Die Stimme ist auch für die Therapeutin ein unschätzbares Medium. Sie lässt sich vielfältigst modulieren und ist deshalb besonders geeignet, dem Kind unmittelbar Resonanz zu geben. Wenn das „richtige" Instrument fehlt, am andern Ende des Raums steht oder nicht gestimmt ist, steht die Stimme jederzeit zur Verfügung. Dort, wo das logisch-rationale Wort untergeht oder nicht ankommt, findet die gesungene Botschaft oder das Situationslied Gehör. In Situationen, in denen das Kind in seinen Klängen zu ertrinken droht, kann die Stimme der Therapeutin Halt geben und zurück in die Realität führen.

4.3.2 Körperperkussion

Körperperkussion entsteht durch bewusste Bewegungen, um körpereigene Geräusche zu erzeugen wie schnalzen, pfeifen, schnipsen, klatschen oder auf Körperteile klopfen. Sie findet in den äusseren Bereichen des Körpers statt und besteht primär aus der Verbindung von Klang (Geräusch) und Rhythmus. Während der stimmliche

---

[12] Beispiele zu Stimmarbeit siehe S. 206f.

Ausdruck die Erfahrung „Ich bin meine Stimme, höre und zeige mich“ fokussiert, liegt das Erlebnis bei der Körperperkussion etwas mehr beim Tun „Ich bewege mich, spiele mit meinem Körper, höre und spüre mich.“

Das lustvolle Spiel mit den Körperinstrumenten ist gleichzeitig Körperwahrnehmung, Bewegung und Musik. Im spielerischen Entdecken und Ausprobieren, welche Töne und Geräusche man dem Körper entlocken kann, wird eine Sensibilisierung für die Empfindungen des eigenen Körpers bewirkt und Raum für die Erprobung der eigenen Bewegungsvielfalt geschaffen.

Jüngere Kinder bis zum Grundschulalter sind in der Regel empfänglich für Spiele mit Körperperkussion und sehr erfinderisch im Entdecken von immer neuen Variationen, dem Körper Geräusche zu entlocken. Für ältere Kinder und Jugendliche empfiehlt es sich, sie mit Trommelimprovisationen (Trommelschläge, Klatschen, Schnipsen in bestimmter rhythmischer Abfolge) oder als Begleitung von rhythmischer Musik ab Tonträger zu verbinden, damit sie nicht als kleinkindhaft abgewertet werden müssen.

4.4 Die Komponenten der Musik

Neben den Musikinstrumenten und dem Körper ist auch die Musik an sich Spielmedium. Als „immaterieller Spielgegenstand“ (Oerter, 1999, S. 85) lässt sie sich nuancenreich modulieren und ist deshalb besonders geeignet, prozesshafte Entwicklungen abzubilden.

Sie ist ein flexibles Anwendungs- und Wirkungsgefüge, dessen Komplexität verschiedentlich durch Zerlegung in Teilaspekte zu erfassen gesucht wird. Es kommen dafür Begrifflichkeiten wie Bausteine (Decker-Voigt, 2000), Parameter (Renz, 1996; Bunt, 1998) oder Elemente (Smeijsters, 1999) zur Anwendung. Hegi (1986, 1998) spricht in diesem Zusammenhang von den fünf Komponenten der Musik: Klang, Rhythmus, Melodie, Dynamik und Form, welche in ihrem spezifischen Zusammenwirken den jeweiligen Charakter der Musik prägen. Ergänzend wird im Rahmen dieser Arbeit als weitere Komponente die Stille hinzugefügt.

Kinder spielen, bildlich ausgedrückt, mit den Komponenten wie mit verschieden farbigen Bausteinen. Sie verwandeln sie in Figuren, Waffen, jonglieren mit ihnen. Bauwerke werden errichtet und wieder zum Einsturz gebracht. Manchmal werden alle Farben einbezogen, hin und wieder einzelne bevorzugt. Wie beim Spiel mit den Bausteinen das Bauwerk oder der Spielprozess mehr umfassen als die Summe der Bausteine, so sind auch die Musik und der musikalische Gestaltungsprozess im Sinn der gestaltpsychologischen Erkenntnis mehr als die Summe ihrer Komponenten (vgl. Hegi, 1998; Hegi-Portmann, Lutz Hochreutener & Rüdisüli-Voerkel, 2006, S. 23ff.). Dennoch ist es sinnvoll, die Wirkungsbereiche der einzelnen Komponenten differenziert zu betrachten. Eine solche Herangehensweise erleichtert es, einerseits die therapierelevante Aussage der Musik besser zu verstehen sowie andererseits die therapeutisch musikalischen Interventionen indikationsspezifisch zu gestalten.

4.4.1 Klang

Klang ist die Seele der Musik. Er ist Schwingung und daher nicht notierbar wie ein Rhythmus oder eine Melodie. Er ist vom Moment seiner Entstehung an prozesshaft in Veränderung. Mit seinen Eigenschaften durchwirkt und belebt er die anderen Komponenten. Durch Lauschen auf den Klang einer Musik kann die Gefühlslage des Menschen aufgespürt werden. Während sprachlich meist nur eine metaphorische Annäherung an Gefühlsqualitäten gelingt, können sie durch Klänge nuancenreich und unmittelbar erfahrbar werden (vgl. Hegi, 1996, S. 176f.).

Diese Qualität ist in der Arbeit mit Kindern von grossem Wert, da diese in der Regel eher selten über Gefühle sprechen. Insbesondere sogenannt negative und tabuisierte Gefühle wie Trauer, Wut oder Eifersucht können so erhört, erspürt und – ebenfalls mit Klängen – beantwortet werden, ohne dass das Kind sie benennen muss.

Kinder sind erfinderisch im Erzeugen von Klängen. Sie gehen voller Neugier auf die Instrumente zu und probieren unkompliziert aus, wie sie zum Klingen gebracht werden können. Der Zufall verhilft dabei oft zu Klangqualitäten, welche auch für die Therapeutin unerwartet und neu sind. Es ist verblüffend, mit welcher Treffsicherheit damit Gefühlsaspekte hörbar gemacht werden.

Tommy, 7 Jahre, hat das Monochord schon in vielen Variationen zum Klingen gebracht: Er streicht über die Saiten, zupft sie, reibt mit einem Finger darüber, trommelt sacht mit den Händen auf das Holz und die Saiten, spielt mit Glockenspielschlägeln, ruft ins Schallloch hinein – alles Klangerzeugungen, welche mir bekannt sind.

Heute entdeckt er eine Murmel und hat die Idee, sie auf Schienen laufen zu lassen. Er legt sie auf zwei Saiten, gibt ihr einen Schubs und lässt sie zum andern Ende des Instruments rollen. Dadurch entsteht eine neue Klangqualität: Ein leicht sirrender, seine Tonhöhe mit dem Rollweg verändernder Klang entsteht. Im anschliessenden Rollenspiel baut er den Klang ein, als das kleine Känguru unbedingt Skilift fahren will, was seine Mutter noch als zu gefährlich erachtet. Die Gefühlsqualitäten von Angst/Gefahr („Schafft es das Kleine allein?") und Trotz/Autonomiebestrebungen („Es lässt nicht locker") werden durch den unangenehm hohen, Spannung erzeugenden Klang gut versinnbildlicht. Visuell wird das Ganze unterstützt durch die Unsicherheit, ob die Kugel auf den „Schienen" bleibt oder abstürzt, was wiederum als Klang, einem harten Aufprall, hörbar wird. Entspannung wird deutlich, wenn die Kugel auf ihrem Weg bleibt und gegen Schluss langsam das Tempo verlangsamt, wodurch sich der Klang von unangenehm hoch zu ruhiger und tiefer verändert. Das kleine Känguru hat es am Skilift bis nach oben geschafft.

Im musiktherapeutischen Verständnis umfasst die Komponente Klang die ganze Palette klingenden Ausdrucks vom Geräusch über den Wohlklang bis zum Missklang. Unwillkürliche Geräusche und Stimmäusserungen wie Zähneknirschen oder Stöhnen werden ebenso einbezogen wie die achtsam gestrichenen warmen Klänge eines Cellos oder der ätzende Tritonus zweier Blockflöten. Auf dem gleichen Instrument können je nach Spielweise verschiedenste Qualitäten ausgedrückt werden. Die verschiedenen Klangqualitäten stehen gleichwertig nebeneinander und werden in der Musiktherapie mit folgenden Begrifflichkeiten benannt: Konsonanz, Dissonanz, Desonanz, Resonanz (Hegi, 1986, 1998):

Konsonanzen sind harmonische Akkorde, bei denen der Grundton mit primär mitklingenden Intervallen der Obertonreihe (Oktave, Quinte, Quarte, Terz, grosse Sekund) zusammen schwingt. Wohltuende Konsonanzen können das Gefühl von Aufgehobensein vermitteln. Es lässt sich beobachten, dass beispielsweise Kinder mit traumatischen Erfahrungen zuerst harmonische Klänge suchen und sich am liebsten ganz darin einhüllen möchten, als könnten diese sie vor all dem Verwirrenden und Verletzenden des Lebens beschützen. Erst ein solch (nach)nährender Boden ermöglicht es, disharmonische, dissonante Klänge zuzulassen.

Dissonanzen sind Zusammenklänge, die der Mensch als reibend, vielleicht sogar als schmerzvoll erlebt. Kinder haben im Allgemeinen einen unkomplizierten Zugang zu ihnen. Sie erschrecken nicht so schnell, wenn sich zwei Klänge reiben, sondern empfinden die Disharmonie als lustvolles Experimentierfeld, in welchem Spannungen ausgedrückt und Grenzen getestet werden können. Die Faszination oder die Angst vor dem Wüsten, Hässlichen und vielleicht sogar dem Bösen bekommt hier eine (erlaubte) Gestalt. Der flüchtige und prozesshafte Charakter des Klangs hilft, dass das Kind sie jederzeit verändern oder sogar verschwinden lassen kann und in der erlösenden Harmonie Zuflucht findet – bis diese zu eng wird und es von Neuem einen Ausflug in die spannende, spannungsvolle Welt der Dissonanzen oder sogar der Desonanzen wagen will.

In der *Desonanz* wird die Dissonanz übersteigert, der Klang wird zum Chaos und ist nur noch als undifferenzierbarer „akustischer Brei" wahrnehmbar. Handelt es sich bei der Dissonanz noch um das spannungsvolle Beziehungsgeschehen zwischen zwei Klängen, so kommt es bei der Desonanz zum beziehungslosen Nebeneinander. Die Desonanz ist „die Zerstreuung von Obertonspektren, das ziellose oder exzentrische Durcheinander von Sonanzen und Dissonanzen bis zum Geräusch, Lärm und Krach" (Hegi, 1998, S. 65). Kinder sind Meister im Erzeugen von Desonanzen. Genauso lustvoll wie es sich mit Matsch und Dreck schmieren lässt, können akustisch undifferenzierbare Geräusche und „Krach" gemacht werden. Zu Desonanzen kommt es häufig in Gruppenimprovisationen, bei denen jedes Kind für sich spielt und (noch) nicht auf die andern hört. Die verschiedensten Klangqualitäten stehen unbezogen nebeneinander und durchmischen sich. Wenn sich Desonanz zu einem fliessenden Geräuschpegel entwickelt, kann es atmosphärisch zu einem Miteinander im Nebeneinander kommen, in welchem sich mitschwimmen lässt.

Resonanz[13] schliesslich umfasst alles, was gleichermassen wie eine Antwort zurückklingt, wenn ein (Klang-)Körper in Schwingung versetzt wird. Ein äusserst beliebtes Spiel ist hier das Experimentieren mit Echowirkungen. Mit der Stimme werden Töne in ein Instrument wie das Monochord oder eine akkordisch gestimmte Gitarre gesungen. Trifft man die Tonhöhe, beginnt das Instrument zu klingen und wirft ein Echo zurück. Manchmal geben auch nicht benutzte Instrumente Resonanz, wenn sie ohne Absicht durch die Vibrationen des Spiels zu schwingen beginnen. Solche Momente haben eine zauberhafte Wirkung. Die Spielerin bekommt wie als Geschenk eine Rückmeldung.

[13] Im übertragenen Sinn werden auch Phänomene der therapeutischen Beziehung mit Resonanz bezeichnet, siehe S. 103ff.

Alex, 14 Jahre, hat vor kurzem seinen Vater verloren. Er erzählt mir über ihn, dass er rhythmische Musik aus Afrika geliebt habe. Im Gedenken an ihn trommeln wir gemeinsam. Alex legt seine ganze Kraft in das Spiel. Nach unserem letzten Schlag hören wir, wie der Gong leise nachklingt. Zutiefst berührt von dieser Antwort kann er zum ersten Mal richtig weinen und seine Trauer zulassen.

4.4.2 Rhythmus

Rhythmus ist die Grundlage jeglicher Existenz. Er ist Ausdruck und Sinnbild für Leben (Hegi, 1986, 1998). Auf allen Stufen des Lebendigen wirkt Gegensätzliches aufeinander. Der Raum dazwischen ist von intensivem Leben erfüllt. In der Spannung zwischen den Polen, im miteinander Ringen und sich Ergänzen, wird die bewegende Kraft des Daseins erlebbar (vgl. Flatischler, 1984, S. 47; Frohne-Hagemann, 2001, S. 20ff.). Diese Lebensbewegung fliesst nicht ununterbrochen in gleicher Stärke fort, sondern muss sich in kürzeren oder längeren Abständen immer wieder erneuern. Dadurch entsteht eine Gliederung, welche in ihrer Gestalt für jedes Lebewesen eine besondere ist. Feudel (1974, S. 26) spricht in diesem Zusammenhang von Rhythmus, welcher in der Natur innerhalb der unermesslichen Vielfalt von Spannungsfeldern und Polaritäten eine Ordnung zu schaffen vermag, in der Pflanzen und Tiere eingebettet sind „[...] und an der auch der Mensch teilhat: als Geschöpf von ihr getragen, als Mitschöpfer zu eigenen Antworten befähigt."

Rhythmus prägt also auch die menschliche Existenz wesentlich: Wie alles Lebendige bewegt sich der Mensch in wiederkehrenden Zyklen von Kommen und Gehen, von Werden und Vergehen. Einerseits ist er in Rhythmen von Kosmos und Natur eingebunden und darf auf das innere rhythmische Wissen seines Organismus vertrauen. Andererseits ist er tagtäglich herausgefordert, zwischen inneren und äusseren sowie physischen und psychischen Polaritäten bewusst einen rhythmischen Ausgleich zu schaffen.

Auch Kinder werden damit konfrontiert: Spiel und Pflicht, Freizeit und Schule, Stärke und Schwäche, Anpassung und freie Entfaltung, Gehorsam und eigener Wille sind Beispiele solch polarer Spannungsfelder. Im besten Fall schafft es das Kind, in diesen Spannungsfeldern im dialogischen Sinn einen rhythmischen Ausgleich zu finden und sich kontinuierlich weiterzuentwickeln.

Wenn aber Schicksalsschläge und organische oder milieubedingte ungünstige Faktoren zusammentreffen, ist das Kind überfordert. Als ein häufig auftretendes Beispiel seien hier Kinder erwähnt, welche durch Migration ihre familiären und kulturellen Bezüge und damit ihren vertrauten Lebensrhythmus verlieren. Ebenso schwierig haben es diejenigen Kinder, welche von den Leistungsnormen des Schulsystems über- oder unterfordert sind. Ihr Rhythmus ist nicht kompatibel mit demjenigen der Institution Schule. Bei beiden Gruppen sind dauerhafte erhöhte Spannungszustände die Folge, welche zu gravierenden psychischen und/oder somatischen Störungen führen können.

Ein wichtiger, lebensstärkender Faktor sind hinreichend gute Rhythmuserfahrungen in Embryonalzeit und früher Kindheit. Im besten Fall haben sie die Qualität eines verlässlichen Kontinuums, in welchem sich der werdende Mensch aufgehoben und sicher fühlen kann (Loos, 1986b; Liedloff, 1990; Decker-Voigt, 2000; Nöcker-Ribaupierre, 2005). Sie bilden die Grundlage, auf der er langsam aus der Einheit in die Dualität des Lebens hineinwächst. Denn erst die erfahrene Gewissheit, dass alles Sein rhythmischen Gesetzmässigkeiten unterliegt, schafft die Motivation, sich dem Leben mit seinen Polaritäten zu stellen. „Das immer Wiederkehrende vermittelt Sicherheit im Ich und Orientierung. Es hilft dem Ich, zu stehen und zu verstehen. Überfällige Absicherungen können im Vertrauen auf zyklische Gesetzmässigkeiten losgelassen werden“ (Renz, 1996, S. 199).

Biographische Defizite in diesen frühen Rhythmuserfahrungen (emotionale Verwahrlosung, plötzliche Beziehungsabbrüche oder andere Schicksalsschläge, welche den Lebensrhythmus von Grund auf verändern, sowie organisch bedingte Störungen der räumlichen Orientierung und des Erfassens von Zeiteinheiten) sind bei Kindern meistens sichtbar in ihrer Art, wie sie im Alltag zurecht kommen und welches Lebensgefühl sie ausstrahlen.

Nach musiktherapeutischen Erkenntnissen spiegeln sich solche Schwierigkeiten in der rhythmischen Gestaltung einer improvisierten Musik. „Die Komponente Rhythmus korreliert musiktherapeutisch mit allen Störungen des Zeitempfindens, der Aufteilung, Einteilung, Planung, Strukturierung, Ritualisierung, kurz: der Bewältigung des täglichen Lebens, der Realität“ (Hegi, 1996, S. 177). Es kann sich in immer wieder abbrechenden oder in gehetzten, ruhelosen Rhythmen zeigen. Manchmal wird es auch als zwanghaft wirkendes Hämmern eines Rhythmusmotivs, als Fehlen jeglicher rhythmischer Struktur oder als sofortige Anpassung an andere Rhythmen hörbar.

Interventionen mit elementaren musikalischen Rhythmen haben das Potential korrigierende und stärkende Basiserfahrungen zu ermöglichen. Eine einfache Trommelpulsation beispielsweise kann einen sicheren (Rhythmus)Boden schaffen, auf dem sich komplexere Rhythmen oder Melodien, symbolisch für Lebensspuren und -wege, entfalten können.

Jimmy, 17 Jahre, schwere frühe Bindungsstörung. Er hat Mühe, seinen Alltag konstruktiv zu organisieren sowie Schwierigkeiten mit Nähe und Distanz im Kontakt.

Jimmy trommelt für sein Leben, fliegende, komplizierte Rhythmen, wirkt wie besessen davon. „Sie geben mir das Feeling.“, ist alles, was er dazu sagen kann. Reden will er nicht, Therapie brauche er nicht – aber „spielen“ ja.

Ich beschränke mich aufs Mitspielen und Da-Sein, meistens zuerst auf einer Conga, dann mit der Kesselpauke den rhythmischen Boden gebend. Anfänglich will er, dass ich „mitfege“, es sei langweilig, was ich spiele. Mit der Zeit wird es ihm aber wichtiger, dass ich spiele, nicht wie ich spiele. Mir selbst fällt es oft schwer, die rhythmische Pulsation bei ihm zu finden, es gibt so viele Tempoänderungen – ich versuche einfach, irgendwie mitzugehen.

An einem Abend entsteht eine spezielle Atmosphäre im Raum. Ich fühle mich wie in einem Nebel, aber trotzdem klar. Aus dieser Stimmung heraus beginne ich zu meinem Pulsspiel zu summen. So spielen wir sicher eine halbe Stunde. Dem Jugendlichen rinnen Tränen lautlos übers Gesicht und er trommelt und trommelt – mit der Zeit leiser und langsamer, zum Schluss ist für eine kleine Ewigkeit nur mein Pulsschlag zu hören.

Entwicklungspsychologisch gesehen sind in dieser Therapie durch das Zusammenwirken des Pulsrhythmus und dem Klang meiner Stimme Szenen entstanden, die immer weiter zurückdatiert werden können: gemeinsam spielen – zuerst miteinander, dann er allein von mir mit einer Pulsation begleitet – bis hin zu meinem Für-Spiel, das ich in die Embryonalzeit einordnen würde. Die entstandene atmosphärische Dichte, die Auflösung des Zeitgefühls liessen mich in der Reflexion aber an mehr als nur ein Wiedererleben der realen Embryonalerfahrung denken: an das Ozeanische, am Urgrund angeschlossene Gefühl, das über den Mutterbauch hinausgeht – letztlich hinein in einen transpersonalen Bereich.

Jimmy wünscht sich von da an während vieler Wochen jedes Mal, dass ich Pulsation spielen solle. Er trommelt dazu, probiert hin und wieder auch, auf dem Xylophon eine Melodie dazu zu improvisieren. Seine Musik wird zunehmend strukturierter und besser fassbar. Parallel dazu möchte er erstmals über seine leibliche Mutter reden, welche er seit seinem 3. Lebensjahr nicht mehr gesehen hat.

In Zusammenarbeit mit einem Sozialpädagogen, dem Arzt und der Sozialarbeiterin wird sorgfältig eine Begegnung mit ihr arrangiert. Das Wechselbad der Gefühle, die damit einhergehen, spiegelt sich in seiner Musik. Sie variiert von Tonlosigkeit über ziemlich strukturierte Sequenzen bis hin zu chaotischen oder gar zerstörerisch anmutenden Rhythmusimprovisationen. Nach dem enttäuschend verlaufenen Treffen fällt er in eine schwere Depression. In dieser Phase schafft er den Weg in die Therapie nicht immer, ich muss ihn oft im Freien suchen.

Im Raum angekommen schweigen wir viel gemeinsam oder ich spiele eine leise Pulsation für ihn. Ob er sie überhaupt wahrnimmt? In diesen schweren, manchmal fast lähmenden Stunden gibt es auch hin und wieder unvermittelte heftige Eruptionen, in denen er auf die ganze Welt flucht und mich anschreit, ich solle still sein, um mich aber im nächsten Moment wieder zu bitten, ja nicht aufzuhören. Eines Tages schiebe ich ihm intuitiv die Kesselpauke hinüber. „Jetzt bist du dran. Spiel du den Puls, der für dich im Tempo stimmt.“ Er wirkt überrumpelt und beginnt, ohne Nachzudenken oder etwas zu erwidern, reflexartig eine Pulsation zu spielen. Nach einer Weile komme ich ganz leise dazu. Nach langem Spiel verabschiedet er sich mit den Worten: „Das war gut.“

Die Erfahrung mit dem Puls scheint es ihm ermöglicht zu haben, sich real mit seiner Vergangenheit auseinanderzusetzen. Das daraus resultierende enttäuschende Treffen mit seiner leiblichen Mutter wirft ihn in eine schwere Depression. Wie so oft bei Jugendlichen kann und/oder will er seine Gefühle diesbezüglich verbal nicht ausdrücken. Der Beziehungsfaden zu mir bleibt aber erhalten, sei es im gemeinsamen Schweigen oder in der Pulsation. Trotz dieser therapeutisch auf den ersten Blick ineffektiven Phase scheint sich innerlich vieles bewegt zu haben. Vielleicht habe ich das intuitiv gespürt? Jedenfalls kann er meine Anregung, selbst den Puls zu spielen, aufnehmen. Progression findet statt, er kann sich das, was ihm das Leben vorenthalten hat, nun Schritt um Schritt selbst geben.

Von jetzt an „übt“ er von sich aus Pulsation, was ihm gar nicht leicht fällt. Er kann das Tempo nicht halten oder es wird ihm langweilig; manchmal macht es ihn auch traurig oder wütend. Und doch wünscht er diese Spielform immer wieder. Nur noch selten muss ich den Grundrhythmus übernehmen. Allmählich entwickeln sich Trommelgespräche, in denen die Pulsation unhörbar schwingt, wir beide aber wechselweise wie Frage und Antwort spontan entstehende Rhythmen trommeln. Jimmy wird schrittweise wieder aktiver und interessierter am Leben. Er verwirklicht einen lang gehegten Traum und gründet mit zwei Kollegen eine Rhythmusband.

Er hat die Pulserfahrung integriert und nun genügend innere Sicherheit, in einen Rhythmusdialog und ins Zusammenspiel zu kommen. Das heisst im übertragenen Sinn, dass er die Fähigkeit entwickelt, sich auf ein Gegenüber einzulassen, ohne sich selbst zu verlieren.

Wie in Jimmys Therapiegeschichte ersichtlich, wirkt die Komponente Rhythmus sowohl ordnend und Halt gebend als auch vitalisierend. Die zentrierende Kraft der Pulsation, das immer Wiederkehrende, vermittelt ihm das Gefühl, lebendig zu sein – in der ersten Therapiephase, zwar noch geprägt von Unruhe und Beziehungslosigkeit, nach der Integration der Pulsation aber beziehungsstiftend und die Freiheit schöpferischer Gestaltung ermöglichend. Er erlebt Rhythmus als Urenergie, die ihn bewegt, verführt, mitreisst „ [...] und ihn durch alle Widerstände hindurch ins Leben lockt" (Renz, 1996, S. 200).

Kinder sprechen in der Regel sehr auf Rhythmus an. All die verschiedenen Trommeln, die Rasseln und die Kleinperkussion verlocken mit ihren vielfältigen Möglichkeiten zum Spielen. Die Erfahrung, mit einem solchen Instrument einmal „den Rhythmus angeben zu können" und nicht wie sonst im Leben den Regeln und Vorstellungen der Erwachsenen folgen zu müssen, ist für viele eine einzigartige Erfahrung, welche sich schon sehr schnell in einem neuen Selbstbewusstsein manifestiert.

4.4.3 Melodie

Eine Melodie entsteht, wenn sich das zeitgestaltende Prinzip Rhythmus mit dem Schwingungsraum Klang verbindet (vgl. Hegi, 1998, S. 171). Sie ist geprägt durch die Betonung der wichtigen Töne, die auf- und abwärts strebende Bewegungen der Tonfolgen sowie durch die Intervallsprünge. Diese spezifische Ausgestaltung gibt jeder Melodie ihre besondere Aussagekraft. Wenn man sie wie eine Sprache hört und sich in diesem Sinn von ihr berühren lässt, kann man etwas über die innere Bewegung und den Ausdruckswillen der Spielerin erfahren: Eine ruhige, pentatonische Melodie beispielsweise drückt etwas anderes aus als eine aufwärtsstrebende, quartbestimmte Tonfolge. Die erste erzählt vielleicht über eine spannungsfreie, zufriedene Befindlichkeit: „Ich fahre mit meinem Boot in der Abenddämmerung über den ruhigen See". Die zweite lässt eher an wache Präsenz und Lust zu Aktivität denken: „Ich werde von einem Fanfarensignal geweckt und mache mich sogleich auf den Weg". Offensichtlich wird dies bei Liedern, wo im Liedtext die in der Melodie atmosphärisch zum Ausdruck gebrachte Geschichte in Worte gefasst wird.

In der Arbeit mit Kindern nimmt das Spielen mit den Komponenten Klang und Rhythmus grossen Raum ein. Hier wird lustvoll, jenseits von Richtig und Falsch, auf elementarer Ebene experimentiert. Entsteht dabei „zufällig“ eine Melodie, bewirkt es ein Aufhorchen. Die Aufmerksamkeit richtet sich vom reinen Spielen auch aufs Hinhören: „Was spiele ich da – was spielt meine Partnerin?“ „Das gefällt mir – kann ich das Gleiche vielleicht sogar wiederholen?“ „Erinnert es mich an etwas?“ Damit tauchen im Kind auch Kategorien wie „So ist es richtig“ oder „Das stimmt nicht“ auf. Dies kann Suchprozesse auslösen, die das Kind in Ausdauer und Intensität über sich hinauswachsen lassen. Es ringt um die „richtigen“ Töne – wenn sie gefunden sind, wird Selbstbewusstsein spürbar: „Ich habe meine eigene, im Moment stimmige Melodie komponiert“ oder „Ich habe die richtigen Töne einer mir bekannten Melodie gefunden.“ Analog dazu wird oft beobachtet, dass es beginnt, eine eigene Meinung zu bilden und sie nach aussen zu vertreten.

Die Thematik von „Richtig“ und „Falsch“ kann aber auch einen inneren Druck erzeugen und dazu führen, dass das Kind Melodien vermeidet. Übergrosse Leistungsanforderungen und/oder Misserfolgsspiralen im Alltag können sich darin spiegeln. Ein weiterer Grund für das weitgehende Fehlen von Melodien kann darin liegen, dass das Kind Themen mitbringt, welche es (noch) nicht mitteilen kann. Das leistungsfreie Spielen mit Klang und Rhythmus ist in diesem Fall als Basiserfahrung zu unterstützen, damit Sicherheit und Vertrauen wachsen können. Der Situation angepasst kann die Therapeutin begleitend oder stellvertretend die Komponente Melodie einbringen. Wenn dann irgendwann auch vom Kind her eine Melodie „zufällig“ aus dem Meer von Klängen und Rhythmen auftaucht, gibt die Therapeutin mit der gleichen oder einer ähnlich klingenden Tonfolge Resonanz und versucht so, die melodiöse Botschaft zu verstärken. Dadurch wird diese bewusstseinsnäher und kann vom Kind wiederholt und integriert werden.

Die 6 Jahre alte Ronja und ich sitzen beim grossen Kürbis mit den Maiskörnern und wühlen beide darin. Hin und wieder berühren sich unsere Hände zufällig. Es herrscht eine heitere, lustvolle Stimmung. Ronja beginnt unbewusst zu summen, zunächst irgendwelche Töne. Daraus entwickelt sich eine kleine Melodie in 6/8-Rhythmus, die aber auch gleich wieder verschwindet. Ich nehme sie leise summend nochmals auf, Ronja fällt mit ihrer Stimme ein, die Aufmerksamkeit ist aber immer noch ganz beim Wühlen im Mais. Mir scheint, „Es summt“ und nicht „Sie summt“. Neben mir liegt zufälligerweise die Bambusflöte. Ich spiele auf ihr die Melodie mit. Jetzt horcht sie auf, summt lauter, singt sogar mit Vokalen mit. Dann steht sie auf, holt spontan die Tierpuppe Mama Känguru mit ihrem Kleinen im Beutel und inszeniert ein Rollenspiel, in dem es um getragen werden und sich im Beutel sicher und geschützt fühlen geht.

Mit meiner Intervention, die Melodie aufzunehmen und zu verstärken, nehme ich ihre Aussage, die atmosphärisch Zufriedenheit ausdrückt, auf. Jetzt singt sie bewusst mit und inszeniert kurz darauf spontan ein Rollenspiel. Sie teilt so über die Handlungsebene mit, welche Thematik bei ihr angerührt worden ist und macht damit einen Schritt in Richtung Integration. Die Melodie taucht von da an immer auf, wenn das kleine Känguru ins Spiel kommt. Im Verlauf des Prozesses bekommt sie einen Text unterlegt und wird zum Lied.

4.4.4 Dynamik

Die Komponente Dynamik belebt die andern Komponenten durch Bewegungen der Stärke, der Dichte, der Spannung, der Energie und durch Pausen. Man kann zwischen verschiedenen dynamischen Bewegungen unterscheiden: Tempovariationen von schnell bis langsam und Lautstärkeabstufungen von laut bis leise. Dazu kommen als Kombinationen die dynamischen Entsprechungen („laut und schnell", „leise und langsam") sowie die dynamischen Spannungen („laut, aber langsam", „leise, aber schnell"). Erstere kommen erfahrungsgemäss häufiger vor und sind auch leichter zu spielen (vgl. Hegi, 1986, S. 126ff.).

Kinder lieben das Spiel mit der Dynamik. Das musiktherapeutische Instrumentarium und die Improvisation bieten dafür ein ideales Experimentierfeld, in welchem Grenzen ausgetestet werden können: „Wie laut und wie schnell, wie langsam und wie leise kann ich spielen?", „Wie lang kann eine Pause sein?", „Wie viel ertragen die Instrumente?", „Wo liegen die Grenzen der Mitspieler?" Musiktherapeutisch gesehen bildet die dynamische Gestaltung einer Musik die innere Dynamik des Spielers ab. Das Kind testet also nicht nur Grenzen aus, sondern teilt damit auch etwas mit über seine innere Bewegung und Spannkraft sowie seine Art, Wünsche in den Raum zu stellen oder seinen Willen durchzusetzen.

In Kindertherapien tritt die Entsprechung „laut und schnell" weitaus am häufigsten auf. Die Lust auf „noch lauter und noch schneller" deckt sich mit dem Bedürfnis des Kindes, seine Kraft bis an die Grenzen auszuprobieren, ja diese sogar zu sprengen. Viel Zurückgehaltenes, viel Schmerz und Wut, aber auch Sehnsüchte nach „einmal der Stärkste, die Schnellste zu sein" oder einfach „einmal auszubrechen" nehmen sich so eruptiv Raum. Welche Befriedigung, wenn nach einer solchen Musik der ganze Körper vibriert und die Instrumente in der Stille nachhallen.

Auch die andere Seite, das Leise und/oder Langsame kann höchste Intensität bedeuten:

Die 11-jährige Antje ist ein scheues, sensibles Kind, das sich bemüht, es allen recht zu machen. Sie meidet Konfrontationen oder Situationen, in denen sie sich ins Zentrum stellen oder etwas allein entscheiden muss. Analog dazu weicht sie in der Therapie allem Lauten und Dissonanten aus. Ihre Töne kommen vereinzelt, es gibt lange Pausen dazwischen und wenn sie spielt, ist es immer sehr leise.

Nach einer ersten Phase des Vertrauensaufbaus wächst langsam meine Idee, über die Improvisation und speziell durch dynamisch geprägte Anregungen ihre Ausdruckskraft zu stärken und zu erweitern. Ich bin der Überzeugung, dass sich parallel dazu auch ihr Selbstbewusstsein verbessern würde. Zu meinem Erstaunen muss ich aber bald realisieren, dass weder durch behutsame musikalisch-dynamische Impulse noch über Spielregeln wie beispielsweise „von leise zu laut und wieder zurück zu leise" eine Entwicklung in Gang kommt. Im Gegenteil wird sie so leise, dass es mir nicht mehr möglich ist, ebenso leise zu spielen wie sie. In meiner Gegenübertragung erlebe ich mich als laut und unsensibel. Ihre Zurückhaltung wird zu Macht, Gefühle von Ärger tauchen auf.

In der Supervision realisiere ich, dass ich ihr Leise-Sein vor allem von der defizitären Seite her und viel zu wenig auch als Qualität wahrgenommen habe. Diese Erkenntnis bewirkt, dass es mir leichter fällt, still zu sein, ihr einfach zuzuhören oder mitzuspielen, ohne eine Veränderung ihrer Dynamik anzustreben. Dabei entdecke ich, wie viele Facetten es in ihrem leisen Spiel gibt. Manchmal kommt es mir vor, als ob wir im Meer tauchen und viele verschiedenfarbige Fische und Wasserpflanzen beobachten würden. Je mehr ich das Leise zu schätzen beginne und mich ohne Vorbehalt darauf einlassen kann, desto kreativer kann sie werden. Sie malt Bilder in zarten Farben zu ihrer Musik und dichtet neue Liedstrophen zu bekannten Liedmelodien.

Nun kommt es allmählich auch zu lauteren, bzw. weniger leisen Improvisationen. Neckische und aufmüpfige Aspekte werden hör- und spürbar. Von den Eltern erfahre ich, dass sie sich zu Hause jetzt lautstark Raum nehme und mit der Schwester viel streite. Sie vertrete neuerdings selbstbewusst ihre Meinung und mache auch ausserhalb des familiären Milieus grosse Entwicklungsschritte.

Die Entwicklung von Antje führte mir deutlich vor Augen, wie vereinfachende Zuordnungen (lauter = selbstbewusster), die Entwicklung des Kindes einschränken oder sogar verhindern können. Gerade bei der Komponente Dynamik sind Einschätzungen und Wahrnehmungen sehr unterschiedlich und die Versuchung ist gross, auf die Quantität anstatt auf die Qualität zu achten.

4.4.5 Form

Die Komponente Form ist das Gefäss, das die andern Komponenten umfasst und durch das die entstehende Musik als Gesamtgestalt wahrnehmbar wird. Sie setzt sich mit den Grenzen und der Freiheit musikalischer Prozesse auseinander. Der Begriff Form wird gerne mit etwas Abgeschlossenem, Festem assoziiert, doch lehrt das Leben, dass gerade Formen den Gesetzmässigkeiten von Werden und Vergehen folgen und in ihrem Wesen wandelbar sind. Auch für unveränderlich gehaltene, erstarrte Formen, zerbrechen irgendwann oder werden durch die Kraft des Lebens von innen her gesprengt. Selbst Berge bleiben nicht ewig gleich, geschweige denn Traditionen, die sich der Mensch geschaffen hat.

Formwandlung bedeutet Auflösung und wieder neue Gestaltung. Es ist ein Prozess zwischen Chaos und Ordnung. In der komponierten Musik bewegt sich dieser Prozess näher bei der Ordnungsseite, in der Improvisation ist die Bewegung grossräumiger und die Chaosseite explizit mit einbezogen. Insbesondere in der freien Musik mit Kindern ist dies gut zu beobachten. Sie haben in der Regel einen schnelleren Zugang zum Experimentieren mit den Komponenten als Erwachsene; sie sind weniger belastet von vorgegebenen Ordnungsvorstellungen und können sich dem Fluss des musikalischen Gestaltens gut hingeben. Chaotische Sequenzen, in denen jeder etwas für sich spielt, sind für sie ebenso selbstverständlich dazugehörig wie das Schwingen in einem gemeinsamen Rhythmus. Hegi (1998, S. 266) hat diesen Prozess sehr schön beschrieben: „Töne als Einfälle geraten zuerst in ein spielerisches Chaos, in ein Durcheinander und Ineinander von Klängen, Rhythmen und Melodien, in ein dynamisches und ungestimmtes Sich-Ereignen [...] Aber daraus heraus tönt die Ordnung der Obertonklänge und der Lebensrhythmen und beginnt Musik zu formen, Musik, die in die Nähe von Strukturen und Harmonien rückt, Musik, die emotional erfassbar wird.“

Als dritte Grösse zu Chaos und Ordnung tritt der Zufall. Er ist die Kraft des Moments, „antreibende Selbstverständlichkeit“ (Hegi, 1986, S. 144), welche Unerwartetes in die Dynamik der beiden Pole hineinbringt: der spontane musikalische Einfall eines Kindes während einer zähflüssigen, schweren Improvisation so laut auf die Pauke zu hauen, dass der Rainmaker zufällig von alleine zu Rauschen beginnt, alle zum Lachen bringt und nachher ein befreiendes und lustvolles Durcheinander von Tönen und Klängen ermöglicht; oder das Glockengeläute, welches zufällig in die Stille nach einer fetzigen Rhythmusimprovisation hineinklingt und zu einer besinnlichen Klangimprovisation verlockt, wie sie in der Gruppe noch nie entstehen konnte.

Musiktherapeutisch gesehen enthält die musikalische Auseinandersetzung mit der Komponente Form die folgenden beiden Fragen: „Wann braucht es Formen, Strukturen, Halt, Begrenzung?“ und „Wann braucht es Verwandlung, Auflösung, Befreiung, Überschreitung?“

Tina, 8 Jahre, hat nach einer traumatischen Erfahrung Ängste entwickelt. Alles Neue und Unbekannte ist für sie schwierig. Sie neigt dazu, Zwänge zu entwickeln.

In der Therapie spielt sie nur auf dem Xylophon, das ihr von der Musikschule her vertraut ist und nur die bekannte Melodiefolge von „Alle meine Entlein“ oder monoton gleichbleibend alle Xylophonstäbe treppauf – treppab.

Zunächst begleite ich sie leise mit einer Trommel, später – als ich den Eindruck habe, dass jetzt mehr Nähe möglich ist – wähle ich das Bassxylophon dazu und frage sie, ob sie mir ihre Melodien zeigen möchte. Jetzt spielen wir längere Zeit das Gleiche, einfach um eine Oktav versetzt. Als nächsten Schritt schlage ich vor, ob wir uns wechselweise mit Borduntönen begleiten sollen. Ich muss es ihr öfters vorzeigen, bis sie sich traut, es auch auszuprobieren. So geht es viele Wochen weiter, in denen wir – zunächst mit Hilfe strenger musikalischer Ordnungsgesetze (Harmonien in der Begleitung, synchrone Rhythmusbegleitung), die ihr Sicherheit vermitteln – schrittweise Formwandlungen ausprobieren. Nach langen Wochen wird es schliesslich möglich, dass wechselweise eine von uns einen ostinaten oder pulsierenden Boden spielt und die andere darüber frei improvisiert. Die Spielregel ist bei ihr in eine kleine Geschichte eingebaut: „Ein Vogel sitzt in seinem Nest. Er muss noch fliegen lernen. Eines Morgens spürt er, dass seine Flügel stark genug sind. Er sitzt auf dem Nestrand, bewegt sie und plötzlich merkt er, dass er sich in die Luft schwingt und fliegt: zuerst nur bis zum nächsten Baum, dann gleich wieder zurück zum Nest, dann aber immer weiter ...“ Parallel zu dieser Entwicklung werden zunehmend auch Rollenspiele möglich, in denen es inhaltlich zunächst um Hausbau, Kochen und Essen sowie das Pflegen von Verletzungen geht, später auch um dramatischere Inhalte wie das Überlisten des gefährlichen Krokodils.

Tina hat mit der Musik ihren engen Angst-Raum langsam erweitern können, sodass sie auch wieder zu symbolisieren beginnt und Rollenspiele entstehen können. Wie die Eltern berichten, zeigt sich auch zu Hause eine Entwicklung zu mehr Selbstsicherheit. Sie könne sich nun in einem andern Zimmer als die Mutter aufhalten und spiele auch wieder.

An diesem Beispiel zeigt sich im Kleinen wie in der Improvisation spielerisch Grenzen gesprengt werden und fixierte Gestalten schrittweise verwandelt werden können, ohne dass Angst die Spielerin überfluten muss. Dabei ist es wichtig, den

„Weg der kleinen Schritte“ zu gehen und das Tempo des Kindes aufzunehmen – auch wenn „Alle meine Entlein“ oder der immer gleich bleibende, stur wirkende Rhythmus fast nicht mehr auszuhalten sind.

4.4.6 Stille

Stille ist das „Grund legende“ Element, der Nährboden der Musik. Aus ihr wird Musik geboren, von ihr wird sie genährt, von ihr erhält sie ihre Spannkraft und dorthin kehrt sie zurück, wenn der letzte Ton verklingt (vgl. Dibelius, 1994). Sie ist substantieller Teil aller Komponenten: Stille ist Schwingungsraum wie der Klang; sie prägt Rhythmen als Zwischenräume zwischen den einzelnen Schlägen; sie gestaltet Melodien in Form von Pausen wesentlich mit; in der Dynamik bildet sie spannungsvolle und/oder erlösende Höhepunkte; ohne Stille vor und nach der Musik, ohne Pause in der Musik gäbe es keine musikalische Form (Hegi, 1986, 1998). Die Selbstverständlichkeit ihrer Dazugehörigkeit bewirkt, dass sie oft nur am Rande wahrgenommen wird. Musik wird vom Hörbaren her definiert, obwohl sie ohne Stille, als pausen- und endloses Tönen, letztlich nicht aushaltbar wäre.

Stille als Raum, zur Ruhe zu kommen, sich selbst zu spüren, das Gegenüber wahrzunehmen und Neues wachsen zu lassen ist eine wichtige Ressource in der menschlichen Entwicklung. Es ist deshalb naheliegend, sie auch im therapeutischen Kontext einzubeziehen.

In der Musiktherapie bietet sich in dieser Hinsicht durch explizite Berücksichtigung von Stille im musikalischen Kontext ein äusserst fruchtbares Übungsfeld. Anlehnend an Smetana (2005) wird dabei zwischen prä-, intra- und postmusikalischer Stille unterschieden.[14]

– Prämusikalische Stille

Musik ist Stille, die träumend zu klingen beginnt (vgl. Picard, 1959, S. 17). Die Stille vor der Musik gehört demnach bereits zu den nachher ertönenden Klängen, Rhythmen und Melodien. Sie soll Raum schaffen für das, was klingen wird. Im Idealfall bedeutet es, bei sich selbst anzukommen, nach innen zu lauschen und dann auszudrücken, was sich als innere Bewegung auf die Hände oder in die Kehle überträgt.

Bei Kindern ist dieses Innenhalten oft kaum wahrnehmbar. Sie wählen ein Instrument, suchen sich damit vielleicht einen geeigneten „Spiel-Ort“ und beginnen spontan, unkompliziert und ohne speziellen Übergang zu spielen. Allenfalls sind die ersten Töne noch tastend und suchend, der Stille verwandt, häufig geht es aber sofort voller Dynamik los. Wenn dieser Ablauf als stimmiger Fluss erlebt wird, wäre es verfehlt, auf eine Stillephase vor dem Spielen der ersten Töne zu bestehen. Der Spielprozess würde dadurch gestört.

Wenn sich Kinder jedoch pausenlos in flüchtigem und oberflächlichem Spiel vom Einen ins Nächste stürzen, kann es sinnvoll sein, eine gezielte, sinnenhafte oder humorvolle Einstimmung anzubieten. Das können einfache Handlungen sein wie dehnen und tief durchatmen – oder sogar pragmatisch langsam auf zwanzig zählen.

---

[14] Spielformen zu prae-, intra- und postmusikalischer Stille siehe S. 155

Auch das Horchen in die Stille und Benennen von Geräuschen, die man hört, wecken Aufmerksamkeit und lassen das Kind anschliessend mit einem neuen „empfangs-, kontakt- und reagierbereiten Verhalten“ in die Musik gehen (Schmölz, 1983, S. 58).

Manche Kinder dehnen die Stille aus mangelndem Selbstvertrauen oder als eine Form von Widerstand endlos lange aus – in der Hoffnung, dass das Gegenüber vielleicht doch den Anfang machen wird. Hier braucht es ein behutsames Abwägen, ob stützendes Begleitverhalten oder konfliktzentriertes (Mit)Aushalten der Stille für den Entwicklungsprozess des Kindes im Moment förderlicher ist.

– Intramusikalische Stille

Zur intramusikalischen Stille gehören alle Momente oder Sequenzen von Stille, welche sich während des musikalischen Geschehens ereignen. Damit sind die Pausen innerhalb des Spielflusses, Zäsuren zwischen zwei Spielphasen oder musikalische Sequenzen gemeint, welche explizit als „Lauschen in die Stille“ benannt sind.

Solche „stille Momente“ sind nicht einfach Zwischenräume zwischen Ereignissen, sondern sie sind selbst Ereignisse, welche die Musik wesentlich mitgestalten (vgl. Hegi, 1986, S. 144). Sie übernehmen Zusammenhang konstituierende und weiterführende Funktion im Spielfluss und verbinden Vergangenes mit Zukünftigem (vgl. Smetana, 2005, S. 84). Sie sind „erfüllte Zeit zwischen zwei Zeitabschnitten“ (Loos, 1986b, S. 144), welche die Essenz des Vorausgegangenen wie über eine Brücke zum festen Boden des Neubeginns tragen muss.

Hier klingen Analogien zu frühkindlichen Erfahrungen mit Stille an. Der Säugling braucht einen ihm angepassten Rhythmus von Zuwendung und Für-sich-sein-Können. Er sollte weder pausenlos mit Reizen gefüttert werden, noch dürfen die Phasen der Stille zu lang sein, sondern er muss sie als Teil eines Kontinuums empfinden können. Kinder, welche in dieser Hinsicht Defizite mitbringen, zeigen oft auch Mühe mit Pausen in der Musik. Sie werden zu lang und verlieren ihre Spannkraft, sodass sich eine Atmosphäre von Leere breit macht, welche als spannungsvoll, bedrohlich, trotzig oder unendlich verloren, einsam und traurig wahrnehmbar wird. Welche Erlösung, wenn die Therapeutin hier tastend einen neuen Ton erklingen lässt. Hier im konfrontativen Sinn abzuwarten bis das Kind vielleicht selbst weiter spielt, wäre eine Überforderung. Solche Interventionen sind erst im fortgeschrittenen Therapieprozess sinnvoll, wenn das Kind an Selbstvertrauen gewonnen hat. Die stützende Präsenz der Therapeutin im gemeinsamen Aushalten des Nichts reicht dann aus und das Kind kann „das andere Ufer“ aus eigener Kraft erreichen und weiterspielen.

Es gibt auch Kinder, welche keinerlei Pausen oder Zäsuren während des Spiels machen. Dadurch wird es formlos, wirkt atemlos gehetzt oder bodenlos langweilig. Innehalten, um sich zu orientieren und den Spielfluss zu gestalten, scheint eine Überforderung oder Bedrohung zu sein. Hier helfen übungszentrierte Angebote, Struktur und Dynamik ins Spiel zu bringen, damit Momente der Stille entstehen können.

– Postmusikalische Stille

Nie wird Stille mehr hörbar, als wenn der letzte Ton der Musik verklungen ist (vgl. Picard, 1959, S. 17). Oft scheint es sogar, als ob die Musik zur Stille hinführen würde, zu einer Stille, welche noch zu den eben verklungenen Tönen gehört. „Diese Stille ist nicht die Abwesenheit des Klanges, sondern seine andere Seite, ebenso fühlbar wie er, anwesend, geordnet, leer und gleichzeitig voll. Diese Stille ist lebendig und tief und sie erfüllt uns ganz innen“ (Hausmann, 1989, S. 166).

Stille nach einer Improvisation kann sich plötzlich und überraschend ereignen, sie kann ersehnt werden oder sie stellt sich sozusagen tröpfchenweise ein, wenn das Spiel langsam verebbt. Sie trägt in sich die Essenz des Spiels, sei es nun ein harmonisches Zusammenklingen, eine eruptive, überwältigende Klangflut oder eine formvolle Melodie. In jedem Fall unterstützt das Nachlauschen in der Stille den Prozess des Einordnens. Es schafft Raum für Staunen und Berührtheit, aber auch für negative Gefühle wie Ärger oder Verunsicherung. Gleichzeitig hilft es, sich langsam von dem zu trennen, was gewesen ist. Am deutlichsten wird das, wenn der letzte Ton verklungen ist und man sich Lebwohl sagen muss.

Das gemeinsame Nachlauschen bedeutet oft den ersten Kontakt mit Stille. Auch Kinder, welche Angst davor haben, können auf diese Weise behutsam zu ihr hingeführt werden und erfahren, dass sie nicht zwangsläufig verschlingende Leere bedeuten muss. Das Kind ist noch erfüllt von der Musik. Vielleicht klingen einzelne Instrumente leise nach, sodass der Forschergeist des Kindes geweckt wird: „Wie lange kann ich es noch hören.“ Dadurch wird der Übergang zu Stille nicht als bedrohlich erlebt, sondern als etwas Lebendiges und Spannendes. Angebote im Zusammenhang mit postmusikalischer Stille sind deshalb niederschwelliger und im therapeutischen Prozess früher möglich als solche mit der prämusikalischen Stille, wo noch „nichts“ da ist und der schöpferische Prozess noch vor dem Kind liegt.

Teil 2

Musiktherapeutisches Sein und Handeln

5 Atmosphären der Musiktherapie

Ich, Therapeutin, begegne dir, Kind, als Du.
Ich öffne mich und lasse mich berühren von deinem einzigartigen So-Sein.
Ich interessiere mich für deinen Entwicklungsweg und deinen familiären Hintergrund.
Ich freue mich, mit dir ein Stück Weg zu gehen, mit dir zu spielen, mich auf deine Musik und deine Sprache einzulassen, mit dir Geheimnisse zu enthüllen, Neuland zu erobern und Schätze zu entdecken.
Ich bin bereit, mit dir gemeinsam nach Ordnungen zu suchen, wo bedrohliches Chaos herrscht und Grenzen zu setzen, wenn sie für dich notwendig – „Not wendend" – sind.
Ich wage es, mit dir deine Ängste auszuhalten, gegen Ungeheuer(liches) zu kämpfen und Schmerzen zu ertragen.
Ich vertraue in deine Wachstumskräfte und unterstütze dich auf der Suche nach förderlichen Lösungen für die Herausforderungen deines Lebens.
Ich stelle mich dir als Du zur Verfügung, das mit dir Freude und Leid teilt und mit dem du Konflikte austragen und neue Verhaltensweisen ausprobieren kannst.
Ich bemühe mich, deine Nähe-Distanz-Bedürfnisse zu respektieren und dich anzunehmen, auch wenn ich dich nicht verstehen kann, sowie Geduld zu haben, wenn sich (scheinbar) nichts bewegt und sich die gleichen Spiele endlos wiederholen.
Ich verspreche, dass ich versuchen werde, durchzuhalten und mit dir gangbare Wege zu suchen, auch wenn du mich ablehnst und grosse Widerstände hast – dass ich aber auch bereit bin, dein „Nein" anzunehmen und „Leb wohl" zu sagen, wenn sich bei dir keine Motivation wecken lässt, gemeinsam ein Stück Weg zu gehen.
Ich setze Zeit und Energie ein, mein Sein und Handeln in der Begegnung mit dir kritisch zu reflektieren und meine Motivationen zu hinterfragen.
Ich kenne meine eigenen verletzlichen Seiten und achte darauf, dass sie möglichst wenig deinen Prozess stören.
Ich gehe achtsam mit mir selbst um, damit ich vital und präsent in die Begegnung mit dir gehen kann.
Ich weiss, dass ich nicht alles verstehen kann, dass ein Teil von dir immer auch Geheimnis bleiben wird.
Ich bin froh, dass ich nicht alles wissen muss, dass auch ich Fehler machen darf und wir beide an unserer Begegnung wachsen können.
Es berührt mich, wenn du dich öffnest und Entwicklung möglich wird.

Ich bin dankbar für all das, was ich mit dir, von dir und durch dich erfahren und lernen kann.

Mit diesen Worten an ein Therapiekind soll poetisch angetönt werden, welche Voraussetzungen und innere Haltung es braucht, um in der Therapie eine wachstumsförderliche Atmosphäre zu schaffen und den Herausforderungen im therapeutischen Prozess verantwortungsbewusst und echt begegnen zu können.

5.1 Safe Place

Als zentrale Voraussetzung des therapeutischen Handelns gilt schulenübergreifend eine Geborgenheit spendende Atmosphäre, in welcher Sicherheit, Wärme, Halt, Verständnis und Wertschätzung erlebt werden können. Erst in einem solchen hinreichend gelungenen „holding environment" (Winnicott, 1984) oder „Safe Place" (Katz, 1996) kann das Kind Vertrauen entwickeln, sich selbst wahrnehmen, sich ausdrücken und das Beziehungsangebot der Therapeutin annehmen.

5.1.1 Merkmale des Safe Place

Mit Safe Place wird einerseits eine Atmosphäre umschrieben, in welcher das Kind sich geschützt fühlt, Resonanz erfährt und dadurch innerlich loslassen kann. Anderseits bedeutet er auch ganz konkret ein Territorium, in welchem das Kind die Regeln zu Nähe und Distanz mitbestimmt und in welchem es spielen darf, ohne sich kontrolliert oder kritisiert zu fühlen (vgl. Katz, 1996, S. 134ff.). Die Therapeutin respektiert die Grenzen dieses Raums und ermöglicht dem Kind dadurch die Erfahrung von Angenommensein und Eigenständigkeit.

Dieses Konzept knüpft an Erkenntnisse aus der Säuglingsforschung an, die belegen, dass der Säugling sich körperlich, emotional und kognitiv nur in der Geborgenheit einer stützenden Umgebung und mit einer hinreichend fördernden Hintergrund-Mutter optimal entwickeln kann (vgl. Lichtenberg, 1995, S. 262). Eine solche „low-tension-Atmosphäre" mit gelungenem aufeinander Eingestimmtsein (attunement) zwischen Mutter und Kind bildet den tragenden Grund, damit es dem Säugling überhaupt möglich ist, ruhig, sicher und entspannt zu spielen (Lichtenberg, 1995; Dornes, 2001). Bei permanent erhöhten Erregungszuständen („high-tension-states"), die durch ein spannungsgeladenes Milieu, mangelnde Aufmerksamkeit oder Überstimulation erzeugt werden, ist das Kind in der Informationsverarbeitung eingeschränkt und seine Lern- und Entwicklungskapazität wird deutlich geringer.

Analog zu diesem frühen Lernen braucht es auch in der Psychotherapie einen low-tension-Raum ohne aktuelle äussere erregende Reize. Er bildet die Basis für alle schöpferischen, körperlichen und geistigen Aktivitäten, welche sich im Musikspiel manifestieren und als Sinneserfahrung von „Ich-bin", „Ich-lebe", „Ich-bin-ich" erlebbar werden (vgl. Winnicott, 1997, S. 68f.). Erst so kann das Kind seine Wahrnehmungen nach innen verlagern, um gespeicherte Ereignisse kognitiv-affektiv hervorzuholen, spielerisch-symbolisch mit ihnen probezuhandeln und sie neu zu organisieren (vgl. Katz, 1996, S. 123).

Ziel jeder therapeutischen Arbeit ist die Verinnerlichung des Safe Place. Das Kind erwirbt damit die Fähigkeit, seine (auch die negativen) Gefühle selbst zu regulieren, sein Bindungs- und Erkundungsstreben zu modulieren und es flexibel auch in neuen, ungewohnten Situationen zu nutzen. Ebenso lernt es, mit Trennungen umzugehen und den Kontakt zum Gegenüber wieder herzustellen (vgl. Gindl, 2002, S. 124).

Die Thematik des Safe Place ist für Kinder heute aufgrund gesellschaftlicher, ökonomischer und ökologischer Entwicklungen besonders aktuell. Durch die vielfältigen Mobilitätsmöglichkeiten und Migrationsbewegungen sowie die Veränderung von sozialen Strukturen und kulturellen Werten wird Verwurzelung erschwert. Belastende Umstände wie der Verlust von Bezugspersonen, schwere Krankheit oder Wahrnehmungsstörungen verstärken dies zusätzlich. Besonders schwer haben es Kinder, die existenzbedrohender Gewalt ausgesetzt sind.

In der therapeutischen Praxis kann sich das folgendermassen zeigen: Der Eingang der sorgfältig gebauten Hütte wird verbarrikadiert, als Fluchtmöglichkeit werden geheime Notausgänge eingeplant. Manchmal ist es zu gefährlich, überhaupt hineinzugehen. Äusserst gemütliches Beisammensein in der Hütte wird urplötzlich bedrohlich: was Schutz gespendet hat, wird zum verschlingenden Abgrund. Die freie Musik wird als unheimlich erlebt und verweigert. Nur Alleinspiel ist möglich, die Therapeutin darf sich auf keinen Fall einmischen.

An solchen Beispielen wird deutlich, wie viel Not da ist, aber auch, wie viel Lebenswillen besteht: Trotz allem kommt das Kind jede Woche, lässt sich auf die Begegnung mit der Therapeutin ein, wagt, Instrumente erklingen zu lassen, ein Haus zu bauen, darin Wohnsitz zu nehmen und – nach einem langen Prozess – vielleicht sogar jemanden einzuladen. Einen solchen Weg hat die neunjährige Aimée gemacht:

Aimée hat in ihrer frühen Kindheit schwere Traumatisierungen erfahren und eine ihr Leben beherrschende Angstsymptomatik entwickelt. In der Therapie baut sie während Wochen Hütten, in die sie sich verkriecht. Lange Zeit dringt von dort kein Ton nach aussen.

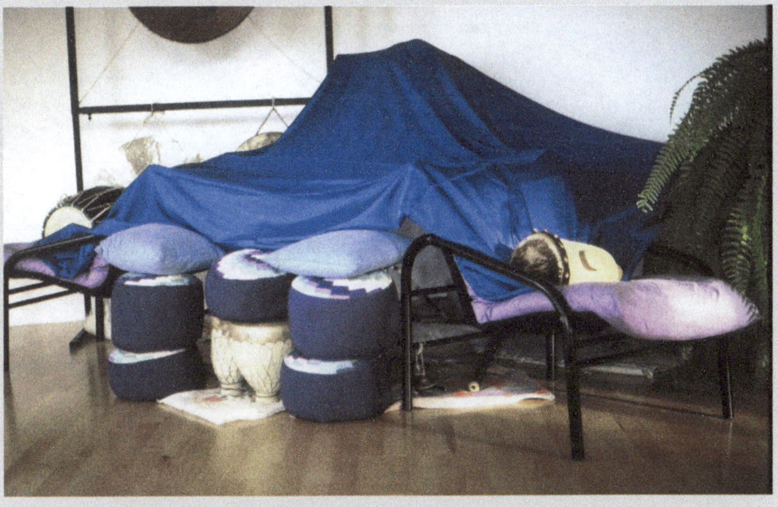

Abbildung 12: Verschlossene Türen

Die Türe ist verschlossen.

Ich summe oder spiele einhüllende, keine Reaktion anstrebende Töne, manchmal beschreibe ich ihre Hütte und was ich sonst noch im Raum sehe.

Die Hütte bleibt noch verschlossen, aber zwei Tiere schauen heraus. Ob sie Aimée bewachen oder Kontakt zu mir aufnehmen sollen?

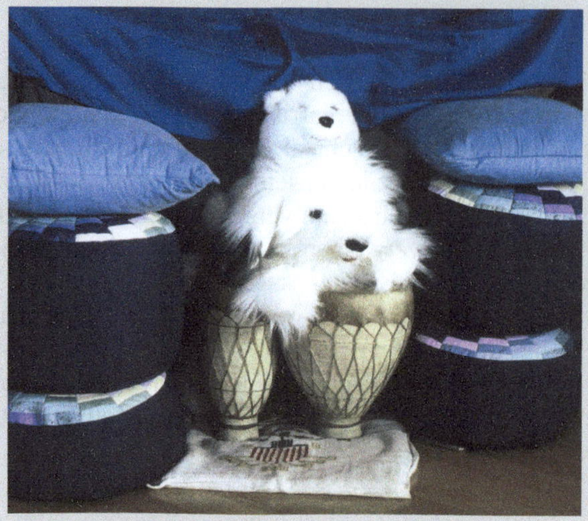

Abbildung 13: Bewachung oder Kontakt?

Auf meine Anregung hin beginnt sie mit der Zeit, ihre Hütte gemütlich mit Decken und Kissen einzurichten.

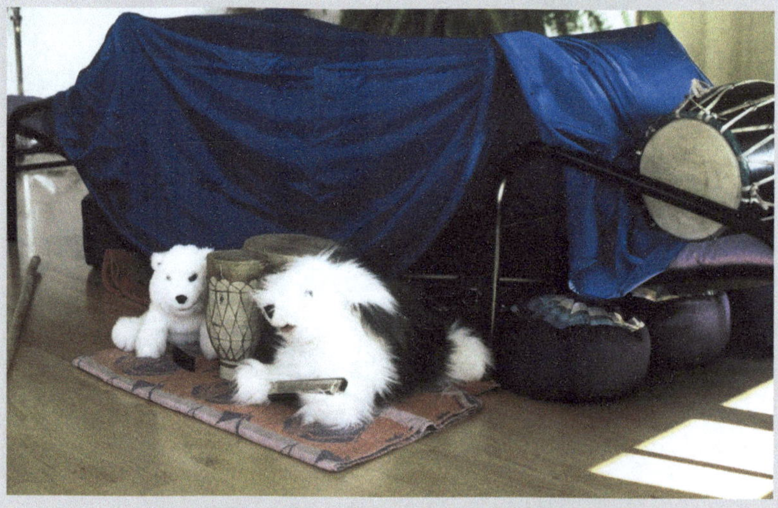

Abbildung 14: Die Tiere spielen Mundharmonika.

Irgendwann kommen die Tiere ganz heraus und spielen Mundharmonika. Drinnen ist es aber noch still.

Eines Tages nimmt sie die ihr vom Musikunterricht vertraute Blockflöte mit hinein und spielt leise einzelne Töne, die ich offen lassend beantworte. Daraus entwickeln sich musikalische Sequenzen, zunächst vor allem die Liedmelodie von „I like the flowers“. Die vertraute, gleichbleibende Melodie scheint ihr Halt und Sicherheit zu geben. Erst nach vielen Wochen werden auch freie musikalische Dialoge möglich, als ich sie mit einem Rollenspielimpuls überrasche: Ich will mit ihr instrumental telefonieren. Sie beantwortet meinen „Anruf" spontan mit improvisierten Einzeltönen. So entsteht ein wechselseitiges Zuhören und Sich-Ausdrücken, bei dem sie zunehmend mutiger wird und sichtlich Lust am freien Ausdruck entwickelt.

In der Folge werden auch gegenseitige Besuche möglich. Wir kochen und essen zusammen, improvisieren mit verschiedenen Instrumenten bei ihr oder bei mir „zu Hause" und singen selbst erfundene Lieder für die eingeladenen Stofftiere.

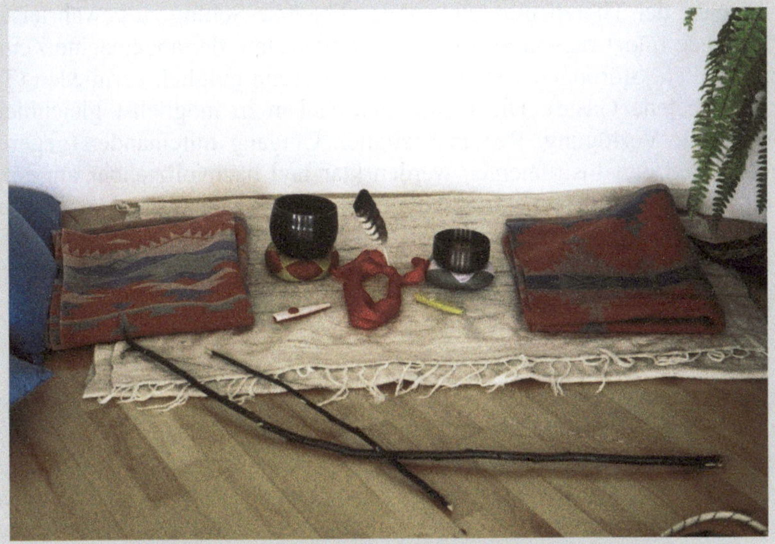

Abbildung 15: „Jetzt brauche ich kein Dach mehr ..."

Eines Tages holt sie zwei Decken und richtet sorgfältig einen Ort ein, an dem wir uns treffen sollen. Beiläufig erklärt sie mir: „Jetzt brauche ich kein Dach mehr darüber, es ist auch gut so."

Aimée hat in dieser ersten Therapiephase einen tragenden Grund erschaffen, um sich zunehmend in konfliktzentrierter Arbeit über Rollenspiele, selbst erfundene Lieder und Gespräche mit konkreten Angst-Situationen auseinandersetzen zu können.

5.1.2 Zum Aufbau eines Safe Place

Der Aufbau eines Safe Place gestaltet sich je nach Wesen und Thematik des Kindes unterschiedlich. In jedem Fall spielen sowohl die äusseren Rahmenbedingungen der Therapie wie auch die innere Haltung der Therapeutin eine Rolle.

– Therapeutische Haltung

Respekt und eine resonanzbereite Einstellung sind elementare Voraussetzungen, damit das Kind die Therapie als einen Safe Place empfinden kann. Dazu gehören besonders die Beachtung seiner verbalen und nonverbalen Signale in Bezug auf Nähe und Distanz sowie die Bereitschaft, sich unvoreingenommen auf seine Musikspiele einzulassen, ohne alles begreifen zu müssen. Das Kind muss Einfälle, Gedanken, Geschichten, Empfindungen und Gefühle ausdrücken können, ohne dass die Therapeutin sofort einen „roten Faden“ oder eine tiefere Bedeutung finden will. Erst in einem Umfeld, in dem auch Unsinniges und Unzusammenhängendes sein darf, kann das Kind sich entspannen und Vertrauen entwickeln (vgl. Winnicott, 1997, S. 67f.).

– Äussere Rahmenbedingungen

Es ist Aufgabe der Therapeutin, ein stabiles Therapie-Setting zu gewährleisten: Die Therapiestunde findet regelmässig und verbindlich statt, der abgemachte Zeitrahmen wird eingehalten. Störungen von aussen werden wenn möglich vermieden (Telefonanrufe, ungebetene Gäste). Die Instrumente stehen in möglichst gleichbleibender Anordnung zur Verfügung. Regeln bezüglich Umgang miteinander (gegenseitiges Stopprecht) und den Instrumenten werden klar und nachvollziehbar angesprochen. Das Kind wird seinem Entwicklungsalter entsprechend über Kontakte mit den Eltern oder anderen Bezugspersonen und in diesem Zusammenhang auch über die Schweigepflicht bzw. Kommunikationsnotwendigkeit informiert. Die Therapeutin trägt die Verantwortung, vor Störungen von aussen zu schützen.

– Safe Place-orientierte Interventionen

Werden zu Beginn der Therapie Grenzenlosigkeit, Unsicherheit oder Angst spürbar, können erste Interventionen dahingehen, eine geschützte Ecke einzurichten, welche klar als Bereich des Kindes deklariert wird. Die Therapeutin darf ihn nur mit seinem Einverständnis betreten. Bei jüngeren Kindern kann das konkret im Bau einer Hütte geschehen oder im Suchen und Markieren eines „Wohlfühl-Platzes“. Bei älteren Kindern und Jugendlichen wird der Sitzplatz bewusst in stimmiger Distanz zur Therapeutin gewählt. Solche Angebote helfen dem Kind, sich einen begrenzten Raum zu schaffen, der Sicherheit vermittelt und vor bedrohlichen Erfahrungen schützt.

Manchmal bleibt ein Kind trotz solcher Interventionen ständig in Bewegung und kann sich über längere Zeit nicht niederlassen. Hier wird sich die Therapeutin einen festen Stand-/Spielort aussuchen und von dort aus ihre Interventionen gestalten.

5.2 Therapeutische Haltung

Die innere Haltung der Therapeutin bildet die Grundlage für den Aufbau einer Safe Place-Atmosphäre, in der entwicklungsförderliche Prozesse möglich werden. In diesem Zusammenhang werden schulenübergreifend Basisvariablen wie Interesse und Wertschätzung, Offenheit und Respekt, Empathie und Compassion, Echtheit, Geduld, Klarheit und Präsenz sowie Flexibilität, Humor und Gelassenheit genannt:

– Interesse und Wertschätzung

Interesse für das Wesen des Kindes und sein Gewordensein sowie Achtung vor seiner einzigartigen Persönlichkeit und seiner Würde bilden die Basis für die Begegnung mit ihm. Diese Wertschätzung muss auch das familiäre und/oder institutionelle Umfeld umfassen, da das Kind direkt davon abhängig ist.

– Offenheit und Respekt

Offenheit und Respekt gegenüber den Erlebnisweisen sowie dem Ausdrucks- und Kontaktverhalten des Kindes ermöglichen ihm, sich in den Spiel-Raum der Therapie hinein zu wagen. Wenn das Kind so sein darf, wie es ist, mit all seinen Fehlern, Widersprüchlichkeiten, Symptomen und Verhaltensauffälligkeiten, und diese haben darf, dann kann es sie auch loslassen und Entwicklungen wagen.

Eine offene und respektvolle Haltung ist auch gefordert in Bezug auf den ureigenen Weg des Kindes und auf sein Schicksal. Es bedeutet oft eine grosse Herausforderung, sich nicht gegen dessen Lebenswirklichkeiten wie Krankheit, Behinderung oder Unverständnis und Verletzungen durch Bezugspersonen aufzulehnen, sondern diese als Lebensaufgaben zu sehen und das Kind in der Auseinandersetzung damit zu begleiten und zu stärken.

– Empathie und Compassion

Mit Empathie – einfühlendem Verstehen – versucht der Therapeut das Kind „von Augenblick zu Augenblick [...] genau und sensitiv“ wahrzunehmen, seine Befindlichkeiten, Gefühle, Konflikte und Motivationen zu erspüren (Rogers, 1967, in Hensel, 2002, S. 288). Erst ein solches Mitschwingen ermöglicht Verständnis und öffnet den Raum für stimmige Interventionen.

Je näher man das Kind kennt, desto mehr wird auch Compassion – liebendes Mitgefühl – möglich. Damit ist eine Haltung des aktiven Mitseins und Mitleidens gemeint, bei der sich die Therapeutin vom Leiden des Kindes tief betreffen lässt, ohne es vorschnell „wegtherapieren“ zu wollen. Erst wenn das Kind im Therapeuten ein Gegenüber findet, das sich nicht nur erschüttern und berühren lässt, sondern auch stark genug ist, zu ertragen und mitzutragen, kann sich bei ihm eigene Durch- und Aushaltekraft entwickeln (vgl. Gindl, 2002, S. 163f.).

– Echtheit

Kinder haben ein untrügliches Gespür für die Echtheit ihres Gegenübers. Zur Bildung einer vertrauensvollen Beziehung muss der Therapeut deshalb ein authentisches Verhalten zeigen. Dies erfordert, jeden Moment achtsam abzuwägen, wie viel Eigenes er spontan ins Geschehen einfliessen lässt und wann es notwendig ist, sich zurückzuhalten.[15] Kongruentes therapeutisches Verhalten impliziert eine psychologisch gut entwickelte und integrierte Persönlichkeit, die ihren Gefühlen nahe steht. Sie weiss um ihre Verwundbarkeiten, kann eigene Schwächen wohlwollend akzeptieren, kennt ihre Begabungen, ohne sie speziell in den Vordergrund stellen zu müssen und ist fähig, in Beziehungen ohne Vermischung mit eigenen Problemen interagieren zu können.

[15] siehe auch Abstinenz, S.114f.

– Geduld

Entwicklungsprozesse haben ihre individuelle Dynamik und Zeit – man kann Entwicklung begleiten und unterstützen, aber man kann sie nicht „machen“.

Es ist nicht immer einfach, die notwendige Ruhe und Geduld für das innere und äussere Tempo des Kindes aufzubringen, insbesondere wenn Forderungen nach zeitgebundener Veränderung bestehen. Der Therapeut muss Mittler zwischen Erwartungen von aussen und dem Prozess des Kindes sein. Das verlangt einerseits, sich immer wieder ins Tempo des Kindes einzuschwingen sowie andererseits das Geschehen kritisch zu reflektieren: Braucht die Entwicklung noch Zeit, benötigt sie die stabilisierende und konsolidierende Wirkung der Wiederholung oder wartet sie auf eine erlösende Intervention? Dieser Dialog zwischen Aushalten in Geduld und offenlassenden Veränderungsimpulsen, vielleicht auch einer Konfrontation, ist eine der anspruchsvollsten therapeutischen Herausforderungen.

– Klarheit und innere Präsenz

Neben all den hinspürenden und einfühlenden Komponenten der therapeutischen Haltung braucht es auch Klarheit und die Bereitschaft, Stellung zu beziehen.

Spielangebote müssen einfach und nachvollziehbar formuliert, abgemachte Regeln liebevoll, aber bestimmt durchgesetzt werden. Auch bei Grenzsetzungen im Moment braucht es eine überzeugende Klarheit, damit das Kind sie akzeptieren kann. Eine solche Sicherheit und Orientierung vermittelnde Klarheit ist nur möglich, wenn die Therapeutin innerlich präsent ist und sie andere Themen oder Ansprüche gewissermassen vor der Therapietüre lassen kann.

– Flexibilität, Humor und Gelassenheit

Therapie mit Kindern bedeutet eine bunte Palette von Geschehnissen. Das eine Kind wirbelt in den Raum hinein und beginnt sofort Musik zu machen, das andere kann sich nicht von der Mutter lösen; lustvolle, heitere Spiele stehen neben erbitterten Kämpfen mit bedrohlichen Ungeheuern, Harmonien neben Dissonanzen; Grenzen werden bis ins Letzte ausgetestet; was im einen Moment das Allerwichtigste war, ist 5 Minuten später nebensächlich; das eine Kind möchte huckepack getragen werden, das andere hat Angst und verkriecht sich hinter den Trommeln; tief philosophische Fragen werden erörtert, mit einer Flut von Schimpfwörtern bricht ein Damm langandauernden Schweigens – und zu guter Letzt ergiesst sich auch noch das Wasser der Waterdrums auf den Fussboden ... Diese Vielfalt erfordert von der Therapeutin hohe Flexibilität sowie eine gute Portion Humor und Gelassenheit, damit sie dem Kind trotz allem mit innerer Leichtigkeit begegnen kann.

5.3 Therapeutische Beziehung

Die Qualität der therapeutischen Beziehung gilt in der Musiktherapie mit Kindern wie in allen Psychotherapieverfahren als bedeutendster Wirkfaktor. Musiktherapeutische Methoden und Interventionstechniken werden nur wirksam auf der Basis einer hinreichend tragfähigen und entwicklungsförderlichen Beziehung zwischen dem Kind und der Therapeutin. Es braucht die lebendige, reale und unmittelbare Ich-Du-Begegnung, damit (Selbst)Erkenntnis, Wandlung und Wachstum möglich werden (Buber, 1997). Im Zentrum der Aufmerksamkeit stehen dabei das wechselseitige Resonanzgeschehen mit seinen vielfältigen Dynamiken und Ausprägungen sowie das Übertragungs- und Gegenübertragungsgeschehen.

5.3.1 Begegnung zwischen Ich und Du

Therapie wird hier verstanden als ein emotionaler Prozess, bei dem die Therapeutin parteilicher Teil eines sich fortwährend verändernden Beziehungssystems ist und nicht von aussen eingreifende Instanz mit einer – illusorischen – Objektivität oder Neutralität. Zwischen ihr und dem Kind besteht eine dialogische Beziehung, „[...] d.h. sie bilden eine Zwei-Einheit, die unter anderem durch Gleichwertigkeit und Verschiedenheit, gegenseitige Bezogenheit und oft auch Widerspruch gekennzeichnet ist“ (Herzka, 2005, S. 190).

Merkmale der Ich-Du-Begegnung

Eine solche Beziehung lebt von Ich-Du-Begegnungen, von Momenten, in welchen es im Hier und Jetzt zu einem wechselseitigen, lebendigen und unmittelbaren Dialog kommt. Vergangenheit und Zukunft treten in den Hintergrund, es entsteht ein Gefühl von „ganz drin sein“, von Verbundenheit, ohne sich selbst zu verlieren. Bildlich beschrieben ist es eine liegende Acht, bei der zwei Kreise miteinander verbunden sind, aber jeder sein eigenes Zentrum behält.

An sich bestehen im therapeutischen Setting erschwerte Bedingungen für solche Begegnungen, da die therapeutische Beziehungsstruktur von ihren Grundzügen her in vielerlei Hinsicht asymmetrisch ist. Die Therapeutin ist erwachsen, meistens grösser und an Körperkraft überlegen. Sie ist Fachfrau, weiss um die Probleme des Kindes und kennt biographische Details aus seinem Leben; sie ist musikalisch versiert und kann musiktherapeutische Methoden und Interventionstechniken indikationsspezifisch einsetzen; ebenso kennt sie Phänomene des therapeutischen Beziehungsgeschehens wie Übertragung/Gegenübertragung oder Widerstand und kann kunstgerecht damit umgehen (vgl. Petersen, 1994, S. 27f.).

Aber auch das Kind hat Bereiche, in denen es der Therapeutin überlegen ist: Vielleicht ist es viel unbefangener und spontaner als sie, hat ein untrügliches Gespür für Echtheit und ist kompromisslos, wo es sich im Recht fühlt; vielleicht traut es sich, Grenzen zu übertreten und fühlt sich sogar im grössten Chaos wohl; vielleicht ist es Meister im Agieren und erkennt die Schwächen und Verletzlichkeiten der Erwachsenen untrüglich; vielleicht hat es unvorstellbare Leiden erlebt und Schmerzen ertragen; vielleicht ist es zu grosser Hingabe fähig oder kann sich meisterhaft verweigern und Widerstand leisten.

Neben solchen Unterschieden, wie sie auch in jeder anderen Beziehung auftreten können, kommt hinzu, dass die Therapeutin für die Begegnung mit dem Kind bezahlt wird. Dadurch stehen explizit Hoffnungen, Erwartungen und Forderungen des familiären Systems und/oder andern zuweisenden Stellen im Raum, welche die Begegnung mit dem Kind mehr oder weniger mitprägen oder sogar überschatten.

In die Tiefe wirkende Therapie beginnt dort, wo die wechselseitigen, durch die Asymmetrien entstandenen Macht-Ohnmacht-Mechanismen erkannt und Atmosphären geschaffen werden, die ihre Auflösung ermöglichen und den Raum für die Ich-Du-Begegnung öffnen. Dies ist nur möglich durch einen liebenden Bezug, der das Kind in seiner Einmaligkeit und Einzigartigkeit erkennt und anerkennt. Solch tiefe Seelenberührung, in welcher die eigene innere Wahrheit ohne Wenn und Aber manifest werden darf, führt zu den eigenen Kraftquellen und ermöglicht Wachstum und Entwicklung (vgl. Wirtz & Zöbeli, 1995, S. 330ff.). Das Kind spürt sich, weil es erhört und verstanden wird. Es kann sich zeigen, weil ihm ein wohlwollendes Gegenüber Resonanz gibt, mit ihm spielt und mit ihm Leid und Freude teilt.

Sich absichtslos und mit Liebe auf das Du des Kindes einzulassen, erfordert von der Therapeutin, mit allen Sinnen in seine Botschaften hineinzuhorchen, den Klang seiner Bewegungen, seiner Worte und seiner Musik zu erlauschen, das Unhörbare und Unerhörte wahrzunehmen und so auch die Ungereimtheiten zwischen offensichtlicher (lauter) Aussage und den leisen Zwischentönen zu entdecken. Auf die Musik bezogen, geht es nicht um das analytische Hören von Rhythmen und Tonarten, sondern vielmehr um das Lauschen auf die Musik hinter der konkret hörbaren Musik oder auch hinter dem scheinbar stummen, tonlosen Raum (vgl. Petersen, 1994, S. 32f.; Gindl, 2002, S. 236ff.).

Auch wenn diese Aspekte bewusst beachtet werden, bleiben die Augenblicke von solch tiefen Ich-Du-Begegnungen letztlich immer Geschenk – man kann sie nicht „machen“. Unerwartet fallen sie uns in Momenten absichtsloser Präsenz zu, dann wieder müssen wir lange auf sie warten. „Das Neue kann niemals als Ziel angestrebt werden. Es ist gnädiges Geschenk der freien Begegnung“ (Petersen, 1994, S. 47).

Verantwortung der Therapeutin in der Ich-Du-Begegnung

Sich auf eine solche Begegnung einzulassen, ist für beide Seiten gleichermassen ein Wagnis – die Verantwortung für die Sicherung des gemeinsamen Weges liegt aber klar beim Therapeuten (vgl. Petersen, 1994, S. 47):

Vertieftes diagnostisches und methodologisches Fachwissen sind Bedingung, um dem Kind ein therapeutisches Containment anbieten zu können. Selbsterfahrung, Lehrmusiktherapie und Supervision ermöglichen die Auseinandersetzung mit den eigenen Schattenseiten und Grenzen. Sie sind unerlässlich, um zwischen Themen des Kindes und eigener biographischer Betroffenheit zu unterscheiden, Übertragungs-/ Gegenübertragungsphänomene zu erkennen und differenziert damit umzugehen.

Eine wichtige Rolle spielen auch die Rahmenbedingungen, in denen der Therapeut arbeitet: Eine gesicherte Stellung, Wertschätzung und Vernetzung sowie gute räumliche und finanzielle Bedingungen festigen seine Berufsidentität, was sich wiederum Halt gebend auf die direkte Arbeit mit dem Kind auswirkt.

Verantwortung übernehmen im Sinn therapeutischer Ethik beinhaltet auch, achtsam umzugehen mit den eigenen körperlichen und psychischen Bedürfnissen und Grenzen. Es braucht regelmässige psychohygienische Aktivitäten oder Auszeiten, um eine langjährige Berufsausübung im förderlichen Sinn zu gewährleisten.

5.3.2 Resonanz

Zwischen Kind und Therapeutin finden wechselseitige Resonanzprozesse statt, welche die Qualität der therapeutischen Beziehung prägen und die Basis für das therapeutische Sein und Handeln bilden.

Emotionale Resonanz

Wenn immer sich zwei oder mehr Menschen begegnen, finden bewusst und unbewusst Ein- und Abstimmungsprozesse zwischen ihnen statt. Gindl (2002, S. 18) nennt dieses ganzheitliche In-Beziehung-Treten und Aufeinander-bezogen-Sein emotionale Resonanz: „Emotionale Resonanz stiftet Beziehung und schafft Ganzheit, indem sie zwischen zwei an sich getrennten Einheiten ein wechselseitig schwingendes Beziehungsgeschehen entstehen lässt."

Besonders gut lassen sich solche Resonanzprozesse bei vertieft miteinander spielenden Kindern beobachten. Ohne Absprache entwickelt sich das Geschehen als ein aufeinander bezogenes Hin und Her. Eine Handlung ergibt sich aus der andern, mühelos werden ohne grosse Erläuterungen Szenenwechsel vorgenommen. Handlungstempo und -intensität der Mitspieler gleichen sich an oder ergänzen sich und lassen etwas gemeinsames Drittes entstehen. Ähnliches lässt sich auch zwischen Liebenden, im frühen Mutter-Kind-Dialog oder beim gemeinsamen Musizieren wahrnehmen, wo jenseits von Worten kommuniziert wird und ein tiefes gegenseitiges Einverständnis im gemeinsamen Tun und Sein spürbar ist.

In der Therapie wird das Potential der emotionalen Resonanz genutzt, um sich auf das Gegenüber einzuschwingen und mit ihm in einen intersubjektiven Dialog zu kommen. Gerade bei Kindern, welche in der Regel wenig über ihre Gefühle sprechen und ihre Spielmotivationen und Intentionen meist nur fragmentarisch erläutern, kommt ihr eine wichtige Bedeutung zu. Sie hilft der Therapeutin, sich empathisch dem Wesentlichen des Prozesses anzunähern und auch die Tiefendimensionen des kindlichen Ausdrucks zu verstehen. Therapeutische Interventionen, welche aus dem Boden wechselseitiger emotionaler Resonanz wachsen, betreffen das Kind unmittelbarer und ermöglichen Entwicklungsschritte.

Resonanzbereitschaft

Voraussetzung für das Wahrnehmen emotionaler Resonanz ist Resonanzbereitschaft. Damit ist eine Haltung hinspürender Bezogenheit gemeint, eine aufmerksame und liebevolle Wachheit gegenüber dem Kind und sich selbst, ohne zu werten oder sich damit zu identifizieren (vgl. Gindl, 2002, S. 153).

Dieses Einnehmen einer resonanzbereiten Haltung ist ein komplexer und lebendiger Prozess. Es handelt sich bildlich ausgedrückt um einen Balanceakt auf einem Seil. Mannigfache äussere Ablenkungen, unvorhersehbare Bewegungen, welche das Seil zum Schwanken bringen, Gewichte, die man mitträgt, Angst und Unsicherheit beim Blick in die Tiefe, Müdigkeit und Schwere sind Beispiele von Herausforderungen, welche das Balancieren zu einem Ringen um die Mitte, um das innere Gleichgewicht, werden lassen. Auch Abstürze, sich wieder aufrappeln und erneut auf das Seil steigen gehören dazu. Gerade in Kindertherapien ist es anspruchsvoll, inmitten all der Aktionen auch noch wahrzunehmen, was in der Tiefe anklingt und sich in den Interventionen davon leiten zu lassen.

Musik und Musikspiel als Ausdruck emotionaler Resonanz

Musik und Musikspiel eignen sich besonders gut, um emotionale Resonanz wahrzunehmen, auszudrücken und zu gestalten. Verschiedene Faktoren spielen dabei eine Rolle:

- *Musik ist Ur-Muttersprache:* Die frühesten Resonanzerfahrungen des Menschen sind geprägt von Rhythmus, Dynamik, Klang und Melodie. Musikalische Qualitäten gehören also mit zu den ersten emotionalen Informationsträgern und bleiben während des ganzen Lebens wichtige Aspekte für die Wahrnehmung und Einordnung all dessen, was im Gegenüber vorgeht sowie für das, was man von der eigenen Befindlichkeit mitteilen will.
- *Musik ist Schwingung:* Musik ist wie emotionale Resonanz ein Schwingungsgeschehen. Allerdings ist sie nicht nur emotional erfahrbar, sondern sie wird – akustisch über das Ohr und taktil-kinästhetisch über die Haut – auch sinnlich körperhaft wahrnehmbar. Sie eignet sich deshalb besonders gut, Resonanzprozesse auf eine fassbarere Ebene zu transponieren und dem Gegenüber angepasst zu modulieren, ohne dass sie ihre schwingungsmässige Qualität verliert.
- *Musik ist unmittelbar:* Musik erzeugt unmittelbar Resonanz. Sie kann nicht überhört werden, da man die Ohren im Gegensatz zu den Augen nicht schliessen kann. Sie hat das Potential, auch Erstarrungen und Panzerungen sanft und doch gewaltig zu durchdringen und den Körper wie auch die Seele unmittelbar zu berühren.
- *Musik ermöglicht Gleichzeitigkeit:* Emotionale Resonanz ist ein wechselseitiges, gleichzeitig stattfindendes Geschehen. Sie kann (be)treffend über gemeinsames Musizieren hörbar gemacht werden, da hier ebenfalls Ich und Du gleichzeitig beteiligt sind: „Ich spiele, höre mich und gleichzeitig auch dich – du spielst, hörst dich und gleichzeitig auch mich". Aus diesem Zusammenschwingen entsteht etwas Drittes, die gemeinsame Musik als „gemeinsamer Begegnungsraum" (Frohne-Hagemann, 2001, S. 205). Dies schafft Gefühle von Verbundenheit und Zugehörigkeit. Bei Kindern, die von der Gleichzeitigkeit überfordert sind, kann der Prozess verlangsamt werden, ohne dass dessen Unmittelbarkeit verloren geht, indem wechselweise, aber musikalisch aufeinander bezogen gespielt wird.
- *Musik ist analog/mehrdeutig:* Musikalische Botschaften sind nicht digital/eindeutig (und damit falsch – richtig orientiert) wie die Wortsprache, sondern sie sind analog/mehrdeutig und dadurch plastischer und emotionaler. Sie ermöglichen einen geschützten Freiraum, in welchem sie so wahrgenommen und verstanden werden können, wie es im Moment möglich ist (vgl. Loos, 1986a, S. 166f.).

Die 12-jährige Mariana, ein Adoptivkind, das wegen Misshandlungserfahrungen in die Therapie kam, hat all dies in ihrem Abschiedsbrief zum Ausdruck gebracht: „Die Musik geht direkt ins Herz. [...] Du hast mich verstanden, ohne dass ich etwas sagen musste."

Ihre Therapie war geprägt von langen Monaten, in denen wir „nur" improvisierten. Innerhalb dieser Improvisationen entwickelten sich mit der Zeit Sequenzen von nonverbalen Rollenspielen, in welchen sie entweder mich oder verschiedene Schlägel (als phantasierte Puppen) symbolisch Dinge erleiden liess, die ihr – wie ich später in der begleitenden Elternarbeit erfuhr – als Kleinkind selbst zugestossen waren. Erste Botschaften in Sprache tauchten dann über Lieder auf, deren Texte mit ihrer Befindlichkeit, ihrem Leben und unserer Beziehung zu tun hatten. Parallel dazu gab es immer wieder Phasen von Eintauchen in gemeinsames Stillsein. Erst in der letzten Therapiephase wurden auch Gespräche möglich, in denen es um Sinn suchende Reflexion der schwierigen Vergangenheit, Alltagsbewältigung und zunehmend auch um Zukunftsperspektiven ging.

Dieses von ihr angesprochene „Verstehen ohne Worte" hatte die spezielle Ausprägung, dass ich während des musikalischen Geschehens innere Bilder entwickelte. Aus deren Atmosphäre versuchte ich intuitiv, mit Klängen, Rhythmen und Melodien, im szenischen Mitspielen oder mit erfühlter und erfüllter Stille sowie hin und wieder auch durch behutsames sprachliches Kommentieren, Resonanz zu geben.

Nicht immer entsprechen die Musik und die Spielthemen wie im obigen Beispiel dem, was hinter der äusserlich wahrnehmbaren Aktion fühlbar wird. Das verunsicherte, ängstliche Kind spielt vielleicht laut und grossspurig oder hinter harmonischen Klängen verbergen sich finstere, bedrohlich aggressive Gefühle. Hier geht es darum, nicht mit zu überspielen, sondern in offenlassendem Sinn Resonanz zu geben: „Ich respektiere dein Spiel, meine aber, dahinter noch etwas anderes zu spüren, das vielleicht so klingen könnte. Wenn du dafür bereit bist, kannst du es aufnehmen."

Regulation der therapeutischen Resonanz

Therapie beinhaltet bewusstes Nutzbarmachen von Resonanzprozessen. Gindl (2002, S. 75) spricht in diesem Zusammenhang von „spürbewusster Resonanz" als Grundlage der therapeutischen Ich-Du-Begegnung, des empathischen Verstehens, der Affektabstimmung und des Aufeinanderbezogenseins. Spürbewusste Resonanz beinhaltet zwei einander gegenseitig bedingende Aspekte: Zum einen nimmt die Therapeutin achtsam und möglichst wertfrei wahr, was bei ihr durch das Kind anklingt, zum andern bringt sie das Wahrgenommene so „moduliert" (Gindl, 2002, S. 172ff.) zum Ausdruck, wie es therapeutisch notwendig ist.

Diese Regulation im Dienste des Kindes und seines inneren Prozesses geschieht nicht auf einer rational-reflexiven Ebene, sondern es handelt sich um ein prozesshaftes Hinspüren, Hinhorchen und ein Sich-Antasten. Nicht immer trifft man es genau. Insbesondere bei Identifikationen mit den auftauchenden Gefühlen wird zunächst zu viel oder zu wenig, vielleicht sogar falsch reagiert.[16] Wenn die Therapeutin hier in fragender Suchhaltung weiter tastet, sich vielleicht sogar entschuldigt, nicht aufgibt und die Begegnung immer wieder neu sucht, ist dies für das Kind ebenso heilsam wie die Erfahrung von unmittelbar gut abgestimmter Resonanz.

Es lässt sich beobachten, dass sprachlich ungünstig modulierte Resonanz oft eine stärkere Auswirkung hat als musikalisch unstimmiges Vorgehen. Ein „falsches" Wort bringt den Ich-Du-Dialog schneller zum Erliegen als ein „falscher" Ton. Das dürfte mit dem analogen/mehrdeutigen Charakter der Musik zusammenhängen sowie mit ihrer Qualität, Botschaften offen lassender zu vermitteln. Ihr feinstoffliches und

[16] siehe auch Gegenübertragung reziprok, konkordant, S. 111ff.

prozesshaftes Wesen lässt beiden Dialogpartnern mehr Freiraum, das Wesentliche einzukreisen, zu Starkes wieder aufzulösen und „Falsches“ zu modifizieren.

5.3.3 Übertragung – Gegenübertragung

Übertragung und Gegenübertragung sind besondere Phänomene innerhalb des Resonanzgeschehens, welche sich als therapeutisch wertvolle Herausforderungen in der Ich-Du-Beziehung zwischen Kind und Therapeut konstellieren können. Die sorgfältige Reflexion dieser wechselseitigen Prozesse gehört mit zu den zentralen Aufgaben des Therapeuten, damit das Kind nachteilige verinnerlichte Prämissen und Verhaltensweisen verändern und Entwicklungsschritte machen kann.

Übertragung

Das therapeutische Sein und Handeln zielt darauf hin, zwischen Kind und Therapeut sowie in der Gruppe zwischen den Kindern intersubjektive Korrespondenzprozesse zu ermöglichen, direkte und ganzheitliche Begegnungen zwischen Ich und Du (vgl. Petzold, 1996, S. 242ff.). Innerhalb dieses Geschehens können sich auch Übertragungen konstellieren und die Intersubjektivität erschweren oder verhindern. „Übertragungen sind die Vergegenwärtigungen ‚alter’ Atmosphären und Szenen in einer Art und Weise, dass die Gegenwart verstellt wird und die Realitäten des andern nicht gesehen werden können“ (Petzold & Ramin, 1991, S. 394). Das kann bedeuten, dass frühere Erfahrungen in Beziehungen aber auch Wünsche, Konflikte oder Reaktionen auf Personen im jetzigen Umfeld des Kindes auf den Therapeuten und die therapeutische Situation übertragen werden.

Mit solchen Übertragungen wiederholt das Kind einerseits Vergangenes und/oder Vertrautes. Andererseits steckt darin aber auch die Strebung, Neues auszuprobieren und im Tiefsten die Hoffnung, Veränderung zu erfahren. Der Therapeut wird unbewusst quasi getestet, ob es möglich ist, etwas Neues im geschützten Rahmen ohne allzu grosse Gefährdung herbeizuführen (vgl. König, 1998, S. 19).

Dieser letztere Aspekt ist in der Arbeit mit Kindern besonders relevant: nicht nur der Therapeut versucht, neue, gute Atmosphären gegen die „alten, toxischen“ (Petzold & Ramin, 1991, S. 394) zu stellen, sondern auch das Kind trägt in dieser Hinsicht eine unbändige Kraft in sich. Es inszeniert im Musikspiel unbewusst Atmosphären und Interaktionsmuster, die in ihrer Symbolik zum Therapeuten sprechen und ihm Hinweise über innere Ängste, Konflikte und Verletzungen geben. Dahinter steckt die Sehnsucht, neue Erfahrungen des Freiraums, der bedingungslosen Wertschätzung und der liebevollen Zuwendung, aber auch der grenzsetzenden, Halt und Sicherheit vermittelnden Klarheit zu machen und dadurch ein neues Selbstgefühl und Selbstverständnis zu entwickeln.

Übertragungen zeigen sich je nach Alter des Kindes unterschiedlich. Bei jüngeren Kindern im Vorschulalter sind sie eher unspezifisch und überflutend. Das heisst sie äussern sich in der Therapiesituation beispielsweise in diffusen Ängsten, Aggressionen oder in konfluenter Zuneigung. Erst mit zunehmendem Alter werden sie differenzierter und für die Therapeutin leichter einzuordnen.

In der Regel sind sie nicht auf bestimmte Personen spezifiziert, sondern sie manifestieren sich generalisiert bei verschiedenen Menschen im Umfeld des Kindes, was in der interdisziplinären Zusammenarbeit besonders gut zu beobachten ist (vgl. Petzold & Ramin, 1991, S. 394). Sie können die gesamte Beziehung umfassen und sich über mehrere Therapiestunden erstrecken. Oft aber – vor allem im fortgeschrittenen Therapieprozess – treten sie wie im folgenden Beispiel nur partiell innerhalb einer Sequenz auf:

Tanja, 6 Jahre, ist wegen Trennungsängsten bei mir in Therapie. In der beschriebenen Sitzung ist auch die Mutter anwesend.

Tanja erzählt mir von einem Erlebnis in der Schule. Anschliessend spielen wir eine dialogische Begrüssungsmusik auf ihrem Lieblingsinstrument, dem Xylophon. Nun wählt sie das Alphorn. Mitten im Spiel schiebt sie das Instrument auf die Mutter zu, als ob sie diese angreifen wollte. Plötzlich stoppt sie die Bewegung, dreht sich um und geht, kräftige, stossartige Töne blasend, auf mich zu. Ich muss zurückweichen, da das Instrument bereits meine Beine berührt. So drängt sie mich bis an die Wand. Nach einem Dialog zwischen ihren Alphorntönen und einer Art Sprechgesang meinerseits, in welchem ich den Angriff kommentiere und meine Gefühle ausdrücke („Ich werde angegriffen, das Alphorn ist riesig und stark, es will mir Angst machen" – „Es wird mir mulmig, aber nein, ich lasse mich nicht erdrücken") entwickelt sich fliessend ein Rollenspiel, in welchem sie mir barsch befiehlt, welche Instrumente ich wie spielen muss. Zuletzt wirft sie mich wilden Tieren zum Frass vor. Hier stoppt sie unvermittelt, bevor ich „richtig" sterben kann: „Du kannst wieder aufstehen, das wären nur Spieltiere gewesen." Ich kommentiere nochmals verbal das Geschehen, erwähne die Gefährlichkeit für mich im Spiel und betone gleichzeitig meine Unverletzbarkeit als Therapeutin. Das Spiel flammt dann reprisenartig nochmals auf, hat aber nicht mehr die gleiche Intensität. Auf ihren Wunsch hin schliessen wir die Stunde ab mit gemeinsamem Trommeln.

Tanja hat im Spiel negative Gefühle gegenüber der Mutter auf mich übertragen. Sie inszeniert diesen Vorgang auch ganz konkret, indem sie den auf die Mutter gerichteten „Alphorn-Angriff" zu mir hin umleitet. Sie macht dabei die Erfahrung, dass ich, stellvertretend für die Mutter, dadurch nicht vernichtet werde.[17] Hinter ihrer Trennungsangst scheint ein aggressiver Widerstreit zu liegen zwischen Autonomiebedürfnissen und der Angst, dadurch die Mutter zu verlieren. Die so blockierten Entwicklungsstrebungen lösen negative Gefühle aus, was den innerpsychischen Konflikt verstärkt und die Trennungsangst erhöht.

Die Szene enthält auch Aspekte einer Rollenumkehr von Macht und Ohnmacht. Sie inszeniert wie übermächtig ihre Mutter ist. Ich muss stellvertretend für sie stark sein (nicht schwach und abhängig von der Mutter) und die „erdrückende" Situation überleben.

[17] Wenn Tanja nicht selbst das Spiel gestoppt hätte, wäre es möglich gewesen, dass ich als Substitut für mich meinen Pullover hingelegt hätte. So wäre meine Unverletzbarkeit ebenfalls erfahrbar geworden und damit bewiesen, dass ihre negativen Gefühle keine magische Wirkung haben und letztlich ungefährlich sind.

Es ist relativ einfach, negative Übertragungen wie bei Tanja als solche zu erkennen und damit therapeutisch zu arbeiten. Schwieriger wird es bei positiven Übertragungen, wenn die Musik wunderbar klingt, das Kind spannende Geschichten erfindet und es zu intensiven Rollenspielen kommt. Die Versuchung ist gross, von der „guten" Mitarbeit des Kindes begeistert zu sein und nicht wahrzunehmen, dass unter Umständen eine Kollusion[18] vorliegt, hinter der sich Aggression, Angst oder Leere verbergen (vgl. Frohne-Hagemann, 2001, S. 211).

Insgesamt gilt für die Therapie mit Kindern, dass die Auflösung von Übertragungen primär im Musikspiel geschieht. Auf der Symbolebene können alte Beziehungserfahrungen wiederholt reinszeniert werden und dadurch Entlastung erfahren. Im empathischen Mitspielen vermittelt der Therapeut dem Kind Berührtsein und Verständnis. Daraus erwachsende Spielimpulse können qualitative Veränderungen der Atmosphären und alternative Szenen ermöglichen. Allenfalls braucht es anschliessend eine verbale Deutung, um das Erfahrene im Wort mitfühlend zu bestätigen, zu bannen oder zu erlösen wie beispielsweise bei Tanja: „Das sind starke Gefühle. Sie können Angst machen, aber sie können nicht töten."

Ein wichtiges Instrument in der Arbeit mit Übertragungen ist die Analyse der auftretenden Gegenübertragungsgefühle bei der Therapeutin.

Gegenübertragung

Unter Gegenübertragung versteht man die Gesamtheit der unbewussten Reaktionen des Therapeuten auf das Wesen und Verhalten des Kindes, insbesondere auch auf seine Übertragungen. Der Therapeut identifiziert sich mit dem, was durch das Kind als Resonanz bei ihm anklingt und agiert es unbewusst aus. Gegenübertragungen können verschiedene Aspekte enthalten:

– Übertragung der Therapeutin

Durch die Tatsache, dass der Therapeut als Ich mit seiner ganzen Person am therapeutischen Geschehen teilnimmt, können trotz sorgfältiger Reflexion auch Übertragungen auf das Kind entstehen. Das Wesen und die Thematik des Kindes sowie dessen Übertragungen können bei ihm unbewusst Gefühle auslösen, welche in seiner eigenen Geschichte und seinen Einstellungen begründet liegen. Er identifiziert sich gewissermassen mit der Problematik oder der Übertragung des Kindes.

Die Reflexion dieser eigenen Anteile bedeutet in der Kindertherapie eine spezielle Herausforderung, da der Therapeut dem Kind unmittelbar auf der Spielebene begegnet und gleichzeitig auf der Metaebene die Verknäuelungen im Übertragungs-/Gegenübertragungsgeschehen erkennen muss. In diesem Zusammenhang kann nicht genug auf die unersetzliche Notwendigkeit von Lehrtherapie und Supervision hingewiesen werden. Im Folgenden werden einige „Stolpersteine" aufgelistet, denen Kindertherapeuten oft begegnen:

[18] Kollusion = unbewusste oder uneingestandene Beziehungsdynamik, welche der Abwehr korrespondierender Beziehungsängste dient und die Erfüllung unreifer Wünsche in Aussicht stellt, wobei sich die Partner häufig in komplementäre Rollen polarisieren (vgl. Wörterbuch der Psychotherapie 2000, S. 198f.).

- *Abhängigkeit vom Prozess des Kindes:* „Wenn das Kind Fortschritte macht, bin ich eine gute Therapeutin", „Wenn der Prozess stagniert, ist es der Beweis für meine eigene Unfähigkeit". Aus solchen emotionalen Vereinfachungen und narzisstischen Anhaftungen entstehen äusserst problematische Gefühle gegenüber dem Kind: „Ich liebe es, weil es mich durch seinen Fortschritt erhöht" oder „Ich hasse es, weil es mir meine Unfähigkeit spiegelt". Besonders verhängnisvoll ist dies in Therapien, bei denen eine Heilung jenseits des musiktherapeutischen Einflusses liegt, wie beispielsweise bei Kindern, die lebensgefährlich erkrankt sind oder in einem hochpathologischen Milieu leben.
- *Identifikation und Solidarisierung:* Der Therapeut identifiziert oder solidarisiert sich mit dem Kind aufgrund ähnlicher Verletzungen oder Lebensumstände in seiner eigenen Kindheit.
- *Neid:* auf die gute therapeutische Betreuung; auf Talente und Stärken des Kindes; auf die ihm noch zur Verfügung stehende Zukunft.
- *Beschützerimpulse, „Adoption" des Therapiekindes:* Der Therapeut verstrickt sich emotional mit dem Kind, hat Mühe, es wieder aus der therapeutischen Beziehung zu entlassen. Das kann sich verstärken, wenn er selbst Kinder hat: Parallelen zu deren Schwierigkeiten; Angst, das Gleiche könnte den eigenen Kindern auch passieren.
- *Druck und Ehrgeiz bez. elterlicher Kompetenzen:* Der Therapeut muss beweisen, dass er ein guter Vater oder eine bessere Mutter wäre.
- *Eigene Erziehungsnormen:* Verinnerlichte Normen können therapeutische Prozesse blockieren, wenn sie unausgesprochen im Raum stehen, aber dem therapeutischen Anspruch auf offenen, freien Spielraum widersprechen.

– Komplementäre Gegenübertragung

Komplementäre Gegenübertragung entsteht, wenn sich der Therapeut mit verinnerlichten generalisierten Bildern des Kindes in Bezug auf Interaktionen identifiziert. Er reagiert auf Haltungen, Meinungen und Handlungen des Kindes so, wie dieses es aufgrund früherer Erfahrungen erwartet (vgl. Priestley, 1985, S. 24). Wenn der Therapeut dies nicht bemerkt, kann das Kind keine korrigierenden, emotionalen Erfahrungen machen, sondern ist einer negativ fixierenden Atmosphäre ausgesetzt, da beide eine ungute Konstellation aus der Vergangenheit oder dem aktuellen Umfeld des Kindes reinszenieren.

Komplementäre Gegenübertragungen können daran erkannt werden, dass sich der Therapeut mit seinen Gefühlen und Handlungen in der Therapie unbehaglich zu fühlen beginnt. Das ist einfacher, wenn sie ihm fremd sind oder bezüglich Intensität nicht stimmig scheinen. Schwieriger wird es bei Kindern, die sich, wie im folgenden Praxisbeispiel, angepasst verhalten und das Geschehen auf den ersten Blick im Sinn des Kindes zu verlaufen scheint:

Pia, 6 Jahre, mutistisch, beginnt nach langen, tonlosen Wochen erstmals einzelne Töne und kurze Melodien auf den Instrumenten zu spielen. Ich unterstütze sie mit Halt gebenden ostinaten Strukturen. Es entstehen dabei immer wieder längere Pausen, manchmal sucht sie auch nach bekannten Liedmelodien. Ich fühle mich zunächst sehr wohl in meiner stützenden Rolle und freue mich über die neuen Entwicklungsschritte. Am Ende der Therapiestunden stellt sich aber ein schaler Nachgeschmack ein, den ich nicht einordnen kann.

In der Reflexion beim Protokollschreiben, insbesondere bei der Analyse der Tonaufnahmen wird mir bewusst, dass ich ihren musikalischen Impulsen mit meinem Spiel zu wenig Raum gegeben habe: Die Pausen klingen jetzt wie Abbrüche, das Suchen nach Melodien wirkt verkrampft und ich meine, Druck zu spüren. Es ist deutlich hörbar, dass mein Spiel keine Resonanz gibt, über die sie ihren Ausdrucksraum öffnen und entdecken kann, sondern ich habe einerseits die Haltungen und Verhaltensweisen der überfürsorglichen Mutter („Ich bin immer und überall da, damit dir nichts passiert“) sowie andererseits der treibenden Lehrerin („Komm, mach schon, ich helfe dir“) übernommen.

Unter Umständen kann es – auf der Basis einer stabilen therapeutischen Beziehung – für den Prozess förderlich sein, eine solche Identifizierung behutsam zu verstärken und dem Kind damit ein Übungsfeld anzubieten, sich damit auseinander zu setzen und der introjizierten Figur die Stirn zu bieten.

Bei Pia halte ich mich nach Erkennen meiner Gegenübertragung musikalisch sehr zurück und gebe sparsam Antwort auf ihre Töne – balancierend zwischen nicht zu viel, aber auch nicht zu wenig. Langsam beginnt sich ihr Spiel zu wandeln, immer mehr kommt es zu lustbetonten, verspielten Sequenzen mit einem Flow-Gefühl.

Dazwischen gibt es aber auch Momente, in denen sie mir überwachsam, misstrauisch begegnet und verstummt. In einer solchen Situation wage ich es, ein Rollenspiel zu initiieren und sage triangulierend zum Stoffhund: „Ich glaube, Pia mag heute nicht spielen, vielleicht ist sie müde. Komm wir spielen für sie, es ist am besten für sie, wenn sie nichts tut.“ Pia macht ein finsteres Gesicht, scheint aber gespannt zuzuhören. Ich beginne am Xylophon ein Ostinato zu spielen, rede dazwischen immer wieder mit dem Hund, der mir Anweisungen gibt, wie ich für Pia spielen soll. Plötzlich macht Pia einen kurzen Schlag auf die Pauke. Der Hund und ich „erschrecken“, reagieren betont fürsorglich, sie solle doch besser noch ein wenig ausruhen bis sie wirklich wieder möge. Daraus entwickelt sich ein „Psst, sei still“-Spiel, das sich zunehmend in der Lautstärke steigert. Ich rufe: „Sei still, Ruhe!“ Pia antwortet mit Trommelschlägen. Irgendwann ruft sie spontan: „Nein!“, ohne zu bemerken, dass sie damit ein erstes Mal bei mir Sprache gebraucht.

Dieses Nein-Spiel wird während vieler Wochen von Pia in Variationen wiederholt. Hin und wieder wird dabei auch die Stimme der Lehrerin hörbar, wenn anstelle des „Psst, sei still!“ die Aufforderung „Komm, noch lauter, noch schneller, ich zeige dir wie!“ in den Raum gestellt wird.

Solche Verstärkungen auf der Spielebene wirken direkt und auch offen lassend. Sie bieten ein Übungsfeld, welches das Kind jederzeit wieder verlassen kann, wenn es ihm zu viel wird.

– *Reziproke Gegenübertragung*

Bei der reziproken Gegenübertragung tauchen beim Therapeuten in einer Art Rollenumkehr Gefühlsqualitäten auf, welche das Kind selbst gegenüber jetzigen oder früheren Bezugspersonen erlebt bzw. erlebt hat. „Täter-Opfer-Konstellationen" in der ganzen Spannbreite vom überbehüteten bis zum vergewaltigten Kind werden erlebt.

Reziproke Gegenübertragungen manifestieren sich besonders oft im Musikspiel. Das Kind gestaltet seine musikalische Spielweise so, dass der Therapeut das Gefühl hat, keinen Raum zu bekommen oder ins Leere zu laufen. In Rollenspielen kommt es zu Inszenierungen, welche ihn in aussichtslose, unangenehme oder bedrohliche Positionen bringen. Oft sind es zunächst Umkehrungen, bei denen er bewusst in die ihm zugewiesene Rolle schlüpft. Gleich einem Quantensprung intensiviert sich die Dynamik aber plötzlich so, dass er die notwendige therapeutische Distanz verliert und sich der Situation ohnmächtig ausgeliefert fühlt. In solchen Momenten das Ganze als Gegenübertragungsphänomen zu erkennen und im Sinn des Kindes sichernde Interventionen zu setzen, ist eine grosse Herausforderung. Es gilt, die Rolle in etwas Neues, lösungsorientiertes Drittes zu wandeln und nicht so zu reagieren, dass das Kind zurück in die Opferrolle gedrängt wird.

Orlando, 9 Jahre, schwere progrediente Organerkrankung. Er hat bereits viele Spitalaufenthalte erlebt.

In seinen Improvisationen spielt er so laut und chaotisch, dass ich keine Chance habe, mich irgendwie musikalisch einzubringen. In Rollenspielen werde ich herumdirigiert oder muss mit plötzlichen unverständlichen Überfällen rechnen. Ich fühle mich diesem Spielverhalten ausgeliefert und versuche zunächst mit Spielregeln zu intervenieren, an die er sich aber nicht hält. Gefühle von Ohnmacht und Wut wechseln sich bei mir ab.

In deren Reflexion komme ich der Gegenübertragungsdynamik auf die Spur: Ähnlich ausgeliefert muss sich Orlando seiner Krankheit gegenüber fühlen. Sie bewirkt, dass er schon unzählige schmerzhafte medizinische Eingriffe über sich ergehen lassen musste. „Ob ich wie er die Macht der Krankheit, der Ärzte, Therapeuten und des Pflegepersonals zu spüren bekomme?"

Diese Einkreisung meiner Gefühle auf der Metaebene hilft mir, mich in solchen Improvisationssequenzen zurückzunehmen, bewusst seinem Spiel zu lauschen und damit einen Raum zu schaffen, in dem er in seiner Eigenständigkeit respektiert und gewürdigt wird. Bei den Rollenspielen gebe ich innerhalb der Rolle meiner Ohnmacht klagend und wütend Ausdruck und/oder kommentiere sie je nach Szeneninhalten empathisch, aber sachlich als Ungerechtigkeit, Anstrengung oder Herausforderung.

Orlando hat mir nur wenig über seine Erfahrungen im Spital erzählt, über die Krankheit spricht er nicht gerne. Hinter seiner Spielweise vermute ich aber die Verarbeitung seiner Erfahrungen: wenig Raum für Eigenes, sich wiederholende Verletzungen seiner körperlichen und psychischen Integrität, Manipulation und Unterdrückung eigener Strebungen. Um in der Therapiesituation mit mir nicht auch noch Opfer zu werden, wird er präventiv selbst zum Angreifer. Therapeutische Kompetenz bedeutet hier, das Verhalten als ungünstigen Lösungsversuch zu respektieren und damit zu arbeiten. Hätte ich mich in dieser Situation weiter mit seiner Rollenzuweisung identifiziert und meine emotional geladenen Phantasien von strukturierenden bis erzieherisch repressiven Massnahmen ausagiert, wäre ein Machtkampf mit fatalen Folgen für den therapeutischen Prozess entstanden.

– Konkordante Gegenübertragung

Bei der konkordanten Gegenübertragung nimmt der Therapeut Empfindungen, Gefühle und Gedanken bei sich wahr, die den aktuellen Befindlichkeiten des Kindes entsprechen. Er schwingt gewissermassen mit dem Kind mit und erlebt Aspekte seiner Seinsqualität am eigenen Leib. Dies können durchaus auch Gefühle sein, welche es selbst noch nicht wahrnehmen kann wie beispielsweise Trauer hinter aggressivem Verhalten.

Am Anfang jeder konkordanten Gegenübertragung steht Resonanz. Sobald sich die Therapeutin aber mit den auftretenden Phänomenen identifiziert und sie nicht mehr als vom Kind übernommene und mit ihm geteilte Erfahrung wahrnimmt, verliert es die dem Resonanzgeschehen eigene „durchlässige, schwebende" Qualität. Bildhaft ausgedrückt steht der Therapeut in der liegenden Acht nicht mehr im Zentrum des eigenen Kreises, sondern hat sich in denjenigen des Kindes ziehen lassen. In solchen Momenten wird beispielsweise die Angst des Kindes als eigene Angst empfunden und dementsprechend sind auch die daraus resultierenden Interventionen gefärbt.

Obwohl Identifikationen zu Fehlinterventionen führen können, bedeutet therapeutische Kompetenz nicht, solche Gegenübertragungen zu verhindern oder die Phänomene jeweils sofort einzuordnen. Damit würde sich die Therapie eines wichtigen Wirkfaktors berauben. Manchmal braucht es Momente der Identifikation, um das Kind wirklich verstehen zu können. Erst wenn der Therapeut im Sinn von Compassion das Leid, die Wut, die Lust und die Freude so mit dem Kind teilt, dass sie Teil seiner selbst werden, kann er die ganze Tragweite der innerpsychischen Dynamik erfassen und ihm wirklich zur Seite stehen.

Wichtig ist aber, dass der Therapeut die Bereitschaft und Fähigkeit mitbringt, nach den Gesetzmässigkeiten hinter diesen Gefühlen zu suchen, sie zu erkennen und nicht darin haften zu bleiben. Im Ringen um Befreiung aus dem Gefühlsdschungel liegt auch ein grosses Potential für den Prozess des Kindes. Die Therapeutin leistet damit stellvertretend für das Kind Entwicklungsarbeit, was ihm neue Räume eröffnet und (Fort)Schritte ermöglicht.

Ein eindrückliches Beispiel von konkordanter Gegenübertragung ereignete sich in der Therapie mit dem 14-jährigen Shani:

Shani ist kurz nach seiner Geburt von seiner Mutter verlassen worden und hat eine wahre Odyssee von verschiedenen Heim- und Pflegeplätzen hinter sich.

Zur Zeit seines Geburtstags probiert er, auf dem Klavier das Lied „Happy birthday" zu spielen. Doch er stockt immer wieder bei der gleichen Stelle. Er bittet mich um Hilfe und ich will die Melodie auf der Altflöte mitspielen, bleibe aber ebenfalls an der gleichen Stelle stecken. So sehr ich mich auch bemühe, mein Kopf ist wie leer gefegt, meine Finger unsicher und wie gelähmt. Es kommt mir vor, als ob ich jegliches Gefühl für dieses Lied verloren hätte. Nach einer ersten Verblüffung spüre ich Stress und Scham: „Das müsste ich doch können!"

Sobald Shani den Raum verlassen hat, setze ich mich ans Klavier – stückweise kommt die Melodie zurück und ist mir nach wenigen Minuten wieder so vertraut wie zuvor.

In der folgenden Stunde wiederholt sich die Szene. Wieder bleiben wir beide stecken, obwohl ich die Melodie vorher sicherheitshalber ein paar Mal durchgespielt habe, falls er sie nochmals aufgreifen würde. Diesmal ist meine Scham noch grösser und ich entschuldige mich bei Shani, den mein „Versagen" aber nicht zu stören scheint.

In der anschliessenden Reflexion dämmert es mir langsam, dass eine konkordante Gegenübertragung mitspielen könnte. Ich beginne zu ahnen, dass es sich nicht nur um das blosse Spielen eines Liedes handelt, sondern dass Shani auf einer tiefen Ebene um seine(n) Geburt(stag) ringt: „Willkommen geheissen und beim Namen gerufen werden". Mein Gefühlscocktail von Wut, Stress, Verzweiflung und vor allem Scham haben zutiefst mit seinem Lebensgefühl zu tun. Er war nie wirklich erwünscht, seine Geburt ist nie bejubelt worden.

Mit dieser Ahnung gelingt es mir, meine musikalischen „Einbrüche" in den folgenden Wochen anzunehmen und schrittweise mit ihm das Lied zu erobern. Als wir es schliesslich in den verschiedensten Instrumentierungen spielen können, meint Shani, jetzt würde er gerne ein neues Lied einüben, am liebsten „Stille Nacht" – dies, obwohl Sommer ist: Die Geburt ist gelungen, die stille Nacht ist angebrochen, da liebevolle Eltern sich über das Kind freuen.

– Indirekte Gegenübertragung

Der Therapeut entwickelt nicht nur direkt auf das Kind bezogen Gegenübertragungen, sondern reagiert auch auf dessen Eltern, Geschwister, weitere Bezugspersonen und zuweisende Instanzen sowie auf die Art des therapeutischen Auftrags und die Erfordernisse der therapeutischen Rolle. Solche „indirekte Gegenübertragungen" (Racker, 2002, S. 132ff.) fliessen ebenfalls in die Therapie ein und können das Resonanzgeschehen zwischen dem Therapeuten und dem Kind verzerren und empfindlich stören.

Da in Kindertherapien mit den Eltern und/oder mit anderen Bezugspersonen (Sozialpädagoginnen, Pflegepersonal, Ärzte, andere Therapeutinnen) eine Zusammenarbeit stattfinden muss, treten solche indirekten Gegenübertragungen recht häufig auf. Beispiele dafür sind Solidarisierungen mit dem Kind gegen die „bösen" Eltern, das „schlechte" Schulsystem, den „bürokratischen" Beistand oder mit den andern Erwachsenen gegen die „schlimmen" Verhaltensweisen des Kindes. Aber auch Rivalitäten unter den Erwachsenen, die zum „Buhlen" um das Kind führen, Widerstand gegen unangenehme Rollenzuordnungen (z.B. bez. Grenzsetzungen) und unterschiedliche Grundhaltungen sind Fallstricke für den Therapeuten. Auch kostensparende Massnahmen und Erwartungen von aussen können Auslöser sein, indem sie Gefühle wie Ohnmacht, Angst, Druck oder Ärger, Wut und Auflehnung provozieren und dadurch die Arbeitsfähigkeit der Therapeutin beeinträchtigen.

Auch bei indirekten Gegenübertragungen ist es bedeutend einfacher, negative und besonders intensive Gefühlsqualitäten zu entschlüsseln, als diejenigen Konstellationen aufzudecken, die sich hinter harmonischen, gut verlaufenden Therapien verbergen können. Dort, wo das familiäre und/oder betreuende System von der Therapie schwärmt und den positiven Verlauf ausserordentlich hervorhebt, kann es sich um Kollusionen handeln, die dem Kind anstehende Entwicklungsschritte verwehren.

5.3.4 Abstinenz

Schon in der Pionierzeit der Kinderpsychotherapie war klar, dass sich die von der klassischen Psychoanalyse postulierte Abstinenzregel nicht übernehmen lässt. Kinder liegen nicht still auf der Couch, sondern brauchen die Handlungsebene, um ihre Themen zu verarbeiten. Sie suchen Blickkontakt zur Therapeutin, stellen ihr Fragen, fassen sie an, ziehen sie mit ins Spiel hinein. Unter solchen Umständen möglichst neutrale Projektionsfläche zu sein, ist nicht möglich und wäre auch nicht förderlich.

Heute gilt die Authentizität schulenübergreifend als eine der wichtigsten therapeutischen Grundhaltungen. Die Therapeutin darf und soll sich mit ihren Haltungen, Gefühlen und Befindlichkeiten zeigen, da das Kind diese sowieso bewusst oder unbewusst wahrnimmt. Die verschiedenen Aspekte ihres Tun und Erlebens sollen im Hier und Jetzt der Begegnung authentisch sicht- und hörbar werden. Versteckt oder verleugnet die Therapeutin ihre tatsächliche Befindlichkeit, wird das Kind in seiner Wahrnehmung verunsichert und traut sich selbst und dem Gegenüber nicht mehr. Insbesondere in der intimen Zweiersituation des Einzeltherapiesettings braucht das Kind ein leibhaftiges Gegenüber mit nachvollziehbaren inneren und äusseren Konturen (vgl. Petzold, 1991, S. 393; Schmidtchen, 1989, S. 130).

Das bedeutet aber nicht, dass die Therapeutin alle ihre Gefühle, Befindlichkeiten und Gedanken dem Kind offenbart. Sie teilt dem Kind nur so viel von sich mit, wie für seinen Prozess notwendig ist und wie es für sie selbst stimmig ist.[19] Es geht darum, in den wechselseitigen Korrespondenzprozessen von Nähe und Distanz, Übereinstimmung und Auseinandersetzung, das stimmige Mass zwischen Abstinenz und Sich-Einbringen zu finden. Man spricht in diesem Zusammenhang von selektiver Offenheit und partiellem Engagement (vgl. Petzold, 1996, S. 255ff.).

Diese Haltung kann unterschiedlich sichtbar werden: Zum einen werden Wahrnehmungen, Gefühle und Gedanken, welche in der konkreten Begegnung mit dem Kind auftauchen, selektiv gezeigt und/oder verbalisiert. Das Kind sieht Tränen der Berührtheit in den Augen der Therapeutin und es erfährt, dass sie wegen Rückenschmerzen nicht auf ein Bewegungsspiel einsteigen kann. Auch sogenannt negative Gefühle wie Wut und Unsicherheit können kommentierend eingebracht werden.

Zum andern kann es sinnvoll sein, dem Kind konkrete Fakten und Erfahrungen aus dem eigenen Leben im Sinn von Sharing mitzuteilen und mit ihm zu teilen. Es interessiert sich in der Regel dafür, wo die Therapeutin wohnt, ob sie selbst auch Kinder hat, wie alt sie ist, was ihre Vorlieben sind. Dadurch wird sie zu einem realen Gegenüber und kann zumindest rudimentär eingeordnet werden. Geschichten aus dem Leben der Therapeutin wie Begegnungen mit Tieren oder Reisen in ferne Länder, wo dieses eine spezielle Musikinstrument herkommt, können Interesse wecken

[19] Das Kind hat das Recht, konkrete Basisinformationen zur Person der Therapeutin zu erhalten und muss gleichzeitig lernen, deren Recht auf Intimsphäre zu respektieren.

und motivationsbildend wirken. Das Skizzieren von ähnlichen leidvollen Erfahrungen wie das Kind sie macht, kann Türen öffnen, die vorher versiegelt waren.

Eine weitere, für die Musiktherapie spezifische Ebene, ist die musikalische Begegnung. Im Fluss der unmittelbaren, wechselseitigen Kommunikation über die freie Musik tritt die Therapeutin mit ihrem Wesen und ihrer momentanen Befindlichkeit in Kontakt zum Kind. Auch wenn sie sich nur sparsam einbringt, fliessen diese Aspekte atmosphärisch in die musikalischen Botschaften mit ein. Hält sich die Therapeutin hier zu sehr zurück, wird die Musik zu einem seelenfernen, technischen Aneinanderreihen von Tönen und kann das Gegenüber nicht wirklich berühren. Insbesondere auch in rezeptiven Sequenzen kann sich das Potential Musik erst wirklich entfalten, wenn sich die Therapeutin innerlich damit verbindet und sich in ihrem Spiel von den wechselseitigen Resonanzprozessen leiten lässt.

Therapeutische Kompetenz im Umgang mit dem Thema Abstinenz beinhaltet in diesem Sinn, gleichzeitig beim Gegenüber wie auch bei sich selbst zu sein und jeden Moment wieder neu zu entscheiden, wie viel des Eigenen verbal und/oder musikalisch sicht- und hörbar in die Begegnung einfliessen soll. Sie erfordert eine kontinuierliche, kritische Auseinandersetzung mit sich selbst. So erst wird die Basis geschaffen, im therapeutischen Beziehungsgeschehen die eigenen persönlichen Anhaftungen immer wieder zu erkennen und so weit als möglich zurückzunehmen – innerlich still zu werden. Ein solches Gewahrsein öffnet Raum für das Gegenüber und ermöglicht es, das stimmige Mass zwischen Zurückhaltung und Offenbarung zu finden (vgl. Gindl, 2002, S. 161).

5.4 Einbezug des Systems

Therapie lässt sich nicht auf das Ich-Du-Geschehen im Hier und Jetzt zwischen Patient und Therapeut reduzieren. Wie immer, wenn sich Menschen begegnen, schwingen ihre persönliche Geschichte, ihr aktuelles Bezugssystem und allgemeine kulturelle/gesellschaftliche Bedingungen im Hintergrund mit. Dies gilt besonders für Heranwachsende, die noch weitgehend abhängig sind von den jeweiligen systemischen Gegebenheiten in Familie, Schule und Gesellschaft. Das Kind kann nur erfasst und verstanden werden, wenn es in Bezug zu diesen wahrgenommen wird, da sie sowohl bei der Entstehung und dem Verlauf der kindlichen Störung eine Rolle spielen als auch den Therapieerfolg und die längerfristige Prognose massgeblich beeinflussen (vgl. Plahl & Koch-Temming, 2005, S. 190ff.).

Es ist Aufgabe des Therapeuten, sich dieser Welt anzunähern: Zugang zur Familie oder anderen Bezugspersonen des Kindes (z.B. Schule, Institution) zu finden, ihre Werthaltungen, Erziehungsstile, sozialen Bedingungen zu erspüren und zu erfragen und wenn möglich, sich in ihre Sprache einzuhorchen, sie verstehen und auch sprechen zu lernen. Es gilt, einen gemeinsamen Boden zu finden, der genügend tragfähig ist, um gemeinsame Perspektiven für eine Zusammenarbeit im Sinn des Kindes entwickeln zu können. Dabei geht es nicht darum, alles verstehen zu können. Eine gewisse „Fremdheit des Andern" wird immer bleiben und ist auch wichtig (vgl.

Petzold & Ramin, 1991, S. 361). Insgesamt gilt es, die vorhandenen Qualitäten und Ressourcen zu fokussieren und nicht an den Schattenseiten der Bezugspersonen oder negativen Atmosphären hängen zu bleiben.

Konkret bedeutet dies einerseits, innerhalb des therapeutischen Prozesses darauf zu achten, dass verinnerlichte Bilder von familiären Atmosphären, von Eltern und andern nahen Menschen nicht absolut in Frage gestellt oder zerstört werden. Es geht vielmehr um eine Neubewertung des familiären Potentials. Hinderliche und verletzende Aspekte sollen ausgespielt, erkannt und vielleicht auch benannt werden, sodass die guten und nährenden Kräfte der Biographie ihre Wirkung (wieder) entfalten können (vgl. Petzold & Ramin, 1991, S. 387f.).

Andererseits werden im Sinne von Vernetzung flankierende Standortgespräche mit den wichtigsten Bezugspersonen durchgeführt: Eltern und/oder Pflegeeltern, im Heim Sozialpädagogen, im Spital Bezugspersonen in der Pflege und Ärzte sowie andere Therapeuten. Handelt es sich um Themen, welche (auch) die Schule betreffen, kann es sinnvoll sein, einen direkten Austausch mit Lehrpersonen zu suchen. Hin und wieder braucht es auch Kontakt zu Vertretern der Vormundschaftsbehörde, des Gerichts oder andern abklärenden Instanzen. Je nach Situation, Alter und Thema finden solche Gespräche mit oder ohne Kind statt. Insgesamt besteht dabei die Herausforderung, im Sinne des Kindes verantwortungsvoll zwischen Schweigepflicht und Kommunikationsnotwendigkeit abzuwägen.

Manchmal ist es auch sinnvoll, das Einzeltherapiesetting partiell zu erweitern und Eltern, Geschwister oder andere Bezugspersonen an einzelnen Therapiesitzungen teilnehmen zu lassen mit dem Ziel, gegenseitiges Verständnis zu entwickeln und blockierte Kommunikation ins Fliessen zu bringen. Es gilt dabei gut abzuschätzen, ob in diesem Rahmen genügend Veränderungspotential mobilisiert werden kann oder ob eine Systemtherapie indiziert ist.

Beim Einbezug der Familie oder andern nahen Bezugspersonen in die Therapie kann sich das Musikspiel als hilfreich erweisen, gegenseitig (wieder) in Kontakt zu kommen und Grenzen fühlbar, aber auch durchlässig zu machen. Der Prozess, einen gemeinsamen Rhythmus zu suchen und zu finden oder die Erfahrung, auf die eigenen Töne eine schon lange ersehnte Antwort zu bekommen, können Welten (aufeinander zu) bewegen und tief greifende Entwicklungen initiieren.

6 Musiktherapeutisches Handeln

Musiktherapeutisches Handeln basiert auf Empathie und Intuition sowie musikalischem und psychotherapeutischem Fachwissen. Die beiden Seiten ergänzen und bereichern sich gegenseitig im dialogischen Sinn. Als Ausgangslage gelten die „freischwebende Aufmerksamkeit" und „innere Präsenz" der Therapeutin. Sie hat das Kind mit seinen Ressourcen und Schwierigkeiten, seiner Geschichte und seinem Umfeld sowie den bisherigen Therapieverlauf im Bewusstsein. Gleichzeitig versucht sie, in der Therapiesituation möglichst unabhängig von diesem Vorwissen auf das Kind zuzugehen und offen zu sein für das, was im Hier und Jetzt entsteht. Sie nimmt auf, was kommt und versucht, das musiktherapeutische Handeln auf die Situation und die Art des zu bearbeitenden Problems abzustimmen. Dies verlangt eine grosse Spannbreite an therapeutischer Handlungskompetenz: vom Gewähren eines freien Spielraums bis hin zu eng begleitender oder sogar führender Haltung. Bildhaft gesagt trägt sie in ihrem Rucksack eine Vielfalt von Spielangeboten und Interventionsmöglichkeiten mit und packt je nach therapeutischer Notwendigkeit etwas davon aus.

Das musiktherapeutische Handeln lässt sich nach Methoden, Modalitäten und Interventionstechniken systematisieren. Zu den verschiedenen Methoden finden sich weiter hinten ausführliche Erläuterungen. Die Modalitäten und musikspezifischen Interventionstechniken hingegen werden in den folgenden Abschnitten dieses Kapitels beleuchtet und ergänzt durch Ausführungen zu wichtigen Themen des therapeutischen Handelns wie „Mitspielen", „Deuten" sowie „Grenzen und Strukturen".

6.1 Mitspielen

Die Musiktherapie bezieht das musikalische und szenische Mitspielen der Therapeutin explizit als therapeutisch wertvolles Agens mit ein. Folgendes spricht dafür:

- Die Erlebniswelt des Kindes lässt sich erst über Resonanzprozesse, welche durch Mitspielen ausgelöst werden, wirklich verstehen. Die Therapeutin muss die kindlichen Atmosphären und Szenen teilen, um seine innerpsychische Situation zu erfassen und zu erspüren, welche therapeutische Intervention notwendig ist.
- Das gemeinsame Musikspiel ist nonhierarchisch strukturiert: Therapeutin und Kind begeben sich auf die gleiche Handlungsebene und haben dasselbe Material zur Verfügung. Für beide bedeutet es ein Wagnis, da sowohl Verlauf als auch Ausgang des gemeinsamen Prozesses nicht voraussehbar sind. Sie sind gemeinsam auf dem Weg – eine Erfahrung, welche die Vertrauensbildung unterstützt und Widerstände herabsetzt (vgl. B. Mahns, 1997, S. 104).

- In der direkten Spielbegegnung kann die Therapeutin die sich manifestierenden Themen, Konflikte und Übertragungen unmittelbar beantworten, wodurch Wandlungs- und Reifungsprozesse angeregt und unterstützt werden. Es stehen ihr dafür verschiedene Modalitäten sowie spezifische Interventionstechniken zur Verfügung, mit denen sie gezielt auf die Entwicklungsbedürfnisse und -themen des Kindes eingehen kann.

Als Mitspielerin ist die Therapeutin zugleich Kind und Erwachsene. Sie taucht mit ins Spiel ein und begleitet als reifes und flexibles Ich, als sichernde und stabilisierende Instanz den Prozess. Die weiter vorn[20] erläuterte Herausforderung, das richtige Mass an Zurückhaltung und Offenheit zu finden, stellt sich hier ganz besonders. Es braucht „eine *partielle Teilnahme,* die das Miterleben und Mitvollziehen des Kindlichen ermöglicht, ohne dabei die Fähigkeit des Erwachsenen einzutrüben oder zu beeinträchtigen" (Petzold & Ramin, 1991, S. 385).

Der eigenen Kreativität wird nur so viel Raum gewährt, als sie den therapeutischen Prozess unterstützt. Das Kind soll seine eigenen Ressourcen entdecken, individuelle Spielszenarien entwerfen und ihm entsprechende Lösungen entwickeln. Scheinbar unlogische Handlungsabläufe, chaotische Szenen, heftige Aggression und grosse Nähe dürfen die Therapeutin nicht erschrecken und dazu verleiten, (ab)wertend zu reagieren oder den Spielfluss unbewusst zu manipulieren. In diesem Sinn werden Impulse so offen lassend eingebracht, dass sie ungehört verhallen können.

Wenn sich die Therapeutin auf das gemeinsame (Musik)Spiel einlässt, kommt sie verstärkt in Kontakt mit eigenen unbewussten Empfindungen, Gefühlen und Bedürfnissen. Das kann ihr ein vertieftes Verständnis für das Kind geben und ihre eigene Rolle im Beziehungsgeschehen erhellen. Unter Umständen klingen aber auch eigene unerledigte Themen an, welche den Therapieprozess behindern.[21] Solche Verstrickungen müssen durch sorgfältige Analyse des Geschehens und kritische Selbstreflexion bearbeitet werden. Diese Auseinandersetzung auf der Therapeutenebene wirkt oft unmittelbar zurück auf den Prozess des Kindes und kann Veränderungen bewirken, ohne dass konkrete Interventionen notwendig werden. Die Therapeutin arbeitet so quasi stellvertretend etwas für das Kind durch.

6.2 Modalitäten des musiktherapeutischen Vorgehens

Die musiktherapeutischen Vorgehensweisen lassen sich wie in der folgenden Synopse veranschaulicht in drei Modalitäten systematisieren: übungszentriert, erlebniszentriert und konfliktzentriert (vgl. Frohne-Hagemann, 2001, S. 66ff. und S. 85ff.).

Die Modalitäten werden hier schematisch voneinander abgegrenzt dargestellt. Im Fluss des musiktherapeutischen Prozesses greifen sie natürlich ineinander oder führen zueinander hin. Die Schwerpunkte können sich im Verlauf des Therapieprozesses

[20] siehe S. 114f.

[21] siehe S. 108f.

verlagern. Wichtig ist, dass die Therapeutin weiss, warum sie in welcher Modalität arbeitet – oder dies bei Unklarheiten nach der Stunde reflektiert.

Tabelle 3: Überblick Modalitäten des therapeutischen Vorgehens

Übungszentriert	**Erlebniszentriert**	**Konfliktzentriert**
Ziel: Übung und Stabilisierung von Kompetenzen	*Ziel:* Erweiterung des Erlebnishorizontes	*Ziel:* Bearbeitung von intrapsychischen und interpersonellen Konflikten
Musik: mit verschiedenen Spielformen Fähigkeiten, Fertigkeiten und neue Verhaltensweisen üben und stabilisieren	*Musik:* lustbetonte Erfahrungen im spielerischen, aktiven und/oder rezeptiven Musikerlebnis	*Musik:* atmosphärisch sehr dicht, manchmal keine Musik möglich
Handlungen, Spielverläufe: linear mit klaren Themen und/oder Regeln	*Handlungen, Spielverläufe:* eher linear, roter Faden meist sicht- bzw. hörbar	*Handlungen, Spielverläufe:* oft nicht linear, eher sprunghaft, ähnlich Traumgeschehen
Symbolik: bewusstseinsnah	*Symbolik:* realitätsbezogen	*Symbolik:* unbewusst
Vorgehen: oft funktional, pädagogisch geprägt	*Vorgehen:* prozessorientiert, pädagogisch geprägt	*Vorgehen:* prozessorientiert, nondirektiv

6.2.1 Übungszentriertes Vorgehen

Das Übungszentrierte Vorgehen ist darauf ausgerichtet, „Verhalten zu stabilisieren, neue Verhaltensmöglichkeiten zu trainieren, Fähigkeiten und Fertigkeiten zu üben bzw. Strategien und Techniken zur Aufgabenbewältigung zu erlernen“ (Frohne-Hagemann, 2001, S. 85). Es kann Kindern, welche (noch) nicht symbolisieren können oder ausdrucksgehemmt sind, einen hilfreichen Einstieg ins Musikspiel bieten. Zudem taucht es in Phasen der Konsolidierung und Stabilisierung von neuen, in konfliktzentrierten Sequenzen erarbeiteten Verhaltensweisen auf.

Mittels gezielter Übungen und Spielformen werden Fertigkeiten, Strategien und Techniken entwickelt und geübt, um das Verhaltensrepertoire des Kindes zu modifizieren, zu stabilisieren oder zu erweitern. Das Vorgehen ist pädagogisch oder verhaltenstherapeutisch geprägt, manchmal sogar rein funktional ausgerichtet. Die Themen und Regeln werden gemeinsam abgemacht, das Spielgeschehen verläuft meist linear und strukturiert, Symbole werden bewusst gewählt und eingesetzt.

Im Gegensatz zu erlebnis- und konfliktzentrierten Spielformen gibt es hier ein „Richtig“ oder „Falsch“ in Bezug auf das Einhalten von abgemachten Spielregeln. Dabei geht es nicht um Beurteilung im Sinn von Verurteilung, sondern um die gemeinsame konstruktive Auseinandersetzung mit den hinderlichen oder überfordernden Aspekten, welche bewirkt haben, dass das Kind die ursprüngliche Abmachung nicht einhalten konnte oder wollte.

Zu dieser Modalität gehören Übungen zur Förderung des Kommunikations- und Sozialverhaltens, der Körperwahrnehmung, Orientierungsfähigkeit, Sprachanbahnung, Flexibilität. Verwandte Fachdisziplinen wie Bewegungstherapie, Rhythmik, Psychomotorik und musikalische Früherziehung können Anregungen dazu geben.

Therapeutische Haltung: Trotz seiner pädagogischen Anklänge sollte dieses Vorgehen immer auf den Therapieprozess bezogen und nicht aus zielorientierten, methodisch-didaktischen Überlegungen eingesetzt werden. Auch solche Übungen sind Angebote, welche das Kind je nach Motivation und Einsicht aufnehmen, verschieben oder sogar ablehnen darf.

6.2.2 Erlebniszentriertes Vorgehen

Im Erlebniszentrierten Vorgehen wird eine Erweiterung des Erlebnishorizontes sowie der Sicht-, Fühl- und Verhaltensweisen angestrebt (vgl. Frohne-Hagemann, 2001, S. 86). Im spielerischen Experimentieren mit den Instrumenten und der Musik macht das Kind sowohl innerpsychisch wie auch im Kontakt mit dem Gegenüber neue Seinserfahrungen und entdeckt sein kreatives Potential. Atmosphären, Gefühle und Beziehungen werden hör-, fühl- und sichtbar, neue Verhaltensweisen werden erforscht, variiert und integriert. Innen und Aussen, Imaginäres und Wirkliches begegnen sich, die Qualitäten von Nähe und Distanz werden ausgelotet, Subjekt und Objekt, Ich und Du kommen in einen Dialog.

Das Spielgeschehen ist meist linear, die Inhalte sind gut verständlich, auftretende Symbole stehen in nachvollziehbarem Kontext zu den aufgegriffenen Themen. Das Vorgehen ist pädagogisch oder psychagogisch gefärbt, aber weniger funktional ausgerichtet als das übungszentrierte Vorgehen. Das Erlebnis an sich, die körperlich-seelisch-geistige Seinserfahrung steht im Zentrum und nicht das Lernen.

Therapeutische Haltung: Erlebniszentrierte Angebote entstehen im Moment, vertiefen Erfahrungen oder sind Anregungen, damit sich das Kind dem Hier und Jetzt öffnen kann. Die Therapeutin nimmt auftauchende musikalische Ideen, Lieder, Bewegung oder innere Bilder im Sinn von gemeinsamem Erlebnis auf. Sie gibt, wenn nötig, Impulse hinein, um den Spielfluss oder die Interaktionsdichte zu unterstützen.

6.2.3 Konfliktzentriertes Vorgehen

Das Konfliktzentrierte Vorgehen wird gewählt, wenn sich im Musikspiel oder allgemein in der Beziehung zur Therapeutin und/oder in der Gruppe konflikthafte Themen, Befindlichkeiten oder Verhaltensweisen manifestieren. Zudem werden auch persönliche und umfeldbezogene Konflikte bearbeitet, welche das Kind verbal in die Therapie einbringt.

Musik und Musikspiel haben hier weniger die Funktion, „die raumzeitliche Wirklichkeit des gegenwärtigen Erlebens und Handelns erfahrbar zu machen und Seinserfahrungen zu vermitteln, als vielmehr die einer Aufdeckung der individuellen Wahrnehmungswelt, bzw. der Zusammenhänge, die zu neurotisch fixierten Sicht- und Verhaltensweisen geführt haben“ (Frohne-Hagemann, 2001, S. 69).

Bei jüngeren Kindern manifestieren sich konflikthafte Inhalte oft spontan als Sequenzen in erlebnis- oder übungszentrierten Spielprozessen. Der Übergang geschieht fliessend und ist rational nicht nachvollziehbar, sondern nur in atmosphärischen Nuancen sowie anhand mimischer und musikalischer Veränderungen wahrnehmbar und (er)hörbar. Die Handlungen und Spielverläufe kennzeichnen sich durch überraschende, manchmal sogar sprunghafte Wendungen oder Lösungen. Die auftretenden Symbole sind vielschichtig und meist unbewusst. Spannung und grosse emotionale Betroffenheit werden spürbar. Die Bearbeitung erfolgt ebenfalls primär auf der Musikspielebene. Bei älteren Kindern und Jugendlichen, insbesondere im fortgeschrittenen Therapieprozess, werden konflikthafte Themen wechselweise verbal und auf der Musikspiel-Ebene ausgedrückt und bearbeitet.

Therapeutische Haltung: Die Therapeutin begleitet das Kind in einer resonanzbereiten Haltung und mit indikationsspezifischen Interventionstechniken. Widerstände und „Umwege“ werden respektiert, das Tempo des Kindes wird aufgenommen. Die Verarbeitungs- und Wachstumsprozesse werden weder durch zu viel Input forciert noch durch zu grosse Distanziertheit gebremst. Anregungen oder Deutungen werden als Angebot eingebracht.

6.3 Interventionstechniken

Interventionstechniken sind resonanzgeleitete, subtile Abstimmungen des Therapeutenverhaltens auf den Ausdruck und das Kommunikationsverhalten des Kindes. Sie zielen darauf hin, spezifische entwicklungsförderliche Prozesse anzuregen, in Gang zu halten oder zu vertiefen. Sie sind die kleinsten Einheiten therapeutischen Einwirkens, sozusagen das „Salz“ in den verschiedenen methodischen Zugängen.

In der Musiktherapie mit Kindern kommen verbale, rollenspielspezifische und musikalische Interventionstechniken zum Tragen[22], wobei Letzteren ein besonderer Stellenwert zukommt: Der Musiktherapeut hat mit den verschiedenen Klangfarben der Instrumente und den musikalischen Komponenten vielseitige und flexible Gestaltungsmittel zur Verfügung, um die Art und Weise seines Mitspiels den Entwicklungsbedürfnissen und -aufgaben des Kindes anzupassen. Die Interventionstechniken setzen auf der musikalischen Ebene an und wirken so unmittelbar auf die leibseelische Befindlichkeit des Kindes ein. Mit ihrer Hilfe können sich die verschiedenen therapeutischen Funktionen der Musik und des Musikspiels[23] entfalten.

Im Folgenden wird eine Auswahl musikalischer Interventionstechniken skizziert, welche sich in der Praxis als therapeutisch wirksam erwiesen haben. In den Benennungen und Beschreibungen wird auf Ausführungen von Bruscia (1987), Micheli (2003), Storz (2003), Timmermann (2004) und Schumacher et al. (2005) zurückgegriffen. Im Sinne von Vernetzung verschiedener Aspekte werden sie, wenn sinnvoll und möglich, einem „Kontaktmodus“ (Schumacher, 2005) zugeordnet.[24] In der Sys-

[22] Verbale Interventionstechniken siehe S. 226ff.; rollenspielspezifische S. 245ff.

[23] siehe S. 35ff.

[24] Kontaktmodi siehe S. 51ff.

tematisierung wird angelehnt an Bruscias (1987) „headings", in denen Interventionstechniken mit verwandter oder gleicher Zielsetzung subsummiert sind. Es werden nur headings einbezogen, die sich auf musikalische Interventionstechniken beziehen.[25]

Tabelle 4: Überblick musikalische Interventionstechniken

Herstellen von Nähe und Vertrauen	einhüllen, halten, nähren, bonding
Vermittlung von Empathie	synchronisieren, Intensität abstimmen, imitieren, übernehmen und integrieren, spiegeln, übertreiben
Strukturierung	grounding, zentrieren, formen
Umstimmung	modulieren, aktivieren, beruhigen, umlenken
Anregen des Ausdrucks	stützen, wiederholen, umspielen/ausgestalten, verlängern, bestätigen, reagieren, überraschen, zuhören
Anregen der Kommunikation	vervollständigen, Pausen machen, antworten, differenzieren, dialogisieren, spielen
Auseinandersetzung mit Gefühlen	intensivieren, containing, doppeln, splitting, inszenieren

6.3.1 Herstellen von Vertrauen und Nähe

Bei diesen Interventionstechniken wird musikalisch eine Atmosphäre aufgebaut, welche dem Kind hilft, Vertrauen zu entwickeln und Nähe zuzulassen. Es wird damit die notwendige Basis für Ausdruck und Kommunikation geschaffen sowie in Momenten der inneren Erschütterung Halt und Verlässlichkeit vermittelt.

Einhüllen: Modus 0
Der Therapeut schafft mit schwebenden noch formlosen Klängen einen bedingungslosen, offenen und doch geborgenen Raum, in welchem das Kind in seiner Eigenart und seiner momentanen Befindlichkeit sein darf, ohne dass eine Reaktion von ihm angestrebt wird.

Halten: Modus 1
Mit verlässlichen klanglich-rhythmischen Gestalten (fliessendes Klangkontinuum, ruhige Pulsation) wird eine Atmosphäre erzeugt, welche das Kind vor der Angst bewahren (oder von ihr erlösen) soll, zu fallen oder zu zerfallen. Auf diese Weise kann sich der Therapeut in Momenten von emotionaler Erschütterung, bei innerer Haltlosigkeit oder Gefühlen von Verlorenheit als Halt gebendes Du einbringen.

Nähren: Modus 1 und 2
Der Therapeut erspürt die Ausstrahlung und den Ausdruck des Kindes und spielt darauf abgestimmt warme, satte Klänge, welche es nähren und stärken. Ziel ist, dass das Kind bei genügend Sättigung (wieder) selbst aktiv wird oder seine Aktivitäten ausweitet.

Bonding: Modus 3, 4, 5 und 6
Die Äusserungen des Kindes werden aufgenommen und prozesshaft in einer speziellen, auf die Situation und das Kind abgestimmten Musik (harmonisierte oder rhythmusge-

[25] Bruscia hat auch „headings" erstellt, welche Techniken für die verbale Aufarbeitung und andere Medien der Kommunikation enthalten.

stützte Melodie mit spezifischer Instrumentenkombination, spezieller Rhythmus, Lied) weiterentwickelt – einer Musik, die sich wiederholen lässt. Es wird damit ein Symbol für die Einzigartigkeit der Beziehung und des gemeinsamen Erlebnisses geschaffen, das ritualartig jederzeit als „Kraft-Musik" wieder abgerufen werden kann, um das Kind in den Herausforderungen seines Weges zu stärken.

6.3.2 Vermittlung von Empathie

Mit diesen Interventionstechniken wird Empathie zum Ausdruck gebracht, quasi als Rückmeldung „So erlebe ich dich". Es wird angestrebt, dem Kind Resonanz zu geben sowie ihm fühlbar und allmählich bewusst zu machen, wie es sich verhält/ zeigt und welche Gefühlsqualitäten in ihm vorhanden sind. Das Kind wird quasi abgeholt, wo es ist, wodurch es ihm möglich wird, sich auf Neues einzulassen und weiteren Herausforderungen zu stellen.

Synchronisieren: Modus 1
Der Therapeut schwingt sich in den Rhythmus, den Klang und die Melodie des Kindes ein und versucht, gleichzeitig so wie es zu spielen. Dadurch kann die Selbstwahrnehmung angeregt sowie der Ausdruck unterstützt und stabilisiert werden. Es fühlt sich verstanden und erhält die Gewissheit, Kontrolle über das Spiel zu haben.

Intensität abstimmen: Modus 1 und 2
Die musikalische Begleitung wird auf die Intensität abgestimmt, mit der das Kind improvisiert, sich bewegt oder eine Rolle darstellt. Die Dynamik und Form seines Ausdrucks werden übernommen. Der Therapeut gibt damit dem Kind die Bestätigung, in Ordnung zu sein und verstanden zu werden, wodurch es sich öffnen kann für Veränderung. Gleichzeitig wird es in seiner Selbstwahrnehmung angeregt und spürt, auf welchem Energielevel es sich befindet.

Imitieren: Modus 3
Motive, welche das Kind spielt, werden aufgegriffen und zeitverschoben wiederholt, sodass eine Art Echowirkung entsteht. Es wird damit versucht, die Aufmerksamkeit des Kindes auf die Art und Weise seines Spiels zu lenken, seine Botschaft durch Wiederholung zu verstärken und ihm das Gefühl von Führung und Kontrolle zu vermitteln.

Übernehmen und integrieren: Modus 3 und 4
Die Therapeutin übernimmt ein Rhythmus- oder Melodiemotiv des Kindes und baut es in ihre eigene Musik ein. Es kann unverändert bleiben, vereinfacht, verstärkt oder weiter ausgestaltet werden. Das Kind erfährt dadurch Akzeptanz und wird bestärkt, weitere Motive zu präsentieren.

Spiegeln: Modus 3 und 4
Der Therapeut spiegelt musikalisch Stimmungen und Gefühle, welche das Kind direkt ausdrückt oder die indirekt, unterschwellig spürbar werden. Dadurch wird die Selbstwahrnehmung gefördert sowie Verständnis und Akzeptanz für die eigenen Befindlichkeiten vermittelt. Je nach Bereitschaft und Kapazität des Kindes, mit sich selbst konfrontiert zu werden, kann gleichzeitig oder zeitverschoben gespiegelt werden.

Übertreiben: Modus 3 und 4
Charakteristische Aspekte aus dem Musikspiel des Kindes werden aufgegriffen und übertrieben dargestellt. Der Therapeut versucht damit, speziell hervortretende Merkmale des kindlichen Ausdrucks bewusst zu machen, um daran weiter arbeiten zu können.

6.3.3 Strukturierung

Diese Interventionstechniken zielen darauf hin, den Ausdruck des Kindes und die damit verbundenen Gefühle ordnen zu helfen. Strukturen geben Halt, unterstützen den Umgang mit Impulsen und schützen davor, überschwemmt zu werden.

Grounding: Modus 1 und 2
Mit Hilfe der Komponente Rhythmus (Pulsation, rhythmisches Ostinato) wird ein Fundament für den Ausdruck des Kindes geschaffen. Es erhält dadurch die Möglichkeit, seinen Ausdruck (Improvisation, Bewegung) mit Hilfe des vorgegebenen Rhythmus zu strukturieren und zu organisieren. Gefühle von Beständigkeit und Sicherheit können sich entwickeln. Das Tempo lässt sich stabilisieren, Impulse können besser kontrolliert werden und insgesamt kann sich eine Atmosphäre ruhigen Fliessens entwickeln.

Zentrieren: Modus 2 und 3
Der Therapeut bietet mit einem wiederkehrenden Motiv (gleichbleibender Grundton, sich wiederholende Melodie, feste Harmoniefolge) ein tonales Zentrum, welches das Kind mit seinen Klängen und Melodien umspielen kann. Um bewusst einen Wohlklang zu erreichen, kann zusätzlich das Tonmaterial eingeschränkt werden (gleiche Tonart, Pentatonik). Diese Technik wird einerseits angewendet, wenn Atonalität das Kind (noch) überfordert und es wohlklingende Erfahrungen braucht, um sich auf die Musik und die Therapeutin einzulassen. Andererseits kann sie auch helfen, Konsonanz – sowohl musikalisch als auch in Bezug auf die Gefühle – als dialogisches Gegenüber von Dissonanz zu erfahren.

Formen: Modus 2 und 3
Das Kind wird unterstützt, eine Form für sein Musikspiel zu finden, indem der Therapeut sein Spiel mit dynamischen Impulsen (diminuendo, crescendo, accelerando, ritardando, betont gehaltene Pausen, dynamisch pointierte Schlusskadenzen) behutsam kanalisiert und mitgestaltet. Er hilft dadurch dem Kind, seine Impulse und seine Gefühle zu bedeutungs- und sinnvollen musikalischen Formen zu konkretisieren.

6.3.4 Umstimmung

Mit diesen Interventionstechniken wird angestrebt, behindernde oder belastende Befindlichkeiten des Kindes behutsam zu wandeln. Das Kind muss nach dem „Iso-Prinzip“ dort abgeholt werden, wo es ist (Benenzon, 1983). Die umstimmenden Impulse werden respektvoll seinem Tempo und seiner Befindlichkeit angepasst.

Modulieren
Der Therapeut schwingt sich in die Musik des Kindes und die darin ausgedrückte Befindlichkeit ein und verändert dann sukzessive Dynamik und Klangqualität. Er versucht so, den musikalischen Ausdruck, respektive analog dazu Stimmung und Gefühlsqualitäten zu wandeln.

Aktivieren
Mit Hilfe der Komponenten Rhythmus (Marcato, Akzente), Dynamik (crescendo, accelerando) und Melodie (auftaktige Quart, aufsteigend) werden aktivierende Impulse gesetzt. Es wird so versucht, Tonus, Bewegung, Stimmung und Präsenz des Kindes zu vitalisieren.

Beruhigen
Rhythmus (ruhig pulsativ, schwebend, wenig akzentuiert) und Melodie (kleine Tonschritte, kleiner Tonumfang, absteigend) werden überschaubar gehalten und Dynamik

mässigend eingesetzt (ritardando, diminuendo), sodass die Körperaktivitäten des Kindes sowie seine Gefühle und Gedanken zur Ruhe kommen können.

Umlenken
Der Therapeut setzt musikalisch neue, andere Impulse, wenn er den Eindruck hat, dass das Kind blockiert ist und nicht mehr weiter weiss. Er versucht so, den Ausdruck des Kindes und die dahinter liegende Befindlichkeit in eine andere Richtung zu lenken.

Intervenieren/unterbrechen
Mit Dissonanzen, Tonarten- oder Rhythmuswechseln sowie überraschenden Klangeffekten wird eintönigen Melodien und zwanghaften Rhythmusmustern konfrontativ etwas Anderes entgegengesetzt, um das Kind aufzuwecken und spielerisch eine Befreiung aus einengenden musikalischen Mustern, respektive Gefühls- und Verhaltensweisen anzuregen.

6.3.5 Anregen des Ausdrucks

Mit diesen Interventionstechniken werden musikalische Impulse gesetzt, um das Kind zu lockern und seinen Ausdruck anzuregen. Es bekommt damit Raum, um Urheberschaft und Selbstwirksamkeit zu erfahren. Die Lust am Spielen soll geweckt werden, ohne dass Erwartungen in Bezug auf Interaktionen bestehen.

Stützen: Modus 2 und 3
Der Ausdruck des Kindes wird durch passende Begleitformen (gleiche Tonart, stabilisierender Rhythmus, Harmonisierung) gestützt, sodass er sich weiter entfalten kann.

Wiederholen: Modus 3
Spezielle, eingängige Rhythmus- oder Melodiemotive werden direkt hintereinander oder mit kurzen Zwischenspielen bzw. Pausen mehrfach wiederholt. Je nach Aufforderungscharakter in der Spielhaltung und Spielweise wird dadurch einerseits Aufmerksamkeit geweckt und eine musikalische Reaktion provoziert (Rufcharakter). Andererseits kann damit eine Stimmung aufgebaut werden, welche einen verlässlichen und überschaubaren musikalischen Raum für den Ausdruck des Kindes schafft.

Umspielen – ausgestalten: Modus 3
Melodie- und Rhythmusmotive des Kindes werden umspielt und ausgestaltet (Harmonisierung mit gebrochenen Akkorden, Durchgangstöne, zweite Stimmen, Verdoppelungen und Synkopisierung von Rhythmen). Ziel ist es, den Ausdruck behutsam zu beleben, damit emotional eine Entspannung stattfindet und ein Flow-Gefühl entsteht.

Verlängern: Modus 3
Vom Kind gespielte Phrasen werden verlängert, indem der Therapeut in ähnlicher Weise weiterspielt, wenn das Kind aufhört oder abbricht. Er regt es damit an, weiter im Spiel zu bleiben bzw. wieder einzusteigen und noch Offenes oder Unfertiges zu vervollständigen, abzurunden oder abzuschliessen.

Bestätigen: Modus 3
Der Therapeut hört primär zu und spielt nur kurze Phrasen quasi als bestätigende Bemerkungen, wenn das Kind innehält oder Blickkontakt sucht. Er kommentiert so dessen Ausdruck, bekundet Interesse und regt sein Spiel weiter an.

Reagieren: Modus 3
Der Therapeut reagiert leicht überzeichnet auf musikalische Impulse des Kindes (Pausen synchronisieren; Phrasen des Kindes mit pointiertem Klang oder Geräusch abschliessen).

Er unterstützt damit seinen Ausdruck und vermittelt ihm die Erfahrung, dass seine Aktion etwas bewirkt.

Überraschen: Modus 3
Es werden bewusst humorvolle, überraschende Motive (Dissonanzen, Stolperrhythmen, „falsche" Töne) gespielt, um die Atmosphäre zu lockern und dem Kind den Schritt ins lustvolle Spielen zu erleichtern.

Zuhören: Modus 3
Der Therapeut hält sich bewusst zurück und schafft einen offenen Raum der Stille, in welchem das Kind mit den Instrumenten hantieren, sie explorieren und sich so an den musikalischen Ausdruck herantasten kann.

6.3.6 Anregen der Kommunikation

Mit diesen Interventionstechniken wird der intersubjektive, interaktive und interaffektive Austausch zwischen dem Kind und dem Therapeuten angeregt.

Vervollständigen: Modus 4
Der Therapeut fügt dem Ausdruck des Kindes eine bestätigende musikalische Bemerkung hinzu oder vervollständigt offen gebliebene oder abgebrochene Phrasen. Er bringt sich damit als eigenständiges Gegenüber ein und regt die Kommunikation an.

Pausen machen: Modus 4
Es werden bewusst Pausen gemacht, um dem Kind für seinen eigenen Ausdruck Raum zu geben sowie weiterführend, um es aufhorchen (da fehlt etwas – da war ein Gegenüber) und antworten zu lassen.

Antworten: Modus 4
Der Therapeut gibt eigenständige musikalische Antworten auf das Spiel des Kindes, um Aufmerksamkeit für seine Person zu wecken und einen intersubjektiven Austausch zu initiieren.

Differenzieren: Modus 4 und 5
Parallel oder als Kontrapunkt zum Spiel des Kindes werden eigene musikalische Impulse gesetzt, die sich vom Spiel des Kindes unterscheiden, aber trotzdem das Zusammenspiel aufrechterhalten. Der Therapeut unterstützt damit das Unterscheiden von Ich und Du, ohne dabei das Gefühl für Gemeinschaft zu gefährden.

Dialogisieren (antworten – fragen): Modus 5
Der Therapeut gibt bestätigende oder ergänzende Antworten auf den Ausdruck des Kindes und regt einen Dialog an, indem er weiterführend, quasi als Frage, einen eigenen Impuls setzt, der zu einer Antwort herausfordert.

Spielen: Modus 6
Dem Prozess des Musikspiels entsprechend werden eigene Impulse eingebracht sowie im lebendigen Wechselspiel Ideen des Kindes aufgenommen. Der Therapeut moduliert seine Beiträge so, dass der Fluss des Spiels erhalten bleibt und eine Atmosphäre von partnerschaftlichem Gestalten entstehen kann, von lustvollem, gemeinsamem Spielen und Spass miteinander haben.

6.3.7 Auseinandersetzung mit Gefühlen

Mit diesen Interventionstechniken wird eine vertiefte Auseinandersetzung mit den eigenen Gefühlen angestrebt. Doppeln, Splitting und Inszenieren eignen sich primär für ältere Kinder und Jugendliche, welche bereits über gewisse selbstreflexive Kompetenzen verfügen.

Intensivieren
Das Spiel des Kindes wird mit der Komponente Dynamik intensiviert. Dadurch werden Aufmerksamkeit und Konzentration vertieft sowie der Ausdruck und Austausch von verdrängten oder tabuisierten Gefühlen ermöglicht.

Containing
Es wird ein Halt gebender, musikalischer Raum geschaffen, in welchem sich die Gefühle des Kindes entfalten und befreien können. Das strukturierende Moment wird in Resonanz zum Spiel des Kindes gestaltet. Grounding, Zentrieren und Formen können mit einfliessen. Ziel ist, das Kind zum Ausdruck verschiedenster Gefühle zu ermutigen.

Doppeln
Der Therapeut lässt musikalisch Gefühlsqualitäten anklingen, welche er beim Kind spürt, die es selbst aber noch nicht wahrnehmen und ausdrücken kann. Er versucht dadurch, ihm unbewusste und verdrängte Gefühle bewusst zu machen, sodass es sie zulassen kann.

Splitting
Das Kind und der Therapeut drücken gleichzeitig gegensätzliche Qualitäten aus (z.B. sich widerstreitende Gefühle, unvereinbare Rollen, entgegengesetzte Meinungen oder Wünsche), welche das Kind in sich spürt. Es übernimmt dabei den einen, der Therapeut den andern Aspekt. Das gleichzeitige Spielen dieser Positionen versinnbildlicht die intrapsychische Realsituation, in der diese ebenfalls gleichzeitig nebeneinander existieren und miteinander im Konflikt stehen. Ziele der Technik sind die Bewusstmachung verschiedener Aspekte der Persönlichkeit, die Auseinandersetzung damit sowie ihre Integration.

Inszenieren
Der Therapeut bietet dem Kind die Chance, in einem musikalischen Dialog Interaktions- und Kommunikationsmuster aus der Beziehung mit wichtigen Bezugspersonen zu inszenieren. Er übernimmt dabei die Rolle dieser Person, während das Kind sich selbst spielt. Diese Technik dient dazu, Aspekte dieser Beziehung genauer zu erforschen und damit zusammenhängende Gefühlsqualitäten aufzudecken und zu integrieren.

6.4 Zum Thema Deuten

Es ist eine zentrale therapeutische Aufgabe, in einem Prozess von Einfühlung und erkennendem Herantasten die Bedeutungen zu erschliessen, welche den kindlichen Inszenierungen innewohnen. Die Suche von Antworten auf die Fragen nach dem „Warum“ (kausale Bedeutung) und dem „Wozu“ (finale Bedeutung) machen den, von aussen oft nicht ersichtlichen, entscheidenden Unterschied zu einer Spielsituation im Alltag aus.

6.4.1 Symbolbildungsprozesse in der Musiktherapie

Die Musik und das Musikspiel sind das Medium, mit dem das Kind in der Musiktherapie innere und äussere Wirklichkeiten ausdrückt und verarbeitet. Sie gehören zum präsentativen Symbolsystem, welches den ganzen Bereich der subjektiven Erfahrung, der Gefühle, Wünsche und Atmosphären – das letztlich Unsagbare – darzustellen sucht. Es können darin sowohl nonverbale als auch präverbale und extraverbale Ebenen anklingen:

Mit *nonverbaler* Ebene werden Atmosphären, Stimmungen, Gefühle und Haltungen umschrieben, welche Menschen und/oder Ereignisse charakterisieren.

Mit *präverbaler* Ebene werden Seinsbereiche angesprochen, die vor dem Spracherwerb liegen und durch leiblich-musikalische Qualitäten wie Rhythmus, Klang, Dynamik, Melodie, Berührung und Bewegung repräsentiert werden können. Es handelt sich dabei um eine „Gefühlssprache" – das Kind versteht die Mitteilung primär über die damit verbundene Gefühlsqualität und schafft erst später eine Verknüpfung mit dem damit verbundenen Wort.

Mit *extraverbaler* Ebene sind Erfahrungen gemeint, in welchen das Sein in Raum und Zeit für Augenblicke überschritten wird und die letztlich jenseits aller Sprache liegen. Musik wird hier zum Symbol für das Numinose, das Geheimnisvolle, Verborgene und letztlich alles Umfassende – für etwas, das mehr ist, als wir bewusst zu fassen vermögen.

Dort wo Kinder die vertraute, bildhafte Ebene brauchen, entstehen in Verbindung mit der Musik im Sinn von „musiké" spontan Rollenspiele und Geschichten. Es wird sozusagen doppelt symbolisiert: Die Trommelschläge auf der Buk stellen das grosse Piratenschiff dar, das im Sturm über das Meer segelt. Hier findet eine wechselseitige Beeinflussung statt: Eine innere Qualität wird in einem Bild ausgedrückt, diesem wiederum wird eine Klangqualität zugeordnet, welche ihrerseits zurückwirkt und das Bild atmosphärisch prägt. Manchmal ist auch zuerst der Klang da und ruft ein Bild hervor. Solche Doppelbesetzungen können erhellende Hinweise auf eine tiefere Bedeutung des Geschehens geben. Sie können aber auch eher verwirrend wirken, wenn sich Klang und Bild vordergründig gesehen widersprechen. Das Vertrauen in das innere Wissen der kindlichen Psyche hilft der Therapeutin, dem Symbol Raum zu geben, ohne dass sie sofort *„versteht"* und *„weiss"*.

Es ist für die Musiktherapie sinnvoll, analog dem weit gefassten Musikverständnis auch ein breites Symbolverständnis zu pflegen. Symbolbildung beginnt bereits vor den verbalen Symbolisierungen. Sobald sich der Säugling als von der Umwelt getrenntes Wesen begreift, entwickelt er im Zusammenspiel zwischen kindlichem Körperausdruck und mütterlicher Pflege ein System sogenannter Interaktionsengramme, in welchen er seine leibliche Selbst-Erfahrung mit Erfahrungen über die Umwelt verbindet. „Diese Interaktionsengramme [...] bilden [...] als gestisch angelegte Figuren die leibliche Grundlage jeglicher Symbolik" (Niedecken, 1996b, S. 6).

Anlehnend an Lorenzers Symboltheorie (Lorenzer, 1970, 1976) und deren musiktherapierelevanten Erweiterungen durch Niedecken (1996a, b) nennt Mahns (2004) sechs Ebenen musikalischer Symbolbildung: sensorische Ebene, gestisch-affektive

Ebene, Ebene der Protosymbole, Übergangsphänomene und Übergangsobjekte, Ebene sinnlich-symbolischer Interaktionsformen, Transformation.

Die Grundlage aller musikalischen Symbolisierungsprozesse bildet die *sensorische Ebene*, welche sich in atmosphärischen Schwingungen, Stille, scheinbar sinnlosen Aktivitäten oder einem unspezifischen Zugang zu den Instrumenten zeigen kann. Auf dieser Ebene erscheinen Gefühlszustände diffus und können nur marginal eingeordnet und benannt werden.

Auf der *gestisch-affektiven Ebene* kann bereits ein rudimentäres „Auf-die-Welt-Zugehen" wahrgenommen werden. Verschiedene musikalische Ausdrucksmöglichkeiten sowie die Grenzen des Gegenübers werden erprobt und ausgelotet. Sinn und Bedeutung dieser Aktionen entfalten sich erst durch die gemeinsame Interaktion.

Auf der Ebene der *Protosymbole* werden erste, noch fragmentarische musikalische Strukturbildungen wahrnehmbar. Dazu gehören die Ausprägungen der „musikalischen Komponenten" (Hegi, 1986, 1998) an sich sowie der körpersprachliche Ausdruck beim Spielen. Es handelt sich um Phänomene, welche bereits mehr sind als reiner Affektausdruck oder nur gestische Andeutung.

Auf der folgenden Ebene werden Geschehnisse und Erfahrungen schon bewusster erlebt und zunehmend auch gestaltet. *Übergangsphänomene* und *Übergangsobjekte* werden wichtig. Sie geben dem Kind die Möglichkeit, Situationen aktiv gestaltend zu bewältigen. Es besetzt die Komponenten der Musik und die Instrumente mit Bedeutungen, wodurch ihm Übergänge zwischen Vergangenheit, Gegenwart und Zukunft, zwischen innerer und äusserer Wirklichkeit sowie zwischen verschiedenen Entwicklungsstufen leichter fallen.

Mit den *sinnlich-symbolischen Interaktionsformen* finden noch vor dem Auftreten von Sprache bereits eigentliche Symbolbildungsprozesse statt. Im interaktionellen Probehandeln und Gestalten finden dialogische Prozesse von Auseinandersetzung und Einigung zwischen den Spielpartnern statt. Dort, wo die Interaktion gelingt, wo sich Übereinstimmung ereignet – sei es in ernsthaft lustvollen Dissonanzen, in zärtlich klanglicher Nähe oder in heftig kontrapunktischer Abgrenzung – wird die Musik zum Symbol der Beziehungsqualität und der Beziehungskompetenz.

Auf der Ebene der *Transformation* werden die musikalischen Symbolbildungen mit anderen präsentativen oder ergänzenden sprachlich-diskursiven Symbolisierungsmodalitäten vernetzt, erweitert und vertieft: Bewegungen, Tänze, Geschichten werden erfunden, Rollenspiele gestaltet, Bilder gemalt, Figuren und Formen modelliert, sprachliche Metaphern gebildet sowie Gespräche über die Musik geführt.

Werden alle diese Ebenen berücksichtigt, so kann von Geburt an mit Kindern jeder Altersstufe und geistigen Begabung im psychotherapeutischen Sinn gearbeitet werden. Auch rudimentärste Äusserungen „[...] werden in einen Rahmen symbolischen Spielens hineingeholt, damit anerkannt und womöglich gar einer lebensgeschichtlichen Aufarbeitung zugänglich gemacht" (Mahns, 2004, S. 288).

Bei Kindern, welche nicht altersentsprechend symbolisieren können, bietet die Musiktherapie die Chance, an basale Symbolisierungsebenen anzuknüpfen. Durch das gemeinsame freie Spiel mit Musik kann Symbolisierung gewissermassen (neu) gelernt werden.

6.4.2 Bedeutung – Bedeutsamkeit – Deutung

Während einer Musiktherapiesitzung finden unzählige Interaktions- und Kommunikationsprozesse statt. Besonders wenn die Therapeutin mitspielt, ereignen sich fortwährend wechselseitige Abstimmungsprozesse, welche unbewusste, halbbewusste und bewusste Deutungsvorgänge einschliessen. Beide Spielpartner geben dem Sein und dem Tun des Gegenübers Bedeutungen, auf deren Basis wiederum Reaktionen modelliert werden. Gleich Inseln, welche aus einem mehr oder weniger bewegten Meer auftauchen, gibt es dabei Momente, Episoden oder Sequenzen, welche für die Therapeutin und/oder das Kind eine spezielle Bedeutung erlangen. Sie berühren, lassen aufhorchen und verdichten oder verändern die eigene Präsenz. Ein solches Gefühl für Bedeutsamkeit kann plötzlich auftauchen, sich allmählich ankünden oder auch erst wie durch Zufall entdeckt werden – manchmal bereits unmittelbar in der Situation, hin und wieder aber auch erst später im Nachhinein. Unter Umständen entsteht es auch gerade deshalb, weil sich (scheinbar) nichts Bedeutsames ereignet.

Hier setzt nun der eigentliche Deutungsvorgang ein. In einem dialogischen Austausch von Intuition und Reflexion versucht die Therapeutin, sich der Bedeutung der Episode anzunähern, ihre symbolische Botschaft zu ergründen und einzuordnen. Dabei müssen die verschiedenen in der Musik und im Musikspiel enthaltenen therapeutischen Bedeutungsebenen gleichwertig mit einbezogen werden: Absichtsloses schöpferisch-kreatives Tun, Ausdruck leibseelischer Befindlichkeiten, Bearbeitung intrapsychischer Konflikte, Interaktions- und Kommunikationsprozesse sowie sensomotorische Erfahrungen und das Üben neuer Fähigkeiten und Fertigkeiten. Anhand einer Szene mit dem 11 Jahre alten Andreas soll dies erläutert werden:

> Andreas wählt erstmals die Querflöte. Auf seine Bitte hin gebe ich ihm konkrete Hilfestellungen bezüglich Ansatz und Blastechnik. Nach einer Weile ziehe ich mich etwas zurück, da ich innerlich unruhig werde und keinen Druck machen will. Nun setzt er sich mit der Flöte in die Kuschelecke hinter der grossen Farnpflanze. Er scheint sich beim Spielen wohl zu fühlen, zeigt keinerlei Anzeichen von Anspannung. Ich bin still anwesend, und lasse ihn weiter ausprobieren. Trotz Tonlosigkeit bleibt er mit grösster Konzentration dabei. Ich kann aber nicht wirklich zur Ruhe kommen, bin verunsichert, ob ich ihm doch noch Hilfestellungen geben soll. Ruhig und unentwegt spielt er weiter. Ich setze mich etwas weiter weg, damit er sich nicht beobachtet fühlen muss. Jetzt breitet sich in mir ein Gefühl der Trauer und Einsamkeit aus, verbunden mit innerer Anspannung. Intuitiv gehe ich ans Klavier und spiele leise Einzeltöne in lockerer Melodiefolge, seinen Atemrhythmus aufnehmend. Sie helfen mir, innerlich loszulassen, ins Spiel einzutauchen – er muss es nicht können, ich muss es ihm nicht beibringen, es ist auch gut, einfach so zusammen zu spielen: er tonlos und ich ihm Resonanz gebend. In dieser Konstellation (es ist auch kein Blickkontakt möglich, da er hinter der Farnpflanze sitzt) tauchen erste, hauchige Töne auf. Ruhig spiele ich weiter, gebe nur andeutungsweise musikalisch Resonanz mit etwas tieferen Akkorden – nur den Zauber nicht brechen. Die Improvisation endet mit einem kurzen, kecken Stimme-Flötendialog, der von einem unwillkürlichen Stimmton ausgeht, der ihm spontan entweicht.

Wenn man diese Sequenz betrachtet, ohne etwas vom therapeutischen Kontext und Andreas' Vorgeschichte zu wissen, kommen verschiedene Interpretationen in Frage:

- Er geniesst das Explorieren des Instrumentes und findet es lustvoll, verschiedene Mund- und Blasbewegungen zu machen und mit den Fingern die Klappenmechanik zu ergründen.
- Das Blasen vertieft seine Atmung und lässt ein angenehmes Körpergefühl entstehen.
- Er hat die Motivation und den Ehrgeiz, eine neue Fertigkeit zu lernen.
- Er bewundert jemanden, der Flöte spielt und erlebt sich im Spiel als grossen Flötisten.
- Er ringt mit der Flöte als Übergangsobjekt um seinen Ausdruck und versucht sich hörbar zu machen. Dahinter steht die grosse Sehnsucht, gehört und erhört zu werden.
- Er steht unter einem inneren Zwang: wenn ich es nicht schaffe, dann passiert etwas.
- Er konstelliert eine Situation, in welcher er frühe Beziehungsqualitäten erfahren kann: ganz angenommen werden, nichts können müssen, im eigenen Tempo Entwicklungsschritte machen dürfen.
- Die Flöte steht für einen Menschen, mit dem er es beziehungsmässig nicht einfach hat, bei dem er aber intensivst um einen Zugang ringt.

Welche dieser Bedeutungen tatsächlich zutreffen, lässt sich nur beantworten, wenn die atmosphärischen Eindrücke während des Spiels, der therapeutische Kontext der Sequenz (Was war vorher – was kam nachher) mit anamnestischen Informationen bezüglich Biographie und Thematik des Kindes miteinander verknüpft und die Gegenübertragungsgefühle sorgfältig analysiert werden (was gehört zur Therapeutin, was hat mit dem Kind zu tun). Auch bei sorgfältiger Abwägung der verschiedenen Ebenen bleibt jedoch jede Deutung fragmentarisch und subjektiv, da sie vom Hintergrund und Blickwinkel der Therapeutin, von ihren Vorerfahrungen mit andern Kindern sowie ihren eigenen Betroffenheiten, Befindlichkeiten und Lebenszusammenhängen beeinflusst wird. Wenn möglich wird deshalb die Bedeutung eines Spiels gemeinsam mit dem Kind im Gespräch eingekreist.

Therapeutische Kompetenz bedeutet in diesem Kontext kontinuierliche, kritische Selbstreflexion sowie Bescheidenheit in der Begegnung mit dem Kind: Nicht „Ich weiss“, sondern „Ich habe Ideen, spüre, dass es vielleicht ...“ – „Lass uns gemeinsam an das Wesentliche herantasten ...“ – „Zuletzt bleibt immer auch Geheimnis ...“. Wirkliches Erkennen ist ausserdem nur möglich auf der Basis einer von therapeutischer und mitmenschlicher Liebe geprägten Beziehung.

Bei Andreas handelt es sich meiner Meinung nach primär um das Ringen nach Ausdruck, hat sich doch im Flötenspiel symbolisch gezeigt, was auch im Alltag Thema ist. Er wirkt verschlossen, Reden fällt ihm nicht so leicht, er muss um Worte ringen – doch in ihm ruht ein grosser Schatz, er hätte Wichtiges zu sagen. „Stille Wasser sind tief“, fällt mir als Metapher dazu ein.

Ebenso klingt auch die tiefe Sehnsucht an, akzeptiert zu sein, wie er ist. Da ich bei meinen Gefühlen von Anspannung und Unruhe kaum eigene Anteile finden konnte und sich die Gefühle beim anschliessenden Anhören der Sequenz nicht von der Art der Musik ableiten liessen, vermute ich, dass sich da wohl komplementär etwas konstelliert hat, was er in seinen ersten Beziehungserfahrungen durch unglückliche Umstände erlebt hat: Unruhe und Hilflosigkeit seinem Wesen und seinem Ausdruck gegenüber.

Vielleicht empfinde ich aber auch reziprok seine eigene Unsicherheit, Anspannung und Unruhe, die er ausserhalb der Therapie im Kontakt mit Menschen zeigt.

Die Lust an der sensomotorischen Auseinandersetzung mit dem Instrument mag auch eine Rolle gespielt haben, dürfte aber nicht vordergründig gewesen sein, dazu wirkte er zu ernst. Er kennt niemanden, der Querflöte spielt – das habe ich später nachgefragt.

Die Querflöte taucht 2 Stunden später im Zusammenhang mit einer Familienaufstellung wieder auf. Er ordnet sie dem Familienmitglied zu, mit dem eine äusserst schwierige Beziehung besteht, zu dem er aber auch immer wieder auf verschiedenste Weise, ohne aufzugeben, Kontakt sucht.

Ziel solcher Deutungsvorgänge ist, das Kind zu verstehen und ihm entwicklungsförderlich Resonanz geben zu können. Das ist manchmal bereits unmittelbar in der Spielsituation möglich, sei es durch intuitives, blitzartiges Erkennen oder ein langsames Gewahrwerden. Oft wird aber auch erst im Nachhinein klar, was die Botschaft des Kindes war. Besonders bei Rollenspielen, wo sich Musik und Szenisches Gestalten manchmal äusserst komplex verbinden und vermischen, kann es anspruchsvoll werden, das Wesentliche zu entschlüsseln. Unter Umständen braucht es sogar mehrere Sitzungen bis allmählich deutlich wird, was das Kind mit seinen Spielbotschaften mitteilen und verarbeiten möchte.

Deutungsprozesse berühren und ermöglichen tief greifende Veränderung, wenn sie aus der lebendigen Interaktion, aus dem wechselseitigen Resonanzgeschehen erwachsen. Wird Deutung in diesem Sinn aufgefasst als Ringen um Verstehen, als beharrlicher, auch in schwierigen Beziehungssituationen weitergeführter Prozess der Annäherung, bahnt sie einen Weg zum Kind und schafft Raum für Begegnung. Sie ermöglichen jene aus der Zeit gehobenen Augenblicke geglückter Abstimmung, in denen die Therapeutin intuitiv die richtige, authentische Antwort für das Kind findet. In diesen sogenannten „Now-Moments“ (Stern et al., 1998, in Gindl, 2002, S. 212ff.) fühlen sich beide, sowohl das Kind als auch die Therapeutin, gleichermassen berührt. Dadurch wird auf einer tiefen Ebene bei beiden das implizite Beziehungswissen, welches sich in der frühen Säuglingszeit entwickelt hat und deren Qualität abbildet, aktiviert und verändert. Die Erfahrung einer neuen Qualität von Bezogenheit und Kontakt wird verankert und bildet die Grundlage, auf der alte Verwundungen und entwicklungshemmende Beziehungsmuster überwachsen werden können und ein gewandeltes „Im-Leben-Sein“ möglich wird (vgl. Gindl, 2002, S. 214).

Im Zusammenspiel Flöte – Klavier entsteht ein solcher Moment der beiderseitigen Betroffenheit. Ich kann loslassen und Andreas bekommt vorbehaltlos Raum, zu sein wie er ist. Sein Ausdruck, obwohl zunächst tonlos, wird erhört, sein Atem, elementarster Ausdruck von Leben, findet Resonanz. Ich kann therapeutische Ansprüche loslassen und ganz im Jetzt mit ihm sein.

Das ermöglicht Entwicklung, das Instrument erklingt, er wird hörbar. Der kurze neckische Dialog am Schluss, sein strahlendes Gesicht nach dem Spiel, sein schlichtes „Ja“ auf meinen Kommentar „Jetzt hat sie geklungen“ zeigen, dass die Szene auch für ihn bedeutsam war und Berührung stattgefunden hat.

6.4.3 Deutungstechniken

Im hier vertretenen Ansatz wird die Deutungstechnik differentiell gehandhabt. Sie wird der aktuellen Situation, dem kognitiven und emotionalen Entwicklungsstand des Kindes sowie der Qualität der therapeutischen Beziehung angepasst (vgl. Petzold & Ramin, 1991, S. 411). Es wird zwischen *aktionaler* und *verbaler* Deutung unterschieden:

Aktionale Deutung geschieht während des Musikspiels. Die Therapeutin lässt die Musik und das Musikspiel des Kindes gefühlsmässig auf sich wirken, erspürt empathisch ihre Bedeutungen und gestaltet auf dieser Basis (mehr intuitiv als kognitiv-rational) ihre Mitspielaktionen. Sie verdeutlicht und vermittelt damit dem Kind nonverbal, was bei ihr anklingt und wie sie das Geschehen versteht. Dadurch wird das Kind in wichtige Gefühls- und Erfahrungsbereiche geleitet und es werden auf der Spielebene qualitative Veränderungen und Neuinszenierungen möglich. Dies eröffnet ihm für die Verarbeitung seiner Konflikte neue Ressourcen und ermöglicht mit der Zeit auch eine Erweiterung seines Verhaltensrepertoires.

Bei der *verbalen Deutung*, werden Bedeutungen der Musik und des Musikspiels in Worte übersetzt, um beim Kind Erkenntnis- und Einsichtsprozesse anzuregen, die ihm helfen, Gefühle und Verhaltensweisen einzuordnen und zu wandeln.[26]

Es lässt sich feststellen, dass verbale Deutungen proportional zum Entwicklungsalter des Kindes zunehmen. Je älter das Kind, desto grösser wird auch die Bedeutung der Sprache. Erfühltes und Erfahrenes in Worte fassen zu können, sich verständlich zu machen bzw. verstanden zu werden, führt zu wachsender Selbst- und Sozialkompetenz. Es gibt aber auch bei jüngeren Kindern Situationen, in denen es therapeutisch notwendig wird, die im Spiel gemachten Erfahrungen zu verbalisieren, damit sie verifiziert, eingeordnet, gebannt und bewältigt werden können. Gewisse Gefühlsqualitäten und Zusammenhänge können nur erlöst und integriert werden, wenn sie benannt werden. Meist genügt dafür ein kurzer Satz. Insgesamt wird seltener verbal gedeutet als aktional. Die Erfahrung, im Spiel von einem mitfühlenden Du auf einer tieferen Ebene verstanden zu werden, hat oft eine so starke Wirkung, dass sich eine verbale Deutung des Geschehens erübrigt (vgl. Lutz Hochreutener, 2007, S. 209).

6.5 Strukturen und Grenzen

Das therapeutische Handeln orientiert sich an dem, was das Kind inszeniert oder was sich in der unmittelbaren Begegnung mit ihm konstelliert. Dies beinhaltet neben einfühlsamer und gewährender Präsenz auch Einbringen von Strukturen und Grenzen.

Kinder, bei denen sich infolge Verwahrlosung, Traumatisierung oder Wahrnehmungsstörung keine entwicklungsförderliche Symbolisierungsprozesse entwickeln, sind vom gewährenden Setting überfordert und reagieren darauf mit Orientierungslosigkeit, Hyperaktivität, Überangepasstheit, Aggression oder Verweigerung (Katz-Bernstein, 1996). Sie benötigen äussere stützende Strukturen, damit sie schrittweise

[26] siehe auch S. 230f.

eine Symbolisierungsfähigkeit aufbauen können, wie sie für die therapeutische Bearbeitung von Themen, aber auch für die konstruktive Lebensbewältigung überhaupt, unerlässlich ist. Aktiv-aufbauende und pädagogisch geleitete Impulse sowie klare und wirklichkeitsnahe Grenzsetzungen sind hier hilfreicher als freier Spielraum. Eine nur kommentierende und/oder spiegelnde Haltung bietet zu wenig Orientierung und birgt die Gefahr, in negativ besetzten Beziehungsmustern haften zu bleiben.

Grundsätzlich gilt bei solchen Kindern, verlässlich auf die Einhaltung der abgemachten Rahmenbedingungen der Therapie zu achten. Ebenso wichtig ist es, auf die Befolgung der innerhalb des Therapieraums geltenden, transparent gemachten Regeln zu bestehen: sich selbst, andere Kinder, die Therapeutin und die Instrumente nicht gefährden; Respektieren des Stopprechts; keine verletzenden und abwertenden verbalen Äusserungen; keine körperlichen Übergriffe. Der Einsatz solcher Regeln lässt sich folgendermassen begründen (vgl. Baumgärtl, 1976, S. 174ff.):

- Regeln geben dem Kind Halt und Orientierung. Sie stärken seine Ich-Kontrolle, indem es lernt, dass es alle (auch die negativen) Gefühle fühlen, aber zu seinem und der andern Schutz nicht alles ausagieren darf. Kathartische Prozesse werden so in symbolische Kanäle geleitet und Schuldgefühle vermindert.
- Sie schaffen in der Therapie ein realitätsnahes, den kulturspezifischen Normen entsprechendes Milieu. Das ist insofern wichtig, als in der Therapie erlaubtes und erlerntes Verhalten in die Alltagswirklichkeit des Kindes übertragbar sein muss.
- Das Kind lernt, Mitverantwortung für das Gegenüber und die Situation zu übernehmen.
- In der Auseinandersetzung mit solchen Regeln erlebt das Kind die Therapeutin als Gegenüber, das ihm standhält und bereit ist, mit ihm zu ringen und es trotzdem nicht abzulehnen oder innerlich zu verlassen.
- Sie erleichtern es der Therapeutin, die für den Prozess wichtige Grundhaltung von Toleranz und Gelassenheit zu wahren, da sie nicht jedes Mal neu entscheiden muss, ob und wann sie eine Grenze setzen muss.

Notwendige Grenzsetzungen werden am besten direkt, sachlich und klar ausgesprochen. Das Kind muss sie nachvollziehen können und seine Selbstachtung muss gewahrt bleiben. Wenn möglich werden sie nochmals besprochen, sobald sich der damit verbundene emotionale Aufruhr gelegt hat. Gemeinsam werden Alternativen entwickelt, wie sich impulsartige Intentionen konstruktiver ausdrücken lassen. Dadurch bekommt das Kind die Gelegenheit, die dazugehörigen Gefühle zu formulieren, es erfährt von Seiten der Therapeutin Verständnis dafür und erarbeitet sich neue Lösungsvarianten. Insgesamt versteht es sich von selbst, dass sich auch die Therapeutin an Abmachungen halten muss.

Für Strukturen und hilfreiche Grenzen innerhalb des therapeutischen Geschehens kennt die Musiktherapie zudem eine Vielzahl von regelgeleiteten Spielformen, insbesondere mit den Komponenten Rhythmus und Form. In spielerischer Weise können so Impulse gesetzt werden, die bei Unsicherheit Orientierung und Halt vermitteln sowie bei überschiessendem und chaotischem Spiel präventiv wirken und grenzsetzende verbale Äusserungen überflüssig machen.

Teil 3

Methoden der Musiktherapie

7 Methodenüberblick

Die Wirklichkeit mit Kindern lehrt unter anderem, Ambivalenzen, Unfertigkeiten und Vorläufigkeiten zu ertragen, an sie zu glauben und täglich mit ihnen kreativ umzugehen, manchmal auf wenig vorzeigbare Art und Weise. Vor allem lehrt sie, gegenüber Endgültigkeiten eine Skepsis zu entwickeln.
Nitza Katz-Bernstein (1996)

Der therapeutische Alltag mit Kindern ist geprägt von überraschenden Wendungen, welche den Therapeuten herausfordern, gemeinsam mit dem Kind immer wieder neue Spiele zu entwickeln, die Interventionen flexibel abzustimmen und auch Momente der Ratlosigkeit auszuhalten. Die in diesem Teil aufgeführten musiktherapeutischen Methoden sind in diesem Sinn als verschiedene Gefässe zu verstehen, in denen Bewährtes gespeichert ist, das je nach therapeutischer Notwendigkeit mit Neuem verbunden und ergänzt werden kann.

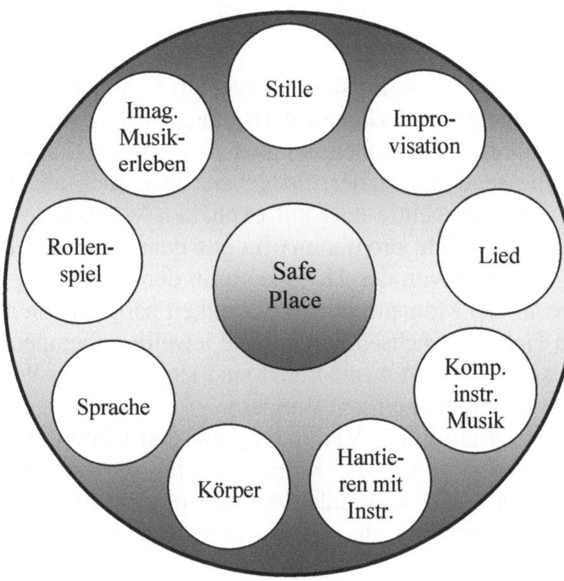

Abbildung 16: Methoden der Musiktherapie

Anhand der oben stehenden Graphik soll ein Überblick zu musiktherapeutischen Methoden gegeben werden, die in der Arbeit mit Kindern zum Tragen kommen. Sie basieren auf qualitativen und quantitativen Untersuchungen bezüglich verschiedener Formen des Musikspiels (vgl. Lutz Hochreutener, 2007, S. 213ff.).

Der grosse Kreis stellt das Gefäss Therapie dar, die äussere Kreislinie ihre Rahmenbedingungen. Die Schattierung symbolisiert die Qualität der therapeutischen Beziehung, welche für das Kind eine Safe-Place-Atmosphäre ermöglichen soll. Vor diesem Hintergrund werden die verschiedenen musiktherapeutischen Methoden eingesetzt: Stille, Improvisation, Lied, Komponierte instrumentale Musik, Hantieren mit Instrumenten, Körperzentrierte Spiele, Sprache, Rollenspiel und Imaginatives Musikerleben. Sie sind hier schematisch in kleinen Kreisen dargestellt. In der Praxis gehen sie natürlich fliessend ineinander über und durchdringen sich teilweise.

Die Methoden werden indikationsspezifisch und prozessadäquat eingesetzt, wobei die verschiedenen Modalitäten und Interventionstechniken bei allen zum Tragen kommen können. Hinsichtlich therapeutischer Wirksamkeit werden sie als gleichwertig eingestuft. Je nach therapeutischer Notwendigkeit und Alter des Kindes werden sie aber unterschiedlich häufig eingesetzt.

Die Stille und die Improvisation nehmen einen besonderen Stellenwert ein, da sie sowohl eigenständig vorkommen als auch in alle anderen Methoden hineinwirken. Die Stille ist Anfang und Ende allen Handelns und sie bildet wichtige Ruheinseln, aus denen immer wieder Neues wachsen kann. Die Improvisation ist der Ausgangspunkt spontan entstehender und selbstgestalteter Lieder, sie intensiviert Rollenspiele, begleitet körperzentrierte Spiele, bildet die Basis des Imaginativen Musikerlebens und macht Stille erfahrbar.

Bevor nun in den folgenden Kapiteln die einzelnen Methoden näher beleuchtet werden, sollen noch einige grundsätzliche Überlegungen vorausgeschickt werden.

Die hier aufgeführten Methoden können sich spontan aus dem Spielprozess entwickeln und fliessend ineinander übergehen, aber auch abgegrenzt als gezielte Angebote durch die Therapeutin oder auf expliziten Wunsch des Kindes eingesetzt werden. Sie lassen sich nicht programmartig aus dem Lehrbuch in die Praxis übertragen, sondern verlangen von der Therapeutin in der Umsetzung Intuition, Flexibilität und Hingabe an den Moment. Ihre Wirksamkeit hängt davon ab, ob sie aus einer resonanzbereiten Haltung wachsen und auf die jeweilige therapeutische Notwendigkeit abgestimmt sind. Bildhaft ausgedrückt sind sie lebendige Wege, auf denen das Kind und die Therapeutin gemeinsam wandern.

Diese Beziehungserfahrung in Verbindung mit den Überraschungen und Herausforderungen des Weges bilden die Keimzellen für die notwendige Reifung und Wandlung des Kindes. So verstanden begegnen sich therapeutisches Sein und Handeln im dialogischen Sinn als gleichwertige, sich gegenseitig bedingende und befruchtende Dimensionen.

8 Stille

Nicht müde werden
sondern dem Wunder
leise
wie einem Vogel
die Hand hinhalten

Hilde Domin (1987)

Stille lässt sich nicht machen oder herbeizwingen, in ihrem Wesen entzieht sie sich unserem Willen und unseren Worten. Aber wir können ihr leise die Hand hinhalten, lauschen und uns von ihr berühren lassen – als Wunder und Geschenk.

In allen Therapien gibt es Sequenzen, in denen nichts geschieht, nichts erklingt und nichts gesagt wird. Diese Momente können spannungsvoll herausfordernd sein, manchmal aber auch zutiefst berührend und erholsam – ein Raum, aus dem sich Neues entwickeln kann. Ausgehend von solchen Beobachtungen in der Praxis (vgl. Lutz Hochreutener, 2007, S. 219f.) und abgestützt auf Hinweise in der Literatur (Meyberg, 1984; Loos, 1986b; Kamber, 1990; Spiegler, 1991; Oberegelsbacher, 1997; Hegi, 1998; Gindl, 2002; Smetana, 2005) wird hier Stille als eigenständiger methodischer Zugang im Sinn von „Achtsamkeit für spontan entstehende Momente der Stille", „Hinführen zu Stille" sowie „Ermöglichen von therapeutischen Erfahrungen in und mit Stille" einbezogen.

8.1 Annäherung an Stille

Stille lässt sich in rational denkender, diskursiver Weise nur begrenzt erfassen. Je mehr man versucht, sich ihr so anzunähern, desto mehr entzieht sie sich in ihrer Wesenheit und zerfällt in Einzelaspekte. Sie ist nichts und doch alles, sie ist innen und aussen, sie ist Weg und gleichzeitig auch Ziel. Sie berührt naturwissenschaftliche Bereiche ebenso wie Dimensionen der Religion, Philosophie und Psychologie.

Einen vertieften Diskurs darüber zu führen, würde den Rahmen dieser Arbeit sprengen. Es werden nur Aspekte aufgegriffen, die zum Verständnis der Bedeutung von Stille für die Musiktherapie mit Kindern und Jugendlichen beitragen. Zunächst werden die im alltäglichen Sprachgebrauch oft synonym verwendeten Begriffe „Ruhe", „Schweigen" und „Stille" erläutert.

8.1.1 Ruhe

Anlehnend an Kunz (1996, S. 21ff.) wird „Ruhe" als leiblicher Aspekt von „Stille" begriffen. „Ruhe" ist der Gegenpol von Aktion und Aktivität. Sie umfasst den weiten Bereich von körperlicher Entspannung, Innehalten in Bewegung und Handlung, Erholung im Schlaf bis hin zur ewigen Ruhe im Tod. Übertragen ins Seelische bedeutet sie, zur Ruhe kommen in Form von Gelassenheit und Zuversicht.

8.1.2 Schweigen

„Schweigen" wird sowohl in literatur- und sprachwissenschaftlichen wie auch in philosophischen und psychologischen Zusammenhängen stets im Kontext von Sprache und Kommunikation erläutert (vgl. Kunz, 1996, S. 32ff.). Es ist „zugleich Kehrseite und Teil der Sprache" (Schmitz, 1990 in Kunz, 1996, S. 32). Trotzdem darf es nicht auf einen Aspekt von Sprache und Sprechen reduziert werden, sondern es ist etwas Eigenständiges. „Das Schweigen ist nichts Negatives, es ist kein blosses Nicht-Reden, es ist ein Positives, es ist eine volle Welt für sich" (Picard, 1959, S. 10). Es ist ein Urphänomen, der Urgrund, aus dem die Sprache und das Sprechen stammen und in den sie münden. „Die Sprache ist dem Schweigen abgerungen und versinkt am Ende wieder ins Schweigen" (Kamper & Wulf, 1992, S. 1).

Sprache und Schweigen sind also im dialogischen Sinn gleichwertige Phänomene. In Alltag stehen die Sprache und das Sprechen allerdings oft im Vordergrund und lassen die tiefe Bedeutung des Schweigens für den Menschen vergessen gehen. Der Mensch ist mehr als das, was er ausspricht. Reduziert man ihn auf sein Reden, so wird er zu einem analysierbaren Wesen und verliert seine verschwiegene Tiefe und Innerlichkeit. „Zwischen ihm und seiner Rede steht die Freiheit zum Schweigen. Am Schweigen entscheidet sich sein Menschsein. Nur als ein zum Schweigen fähiges und des Schweigens mächtiges Wesen ist der Mensch wirklich Mensch" (Kunz, 1996, S. 35).

Wie die Sprache ist auch das Schweigen intentional und bezieht sich auf ein Gegenüber „[...] als Zustimmung, als Protest, als aktive Ermöglichung von Kommunikation, wenn ich den andern sprechen lasse, als Vorbereitung des eigenen nächsten Sprechens durch Sammeln und Ordnen der Gedanken" (Smetana, 2005, S. 21).

Es hat handelnden Charakter und ist deutungswürdig: Es verbindet oder isoliert, heilt oder verletzt, offenbart oder verdeckt, mit ihm wird zugestimmt oder abgelehnt und es deutet auf Aktivität oder Inaktivität hin (vgl. Bellebaum, 1992, in Smetana, 2005, S. 23). Es ist Quelle für jeglichen Ausdruck (Sprache, Handlungen, Künste), kann auf Mangel an Erinnerung (Verdrängen traumatischer Erfahrungen) oder bewusstes Wahren eines Geheimnisses hindeuten, Widerstand, Erschöpfung oder innere Leere ausdrücken, auf kontemplatives Lauschen nach innen hinweisen sowie letztlich Tod bedeuten.

8.1.3 Stille

Im Gegensatz zu Ruhe und Schweigen ist Stille kein Komplementärphänomen. Sie ist bedingungs- und absichtslos, ein Sein ohne eigentliche Intention (vgl. Spiegler, 1991, S. 42). Der Begriff „still" bedeutete ursprünglich „stehend, unbeweglich" (von indogermanisch „sta“ für „stehen“) und wurde schon im Althochdeutschen synonym auch für „ruhig, schweigend, verborgen“ gebraucht. Damit werden verschiedene Aspekte bereits angesprochen, die heute allgemein zu „Stille“ assoziiert werden und auch für die Musiktherapie relevant sind: äusserlich wahrnehmbare leibliche und akustische Stille als Bewegungs- und Lautlosigkeit sowie die verborgenen innerpsychischen und transpersonalen Dimensionen der Stille, die darüber hinaus auf das Unendliche verweisen. Im Folgenden sollen sie unter den Begriffskategorien *„äussere“* und *„innere Stille“* subsumiert und näher erläutert werden.

Äussere Stille

Absolute äussere Stille als totale Bewegungs- und Lautlosigkeit gibt es nicht. Sie ist eine fiktive Grösse, da alles Lebendige in Bewegung ist und damit auch akustische Reize erzeugt. Ebenso entzieht sie sich experimentell der menschlichen Erfahrung. In einem schalltoten Raum hört der Mensch immer noch die eigenen Körperfunktionen wie den „Ein-/Ausatem“, den Herzschlag und das Zirkulieren des Blutes (vgl. Huber, 1989, in Smetana, 2005, S. 16; Dibelius, 1994, S. 11).

Demnach umfasst äussere Stille immer eine gewisse Bandbreite leiser, uns dauernd umgebender, kaum merklicher Bewegungen, Töne und Geräusche, die wir zwar spüren und hören können, die aber vom Sinnesapparat nicht als solche rezipiert werden. Dazu gehören innerhalb eines gewissen, individuell unterschiedlichen Toleranzbereichs auch lautere Hörreize, wie das Rauschen eines Bachs oder Verkehrslärm, welche aufgrund ihrer kontinuierlichen Präsenz nicht bewusst wahrgenommen werden. Bis zu welchem Frequenzspektrum ein solcher Schwingungsraum als Stille erlebt wird und welche Empfindungsqualität sie auslöst, ist von Mensch zu Mensch verschieden. Neben der individuellen Sensibilität spielen Faktoren wie die aktuelle Befindlichkeit, situative Bedingungen, persönliche Einstellungen, positiv oder negativ gearteten Assoziationen sowie die Erklärbarkeit oder Vertrautheit der Schallursache eine Rolle (vgl. Spiegler, 1991, S. 14; Smetana, 2005, S. 16). Um äussere Stille überhaupt wahrnehmen zu können und nicht zu stören, muss man selbst still werden und schweigen sowie sich nicht mehr oder nur noch langsam und leise bewegen. Im übertragenen Sinn wird äussere Stille auch als „Innehalten in einer Tätigkeit“, „Nicht-Reagieren“ sowie „Nicht-Eingreifen und Abwarten“ verstanden.

Die westliche Gesellschaft kennt nur noch wenige Räume äusserer Stille. Ein Übermass an Verkehrs- und Maschinenlärm v.a. in städtischen Agglomerationen und Dauerberieselung mit Musik in öffentlichen und vielen privaten Räumen führen zu „akustischer Umweltverschmutzung“ (Dorfles, 1992, S. 23; Hegi, 1986, S. 40; Spiegler, 1991, S. 27f.; Timmermann, 1993, S. 214). Zusammen mit der Flut visueller Reize durch die Medien und der permanenten Ankurbelung zu noch mehr – aktiver – lustvoller – besser – schneller in Schule, Arbeit und Freizeit verliert das Individuum die lebenswichtige rhythmische Balance zwischen Stille und Aktivität. Neben psychovegetativen Auswirkungen wird dadurch die Selbstbestimmung eingeschränkt. Angesichts der Omnipotenz akustischer und visueller Reize, kann sich der Mensch nicht mehr frei entscheiden, was er hören und sehen möchte. Das ist besonders in Bezug auf die auditiven Eindrücke schwerwiegend, da man die Ohren nicht schliessen kann wie die Augen. Unmerkliche Eingriffe durch sogenannte funktionelle Musik, die auf kauffreudigere Stimmung oder höhere Arbeitsleistung ausgerichtet ist, machen ihn ebenso zum manipulierbaren Objekt wirtschaftlicher Interessen wie die Werbesequenzen in Fernsehen und Radio (vgl. Spiegler, 1991, S. 36). Durch diese Eliminierung der Stilleräume wird der Mensch entmündigt und sich selbst entfremdet. „Lärm wird zu einer umfassenden Erfahrung der Desintegration des Ichs, seines Welt-, Du- und Selbstbezugs“ (Kunz, 1996, S. 27).

Gleichzeitig hält der Mensch die wenigen, ihm noch zur Verfügung stehenden Stilleräume oft nicht mehr aus. Der Lärm schützt uns vor existentieller Angst. „Wir hätten den Lärm nicht, wenn wir ihn nicht heimlich wollten. Er ist nicht bloss ungelegen oder gar schädlich, sondern ein uneingestandenes und unverstandenes Mittel zum Zweck. In der Stille nämlich würde die Angst den Menschen zum Nachdenken veranlassen, und es ist gar nicht abzusehen, was einem dann alles zum Bewusstsein käme“ (Carl Gustav Jung, 1957 in Kunz, 1996, S. 26).

Innere Stille

Innere Stille wird als Seinsqualität der Achtsamkeit und tiefsten Innerlichkeit beschrieben, in welcher Dimensionen des Unendlichen jenseits von Zeit und Raum, von Werden und Vergehen, von Ursache und Wirkung berührt werden (Kunz, 1996; Schoch, 2000). Sie beinhaltet „Absenz von Müssen und Wollen und von Zielgerichtetheit“ (Gindl, 2002, S. 70), von Werten und Vergleichen, von Analysieren und Interpretieren - sie ist „Verstehen ohne zu verstehen“ (Theresa v. Avila, zit. in Hinricher 1986, S. 234). Sie bedeutet „absichtslose Offenheit des Herzens“ (Herbstrith, 1988, S. 1110), Hingabe an den Moment und Vertrauen, „[...] in einer grossen kosmischen Ordnung drin zu sein und irgendwie selbst - trotz aller begangener Fehler - in Ordnung zu sein“ (Kunz, 1996, S. 98).

Innere Stille kann unabhängig von Alter, Herkunft und Bildung in den verschiedensten Kontexten erlebt werden: während der Hausarbeit, im Kinderspiel oder beim Musizieren ebenso wie beim Meditieren oder beim Betrachten einer Landschaft. Man kann sie aber weder machen noch festhalten - sie ist Geschenk des Augenblicks.

Sie entspricht einer tiefen Sehnsucht des Menschen, weshalb immer wieder nach Wegen gesucht wird, sich ihr zu öffnen. Meditation, inneres Gebet, stille Arbeit, Exerzitien und meditative Körperübungen wie Autogenes Training, Yoga, Tai Tchi oder Chi Gong sind Beispiele dafür. Übereinstimmend wird bei den meisten darauf hingewiesen, dass äussere Stille durch Ausschalten ablenkender Reize, Schweigen und körperliches Zur-Ruhe-Kommen hilfreich ist, um innerlich still zu werden.[27] Ebenso beinhaltet sie auch eine Haltung der Achtsamkeit gegenüber dem, was im Moment ist und getan wird, Lauschen auf den eigenen Atem und Wahrnehmen der vorbeiziehenden Gedanken, Gefühle und Befindlichkeiten ohne sich mit ihnen zu identifizieren (vgl. Dürckheim, 1992; Hanh, 1992; Long, 1996; Fischer, 1999; Jäger, 2000; Schoch, 2000; Brantschen, 2004).

Solche Wege zu innerer Stille wurden während Jahrhunderten v.a. in Monasterien und Glaubensgemeinschaften geübt und gepflegt. Heute besteht auch im weltlichen Alltag ein grosses Bedürfnis danach. Viele Menschen suchen Stille als Orientierungshilfe in einer lärmigen Welt (Brantschen, 2004), als Raum für Besinnung,

[27] Hier muss angemerkt werden, dass es auch im grössten Lärm Momente der inneren Stille geben kann, wie es sich beispielsweise bei spielenden Kindern beobachten lässt.

Sinnfindung (Wirtz & Zöbeli, 1995), für das Keimen schöpferischer Kräfte (Dorfles, 1992) und für Prozesse der Verinnerlichung, die klärend und sensibilisierend auf die Sinne wirken und helfen, sich als leibseelische Ganzheit zu erfahren (Kunz, 1996). In den Bewegungen des gewaltlosen Widerstands wird sie auch als Quelle der Kraft für Widerstand und Aushalten schwierigster Bedingungen beschrieben (vgl. Bonhoeffer, 1980; Cardenal, 1977; Mandela, 1994; Sölle, 2003; Gandhi, 1984).

Trotz dieser Bedürfnisse fällt es vielen Menschen, wie bereits erwähnt, schwer, innezuhalten und sich auf solche Prozesse einzulassen. Sie werden als spannungsvoll oder sogar existentiell bedrohlich erlebt. Unsicherheit, Scham, Angst vor Einsamkeit und Leere, vor archaischen Gefühlen, vor der Konfrontation mit schmerzlichen inneren Bildern, aber auch vor Nähe, Berührtheit und anstehenden inneren Veränderungen führen oft zu (unbewusster) Abwehr und Vermeidung von Stille.

In der Therapie spielt innere Stille im Zusammenhang mit Resonanzbereitschaft eine wichtige Rolle. Die Therapeutin muss innerlich still werden, um die Resonanzprozesse zwischen sich und dem Kind überhaupt wahrnehmen zu können. „Um der Resonanz den Raum zu bereiten, muss Stille möglich werden, eine Stille, die das Lauschen als Hinwendung auf das Noch-Nicht ermöglicht“ (Gindl, 2002, S. 165).

8.2 Musik und Stille

Stille und Musik sind eng miteinander verbunden. Musik wächst aus der Stille, erhält ihre Spannkraft mit durch Stille und kann zu innerer Stille hinführen.

8.2.1 Stille durch Musik

> *[...] und eben dies, dass auf sanfteste Weise durch die Musik die Weite und die Nähe des Raumes, das Grenzenlose und das Begrenzte beieinander sind, eben dies ist der Seele eine Wohltat: sie kann weithin schweifen in der Musik und wird doch überall behütet und sicher wieder heimgebracht. [...] die Musik bringt der Seele eine Weite, in der sie, die Seele, ohne Angst sein kann (Picard, 1959, S. 17).*

In allen Zeiten galt Musik als Weg, sich zu sammeln, innerlich still zu werden und sich in etwas Grösserem aufgehoben zu fühlen. Dabei kommen hauptsächlich folgende Funktionen der Musik zum Tragen: Basale Stimulation, Beruhigung, Holding, ordnende und strukturierende Kraft sowie Einhüllung und Schutz. Die Musik hüllt den Zuhörer bzw. den Spieler oder Sänger ein und hält dadurch ablenkende, akustische Reize fern. Durch die Klangschwingungen der Instrumente oder der Stimme wird er auch leiblich in Schwingung versetzt, was die Selbstwahrnehmung und Konzentration unterstützt. Die musikalischen Holding-, Ordnungs- und Strukturkräfte vermitteln in der Weite der Klänge Halt und Sicherheit, sodass inneres Loslassen sowie Achtsamkeit und Hingabe an den Moment möglich werden.

Das Wiegenlied hilft dem Kleinkind, loszulassen und sich dem Schlaf hinzugeben, das Trostlied lindert Schmerzen, lässt ruhig werden und Vertrauen wachsen, dass alles wieder gut wird. Die Klänge des Alphorns und der gesungene

Alpsegen des Sennen bringen die Atmosphäre der Stille von den Bergen zu den Menschen ins Tal und wecken das Gefühl, behütet zu sein. Kirchenglocken rufen zur Einkehr, Orgelklänge verleihen der Seele Weite und Offenheit für die Stille vor Gott. Mönche und Nonnen aller Religionen stimmen sich mit sakralem Gesang auf Kontemplation und stilles Gebet ein. Während Zen-Sesshins begleiten Klangschale und Holztrommel durch die Meditation (Bovay et al. , 1993). Indische Ragas schaffen Verbindung zum Unendlichen, zum „Einen, [...] in dem Gott, Seele und Welt zusammenfliessen, dem Einen, das aller Vielheit innerstes Wesen ist" (Keyserling, in Hamel, 1980, S. 58). Die tibetische Ritualmusik mit ihren verschiedenen Hörnern, Glocken und Trommeln sowie dem litaneiartigen Gesang vermag mit ihrer Urkraft alles auszulöschen, was den Menschen von den Quellen der Wirklichkeit in seinem tiefsten Kern trennt und bringt ihn wieder in Berührung mit den „ewig-gegenwärtigen zeitlosen Qualitäten universellen Lebens" (Govinda, in Hamel, 1980, S. 82).

Hierher gehört auch die meditative Musik, welche sich in den 60er Jahren des letzten Jahrhunderts zu entwickeln begonnen hat. Musikelemente und -stile aus verschiedensten Kulturen und Traditionen wurden zu einer neuen umfassenden Einheit miteinander verschmolzen. Musiker wie Miles Davies, John Coltrane, Don Cherry, Paul Horn, John McLaughlin und Carlos Santana sowie im deutschen Raum Michael Vetter, Georg Deuter, Stefan Micus und Peter Michael Hamel, um nur einige zu nennen, suchten auf diese Weise den Geist der Meditation mit Musik zu verbinden und schufen damit einen Zugang zu Übungen der Stille (vgl. Hamel, 1980, S. 146ff.). Eine spezielle Form meditativer Musik ist die „minimal music", wie sie von Terry Riley, La Monte Young und Steve Reich entwickelt wurde. Ihr Hauptcharakteristikum ist die Wiederholung kurzer Motive nach dem Vorbild indischer Musik, afrikanischer Rhythmusfiguren und des Gamelan (vgl. Hamel, 1980, S. 158ff.).

Musik wird in all diesen Beispielen „Medium des Übergangs" zwischen verschiedenen Bewusstseinszuständen (Renz, 1996, S. 30). Sie hilft ritualartig, die innere Ruhelosigkeit aufzulösen, in eine Haltung der Achtsamkeit zu kommen, zu entspannen und sich zu sammeln – alles Schritte, um innerlich still zu werden. Damit dies gelingt, muss es eine Musik sein, die nicht spezifisch formgeprägt geprägt ist, sondern endlos fliesst, eine Musik, die „[...] gar nicht eigentlich vernommen werden soll, sondern Kraft ihrer eigenen Gesetzmässigkeit *wirkt,* wenn der Hörer sich ihr ganz und gar zu öffnen vermag. Sie trägt ihn hinweg - zu sich selbst" (Hamel, 1980, S. 157). Endlose Wiederholungen von Rhythmen und Harmonien, einfache überschaubare Melodiemotive sowie obertonreiche Klänge eignen sich besonders gut, um den Hörer (oder den Spieler) in einen solchen Zustand zu versetzen (vgl. Strobel, 1988, S. 119ff.).

Trotz dieser gemeinsamen Merkmale bleibt die Auswahl solcher Musik letztlich stets ein subjektives Thema. Es gibt geeignete Stücke in verschiedenen Stilrichtungen aus allen Kulturkreisen (vgl. Timmermann, 1994, S. 47).

8.2.2 Stille in der Musik

Musikgeschichtlich gesehen war die gesamte abendländische Musik bis ins späte 19. Jahrhundert primär auf den Klang hin ausgerichtet. Stille wurde nur als partikulares und peripheres Gestaltungsmittel einbezogen: als Leiser-Werden der Musik (pianissimo, morendo), ihr Verlöschen in der Ferne in Form von Echoisierungen (quasi da lontano) und als ihre Aufhebung in Pausen und Leertakten (vgl. Zenck, 1994, S. 15).

Erst um die Wende zum 20. Jahrhundert vollzog sich mit dem Spätwerk von Gustav Mahler, Orchesterwerken von Webern, Berg sowie später Cage, Zimmermann und Nono allmählich ein Paradigmenwechsel. Musik wird nicht mehr vom Klang her und auf den Klang hin entworfen, sondern von der Stille aus. Sie ist der „[...] Nährboden, auf dem die Musik erst entstehen kann, von dem sie sich kontrastieren kann und als solche erst erkennbar wird" (Smetana, 2005, S. 27). Bildlich ausgedrückt ist sie wie ein Meer, aus dem sich die Töne und Klänge der Musik wie Inseln erheben (vgl. Seidel, in Smetana, 2005, S. 27).

Pausen sind nicht mehr nur Unterbrechungen, Einschnitte oder teilende Zäsuren, sondern sie werden als gleichwertige Elemente in einem Klang-Stille-Kontinuum gesehen (vgl. Dibelius, 1994, S. 10). Sie sind Zusammenhang konstituierende und weiterführende Momente (vgl. Smetana, 2005, S. 26) und haben je nach musikalischem Kontext unterschiedliche Bedeutung: von dynamischer Steigerung, über Nachlauschen und empathischem Atemholen bis hin zum längeren, offenen Zwischenraum, wie beispielsweise bei Cage, in welchem sich, quasi als klingende Stille, auch zufällige Umgebungsgeräusche einmischen können (vgl. Dibelius, 1994, S. 9). Auch die Stille vor und nach der Musik wird mit einbezogen: lange Ein- und Ausschwingvorgänge weisen darauf hin, dass vor und nach aller Musik letztlich Stille steht (vgl. Zenck, 1996, S. 20).

Eine solche, aus der Stille erwachsende Musik konfrontiert den Menschen ganz konkret mit der Illusion des vermeintlich Habhaften. Das Bewusstsein von Musik als Werkobjekt, von welchem man hörend und verstehend Besitz ergreifen kann wie von einem Bild oder einer Skulptur, wird enttäuscht (vgl. Dibelius, 1994, S. 10). Damit wird Musik zur Metapher für die Scheinhaftigkeit und Vergänglichkeit allen Seins. Sie weist auf unsere Winzigkeit in etwas unfassbar Grösserem, Unendlichem hin und fordert heraus, sich mit den existentiellen Fragen von Werden, Sein und Vergehen auseinanderzusetzen. Das kann eine grosse Bandbreite verschiedener angenehmer bis bedrohlicher Gefühlsqualitäten freisetzen wie zutiefst berührt werden, sich getragen und geborgen fühlen, Langeweile, orientierungslos werden und verloren gehen im Nichts, verschlungen werden von der Leere.

All dies verlangt sowohl vom Zuhörer als auch vom Spieler eine besondere Aufmerksamkeit, eine wache und präsente Hörbereitschaft und Hörhaltung - denn „zum Hören von Stille gehört Wachheit" (Berendt, 2000, S. 247). Sie werden herausgefordert, sich zu öffnen, ganz Ohr zu werden und das Hören auf den Augenblick zu konzentrieren: durch die Musik hindurch die Stille erlauschen und im Fluss der Stille die Musik wahrnehmen. Dadurch erhalten die Töne und Klänge eine neue, strahlendere Qualität: „Niemand kann Klänge so hören, dass er sie als die wahre Natur der Welt erfährt, wenn er nicht zuvor gelernt hat, Stille zu hören und Stille zu erfahren" (Berendt, 2000, S. 246). Musik wird so zum Übungsfeld, aufmerksam zuzuhören, sich mit dem Gehörten auseinander zu setzen und in einem tieferen Sinn verstehen zu lernen - die Basiskompetenzen jeder Kommunikation.

8.3 Kind und Stille

Stille spielt in der ganzen kindlichen Entwicklung, insbesondere in der frühen Mutter-Kind-Interaktion eine wesentliche Rolle.

Das Kind lernt die Qualität von Stille bereits im Mutterleib kennen. Das körperhaft erspürte und erhorchte Kontinuum von Herzrhythmus, Atem, Darmgeräuschen und Bewegungen der Mutter sowie die eigene „Körpermusik" des Fetus können als besonderer Raum der Stille bezeichnet werden (vgl. Smetana, 2005, S. 38). Tomatis (1987, S. 176) spricht in diesem Zusammenhang von „lebendiger Ruhe" oder „summender Stille". Der Fetus nimmt sie zunächst taktil-haptisch als Berührung, über das Gleichgewichtsorgan als Schwingung und ab ca. viereinhalb Monaten auch als eigentliches Hören über das Ohr wahr. Im Wechsel von Ruhe (wenn die Mutter schläft) und bewegt werden (bei grösseren oder plötzlichen Bewegungen der Mutter) sowie von intrauteriner Stille (wenn die Mutter schweigt und sie sich in stillen Räumen aufhält) und eindringenden extrauterinen akustischen Eindrücken (bes. die Stimme der Mutter sowie Stimmen anderer Bezugspersonen, Musik, Alltagsgeräusche) macht das Kind erste Erfahrungen mit Stille und Nicht-Stille. Ebenso nimmt es auch neuroendokrin vermittelte psychische Veränderungen bei der Mutter (Stress, Angst, Freude, Erschrecken, Trauer etc.) als Einbrüche in den fetalen Stilleraum wahr. Solange sich diese in einer gewissen Bandbreite bewegen, sind sie stärkende, vorbereitende Ereignisse auf die anspruchsvollen, z.T. unvermittelten Wechsel zwischen Lärm und Stille sowie Ruhe und Unruhe ausserhalb des geschützten Mutterleibs. Überschreiten sie die individuell unterschiedliche Toleranzgrenze wird das Kind gestört, überfordert und verunsichert.

Hier wird deutlich, welch prägenden Einfluss die Befindlichkeit der Mutter sowie ihre Bereitschaft und Fähigkeit, mit dem Kind in einen hinreichend abgestimmten Dialog zu kommen, auf die Qualität des fetalen Lebensraums hat. Je nachdem wird er als eng, leer, formlos, bedrohlich verschlingend oder als lebendig bewegt und Geborgenheit vermittelnd erlebt. Dies kann sich im späteren Umgang mit Stille abbilden: im Geniessen und sich ihr Anvertrauen-Können wie auch in Angst davor und Abwehr.

Auch während und nach der Geburt spielt es eine wichtige Rolle, inwieweit die Mutter und andere Bezugspersonen auf die Bedürfnisse des Kindes eingehen und einen akustisch und seelisch hinreichend geschützten Raum gewährleisten. Die frühen Erfahrungen hinsichtlich des Wechsels von Zuwendung und Aktivität versus „in Ruhe gelassen werden" spiegeln sich später in seinem Spiel, im Sprechen und Handeln, aber auch in seinem Umgang mit Stille (vgl. Loos, 1986b, S. 145).

In diese frühe Zeit gehört auch das Stillen des Kindes, eine der innigsten menschlichen Stille-Erfahrungen. Die dabei erlebte, Kraft spendende körperliche und seelische Nähe mit der Mutter helfen dem Kind bei der Bewältigung der noch ungeordneten, fremden Welt. Stillen kann als Ursprungserfahrung für das Erleben von Stille in späteren Lebensphasen bezeichnet werden, als Quelle der Kraft und des Kontaktes zu sich selbst und der Mitwelt. Die reife Form zeigt sich darin, dass sie nicht mehr der lebensspendenden Kraft einer Mutter bedarf, sondern dass sie aus dem eigenen Innern geschöpft werden kann (vgl. Spiegler, 1991, S. 13).

Wenn sich das Kind etwa vom neunten Lebensmonat an – sobald sich ein „subjektives Selbstempfinden" (Stern, 2000) entwickelt hat – schrittweise aus der engen Verbindung mit der Mutter löst, braucht es stille Lücken, „intermediäre Räume", an der Grenze von Subjekt und Objekt. Achtsamkeit und Respekt gegenüber den Abgrenzungsschritten des Kindes im Sinn von Loslassen und ihm Räume des stillen Alleinseins zuzugestehen, sind hier ebenso wichtig wie die Resonanz auf seine damit zusammenhängenden Gefühle: Freude, Stolz, aber auch Leere, Einsamkeit oder Angst vor Verlassen werden. Nur so kann das Kind sein eigenes personales Leben und sein schöpferisches Potential entdecken (vgl. Winnicott, 1997, S. 124ff.). Diese Vorgänge der Identitätsentwicklung wiederholen sich in Variationen während der verschiedenen Phasen des Heranwachsens und finden ihren Höhepunkt in den Umbrüchen von Pubertät und Adoleszenz.

Stille braucht das Kind auch bei seinem Spiel, um sich vertiefen zu können und innerlich still zu werden. Immer wieder gilt es, das Mittelmass zwischen Über- und Unterstimulierung zu finden. Anregungen und Zuwendung in Form von Mitspielen sollten nur so sparsam gegeben werden, dass es die Entfaltung der kindlichen Kreativität unterstützt. Ein vertieftes Spiel nicht stören, still bleiben bei „Fehlern" und Konflikten, zulassen von Umwegen und lustvollem Experimentieren ohne sich einzumischen und abzuwarten bis ein Spiel ausgespielt ist, sind Herausforderungen des alltäglichen Zusammenlebens mit Kindern. In diesen Zusammenhang gehört auch das Aushalten von Langeweile im positiven Sinn einer „langen Weile", aus der sich Neues entwickeln kann.

Je älter das Kind wird, desto mehr füllt sich sein Alltag mit schulischen und andern Verpflichtungen. Damit werden die Leer- und Zwischenräume für vertieftes Spiel, Träumen und „Nichts-Tun" weniger und zeitlich eingeschränkt. Auch können sie sich kaum mehr spontan, dem individuellen Rhythmus angepasst ereignen, sondern müssen quasi organisiert werden. Es ist mit Aufgabe der Erwachsenen, das heranwachsende Kind darin zu unterstützen, dass trotzdem eine gesunde Balance von Ruhe und Aktivität, von Stille und Ablenkung erhalten bleibt.

8.4 Stille in der Musiktherapie mit Kindern

Der Einbezug von Stille als eigenständige Methode verändert und erweitert den Blickwinkel auf musiktherapeutische Vorgehensweisen. Es findet dadurch eine Verschiebung der therapeutischen Prämissen von „Hinhören – Handeln – Bewirken" in Richtung „Lauschen – Abwarten – Entwickeln lassen" statt. Das kann mit Blick auf die Kostenträger im Gesundheitswesen kritische Fragen bezüglich Zeitmanagement und Effizienz aufwerfen. Auf Grund von Erfahrungen in der Praxis lässt sich darauf Folgendes erwidern: Durch die bewusste und gezielte Berücksichtigung von Stille kommt es im dialogischen Sinn zu einer ausgewogenen Balance zwischen „Machen" und „Sein" und damit zu einer wacheren Präsenz im musiktherapeutischen Handeln. Genauso wie ein Ton stärker berührt, wenn er in der Stille erklingt, vertieft sich die Wirkung der andern Methoden, wenn Stille mit einbezogen wird.

In den nun folgenden methodischen Erläuterungen zur Stille wird vor allem „äussere Stille“ angesprochen. Sie kann als schöpferische Pause neue Entwicklungen initiieren und auf dem Weg zu „innerer Stille“ eine wesentliche Rolle spielen.

8.4.1 Stille innerhalb der Methodenvielfalt

Stille innerhalb der Methodenvielfalt zu erfassen ist komplex. Das von Smetana (2005, S. 80) zur Systematisierung von musiktherapeutischen Stillesequenzen entworfene Kreismodell bietet eine gute Grundlage dafür. Es erfasst aber nur Stille innerhalb des musik- und wortsprachlichen Zirkels und muss deshalb für die Musiktherapie mit Kindern erweitert bzw. ergänzt werden, da hier auch die Körperebene und das szenische Gestalten berücksichtigt werden müssen.

Die von ihr vorgeschlagene Gliederung in prämusikalische Stille (vor der Musik), intramusikalische Stille (innerhalb der Musik), postmusikalischer Stille (nach der Musik), Übergangsstille 1 (Brücke von Sprache zu Musik), intraverbale Stille (Schweigepausen während des Gesprächs) und Übergangsstille 2 (Brücke von Sprache zu Musik) wird hier mit intraszenischer Stille (innerhalb von Körperausdruck und Rollenspielen) ergänzt. Übergangsstille wird weiter gefasst und meint alle möglichen Übergänge zwischen den verschiedenen Methoden. Zudem gibt es hin und wieder Sequenzen des stillen Miteinander-Seins, in welchen Stille nicht nur Übergang, sondern etwas Eigenes ist, beispielsweise, wenn sich das Kind eine Zeitlang still in die Kuschelecke zurückzieht oder von Gefühlen überwältigt wird und der Therapeut still mit dabei ist.

Zusammenfassend kann man sagen: Stille ist Teil aller Methoden, Medium des Übergangs und eigenständiges Element. Musiktherapeutisches Handeln umfasst: „Raum schaffen für Stille“, „Achtsamkeit auf Stille“ sowie „Hinführen zu Stille“ im Sinn von „Ermöglichen entwicklungsförderlicher Erfahrungen in und mit Stille“.

8.4.2 Therapie als stiller Raum

Therapie ist ein Prozess der Innerlichkeit. Er bedarf einer „Safe-Place-Atmosphäre“, in welcher das Kind frei von Ablenkungen still werden und zu sich kommen kann.

Ein gewisses Mass an äusserer Stille muss gewährleistet sein: möglichst wenig Aussenreize, eine gemütliche, die Spiellust weckende Einrichtung ohne Überfluss und eine weitgehend gleichbleibende Ordnung. Das Kind soll „seine“ Instrumente jeweils am gewohnten Ort vorfinden, damit es ohne Irritation und Ablenkung in den Spielprozess eintauchen kann.

Ebenso wichtig ist auch die innere Einstimmung der Therapeutin auf die bevorstehende Stunde: Innehalten, Wahrnehmen und Annehmen der eigenen Befindlichkeit sowie Ausrichtung der Aufmerksamkeit auf das erwartete Du als stiller Zwischenraum zwischen dem, was eben war und nachher sein wird (vgl. Smetana, 2005, S. 78). Die Therapeutin bereitet kein Programm vor, rückt keine Musikinstrumente speziell ins Zentrum. Sie ist einfach da mit ihrer Präsenz, offen für das, was das Kind mitbringt und was aus dem Moment entstehen kann.

Bildlich ausgedrückt entsprechen so Therapieraum, Zeit und Atmosphäre dem leeren weissen Blatt des Malers. Wäre es bereits mit Formen und Farben vorbereitet, so würde er eingeengt und beeinflusst. Genauso ist es auch mit dem Raum der Therapie: Das Ureigene, für Entwicklung und Wandlung Notwendige, braucht Stille, um sich entfalten zu können.

Ein solch stiller Raum kann für das Kind zunächst fremd und verunsichernd wirken. Aus Schule und Freizeitaktivitäten kennt das Kind die verplante Zeit, wo ihm gesagt wird, welches Thema dran ist, was es tun und wie es etwas gestalten soll. Es ist Aufgabe der Therapeutin, zu spüren, wie viel stiller Raum ein Kind jeweils aushalten und füllen kann. Es soll schrittweise damit vertraut gemacht werden, damit es sich nicht überfordert und in der Leere verloren fühlt.

Ist es genügend stark, kann man es nach der Begrüssung für einige Momente allein im Therapieraum lassen. So erhält es die Möglichkeit, innerlich anzukommen und die Atmosphäre aufzunehmen, ohne bereits in Kontakt mit der Therapeutin gehen, etwas erzählen oder spielen zu „müssen". In einer solchen „erlaubten Stille" wird das Kind auf sich selbst zurückgeworfen und erhält die Chance, die eigenen inneren Bewegungen wahrzunehmen und ihnen nachzugeben. Es ist diagnostisch interessant, was sich in diesem unbeobachteten, stillen Zeitraum alles entwickeln kann: verunsichertes Warten auf die Therapeutin, sich Verstecken, auf der Matratze kuscheln und die fallenden Sterne des Zauberstabs betrachten, scheues Ausprobieren eines bisher gemiedenen Instruments, experimentieren mit „unerlaubten" musikalischen Dynamiken oder einfach Dasein und Nichtstun.

Auch während der Therapie gibt es Momente, in denen sich die Therapeutin zurückhalten kann. Gemeinsam stille Sequenzen zu teilen oder auszuhalten und abzuwarten, was sich daraus entwickeln will, sind für das Kind wichtige Erfahrungen. Stille wird so zur schöpferischen Pause, in welcher Neues zu keimen beginnen kann.

Andreas, 10 Jahre, ist zu Beginn der Therapie schweigsam. Unsere Gespräche beschränken sich auf den Austausch, was er spielen möchte. Umso länger und dichter sind seine Improvisationen. Er taucht ganz ein ins Spiel. Ich bin mir oft nicht sicher, ob er mich überhaupt wahrnimmt. Wenn ich in solchen Momenten musikalische Impulse setze, schaut er aber immer auf - er hört mich also.

Einmal frage ich ihn nach einer langen Improvisation, in der er die Oceandrum und ich die Bass-Bambusflöte gespielt habe, ob er unserer Musik einen Titel geben könne. Er schweigt lange, so lange, dass ich nicht weiss, ob ich ihn damit überfordert habe oder ob er die Aufgabe nicht verstanden hat. Ich muss mich zwingen, ruhig zu bleiben und die Stille auszuhalten. Irgendwann sagt er plötzlich: „In der Wüste klingt der Sand." - eine Antwort, die mich zutiefst berührt und still werden lässt. Was hätte ich da verhindert, wenn ich der Stille nicht so viel Raum gegeben hätte ...

Macht die Therapeutin während eines Musikspiels Pausen, gibt sie dem Kind die Möglichkeit, sich selbst zu hören sowie zu erleben, dass es fähig ist, die Musik allein im Fluss zu erhalten - beides wichtige Erfahrungen für die Autonomieentwicklung. Auch das Gegenüber wird bewusster wahrgenommen, wenn es wieder mitspielt. Schafft es den Schritt (noch) nicht und drohen die Klänge in einer überfordernden Leere zu versiegen, ist die Therapeutin da, um die Angst vor dem Verlorengehen mit einem stützenden Klang aufzufangen - und weiter am Vertrauen zu bauen bis das Kind sich der Stille hingeben kann.

In diesen Zusammenhang gehört auch der Aspekt von Therapie als Stille-Raum zum Auftanken: Was konfliktzentriert bearbeitet werden konnte, ist getan, die Symptome haben sich weitgehend aufgelöst, aber das familiäre Umfeld hat sich nicht oder nur zum Teil im Sinn des Kindes entwickelt. Hier wird die Therapie zur notwendigen Verankerung und Rückbindung im Alltag: Das Kind kommt in die Therapie, um zur Ruhe zu kommen, sich zu erholen und Kräfte zu sammeln.

8.4.3 Achtsamkeit auf Stille

Stille kann sich in vielfältigen Nuancen auf verschiedenen Ebenen zeigen: körperlich als zufriedenes Ausruhen, erschöpftes Innehalten bis hin zu Erstarren in Bewegungslosigkeit, auf die Sprache bezogen als Verstummen, Schweigen bis hin zum Verschweigen und in der Musik als Ein- und Ausschwingen, als Pausen sowie als längere Sequenzen von Tonlosigkeit.

Die Basis für den Einbezug solcher Phänomene ist Achtsamkeit. Die Therapeutin versucht, die Momente der Stille wahrzunehmen, ihnen Raum zu geben und nicht sofort darauf zu reagieren. Sie hält inne und spürt nach, was sich atmosphärisch konstelliert und welche Gefühle bei ihr ausgelöst werden. Durch eine solche „resonanzbereite Haltung“ (Gindl, 2002, S. 133) gelingt es am ehesten, sich der Bedeutung und dem Sinn der Stille anzunähern und entwicklungsförderlich damit umzugehen.

Im Folgenden werden beispielhaft einige Bedeutungen von Stille aufgeführt:

- *Ausruhen und Auftanken:* Stille als absichtsloses, zufriedenes Dasein gibt dem Kind Raum sich zu erholen und aufzutanken. Es muss nichts tun, weder sprechen noch spielen und auch nichts planen.
- *Bei-Sich-Sein:* Damit ist eine Atmosphäre des „Ganz-drin-Seins“ gemeint - eine Verschmelzung von Tun und Sein, das mit „Flow-Gefühl“ (Csikszentmihalyi, 2000) bezeichnet wird und auch „innere Stille“ beinhaltet. Das Kind ist ganz vertieft im – klingenden oder stillen – Musikspiel. Die Therapeutin ist zwar anwesend, das Kind bezieht sie aber nicht konkret mit ins Spiel ein.
- *Schöpferische Pause:* Das Kind ist innerlich gesammelt und spürt still nach, was als nächstes dran ist, beispielsweise welches Instrument es spielen will oder welchen Titel es einer Improvisation geben könnte. Stille wird hier zur Quelle neuer Kreativität.
- *Betroffen- und Berührtsein:* Ein Thema, eine Musik oder ein Wort (be)treffen das Kind und berühren es so tief, dass nur Stille auszudrücken vermag, was jetzt ist.
- *Einverständnis:* Damit sind die Momente umschrieben, „in denen innerhalb der therapeutischen Dyade Unbegreifbares, Unsagbares, Unaussprechliches geschieht“ (Smetana, 2005, S. 66). Beide, Therapeutin und Kind, sind gleichermassen offen für gemeinsames Erleben, lassen sich ganz auf eine Begegnung ein und teilen in der Stille tiefe emotionale Berührung.
- *Regression:* Das Kind wird still, weil es in eine frühe, präverbale Erlebensweise eintaucht. Das kann sich als beglückende, geborgene Stille beispielsweise beim gemütlichen Kuscheln in der selbstgebauten Hütte oder beim Wiegen in der

Hängematte zeigen, aber auch bedrohliche, verschlingende Leere beinhalten, die in Rollenspielen oft als Todesstille dargestellt wird.

- *Unsicherheit:* Das Kind ist so unsicher, dass es sich weder zu sprechen traut, noch auf die Instrumente zugehen kann – oder es hält ein Instrument in den Händen und bringt keinen Ton heraus.
- *Scham:* Nach unbefangenen Spielsequenzen können plötzlich Gefühle von Sich-entblösst-Haben auftreten. Das Kind fühlt sich „ertappt", schämt sich und verschliesst sich wieder. Auch bei Offenbarungen von schwierigen Erfahrungen oder eigenen Fehltritten entstehen oft von Scham geprägte Stillesequenzen.
- *Angst:* Stille in Gestalt von Schweigen und Erstarren aus Angst kann verschiedene Hintergründe haben: Etwas Schlimmes, Verletzendes, Demütigendes muss aufgrund innerer Repräsentanzen oder auf äusseren Befehl hin verschwiegen werden; „man" darf keine Fehler machen; „man" will keine Gefühle zeigen; die Therapeutin wird aufgrund einer Übertragung mit einer bedrohlichen Person gleichgesetzt.
- *Körperliche und/oder seelische Erschöpfung:* Nach einem kathartischen Musikspiel mit starker emotionaler und körperlicher Verausgabung ist das Kind oftmals so erschöpft, dass es weder etwas sagen noch weiterspielen mag. Ähnlich kann es sich auch nach einem anstrengenden Schultag oder nach einer belastenden emotionalen Erfahrung zeigen.
- *Leere:* Die Stille ist Ausdruck von innerer Bewegungslosigkeit und dumpfer Leere. Es werden kaum oder keine Gefühle wahrgenommen, keinerlei Impulse verspürt. Diese Qualität tritt bei depressiven Phasen auf.
- *Widerstand:* Widerstand kann sich im Rahmen eines Übertragungsprozesses oder einer Autonomiedemonstration als Verweigerung jeglichen Ausdrucks gegenüber der Therapeutin als Person zeigen oder als verbales und nonverbales Verstummen, um innere, drängende Prozesse in Schach zu halten bzw. bedrohliche Veränderungen zu verhindern.

Achtsamkeit auf Stille beinhaltet nicht nur die aufmerksame Wahrnehmung manifester Stille, sondern auch das Erfassen von Situationen, in denen sie sich nicht ereignen kann.

- *Fehlen von Stille:* Das Kind ist ununterbrochen in Bewegung, eilt von einem Spiel zum nächsten oder redet ununterbrochen. Es wird kaum ein wechselseitiges Zusammenspiel oder Gespräch möglich, da die erforderliche Stille fehlt, um auf die Töne oder Worte des Gegenübers zu lauschen. Dies lässt sich oft bei Wahrnehmungsbehinderungen oder bei grosser psychischer Belastung beobachten.
- *Überspielen von Stille:* Stille stellt sich für kurze Momente ein. Das Kind hält sie aber nicht aus und spielt oder erzählt irgend etwas ohne inneren Bezug, weil sonst unangenehme bis bedrohliche Atmosphären von Nähe, Erkanntwerden, Alleinsein, in der Leere Verlorengehen oder Peinlichkeit entstehen könnten.
- *Keine Erlaubnis für Stille:* Sehnsucht nach Stille wird spürbar, nach Sein ohne etwas leisten zu müssen. Das Kind kann innerlich aber nicht loslassen, sich das „Nichts-Tun" nicht erlauben. Im Hintergrund stehen oft innerpsychische oder systemimmanente Kontrollbedürfnisse oder Leistungsdruck. Auch Ungewohntheit im

Umgang mit Stille und Unkenntnis ihrer wohltuenden Seiten können eine Rolle spielen.

Im achtsamen Umgang mit solch unterschiedlichen Stillephasen gilt es zu erspüren, ob das Kind sie als angenehm und stärkend oder als unangenehm, vielleicht sogar bedrohlich erlebt. Ist Letzteres der Fall, muss man abschätzen, ob das Kind im Sinn eines konfliktzentrierten Prozesses von ihr profitieren kann oder ob sie (noch) eine Überforderung bedeutet und entschärft werden muss.

Eine ganz besondere Herausforderung begegnet uns bei der Arbeit mit mutistischen Kindern. Ihr primärer Ausdruck ist Schweigen, zunächst meist schonungslose Wortlosigkeit als leerer Raum zwischen Ich und Du, dem man sich stellen und den man aushalten muss. Das folgende Beispiel erzählt von einem solchen Prozess.

Die 11-jährige Mariana ist mutistisch. Im Alter von 3 Monaten wurde sie aus einem Drittweltland in die Schweiz adoptiert. Sie spricht konsequent nur innerhalb ihres engsten Familienkreises.

Mariana ist still. Sie schweigt. Ihr körperlicher Ausdruck ist erstarrt. Mitschweigen wäre für uns beide zu Beginn der Therapie eine Überforderung. So stelle ich ihr die Instrumente verbal und musikalisch vor. Als entlastenden Dritten beziehe ich den scheuen, aber neugierigen Hund Struppi mit ein. Mit seiner Hilfe traut sie sich, die Instrumente auszuprobieren.

Ihre Musik ist monoton, strukturlos, von plötzlichen Abbrüchen und Pausen geprägt. Immer wieder ist Leere da, Ton- und Bewegungslosigkeit. Sie löst bei mir Beklemmung und Atemnot aus. Ich versuche, Mariana mit Klängen einen tragenden Boden zu bereiten, das Starre etwas zu lockern. Doch meine Töne verhallen (scheinbar) ungehört im Nichts. Es wird kein Kontakt spürbar.

Erst nach vielen Wochen entstehen Rollenspielfragmente, in denen sie mich instrumentalisiert und symbolisch Verletzungen erleiden lässt: ich muss Steine essen und daran fast ersticken, werde ausgestossen und muss um Hilfe schreien, werde aber nicht erhört. Alles geschieht nonverbal, von ihr mit kargen Gesten initiiert und zeitweilig mit instrumentalen Klängen verdeutlicht. Es hat sich eine Verständigung jenseits von Worten zwischen uns entwickelt, welche sich nur als Resonanzphänomene erklären lassen.

Nach dieser Rollenspielphase entdeckt sie die Trompete. Stundenlang spielt sie damit, als ob sie sich einen Kloss aus dem Hals spielen wollte. Sie wirkt nun insgesamt offener, lacht auch hin und wieder. Lieder tauchen instrumental auf, erste Mitteilungen, welche ich ohne Erspüren und Interpretieren eindeutig verstehen kann. Meinem Gefühl nach ist sie auf dem Weg zu freiem Ausdruck und Sprechen.

Doch plötzlich bleibt die Entwicklung stehen, ihre Musik verliert an Bewegung, wird stereotyp. Die gleichen Lieder werden unzählige Male hintereinander abgespielt, brechen plötzlich ab. Wieder treten Phasen von lastender, lebloser Stille auf. Was braucht es jetzt? Ich versuche zu lockern, wieder Boden zu geben. Gefühle von Enttäuschung, Unsicherheit, Ärger, Ohnmacht und Spannung machen sich bei mir breit. Ich kämpfe mit dem eigenen Verstummen, wehre mich gegen das Nichts mit Reden und Spielen. In der Supervision realisiere ich zwei Kernsätze: „Es darf still werden. Ich darf nichts tun." Mit dieser Erkenntnis kann ich langsam den Widerstand aufgeben und mich schrittweise in ihr Schweigen und ihre Tonlosigkeit hineintasten. So wie sich in der ersten Therapiephase Musik entwickelt hat, wächst nun Stille. Die Spannung lässt nach, immer mehr wird es zu einem gemeinsamen (Da)Sein. Körpergeräusche wie der Atem oder das Ändern der Sitzstellung werden hörbar. Hin und wieder erklingt ein zufällig berührtes Instrument, irgendwann wagt Mariana sogar, sich hinzulegen.

Diese Phase ist eine Wendezeit. Mariana beginnt in der Folge allmählich wieder zu improvisieren, mit neuer Dynamik und vitalen Rhythmen. Ausserhalb der Therapie beginnt sie auch zu sprechen.

Wie in dieser Therapiegeschichte deutlich wird, gehört zu einer achtsamen Haltung auch die Wahrnehmung des eigenen Umgangs mit Stille. „Welche Gefühle löst Stille bei mir aus?“ „Kann ich sie zulassen oder muss ich sie überspielen/zerreden?“ „Wann bräuchte ich selbst Stille, um wieder therapeutisch handlungsfähig zu werden?“

Die vertiefte Auseinandersetzung mit solchen und ähnlichen Fragen bildet die Basis für eine entwicklungsförderliche Balance zwischen Aktivität und Ruhe, Spannung und Entspannung sowie zwischen Ausdruck und Stille. Die Therapeutin übernimmt damit Vorbildfunktion. Je mehr sie selbst im Sinne eines solchen Gleichgewichts Stille zulassen und ihr bewusst Raum geben kann, desto eher wird dies auch für das Kind möglich.

8.4.4 Hinführen zu Stille

Neben der bereits beschriebenen Basisvariablen „Raum ermöglichen für Stille“, „Achtsamkeit gegenüber der Stille des Kindes“ und „Vorbildfunktion im eigenen Umgang mit Stille“ kennt die Musiktherapie verschiedene Interventionsmöglichkeiten, welche sich dafür eignen, Stilleerfahrungen zu initiieren.

Postmusikalische Stille
Als jederzeit mögliche und für alle Altersstufen geeignete Intervention gilt die einfache Anregung, einem verklingenden Ton nachzulauschen bis er in der Stille verklingt. Das kann gestisch durch Hinneigen des Ohrs zur Klangquelle, den Finger auf die Lippen legen und/oder ein geflüstertes „Horch mal ...“ geschehen. In der Regel lassen sich Kinder von diesem magischen Moment, da man noch etwas hört, obwohl nichts mehr in Bewegung gesetzt wird, in Bann ziehen und werden still. Ähnlich ist es bei Echowirkungen durch Instrumente wie das Monochord oder die Gongs, welche leise mit- und nachklingen, wenn andere Instrumente laut gespielt werden oder mit der Stimme in ihrer Richtung gerufen wird. Auch hier führt die aufmerksame Lauschhaltung zu Innehalten und Stillemomenten.

Prämusikalische Stille
Bereits anspruchsvoller, aber auch sehr effektiv, ist die Anregung, vor Beginn des Spielens in die Stille zu lauschen und erst dann den ersten Ton erklingen zu lassen. Wo dieser stille Raum (noch) verunsichert, kann mit Hinweisen wie „ein paar Mal langsam und still ein- und ausatmen“, „sich innerlich einige Töne vorstellen“ oder „auf ein vereinbartes Zeichen des Spielbeginns warten“ helfen, sich darauf einzulassen.

Für-Spiel
Ist bereits Vertrauen in die therapeutische Beziehung gewachsen und das Kind bereit, sich auf ein Für-Spiel einzulassen, können durch ruhige monochrome Klänge, repetitive Rhythmen oder wiegenliedartige Melodien Entspannung und Ruhe möglich werden. Auch unruhige Kinder können sich, so gehalten von der Musik, für kurze Momente niederlassen und ruhig werden.

Körperwahrnehmung
Ähnliche Wirkung hat Körperwahrnehmung in der Stille, mit stimmlicher Begleitung der Therapeutin oder unterstützt durch meditative Musik vom Tonträger.

Therapeutische Berührung
Das stille Auflegen der Hand auf eine schmerzende Stelle, ruhig im Arm gehalten werden, wenn heftiges Weinen aufsteigt oder sich einer Ballmassage hingeben dürfen, wenn Arme und Beine zappeln und der Mund plappert, können eine starke Wirkung entfalten und dem Kind helfen äusserlich und innerlich still zu werden.

Malen und Kneten
Als bewusst stiller Kontrapunkt kann anschliessend an ein bewegtes Musikspiel ein Bild gemalt oder eine Skulptur geformt werden. In solchen gestalterischen Prozessen ohne Worte und Musik können auch die Ohren zur Ruhe kommen. Gerade bei Kindern mit auditiven Wahrnehmungsstörungen sind solche Sequenzen wichtig, um einer akustischen Überreizung vorzubeugen.

Stille kann nicht herbeigezwungen werden. Hinführen bedeutet deshalb immer, gemeinsam einen Weg zu gehen. Die Interventionen werden nur wirksam, wenn das Kind im Sinn des „Iso-Prinzips" (Benenzon, 1983) in seiner jeweiligen Befindlichkeit abgeholt und seinem Tempo gemäss aus Unruhe, Blockierung oder Überspannung heraus begleitet wird. Die Therapeutin muss bereit sein, diesen Prozess mit zu gehen und selbst still zu werden. Erst so kann eine Atmosphäre entstehen, in welcher das Kind äussere Stille zulassen und als Folge auch innerlich zur Ruhe kommen kann.

Folgende Szene aus der Therapie mit der 16-jährigen Katharina zeigt einen solchen Prozess aus der Unruhe in die Stille.

Katharina erzählt von einer Situation, in welcher sie ihre Ängste wieder überwältigt haben. Sie wirkt unruhig und gleichzeitig erschöpft. Am liebsten möchte sie sich verkriechen und sich mit nichts mehr auseinandersetzen.

Da sie im Moment nicht selbst spielen möchte, biete ich ihr an, für sie zu spielen. Ich würde mich auf die Suche nach einem Instrumentenklang machen, der ihr jetzt gut tue. Sie solle genau hinhören und mich weiter schicken, wenn es noch nicht das Richtige sei. Sie nimmt das Angebot gerne an.

Ich beginne mit dem Mais in der Kürbisschale zu rauschen. Dies scheint mir sowohl Unruhe als auch Ruhe zu enthalten, ausserdem ist es ein Lieblingsinstrument von ihr. Ich fühle mich selbst unruhig und etwas unter Druck. Sie schickt mich weiter. Ich wähle die Kinderharfe, ebenfalls ein Instrument, das sie gerne hat. Hier spüre ich selbst, dass es nicht ankommt, was sie mit einem „Nein" auch bald bestätigt. Übers Monochord, bei dem sie mich lange spielen lässt und einem ruhigen Puls auf der Rahmentrommel lande ich schliesslich beim Kontrabass. Tastend streiche ich über die mittleren zwei Saiten. Der Klang wird voller und gleichzeitig sehr obertonreich. Ich versinke im Klang, innere Bilder tauchen auf: Abendstille, der Alpsegen der Sennen – und schliesslich ist nur noch das ruhige Streichen, hin und her, das irgendwann immer leiser wird und in der Stille verklingt. Nach langem, gemeinsamem Schweigen bitte ich sie, Wörter aufsteigen zu lassen. Sie sagt nur eines: „Ruhig."

8.4.5 Spiele mit Stille

Die Musiktherapie hat eine breite Palette von Spielformen und -regeln zur Verfügung, welche Stille fokussieren:

Abmachungen zur Form
- Stille – Musik – Stille
- Musik – Pause – Musik

Abmachungen zur Dynamik
- Laut beginnen - immer leiser werden bis nur noch Stille klingt
- So leise spielen wie möglich
- Stille – Einzeltöne einweben – allmählich verdichten – Lautstärke und Tempo steigern – furioser Schluss
- Leise/langsam aus der Stille beginnen - Lautstärke/Tempo steigern – Höhepunkt – langsamer/leiser werden - in der Stille ausklingen lassen

Beziehungsorientierte Spielregeln
- Einzeltonspiel: Partner spielen wechselweise einen Ton in die Stille bzw. lauschen ihm nach (später evtl. 2-3 Töne, dann Melodiemotive)
- Wachsfigurenspiel: Sich im Raum bewegen solange Musik ertönt - in Bewegung innehalten/erstarren, wenn Musik verstummt - weiter bewegen, wenn Musik wieder einsetzt
- Führen – Folgen: Einer spielt Musik - Pause - Musik. Der andere spiegelt das Spiel in der Dynamik und versucht die Pause genau zu treffen
- Dirigentenspiel: Dirigieren mit vereinbarten Zeichen für laut, mittel, leise und Stille
- Stille aushalten: Wer kann am längsten warten mit spielen?
- Überraschungen in die Stille: Sich mit Klängen in die Stille hinein überraschen
- Anreiz für Stille: Wer von uns hält Stille am längsten aus?
- Stille des Raums: In die Stille horchen und sich erzählen, was man alles gehört hat

Themenzentrierte Improvisationen
- Morgenerwachen: Das Leben beginnt mit Tönen und Geräuschen langsam aus der Nachtstille zu erwachen
- Sternenhimmel: Stille als das dunkle Blau des Nachthimmels, Sterne als einzelne Töne/ Klänge, welche erklingen und wieder vergehen
- Klangspuren: Stille als weisses Blatt, auf das mit Tönen farbige Spuren gemalt werden

9 Die musiktherapeutische Improvisation

Ton um Ton
Hier und Jetzt
Unsicher tastend
Übermütig frech
Wagnis Ereignis
Es fällt mir zu

Ton um Ton
Spielen
Suchen Entdecken
Eigenes Anderes
Risiko Gewissheit
Ich bin da

Ton um Ton
Wachsen
Geborgen Frei
Zulassen Wandeln
Geben Nehmen
Ich und Du

Ton um Ton ohne Vorgaben eine Musik weben, Inneres erklingen lassen, sich jenseits von Richtig und Falsch begegnen ... Diese freie Art von Musik, die Improvisation, wird als „via regia" der Musiktherapie bezeichnet. Sie ermöglicht Ausdruck und Kommunikation in vielfältiger Weise und eröffnet einen schöpferischen Raum, in welchem Wandlung und Erneuerung stattfinden können. Für die Therapeutin eröffnet sie eine breite und vielfältige Palette an Interventionsmöglichkeiten, um individuell abgestimmt auf die Entwicklungsbedürfnisse des Kindes einzugehen.

Kinder haben in der Regel einen spontanen Zugang zu dieser Art von Musizieren, weshalb sie im therapeutischen Prozess häufig und auf vielfältige Art und Weise eingesetzt wird. Einerseits kommt sie als anregender, begleitender und erlebnisintensivierender Bestandteil bei verschiedensten Musikspielformen zum Tragen. Anderseits taucht sie als eigenständige – freie oder regelgeleitete – Spielform auf, bei der verschiedene Spielweisen vorkommen können: rezeptiv als Für-Spiel und Vor-Spiel sowie aktiv als Einzel-, Zweier- und Gruppenspiel.

9.1 Improvisation – Musik, die mir zufällt

Improvisierte Musik entsteht spontan im Hier und Jetzt. Sie bedeutet Freiraum, sich jenseits von Richtig und Falsch intuitiv und doch geistesgegenwärtig von einem Ton zum nächsten leiten zu lassen, spontanen musikalischen Einfällen nachzugehen und so die musikalische Gestalt während des Spiels prozesshaft zu entwickeln.

Sie „[...] beginnt einmal bei der inneren Bewegung, überträgt sich auf die äussere Bewegung und von dieser auf das Instrument oder die Stimme. Nicht die Technik oder das Wissen machen hier die Musik, sondern die durch Gefühle oder Impulse ausgelöste Bewegung“ (Hegi, 1986, S. 157). Das „Resultat“ dieser Bewegung, die Qualität der Musik, wirkt wiederum auf den Spieler zurück, löst weitere innere Bewegung aus – sodass letztlich ein Kreisprozess zwischen innen und aussen entsteht, der das Spiel aufrecht erhält.

Der 13-jährige Marc möchte mit den Instrumenten spielen, einfach so, ohne Thema oder Spielregel. Wie so oft wirkt er auch heute verschlossen und gleichgültig.

Zunächst geht er suchend umher: hier ein paar Töne aufs Xylophon, dort ein paar Schläge auf die Buk, eine kurze Sequenz mit der Kinderharfe. Da fällt ein Sonnenstrahl in den Raum, reflektiert sich in der goldenen Scheibe des Windgongs. Marc fühlt sich angezogen: „Das glänzt so schön.“ Wie im Traum geht er hin und beginnt zu spielen, zunächst mit zarten Schlägen in die Mitte, dann auf der ganzen Klangfläche experimentierend. Dynamik wird hör- und sichtbar, die Spielbewegungen werden grösser und schneller, der Klang schwillt an. Es kommt mir vor, als ob der Gong ihn zu mehr und noch mehr herausforderte. Explosionen, sich überschlagende Klänge, Verebben lassen und schon folgt die nächste Woge, noch wilder, noch lauter. Zusammenstösse, Kampf und Zerstörung stehen atmosphärisch im Raum. Längst bin ich zum Klavier gegangen, begleite mit ostinaten Harmonien, aber dynamisch annähernd in der gleichen Intensität. Ich will mit meinem Spiel musikalisch einen sicheren Boden geben, vermitteln, dass er nicht allein ist. So spielen wir – sind es Minuten oder Stunden? Marc wirkt vertieft, abwesend und doch mit jeder Faser seines Körpers präsent. Ob er mich noch wahrnimmt? Doch, er schaut mich kurz an als ich mit der Stimme dazu komme, um unsere Verbindung zu stärken. Damit will ich ein Verlorengehen in den gewaltigen Klängen vermeiden. So spielen wir ungefähr 20 Minuten. Irgendwann hört er auf, steht einen Moment dem Gong gegenüber und atmet tief aus. Dann setzt er sich auf den Boden und lauscht dem verklingenden Klang nach. Jetzt sei er müde, aber das sei die „wahrste“ Musik hier drin.

In Marcs musikalischer Reise fällt ein Sonnenstrahl zufällig auf den Windgong, ein Instrument, das ihn bis anhin kaum interessiert hat. Dieser visuelle Impuls bewegt ihn innerlich – „Das glänzt so schön“ – und auch äusserlich: Er geht spontan auf den Gong zu und beginnt, mit dessen dynamischer Klangvielfalt zu experimentieren. So kommt über das Tun auch ein emotionaler Prozess in Gang, bei dem Marc zutiefst beteiligt und betroffen wirkt. Er findet seine „wahre“ Musik.

Solche Momente des Zufalls wie die Situation mit dem Sonnenstrahl, in welchen dem Spieler im wahrsten Sinn des Wortes etwas zufällt – zufällig auffällt, worauf ihm etwas einfällt – kennzeichnen das Wesen der Improvisation. Sie gründet einerseits auf subjektiven Ausdruckswünschen und bezieht anderseits auch die überraschenden Momente ein, die sich im Zusammenhang mit dem Material, Spielpartnern oder unspezifischen Ausseneinflüssen konstellieren. Die Einfälle des Spielers treffen gewissermassen auf die Zufälle von aussen: Das Instrument klingt anders als erwartet, das Gegenüber bringt einen verblüffenden Kontrapunkt ein, in einer Pause wird plötzlich das Ticken einer Uhr hörbar.

Der Improvisationsprozess wird so zu einer „Zwischenwelt", einer „sensiblen Schwebe" (Weymann, 2004, S. 17), wo ein Austausch zwischen dem innern Eigenen und äusseren Fremden stattfindet. Er ist „Experiment der Selbstwahrnehmung und Grenzüberschreitung" (Hegi, 1986, S. 158) und er beinhaltet „[...] ein dauerndes Suchen nach Gestaltbildung und Gestaltverwandlung" (Hegi, 1986, S. 159). Sein Verlauf ist weder planbar noch voraussehbar, so wie es der Begriff „Improvisation" (von lateinisch „improvisus = unvermutet, unvorhergesehen") per se ausdrückt.

Dies verlangt vom Spieler Erlebnisoffenheit: Neugier, Interesse, Faszination am Zufälligen und Unvorhergesehenen, Geduld und den Mut zum Risiko. Das Spielgeschehen ist gekennzeichnet vom dialogischen Prozess zwischen „sich tragen lassen" und „handelndem Eingreifen". „Die Spielenden befinden sich zwischen dem Mitschwimmen oder -schwingen, dem Sich-Überlassen einer Strömung – und der geistesgegenwärtigen Handlung, dem zupackenden ‚Jetzt', das sich dem Strömen entgegensetzt" (Weymann, 2000, S. 199).

Genau in dieser Dialogik von „Innen" und „Aussen" sowie von „Geschehenlassen" und „Handeln" liegt das faszinierende und bewegende Potential der Improvisation: Aus dem Triagramm von Warten, Führen und Folgen kann etwas Drittes, Neues, Anderes wachsen, manchmal langsam und sanft sich herausschälen, hin und wieder auch wie der Blitz einschlagen (vgl. Hegi, 1998, S. 397).

Diese entwicklungsförderliche Qualität ist über das rein Musikalische hinausgehend auch therapeutisch im Sinn von Persönlichkeitsentwicklung wertvoll. Als fachspezifische Präzisierung wird dabei in Abgrenzung zum allgemeiner gefassten Begriff „Musikimprovisation" von „musiktherapeutischer Improvisation" gesprochen:

Musikimprovisation umfasst das weite Feld des freien, von einengenden, vorgegebenen Strukturen befreiten, individuellen musikalischen Ausdrucks. Sie beinhaltet die Entdeckung von neuen klangästhetischen Räumen sowie das Spiel mit experimentellen, musikalischen Begegnungsformen.

Bei der *musiktherapeutischen Improvisation* liegt die Betonung auf dem therapeutischen Aspekt. Sie ist intimer, persönlicher Ausdruck im geschützten Raum der therapeutischen Dyade oder einer Therapiegruppe und wird als ein symbolischer Selbsterfahrungsraum betrachtet, der förderliche intra- und interpsychische Prozesse ermöglicht. Die klangästhetische Qualität der dabei entstehenden Musik ist nicht so wichtig. Im Zentrum steht die individuelle Entwicklung, welche der Patient beim Spielen machen kann und wie er sich dabei fühlt.

Durch das freie Spiel mit der Musik wird in der Musiktherapie angestrebt, „[...] die Zensur durch das Bewusstsein aufzuheben oder mindestens zu lockern, zugunsten spontanerer Ausdrucksformen, in denen der unbewusste Determinismus des Seelischen zugänglich wird" (Weymann, 2004, S. 43). Es wird davon ausgegangen, dass sich in musikalischen Prozessen seelische Prozesse manifestieren (vgl. Tüpker, 1996,

S. 18). Innerpsychische Themen sowie Bewältigungs- und Interaktionsformen des Spielers werden hör- und sichtbar. Neben dem schöpferischen Moment des Gestaltens an sich wird symbolisch das ausgedrückt, was noch unverstanden ist und erlöst werden möchte (vgl. Weymann, 1989, S. 366). Um es mit Hegi (1986, S. 159) gestalttherapeutisch auszudrücken, schafft die Improvisation „[...] eine Brücke zwischen Bewusstem und Unbewusstem, zwischen Figur und Hintergrund." Sie ist „[...] eine Erfahrungswelt, in der sowohl alte Gefühle wiederbelebt als auch neue Gefühle geweckt werden."

Marcs Stimmung ist zwar gedrückt. Trotzdem will er spielen. Sein Spiel wirkt zunächst eher oberflächlich, unbeteiligt. Eine gewisse Dumpfheit hängt atmosphärisch im Raum. Der Sonnenstrahl auf der Gongscheibe leitet unvermutet eine Wendung ein. Marc taucht in den Fluss des Geschehens ein. Die Zeit ist reif, sodass er den Zufall als Chance wahrnehmen und im Dialog mit dem Gong, getragen von meinen stützenden Harmonien, Grenzen überschreiten kann und etwas Neues möglich wird.

Die überwältigende Dynamik seines Spiels lässt in mir Bilder auftauchen von seinem schweren Unfall: der Zusammenprall des Autos mit dem Lastwagen, die Sirenen der Ambulanz, Rettungshelikopter, das Kämpfen um sein Leben. Vielleicht klingen auch Wut und Auflehnung an gegen all das, was mit ihm geschehen ist – so plötzlich aus dem Leben herausgerissen, Operationen, Schmerzen, mühsame Rehabilitation – und jetzt der schwierige Wiedereinstieg in Familie und Schule.

In Marcs Improvisation scheint eine Lockerung seiner Abwehrmechanismen möglich geworden zu sein. Zuerst sind seine Töne zufällig, er wirkt unbeteiligt, gleichgültig. Die neue Klangqualität des Gongs weckt innere Beteiligung und Präsenz. Als ob ein Damm gebrochen wäre, werden im Spiel nun erstmals auch Gefühlsqualitäten spürbar. Die ganze Dramatik seiner Erfahrung erfüllt wie ein gewaltiger Sturm den Raum. Mir kommt es vor, als sei er aufgewacht aus einer langen Bewusstlosigkeit, aus einer Ohnmacht (ohne Macht sein).

Die musiktherapeutische Improvisation bietet aber nicht nur Raum für Ausdruck, sondern sie eröffnet auch ein weites Feld für Begegnung. Vom Zuhören und Spielen für das Kind über das gemeinsame Experimentieren bis hin zu konflikthaften Auseinandersetzungen gibt es eine vielfältige Palette musikalischer Begegnungsmöglichkeiten. Mit den Komponenten der Musik (Hegi, 1986, 1998) kann die Therapeutin ihr Spiel auf die anklingenden Entwicklungsbedürfnisse des Kindes abstimmen und dadurch seinen Ausdruck anregen und unterstützen, Gestaltungsprozesse begleiten, Schwieriges mit aushalten und bei der Entdeckung von Neuem teilnehmen.

Marcs Musik kommt von selbst ins Fliessen, er kann die Chance des Zufalls wahrnehmen und sich mit jeder Faser seines Seins ins Spiel einlassen. Ich gehe zum Klavier und begleite ihn. Mit der Stimme signalisiere ich meine Präsenz und versichere mich gleichzeitig, dass er verankert bleibt im Hier und Jetzt mit mir als Gegenüber. Es soll nicht zu einer Retraumatisierung kommen.

Mein musikalisches Begleitverhalten ist in dieser Situation primär geprägt von sensibler und hellwacher Präsenz. Der Prozess fliesst, ich gebe musikalisch Halt und stütze seinen Ausdruck.

Marcs Eltern stehen noch immer unter dem Schock des Unfalls. Sie sind sehr aktiv in Bezug auf die medizinische und physiotherapeutische Nachbetreuung. Über die Erfahrung wird aber kaum gesprochen, als ob sich Eltern und Kind gegenseitig schonen wollten. Marc braucht deshalb ein Gegenüber, das dem Schrecklichen gemeinsam mit ihm ins Auge schaut, ihn in der Konfrontation unterstützt und das Gewaltige mit aushält. Nur so kann er sich der Auseinandersetzung mit seinem Trauma stellen.

Marc ist erschöpft nach dem Spiel. Er mag ausser dem Satz, das sei die „wahrste Musik" hier drin, nichts dazu sagen. Mit dem in diesem Zusammenhang eher unüblichen Wort „wahr" möchte er wohl aussagen „mich betreffend", „genau so ist es mir ergangen/genau so geht es mir". Er hört mir aber sichtlich aufmerksam zu, als ich sein Spiel einkreisend kommentiere (nicht deute!). Ich beschreibe die Klangflut, die an- und abschwellenden Wogen des Gongklangs sowie das für ihn neue Instrument und die kraftvolle Spielweise, wie ich es von ihm noch nie so gehört hätte.

Damit betone ich den schöpferischen Aspekt und das Neue, das sich in seiner Musik eröffnet hat. Diese ressourcenorientierte Verstärkung beinhaltet unausgesprochen das Wissen, dass er mit dieser Improvisation einen ersten Schritt in Richtung Verarbeitung seiner traumatischen Erfahrung gemacht hat. Eine Deutung wäre zu früh und ist auch nicht notwendig. Der Spielprozess an sich hat zu einem Moment des „Anders-Werden" geführt: Marc kann sich erstmals dem musikalischen Spiel hingeben und sich vertiefen. Vitalität wird spürbar sowie die Bereitschaft, sich seiner schweren Erfahrung zu stellen. Damit wird der Grundstein zu neuen Möglichkeiten des Erlebens und Handelns gelegt.

Marc spielt während vieler Wochen in jeder Sitzung ähnlich einem Ritual eine längere Sequenz auf dem Windgong. Auf Anregung von mir bezieht er auch die afrikanische Gongtrommel ein, die oberhalb des Windgongs hängt. Ihr tiefer, erdig-warmer Klang wirkt neben den obertonreichen, sich zum Teil überschlagenden Klängen des Gongs entlastend für die Ohren. Die Improvisation wird dadurch auch strukturierter, ein wichtiger Faktor, welcher hilft, einer inneren Überschwemmung vorzubeugen.

Allmählich beginnt er, das Spiel mittels Dynamik und Formgebungen differenziert zu gestalten. Er hört sich selbst zu und integriert zunehmend Impulse von mir. Mir scheint, seine Musik wandelt sich vom schreienden Ausdruck allmählich zu einem Dialog, in welchem er von Ohnmacht über Wut und Schmerz bis hin zu Versöhnlichkeit nuanciert Gefühlsqualitäten mit mir teilt.

Die Improvisation wird für Marc zur Brücke zwischen Innen und Aussen, das Unaussprechliche kann mitgeteilt werden. Im Zusammenspiel mit mir erlebt Marc Resonanz – er fühlt sich verstanden, sein Leid wird mit ihm geteilt. Dadurch findet eine emotionale Verarbeitung statt. Was musikalische Gestalt geworden ist, kann sich nun auch verbal Raum nehmen.

Marc beginnt über seinen Unfall zu sprechen, zunächst andeutungsweise, dann immer konkreter. Vor allem möchte er wissen, was genau geschehen ist. Da er sich selbst nicht erinnern kann, sucht er das Gespräch mit beteiligten Menschen und liest das Polizeiprotokoll. Parallel dazu wächst auch die Bereitschaft von Vater und Mutter, sich mit ihm darüber auseinanderzusetzen.

9.2 Improvisation und Kind

Die musikalische Improvisation ist sowohl phylogenetisch als auch ontogenetisch ein Urelement des menschlichen Ausdrucks. Bevor Musik zur Tonkunst wurde, im Sinn von musikalischen Regeln und Ordnungen, die in der Entwicklung der Notenschrift gipfelten, war sie Tonsprache – Medium des spontanen Ausdrucks und der Kommunikation. Auch ontogenetisch steht vor der regelgebundenen Spielform der improvisatorisch-musikalische Ausdruck (vgl. Timmermann, 2004; Weymann, 2004).

Sprach-, kultur- und schichtübergreifend drücken Säuglinge und Kleinkinder vor dem Spracherwerb ihre Befindlichkeiten und Bedürfnisse mit Geräuschen, Tönen und Lauten aus. Diese stimmlichen Äusserungen – die einerseits lustbetontes Spiel, andererseits lebensnotwendiges Medium zur Kommunikation sind – enthalten klanglich-rhythmische, melodiöse und dynamische Aspekte. Das Kind kommuniziert also über musikalische Parameter mit seiner Umwelt. Diese reagiert darauf spontan mit einer lautmalerisch reichen, musikalisch gestalteten Sprache, sodass das Kind die Botschaft versteht, ohne die sprachlich inhaltliche Ebene erfassen zu müssen (vgl. Stern, 1993; Papoušek, 1994; Decker-Voigt, 1999; Stadler Elmer, 2000).

Diese erste, universelle Sprache und Musik hat improvisatorischen Charakter: Töne und Geräusche werden ausprobiert, Laute rhythmisch gegliedert, Melodien moduliert, lustvoll wiederholt und variiert. Auch später, wenn das Kind sich verbal artikulieren kann, bleibt der spontane Ausdruck mit musikalischen Elementen wichtig: Zum Malen wird gesummt, beim Spiel werden Handlungskommentare gesungen und mit Kochlöffeln werden lustvoll Rhythmen geklopft.

Mit der musikalischen Sozialisation in der Schule und im Musikunterricht tritt diese freie Form des musikalischen Ausdrucks in den Hintergrund. Das entwicklungsbedingte Lernbedürfnis des Kindes einerseits und (musik)pädagogische Interventionen anderseits bringen die Kategorien „Richtig" und „Falsch" ins Spiel. Es wird weitgehend zu Musikformen tendiert, die dem Improvisatorischen wenig oder gar keinen Raum lassen. In der Musiktherapie kann es deshalb durchaus dazu kommen, dass ein Kind zuerst wieder an die Improvisation herangeführt werden muss, weil der spontane Zugang dazu verschüttet ist. Erfahrungen aus der Praxis zeigen, dass dies bei Kindern mit selbstunsicherem Wesen, bei Depression, Angst und Zwangsthematik sowie bei Hyperaktivität und Wahrnehmungsstörungen verstärkt auftritt.

9.3 Die Improvisation in der Musiktherapie mit Kindern

In der modernen Musiktherapie kommt der Improvisation ein besonderer Stellenwert zu. Standen bis in die 60er Jahre des letzten Jahrhunderts noch vor allem das Hören speziell geeigneter Musikstücke sowie das Singen von Liedern im Vordergrund, so ist heute, nur 50 Jahre später, die Improvisation die am häufigsten dokumentierte Methode der Musiktherapie (vgl. Weymann, 1996, S. 134; Hegi-Portmann et al., 2006, S. 12). Diese Entwicklung wurde durch die Wiederentdeckung der Improvisation in der Musik (neue klassische Musik, Volksmusik, Jazz, Weltmusik) sowie ihr Einbezug in die Musikpädagogik und die Rhythmik ausgelöst und beeinflusst.

Ersten Publikationen von Musiktherapeuten wie Nordoff und Robbins (1975), Schmölz (1971, 1974, 1988) sowie Priestley (1982, 1983) folgten viele weitere fachspezifische Zeugnisse wie Loos (1986a, 1986b), Timmermann (1987), Tüpker (1996), Hegi (1986, 1998), Weymann (1989, 1991, 2000, 2004) und Decker-Voigt (2000). Sie alle beeinfluss(t)en die musiktherapeutische Berufs- und Ausbildungslandschaft so nachhaltig, dass die Improvisation heute zu Recht als „via regia“ der Musiktherapie bezeichnet wird.

Die Improvisation gilt neben dem Lied auch in der Musiktherapie mit Kindern als Kernmethode (Brückner, Mederacke & Ulbrich, 1991; Decker-Voigt, 1993; Vorel, 1993; Irle & Müller, 1996; W. Mahns, 1990, 1995, 1998, 2004; B. Mahns, 1997; Müller, 1997; Esch, 1999; Frohne-Hagemann & Mailahn, 1999; Haffa-Schmidt, 1999; Petersen & Thiel, 2001; Plahl & Koch-Temming, 2005). Allerdings wird sie nicht wie im Erwachsenenbereich als herausragender methodischer Zugang beschrieben (je nach sprachlichen Fähigkeiten des Patienten im Wechsel mit Gesprächen), sondern als eingebetteter Bestandteil in einer Fülle von (Musik)Spielformen. Sie löst innere Bilder aus und ist erlebnisintensivierender Aspekt in Rollenspielen. Sie begleitet Körperwahrnehmung und Bewegung, führt zu Liedern hin sowie Form sprengend von ihnen weg in den freien Raum des musikalischen Ausdrucks und der Kommunikation. Musik wird demnach vorwiegend im Sinne von „musiké“ gemacht, „[...] jener in allen alten Kulturen wiederzufindenden Einheit von Szene, Sprache, Musik und Tanz. Instrumente, Lieder und andere musikalische Aktivitäten sind in diese Szenen als natürliche Bestandteile integriert“ (Glogau, 1998, S. 166). Der Begriff Improvisation umfasst somit alle Bereiche innerhalb der musiktherapeutischen Situation, in denen musikalische Elemente zum Tragen kommen. Das vorhandene Material wird prozesshaft, nach improvisatorischem Duktus, gestaltet, Spielformen und -regeln entwickeln sich der therapeutischen Notwendigkeit folgend immer wieder neu (vgl. B. Mahns, 1997, S. 84).

Bei genauerer Betrachtung lässt sich aber auch in der Musiktherapie mit Kindern und Jugendlichen quer durch alle Altersgruppen feststellen, dass die Improvisation ähnlich wie in der Arbeit mit Erwachsenen auch für sich, als Spielform per se auftritt und unter den Methoden eine zentrale Stellung einnimmt (Lutz Hochreutener, 2007, S. 217/246). Im folgenden Kapitel werden verschiedene Anwendungs- und Wirkungsmöglichkeiten der Improvisation erläutert.

9.4 Anwendungs- und Wirkungsspektrum der Improvisation

Aufgrund der vielfältigen Gestaltungsmöglichkeiten können in der Improvisation alle weiter vorn[28] beschriebenen Funktionen der Musik zum Tragen kommen. Sie entfalten ihr Potential je nach therapeutischer Notwendigkeit im nachfolgend beschriebenen Anwendungs- und Wirkungsspektrum. Die verschiedenen Anwendungsmöglichkeiten werden hier einzeln erläutert. In der Praxis können sie ineinander übergehen, gleichzeitig stattfinden oder einander ergänzen.

Tabelle 5: Überblick Anwendungs- und Wirkungsspektrum der Improvisation

Anwendung	**Wirkung**
Lustvolles, zweckfreies Spiel	Flow-Erfahrung, Raum für Erholung
Schöpferisches Gestalten	Selbstentdeckung und Selbstentfaltung
Selbstwahrnehmung	Sich selbst physisch und psychisch vertieft spüren
Ausdruck	Identitätsbildender Prozess
Kommunikation	Erweiterung der kommunikativen Fähigkeiten
Annäherung an ein Thema	Tiefenentspannung
Bearbeitung eines Themas	Integration vergangener, gegenwärtiger und die Zukunft betreffender Inhalte
Nachklingen lassen	Zur Ruhe kommen, innerliches Gleichgewicht wieder finden
Übergang	Innere Sammlung, Raum für Neues schaffen
Spannungsabfuhr	Physische und psychische Entlastung
Ritual	Hervorheben bedeutsamer Ereignisse
Teil anderer Musikspielformen	Auslösen, und Unterstützen anderer Musikspiele

– Improvisation als lustvolles, zweckfreies Spiel

Improvisation ist Spielen per se. „Musizieren kann Spiel im engeren Sinn werden, wenn improvisiert, frei variiert, ‚phantasiert' wird. Der Spieler schafft sich hier *selbst* (selbst!) das Anregungspotential von Neuigkeit, Verwickeltheit und Überraschungsgehalt, das auf ihn zurückwirkt und den Fortgang der Gestaltung beflügelt." Das Kind taucht im spielerischen musikalischen Tun in eine faszinierende Welt ein, die sich seinen individuellen Bedürfnissen folgend immer wieder neu gestalten lässt. Es kann in einen „Flow-Zustand" (Cskiszentmihalyi, 2000) kommen und Gefühle von Aufgehoben-, Zentriert- und Kompetent-Sein erleben.[29]

Der hohe Appellcharakter der Musikinstrumente und die genuine Affinität des Kindes zum Experimentieren und Gestalten mit dem Material Musik, machen die

---

[28] siehe S. 35ff.

[29] flow siehe auch S. 22f. und S. 31

Improvisation zu einem niedrigschwelligen Angebot für alle Kinder. Bei entsprechendem Instrumentenangebot geniesst sie auch bei Jugendlichen eine hohe Akzeptanz und muss nicht als kindisch abgetan werden wie das Spiel mit Spielsachen. So können kindliche Seiten ausgelebt und befriedigt werden, die in der Peergroup keinen Raum mehr haben und unterdrückt werden müssen.

Dieses schöpferische, lustvolle, an den Moment hingegebene Tun wird oft unterschätzt, weil es mit seinem zweckfreien Wesen auf den ersten Blick therapeutisch wenig produktiv scheint und weder der direkten Verarbeitung von seelischen Verletzungen noch anstehenden Verhaltensmodifikationen dient. Trotzdem – oder vielleicht gerade deswegen – ist es ein äusserst wichtiger Wirkfaktor im therapeutischen Prozess, da es direkt an die Ressourcen des Kindes anknüpft und den Boden für die konfliktzentrierte Arbeit schafft. Das Kind kann ohne Wenn, Aber und Wozu spielen. Es darf sich dem Spielfluss anvertrauen ohne gestört zu werden. Diese Erlaubnis, zu klingen und zu sein, wie es sich im Moment ergibt, trägt in sich ein hohes psychohygienisches Potential: Das Kind findet zur Ruhe und kann auftanken.

– Improvisation als Raum für schöpferisches Gestalten

Improvisieren ist ein spontaner und vielschichtiger Prozess des Erfindens und des gleichzeitig formenden Realisierens von Musik (vgl. Weymann, 2004, S. 38). Das Kind spielt mit der Musik; es geht auf Entdeckungsreise, experimentiert und entwickelt Neues. Was das Interesse weckt, wird wiederholt, variiert und in subtilen Prozessen neu gestaltet. Auf solche Art kreativ zu sein, eröffnet neue innere und äussere Räume. Das schöpferische Potential des Kindes wird (wieder) freigelegt, sodass es Verantwortung für sich selbst und seine Mitwelt wahrnehmen kann. Einerseits werden Selbstentdeckung und Selbstentfaltung ermöglicht, beides wichtige Faktoren bezüglich Identitätsbildung (vgl. Winnicott, 1997, S. 66). Andererseits werden basale Fähigkeiten und Fertigkeiten ausgebildet, welche in den Herausforderungen des Lebens gefragt sind: Eine fehlende Zutat beim Kochen oder der verpasste Zug zu einer wichtigen Sitzung erfordern Flexibilität und kreative Lösungen; Schicksalsschläge verlangen, dass Sicherheiten losgelassen und neue Wege gefunden werden.

– Improvisation als Medium für Selbstwahrnehmung

„Improvisation ist ein Experiment der Selbstwahrnehmung und der Grenzüberschreitung“ (Hegi, 1986, S. 158). Kinder sind Meister im Erkunden und Erproben unerforschter Räume. Sie lieben das Chaotische und Widerspenstige ebenso wie das Innige und Zärtliche: Vibrationen spüren, eine liebgewordene Melodie wiederholen, in Klänge eintauchen und nachlauschen – aber auch Dynamik ausloten bis in die Extreme, Spielregeln „verbotenerweise“ übertreten, genüsslich im „Klangmatsch“ wühlen, „falsch“ spielen, an motorische und akustische Grenzen stossen, vor ihnen kapitulieren oder sie sprengen. All dies sind essentielle Erfahrungen, welche die Selbstwahrnehmung vertiefen: „Ich spiele – ich höre und spüre mich – also gibt es mich“.

– Improvisation als Medium für Ausdruck

Die Improvisation ist Medium für den ureigenen Ausdruck des Kindes, sie ist „Spiel ohne Maske“ (Decker-Voigt, 2000, S. 234). Mit Instrumenten und der Stimme werden körperliche Befindlichkeiten, Gefühle, Meinungen, Sehnsüchte und Visionen, innere Verletzungen und Not sowie auch Kraft und Freude unmittelbar hörbar gemacht. (Noch) Unsagbares, Widersprüchliches und erst Erahntes kann anklingen und in Wiederholungen des Ähnlichen ausgespielt, verarbeitet und verwandelt werden. In der Verschränkung von Handeln und Erleben/Hören, von Expression und Impression, welche sich in der musikalischen Gestaltbildung manifestiert, kann das Kind seine Seelenbewegungen dingfest machen, sie erkennen und benennen. So entsteht Raum für förderliche, identitätsbildende Veränderungen in der Selbstwahrnehmung, im Selbstvertrauen und in den Verhaltensweisen (vgl. Esch, 1999, S. 40).

– Improvisation als Medium für Kommunikation

Die Improvisation ermöglicht wechselseitige und gleichzeitige Kommunikation auf der seelischen Ebene ohne Umweg über Intellekt und Sprache: Die Therapeutin tritt über die Musik in eine lebendige Beziehung mit dem Kind. Sein musikalischer Ausdruck wird als Botschaft aufgenommen und beantwortet. Es erlebt, dass seine Befindlichkeit und sein Leiden mit ihm geteilt und dadurch objektiviert werden (vgl. Gustorff, 2001, S. 212). Der musikalische Ausdruck ist also nicht nur Selbstzweck, welcher der emotionalen Entlastung (Katharsis) dient, sondern das Kind kann über die musikalisch gestaltete Resonanz der Therapeutin nachnährende Erfahrungen machen und elementare Fähigkeiten für Kommunikation erwerben (vgl. Schumacher, 2000b, 2005). Beziehungsthemen in all ihren Aspekten können spielerisch erfahren und gestaltet werden. „Annähern – abgrenzen“, „zuhören – gehört werden“, „führen – folgen“, „sich durchsetzen – sich anpassen“, „sich zurücknehmen – sich zeigen“ sind Übungsfelder, in denen das Kind Reaktionen auf seine Verhaltensweisen erfahren kann und die Chance erhält, sie probehandelnd zu verändern. Solche Anforderungen lassen sich im musikalisch-spielerischen Kontext leichter bewältigen als in den „Ernstsituationen“ des Lebens. Sie bewirken eine Erweiterung der Sozialkompetenz, die sich auch im Alltag des Kindes zeigt.

– Improvisation als Annäherung an ein Thema

Im freien Spiel mit der Musik erfährt das Kind eine Tiefenentspannung, wodurch innerseelische Themen auftauchen und therapeutisch bearbeitet werden können. Das Kind spielt sich gewissermassen an ein Thema heran, kreist es ein, bis es ihm möglich wird, sich emotional einzulassen. Bildlich ausgedrückt kristallisiert sich aus einem zunächst diffusen Hintergrund eine Figur heraus (vgl. Hegi, 1986, S. 158f.). Dies kann sich als scheinbar zufälliges oder nebensächliches Anspielen eines Instrumentes zeigen, als „ausprobieren – weggehen – wie magisch wieder angezogen werden“, manchmal auch als strukturloses oder „langweiliges“ Spiel bis plötzlich, gleich einem Quantensprung, eine intensive, atmosphärisch geladene musikalische Dichte entsteht, eine klare Form auftaucht oder eine ausgeprägte Dynamik entsteht. Manchmal entsteht aus einer solchen Improvisation auch ein konfliktzentriertes Rollenspiel, eine symbolhafte Geschichte oder ein Gespräch, in welchem etwas Schwieriges erstmals ausgesprochen wird.

– Improvisation als Bearbeitung eines Themas

Die Improvisation bietet einen weitreichenden Symbolraum.[30] In ihrem Schutz können intra- und interpsychische Themen bearbeitet werden, welche aus der Vergangenheit stammen, zur Gegenwart gehören oder die Zukunft betreffen.

Zum einen werden Themen, die in einem Gespräch oder einem Musikspiel auftauchen, bewusst als Fokus einer Improvisation aufgenommen. Im spielerisch musikalischen Gestalten und Probehandeln allein oder gemeinsam mit der Therapeutin kann sich das Kind ihnen annähern und seine Erlebnisweisen sowie das Handlungsrepertoire modifizieren. Die damit gemachten Erfahrungen werden im Gespräch reflektiert und allenfalls in einer Folgeimprovisation weiter vertieft.

Zum andern können sich während des Improvisierens auch unbewusst unaussprechliche oder tabuisierte Themen manifestieren. Im Zusammenspiel mit der Therapeutin werden sie zunehmend konturierter fühl- und erkennbar, sodass sie einer Bearbeitung und Wandlung zugänglich werden. Dies geschieht in der Regel ebenfalls prozesshaft während des Spiels. Je nach therapeutischer Notwendigkeit besteht die Möglichkeit, das Geschehen als nonverbale Erfahrung nachwirken zu lassen oder es verbal behutsam zu kommentieren bzw. zu deuten.

– Improvisation als Nachklingen lassen

Tiefe emotionale Berührungen brauchen manchmal einen deklarierten Raum, um nachzuschwingen und auszuklingen. Wenn Stille (noch) eine Überforderung ist, hilft eine gemeinsame Improvisation oder ein Für-Spiel, Wogen verebben zu lassen, seelisch auszuatmen und das innere Gleichgewicht wieder zu finden.

– Improvisation als Übergang

Es gibt Momente, in denen auch kontaktbereite Kinder sich innerlich zurückziehen. Sie spielen zwar Töne, scheinen das Gegenüber aber nicht mehr wahrzunehmen. Dies kann in Zwischenphasen geschehen, wenn ein Musikspiel ausgespielt ist und sich (noch) nichts Neues herauskristallisiert hat. Manchmal gehen auch konflikthafte Auseinandersetzungen oder intensive innere Berührungen voraus. Das Kind wandert in solchen Situationen umher, lässt flüchtig verschiedene Instrumente anklingen – hier ein paar Schläge auf die Trommel, dort wie nebenbei über die Harfensaiten streichen – oder es spielt scheinbar unbezogen und ohne sich zuzuhören längere Zeit auf irgendeinem Instrument. In seiner Haltung signalisiert es „Lass mich in Ruhe".

Es ist wichtig, diesen Sequenzen Raum zu geben, auch wenn sie auf den ersten Blick nicht nachvollziehbar oder sogar beunruhigend wirken. Das Spiel mit den Tönen bietet ihm Schutz und beruhigt. Es dient als Übergang bis sich das Kind innerlich gesammelt hat und wieder bereit ist für Kontakt und neue Spielideen.

– Improvisation als Spannungsabfuhr

Stress im familiären oder schulischen Umfeld kann ein Kind so belasten, dass es in der Therapie zuerst ein Ventil zum Abbau der inneren Anspannung braucht. Ähnliches kann auch innerhalb des therapeutischen Prozesses durch Konfliktsituationen

---

30 siehe auch S. 40 und S. 128f.

oder bei emotional stark besetzten Inhalten auftreten. Wenn Worte (noch) nicht zur Verfügung stehen, um eine solche Befindlichkeit zu artikulieren, kann die Improvisation Ventilfunktion übernehmen. Kinder greifen oft spontan selbst zu dieser Möglichkeit. Die Entlastung zeigt sich in allmählich sich verändernder Spielqualität und/oder in spontanen Verbalisierungen nach dem Spiel.

– Improvisation als Ritual

Bedeutsame Ereignisse wie der Geburtstag, ein Erfolgserlebnis in der Schule, beim Sport oder in einer schwierigen Beziehung sowie Abmachungen und Versprechungen können mit einer Improvisation gefeiert bzw. bekräftigt und besiegelt werden. Ebenso lässt sich improvisierend Abschied nehmen: am Ende der Stunde, vor den Ferien, aber auch vom verstorbenen Grossvater, der weggezogenen Freundin oder von der geliebten Katze, die von einem Auto überfahren worden ist. In einer musikalischen Rückschau kann zum Abschluss der Therapie ausgedrückt werden, was wichtig war. In einer perspektivischen Improvisation dürfen Visionen anklingen und den Weg in die Zeit ohne Therapie öffnen.

Kinder sind ausserdem gut ansprechbar über musikalische Formen mit rituell magischem Charakter: Körperliche und seelische Schmerzen lassen sich damit besänftigen, bedrohliche innere oder äussere Figuren können entmächtigt und vertrieben sowie die eigenen inneren Kräfte verstärkt werden.

– Improvisation als Teil anderer Musikspielformen

Improvisationen sind wichtige Bestandteile der andern Musikspielformen. Sie führen zu Liedern hin, begleiten und lösen körperzentrierte Aktivitäten aus, intensivieren Rollenspiele und evozieren innere Bilder im Imaginativen Musikerleben.

9.5 Formen der Improvisation

Die Improvisation wird je nach therapeutischer Notwendigkeit als freies Spiel oder mit Spielregeln eingesetzt.

9.5.1 Die freie Improvisation

> *In der freien Improvisation sind neue Wege zu entdecken, nachzuholen oder zu vollenden, die vielleicht zu neuen Ufern führen (Loos, 1986b, S. 161).*

Freie Improvisation ist Musik, die ohne musikalische oder andere Abmachungen, aus dem Moment heraus entsteht. Sie bedeutet Spielen ohne speziellen Auftrag und ohne Thema – „Spielen, was mir gerade einfällt und zufällt“. Das Kind erhält damit explizit Raum, mit dem Spielmaterial Musik zu experimentieren, ohne die Aufmerksamkeit noch auf etwas Drittes richten zu müssen.

Trotzdem ist sie anspruchsvoll: Das Kind muss ohne den Halt von Spielregeln das Eigenmass in Quantität und Qualität suchen. Prozesshaft stehen immer wieder Entscheidungen an: Mit welchem Instrument spiele ich wie? Wann setze ich ein? Wann höre ich auf? Passe ich mich an? Setze ich selbst neue Impulse? Die stimmige Distanz zu den im Musikspielprozess angerührten Gefühlen und Themen muss gefunden werden. Im Zusammenspiel gilt es, das Eigene in den Raum zu stellen und im Austausch mit dem Gegenüber zu wahren oder für sich und den andern stimmig zu modifizieren. Die Musik als flüchtiges Medium ist besonders geeignet, solchen Herausforderungen zu begegnen. Spannungsvolle und Abwehr auslösende Klänge, Misstöne und „falsche" Rhythmen verklingen wieder und damit auch die schwierigen Gefühle, die sich vielleicht dahinter verstecken. Sie bleiben nicht als bleibendes Mahnmal für die eigene, vermeintliche Unfähigkeit oder Schuldhaftigkeit stehen.

Die freie Improvisation wird eingesetzt:

- um sich im Spielmaterial Musik zurecht zu finden und damit vertraut zu werden
- als Raum zur Entfaltung der eigenen Kreativität
- als Selbsterfahrungsfeld, um im eigenen Tempo Neues zu entdecken, Schwieriges zu wagen, Hindernisse zu überwinden und Bedrohlichem ins Auge zu schauen
- als Raum, die eigenen Grenzen und die des Gegenübers auszuloten
- als Einstimmung in vertiefte therapeutische Prozesse (Herausfinden, herausspielen, was heute mein Thema ist)
- zum Nachklingen lassen von intensiven leibseelischen Bewegungen

Der Begriff „frei" könnte zur Annahme verleiten, dass es sich um ein Geschehen handelt, bei dem das Kind alle seine inneren Intentionen umgebremst ausleben darf und damit Tür und Tor geöffnet werden für strukturloses, Ich-zentriertes Tun, bei dem die Instrumente gefährdet und die gegenseitigen Grenzen übertreten werden. Die Praxis zeigt jedoch, dass auch chaotische und Grenzen auslotende Sequenzen im Spielfluss aufgehoben bleiben, da sich von selbst prozesshaft ein unabgesprochener Regelraum bildet. Die musikimmanenten Gesetzmässigkeiten der musikalischen Komponenten – insbesondere von Rhythmus, Dynamik und Form – sowie die Anforderungen der Instrumente an die Klangerzeugung tragen dazu bei, dass „freie" Improvisationen nicht der Grenzenlosigkeit und Verwahrlosung ausgeliefert sind (vgl. Loos, 1986b, S. 156; Zimmer, B. Loos & Bernius, 2006, S. 168). Dies wird unterstützt durch die Halt gebende Präsenz der Therapeutin, welche das Spiel des Kindes achtsam wahrnimmt und begleitet.

Es gibt Kinder, welche trotzdem von einem in dieser Art offenen und freien Spielraum überfordert sind. Sie erleben ihn als bedrohlichen Leerraum, in dem sie verloren gehen. Reaktionen drauf sind innere und äussere Erstarrung oder chaotisches, verzweifeltes Suchen und Fordern von Grenzen, indem die Therapeutin vielfältigst provoziert wird. Letzteres ist vor allem in Gruppen eine grosse Herausforderung. Ein einziges, so überfordertes Kind kann die andern dominieren und mit seinem Grenzen suchenden und verletzenden Verhalten anstecken oder massiv Angst auslösen. In solchen Situationen ist die Therapeutin verantwortlich, wenn immer möglich unter Einbezug des Kindes oder der Gruppe, stimmige Strukturen und Spielregeln zu entwickeln und deren Einhaltung zum Schutz aller durchzusetzen.[31]

9.5.2 Improvisationen mit Spielregeln

Spiel zwischen Regel und Raum ist Wechselspiel zwischen Mitte und Grenze, zwischen Realität und Kreativität – wie Leben selber (Loos, 1986b, S. 154).

Spielregeln sind Halt und Orientierung vermittelnde Vereinbarungen, welche vor dem Spielen von der Therapeutin vorgeschlagen oder gemeinsam mit dem Kind entwickelt werden. Sie schaffen einen Schutzraum, in welchem das Kind Vertrauen in sich und ins Gegenüber aufbauen, sich zeigen und wieder spielen lernen kann. Eigensinn, überbordende Spiellust, wütende Auflehnung und bodenlose Trauer sind liebevoll darin aufgehoben und können gestaltet werden, ohne dass die Gefahr besteht, selbst davon überschwemmt zu werden oder andere damit zu erschrecken. Ebenso bieten sie einen beständigen Rahmen zum Ausprobieren, wo stosse ich an, wo bekomme ich Angst, wo verletze ich die andern, wo überschätze ich mich, wo muss ich ausbrechen. Sie helfen in diesem Sinn sich zurechtzufinden „im Gestrüpp von Zuviel und Zuwenig, von Eigen- und Fremdbestimmung“ (Loos, 1986b, S. 151).

Spielregel und Spielraum müssen in einem ausgewogenen Verhältnis zueinander stehen. „Spielregeln erfinden ist sinnlos, wenn nicht auch der Raum mitgefühlt wird, in dem sie gespielt werden sollen“ (Loos, 1986b, S. 154). Die Regel darf das Spiel nicht erstarren lassen oder vergewaltigen. Sie soll Spielfluss ermöglichen, soviel Raum geben, wie das Kind ertragen kann und wie es für die Entfaltung seiner schöpferischen Kräfte braucht. Das verlangt von der Therapeutin die Flexibilität, der Situation angepasste Regeln zu erfinden oder bereits bekannte so zu modifizieren, dass sie mit neuem Leben erfüllt zum Spiel einladen. Sie sollten als Angebot, als Vorschlag und nicht als Gebot eingebracht werden. Es ist therapeutische Kunst, sie so zu gestalten und zu formulieren, dass sie nachvollziehbar sind und umgesetzt werden können.

Als therapeutisch wertvoll erweist es sich, Spielregeln gemeinsam mit dem einzelnen Kind oder der Gruppe zu entwickeln. Der Prozess der Erarbeitung fordert Einsicht in die Notwendigkeit einer Regel, Kreativität und Ausdauer im Lösung-Suchen und Ausprobieren sowie Bereitschaft zur Auseinandersetzung mit dem Gegenüber. Ausserdem ist es bedeutend angenehmer, einem selbstgestalteten Ordnungsprinzip zu folgen als sich einem von aussen vorgegebenen unterzuordnen.

Spielregeln sind keine fixen Grössen, welche unter allen Umständen stur eingehalten werden müssen – therapeutisch provokativ formuliert sind sie sogar da, um verändert, übertreten oder gebrochen zu werden. Sie fordern und fördern die lustvolle, anstrengende und manchmal sogar verhasste Auseinandersetzung zwischen den eigenen Impulsen und von aussen gesetzten Begrenzungen. Je nach Thematik des Kindes wird eine Veränderung oder Übertretung als wichtiger Entwicklungsschritt begrüsst oder es wird, allenfalls unter Modifizierung der Regel, herausgefordert und unter-

[31] siehe auch S. 133f.

stützt, sie einzuhalten. Immer gilt auch: „[...] niemand *muss* mitspielen; zuhören oder aussetzen sind genauso wichtige Funktionen und können auch als solche eine Präsenz darstellen“ (Hegi, 1986, S. 234).

Man kann zwischen drei verschiedenen Kategorien von Spielregeln unterscheiden: beziehungsorientiert, themenorientiert und musikorientiert, wobei sie ineinander übergehen oder kombiniert in einer Spielregel auftreten können. [32]

Beziehungsorientierte Spielregeln

Beziehungsorientierte Spielregeln fokussieren Aspekte der Beziehungsgestaltung wie „Nähe – Distanz“, „Sympathie – Antipathie“, „Vertrautheit – Fremdheit“, „Kontakt – Rückzug“, „Autonomie – Anpassung“. Sie können Beziehungen zwischen den Spielenden (Therapeutin-Kind, in der Gruppe Kinder untereinander), zu nicht anwesenden Menschen oder zu sich selbst thematisieren. Es gehören dazu: Partner-, Dialog-, Gruppen-, Ablöse- und Individuationsspiele, Familien- oder andere Systemaufstellungen mit Instrumenten, Kontakt- und Trennungs- sowie Nähe- und Distanzspiele.

Jüngere Kinder unterstreichen solche Regeln oft mit Gestik oder szenischem Gestalten, sodass ein fliessender Übergang zum Rollenspiel entsteht: Sie verziehen sich beim Thema „Jeder ist einmal Aussenseiter“ in eine entfernte Ecke und spielen von dort aus mit; bei der Abmachung „Jedes sucht sich einen eigenen Platz zum Spielen, wo es ihm am besten gefällt“ kriecht eines mit dem Instrument auf den Schoss der Therapeutin; beim „wandernden Duett“ laden sie nicht nur ein anderes Kind mit Blickkontakt zum Mitspielen ein, sondern stehen spontan auf und „wandern“ zum auserwählten Partner.

Themenorientierte Spielregeln

Themenorientierte Spielregeln greifen bildhaft Inhalte auf, welche das Kind innerlich betreffen oder mit seinem Umfeld und seiner Mitwelt im Zusammenhang stehen. Dazu gehören die musikalische Darstellung von Gefühlen (Wie klingen meine Freude, Wut, Trauer, Angst) und körperlichen Befindlichkeiten (Wie tönen meine Unruhe, mein Schmerz, meine Kraft), von Traumbildern, Sehnsüchten und Meinungen (Sag in der Musik, was du deinem Lehrer sagen möchtest) sowie auch die Gestaltung der vier Elemente (Feuer, Wasser, Erde, Luft), von Naturereignissen (Vulkanausbruch, Gewitter, Nebel), Jahreszeiten, Tieren, Pflanzen, Landschaften und Behausungen.

Durch das wechselseitige Zusammenspiel von Musik und Thema wird einerseits allgemein die Erlebnis- und Ausdrucksfähigkeit des Kindes belebt und intensiviert. Anderseits können innerpsychische Themen auf der Symbolebene ausgespielt und integriert werden: mit „Gewitter“ die beängstigenden Wutausbrüche des Vaters verarbeiten; mit dem Thema „Ich bin der Kapitän eines Schiffs“ den eigenen Selbstwert stärken; mit dem Bild „Von der Quelle zum Meer“ den Fluss des Lebens spüren.

---

[32] Die Kategorien stimmen weitgehend mit den Kategorien „beziehungszentrierte, erlebniszentrierte und übungszentrierte Improvisation“ nach Hegi (1986, S. 143f.) überein. Die Begrifflichkeiten sind modifiziert worden, da es sonst Überschneidungen zu den Modalitäten „konfliktzentriert, erlebniszentriert, übungszentriert“ gäbe.

In Gruppen ergibt sich durch das gemeinsame, themenorientierte Gestalten sowohl eine Wechselbeziehung zwischen dem einzelnen Kind und dem Thema als auch unter den Mitspielern: Alle arbeiten am gleichen Werkstück, was gruppenbildend wirkt und das Gruppenerlebnis intensiviert (vgl. Loos, 1986b, S. 176).

Kinder sind in der Regel sehr kreativ in der musikalisch-symbolischen Umsetzung solcher Themen. Sie verbinden sich damit und leben in/mit ihnen wie in einer realen Welt. Die Improvisationen werden deshalb sehr farbig und lebendig. Geschichten werden erfunden dazu und spontan in Szene umgesetzt, sodass sich fliessende Übergänge zum Imaginativen Musikerleben und Rollenspiel ergeben.

Wenn die Verschränkung zwischen den zwei Symbolebenen Thema/Bild und Musik behindert ist, bewährt es sich, über die Gestaltung von akustisch gut nachvollziehbaren Themen wie Wasser, Gewitter oder Eisenbahn einzusteigen.

Musikorientierte Spielregeln

Die musikorientierten Spielregeln betreffen Abmachungen des Zusammenspiels auf der Basis der musikalischen Komponenten. Dazu gehören Klangspiele (dem Klang nachlauschen und erst wieder spielen, wenn er verklungen ist; harmonische und disharmonische Klänge suchen), Rhythmusspiele (zu einer Pulsation einen eigenen Rhythmus erfinden; sich nicht aus dem Rhythmus bringen lassen; einen Klatsch-Rhythmus im Kreis auf die Reise schicken), Melodiespiele (auf einem Klangboden eine Melodiespur ziehen; eine bekannte Melodie variieren), Dynamikspiele (laut – leise, schnell – langsam) sowie Formspiele (dirigieren; tutti – solo).

Obwohl „nur“ die Musik thematisiert wird, können damit gezielt intra- und interpsychische Prozesse angesprochen werden („Dirigentenspiele“ ⇒ Selbstvertrauen; wanderndes Duett Zuhören und Abwarten bis man selbst an die Reihe kommt ⇒ Sozialkompetenz). Oft werden durch musikorientierte Spielregeln auch unbewusste Prozesse angerührt. Beispielsweise kann eine Improvisation mit der Abmachung „von leise zu laut“ spontan zum Bild „Sturm“ hinleiten und mit den eigenen impulsiven Wutausbrüchen in Verbindung gebracht werden.

Durch musikorientierte Spielregeln eröffnet sich also ein symbolischer Raum für spielerisches Probehandeln, ohne dass atmosphärisch der Ernst und die Schwere von schwierigen Themen im Zentrum stehen. Deswegen ist es einfacher, darauf einzusteigen. Die musikalische Ebene ist unverfänglicher und einfacher einzuordnen, sie macht weniger Angst und bietet Schutz. Zudem befriedigt sie auch natürliche Lernbedürfnisse.

9.6 Vorgehensweisen in der musiktherapeutischen Improvisation

Die musiktherapeutische Improvisation wird aktiv und rezeptiv angewendet.

Bei den *rezeptiven* Vorgehensweisen spielt die Therapeutin für das Kind. Es wird zwischen „Für-Spiel“ und „Vor-Spiel“ unterschieden. Bei beidem handelt es sich um eine auf das Kind ausgerichtete und ihm angepasste Zuwendung über das Medium Musik und nicht um das narzisstisch geprägte Präsentieren eigener musikalischer Fähigkeiten, wie es vor allem der Begriff Vor-Spiel suggerieren könnte.

Bei den *aktiven* Vorgehensweisen improvisiert das Kind selbst – entweder allein, zu zweit oder in der Gruppe – mit den Instrumenten und der Stimme.

9.6.1 Das Für-Spiel

Beim „Für-Spiel“ (Timmermann, 2004, S. 81) improvisiert die Therapeutin spontan für das Kind. Sowohl die Instrumentenwahl als auch die Art und Weise des Spiels sind Ausdruck des Resonanzprozesses innerhalb der therapeutischen Beziehung: Die Therapeutin fühlt sich in die Befindlichkeit des Kindes ein und gestaltet die Musik der therapeutischen Notwendigkeit entsprechend. Die Klänge, Rhythmen und Melodien beantworten achtsam, was sich atmosphärisch, hin und wieder auch mimisch und gestisch zwischen spielender Therapeutin und zuhörendem Kind ereignet.

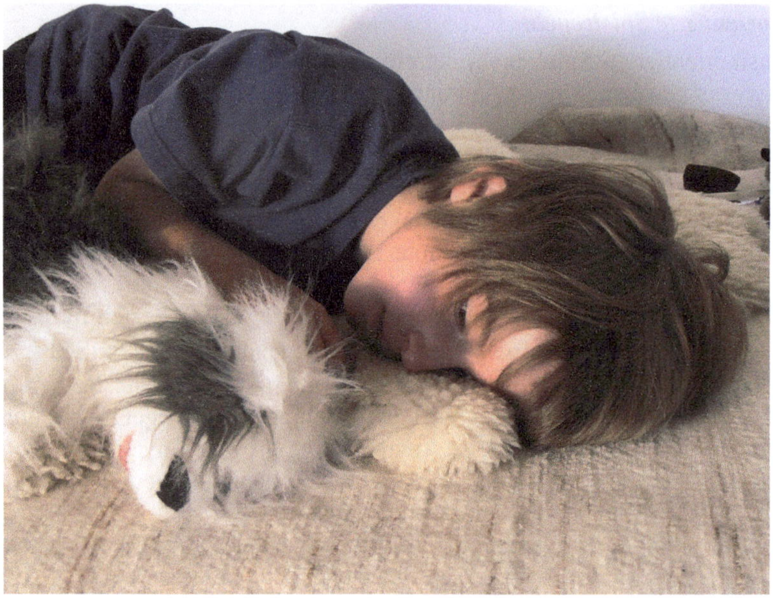

Abbildung 17: Kuscheln zum Spiel des Monochords

Es erfordert Mut, auf das atmosphärisch Wahrgenommene musikalisch intuitiv zu antworten, sich damit unmittelbar zu offenbaren und dem Gegenüber zuzumuten. Obwohl sich die Therapeutin dabei sehr persönlich zeigt, ist die geforderte Abstinenz erfüllt: Sie ergibt sich daraus, dass die Therapeutin nicht um ihrer selbst willen „von sich“ spielt, sondern *für* das Kind (vgl. Timmermann, 1998, S. 53).

Das Für-Spielen kommt zum Tragen, wenn ein Kind aufgrund von körperlichen Behinderungen oder Unwohlsein nicht selbst spielen kann oder sich aufgrund psychischer Blockierungen musikalisch verweigert sowie in regressiven Phasen des Nachnährens und zur Evozierung innerer Bilder. Eine spezielle Form des Für-Spiels ist die „auditive Stimulation“ bei frühgeborenen Kindern (Nöcker-Ribaupierre, 1995, 2003; Esslinger, 2007).

9.6.2 Das Vor-Spiel

Beim Vor-Spiel spielt die Therapeutin für das Kind im Sinn von Vorausgehen und Vorbild sein. Sie zeigt, wie man ein Instrument erklingen lassen kann, welche Nuancen von Dynamik möglich sind oder welche körperliche Spielhaltung weniger Spannung erzeugt. Obwohl pädagogisch gefärbt, ist diese Spielweise klar therapeutisch fokussiert: Ziel ist es, Unsicherheiten, Ängste und Blockierungen abzubauen und die Imitation anzuregen, die ihrerseits Vorstufe zu eigenständigen Handlungsimpulsen sein kann. Bildlich ausgedrückt nimmt die Therapeutin das Kind liebevoll bei der Hand und führt es Schritt für Schritt ins Land des musikalischen Ausdrucks.

Das Vor-Spiel geschieht in der Regel impulsartig und ist auf kurze Sequenzen beschränkt. Es hat anregenden Charakter, will zu eigenem Handeln motivieren. Die Spielmöglichkeiten werden wenn möglich in verschiedenen Varianten angedeutet, damit das Kind auswählen kann, wo es mit seinem Tun ansetzen möchte.

9.6.3 Das Einzel- oder Solospiel

Beim Einzelspiel improvisiert das Kind allein – man hört ihm zu.

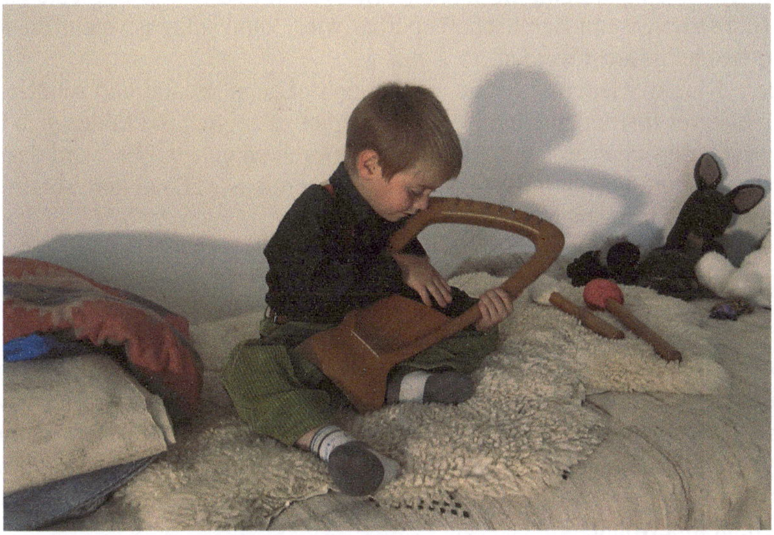

Abbildung 18: Achtsam ... hingebungsvoll ...

Oft wird auch der Begriff „Solospiel" verwendet, der allerdings bereits bei Kindern ambivalent besetzt sein kann. Einerseits verstärkt er das Selbstwertgefühl „ICH stehe im Zentrum und man hört mir zu", „ICH darf mich zeigen und werde geschätzt". Damit werden ursprüngliche Bedürfnisse befriedigt – primärnarzisstisch möchte das Kind im Zentrum stehen und ein solistisches Wesen sein. Andererseits kann er auch Druck und Angst auslösen, weil „man" dabei „gut und richtig" spielen muss. Je nach Situation und Thematik des Kindes wird deshalb der eine oder andere Begriff gewählt.

Die Therapeutin ist empathische und aufmerksame Zuhörerin. Die starke Wirksamkeit einer wachen, einfühlsam zuhörenden Präsenz wird häufig unterschätzt, obwohl das Kind dabei vielfältige therapeutisch wertvolle Erfahrungen machen kann:

- Ich werde gehört – angehört – erhört. Ich bin es wert, dass man meinem ureigenen Ausdruck Beachtung schenkt, wie auch immer er klingt.
- Ich wage es, mich hörbar zu machen, mich zu zeigen und mich meinem Gegenüber auszuliefern.
- Endlich ist Ruhe um mich und ich kann mich selbst hören, ohne dass mich andere Töne verwirren.
- Ich existiere weiter, auch wenn mich die schützende Hülle anderer Instrumentenklänge allein lässt – vielleicht kann ich irgendwann diese Momente sogar geniessen.

Es gibt Kinder, welche sich nur auf das Einzelspiel einlassen können. Spielt ein Gegenüber oder gar eine ganze Gruppe mit, werden sie akustisch überflutet und können sich selbst nicht mehr wahrnehmen. Manchmal wird im Zusammenspiel auch die entstehende Nähe als bedrohlich oder zu manipulativ erlebt. Therapeutisch gesehen geht es hier zunächst darum, die solistischen Bedürfnisse bzw. die Ängste zu respektieren. Erst später, wenn Bereitschaft spürbar wird, kann sukzessive ein Zugang zum Zusammenspiel gesucht werden.

Andere Kinder wiederum haben Angst, sich ohne stützende und schützende Begleitung anderer Instrumente in einem Einzelspiel zu zeigen. Sie fühlen sich blossgestellt, ausgeliefert oder drohen in der Leere verloren zu gehen. Hier wird das Zusammenspiel so lange gewährleistet bis das Kind bereit ist, allmählich Schritte in die Autonomie des Einzelspiels zu wagen.

9.6.4 Das Zweierspiel

Im Zweierspiel improvisieren Therapeutin und Kind oder in der Gruppe zwei Kinder gleichzeitig miteinander oder abwechselnd nacheinander. Es kann sowohl am selben Instrument (z.B. Klavier, Xylophon, grossfellige Trommel) wie auch mit zwei gleichen, ähnlichen oder verschiedenen Instrumenten gespielt werden. Manchmal wird auch der Begriff „Partnerspiel" (Schmölz, 1988, S. 217) verwendet, womit die nonhierarchische, partnerschaftliche Beziehungserfahrung angesprochen wird, die ihm als Potential innewohnt.

Das Zweierspiel umfasst eine grosse Bandbreite musikalischen Ausdrucks, in welchem sich sowohl die aktuelle Befindlichkeit und der Entwicklungsstand des Kindes als auch die Qualität der therapeutischen Beziehung abbilden (vgl. Schumacher, 2000b): Vom unbezogenen Nebeneinanderspielen über das Parallelspiel bei dem man sich gegenseitig vorsichtig aus Augen- und Ohrenwinkeln wahrnimmt bis hin zum lustvollen Dialogspiel, können sich alle Schattierungen des kindlichen Spiel- und Beziehungsverhaltens manifestieren.

Der Therapeut hat hier die Chance, dem Kind auf seine musikalischen Äusserungen zu antworten, brachliegende kreative Potentiale anzuregen sowie seine im innerseelischen Bereich noch verborgenen Möglichkeiten der Beziehungs- und Reaktionsfähigkeit zu wecken (vgl. Schmölz, 1988, S. 217). Durch sein fein abgestimmtes Mitspiel kann er dem Kind frühe Dialogerfahrungen ermöglichen oder sich als Spielpartner anbieten, mit dem Konflikte ausgetragen, Nähe und Distanz ausgelotet, probehandelnd neue Spiel- und Verhaltensweisen gewagt, lustvoll Grenzen gesprengt und neue Spielräume erobert werden können.

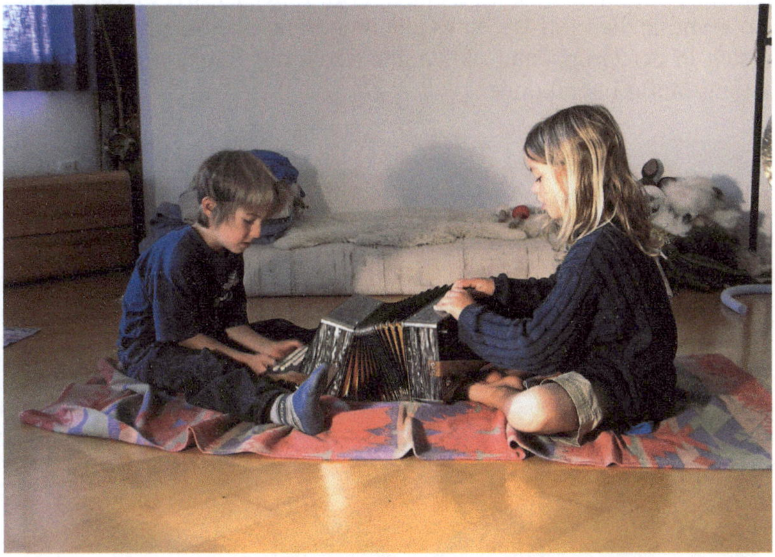

Abbildung 19: Begegnung ... Verbindung ...

Die im Zweierspiel entstehende Spielintensivierung und die damit verbundene Kommunikationsverdichtung erfordern von der Therapeutin sowohl menschlich wie musikalisch eine sensible Art der Zuwendung: Sie muss immer wieder das richtige Mass zwischen einem Zuviel (erdrückend, manipulierend, vereinnahmend) und einem Zuwenig (allein lassend, verunsichernd, nicht ernst nehmend) finden. Nur so kann das Kind allmählich zu einer innerlich bewegten und äusserlich beweglichen Spielweise kommen, seine Themen bearbeiten und Entwicklungsschritte machen (vgl. Schmölz, 1988, S. 218f.).

9.6.5 Das Gruppenspiel (Gruppenimprovisation)

In der Gruppenimprovisation spielt das Kind gemeinsam mit andern Kindern und der Therapeutin. Wie im Zweierspiel ist auch hier ein breites Spektrum möglich: Vom (noch) unbezogenen Nebeneinander übers lustvoll experimentelle Durcheinander bis zum achtsamen Miteinander.

Musiktherapeutisch gesehen sind auch jene Momente wertvoll, in denen jedes Kind etwas für sich spielt, ohne auf die andern zu achten. Die verschiedenen Klänge, Geräusche, Rhythmen und Töne vermischen sich, beeinflussen sich unwillkürlich, bewirken ein Aufhorchen und führen damit zu ersten Interaktionen. In einem solchen, zunächst diffusen Klangmeer liegt bereits der Keim zur Erfahrung „Ich und die andern“ verborgen, was letztendlich zum gemeinsamen musikalischen Gestalten und zur Erweiterung der sozialen Kompetenzen führen kann.

Hier liegt auch der Unterschied zur Gruppenspieltherapie, bei der es primär um die Therapie des Individuums in der Gruppe geht und nicht darum, die Kinder zu gemeinsamem sozialen Handeln zu führen (vgl. Ehlers, 1981, S. 48f.). Während das Kind also grundsätzlich frei ist, ob es allein oder mit andern zusammen spielen will, ergeben sich in der Gruppenmusiktherapie durch die gegenseitig hörbaren Spielaktionen zwangsläufig Interaktionen.

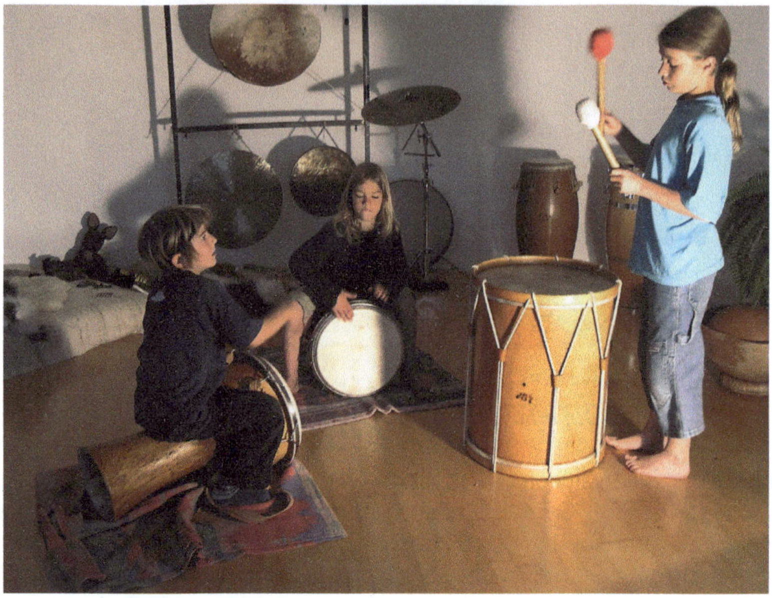

Abbildung 20: Lustvoll ... aufeinander bezogen ...

Die Kinder müssen sich miteinander auseinandersetzen. Jedes einzelne muss einen Weg suchen, seinen ihm entsprechenden Part spielen zu können ohne unterzugehen in der gemeinsamen Klangflut und ohne den andern den eigenen Rhythmus aufzwingen zu wollen oder sie ständig übertönen zu müssen. Die Gruppendynamik, welche sich in den musikalischen Spielprozessen ergibt, gehört damit unabdingbar als Thema zur Gruppenmusiktherapie. Der Therapeut ist Hüter des Geschehens und versucht, den Spielraum so weit zu öffnen, dass sich alle Kinder wohlfühlen und sich mit ihrer Musik hinreichend entfalten können. Je nach therapeutischer und gruppendynamischer Notwendigkeit ist er achtsamer Zuhörer, Mitspieler oder setzt Halt gebende Strukturen in Form von Spielregeln.

Mit der Gruppenimprovisation werden verschiedene Therapieziele angestrebt:

- Neue Beziehungserfahrungen machen: von andern Kindern angenommen werden; ein wichtiger Teil in einem Ganzen sein; eine neue Chance bekommen, wenn etwas schief gelaufen ist; Konfliktsituationen nicht allein und ohnmächtig ausgeliefert sein, sondern sie mit therapeutischer Hilfe konstruktiv angehen lernen.

- Probehandelnd neue Verhaltensweisen wagen und soziale Kompetenzen erweitern: zuhören – Resonanz geben; Hilfe geben – annehmen; sich durchsetzen – sich einfügen; warten bis man an der Reihe ist; sich einer Führung anvertrauen – selbst die Führung übernehmen; die Verantwortung für andere und/oder für das gemeinsame „Werk“ mit übernehmen.
- Die Erlebnisfähigkeit und das Ausdrucksverhalten erweitern: Impulse aufnehmen und sich imitierend neue Ausdrucksformen aneignen; eigene Ideen entwickeln und Themen musikalisch gestalten.

9.7 Interventionstechniken

Durch die Improvisation stehen der Therapeutin vielfältige Interventionstechniken offen, mit denen sie den musikalischen, körperlichen, szenischen und sprachlichen Ausdruck des Kindes entwicklungsförderlich beantworten kann. Sie lassen sich nach Zielsetzungen systematisieren: Herstellen von Nähe und Vertrauen, Vermittlung von Empathie, Umstimmung, Anregen des Ausdrucks, Anregen der Kommunikation, Strukturierung, Auseinandersetzung mit Gefühlen. Sie sind ausführlich bereits im Kapitel „Musiktherapeutisches Handeln“ erläutert worden.[33]

[33] siehe S. 121ff.

10 Das Lied

Ein kleines Lied erklingt ganz sacht ...

Lieder erzählen frohe und traurige, schreckliche und wunderschöne Geschichten. Sie können zutiefst berühren, den Weg zu Erinnerungen freilegen und ein Gefäss für den Ausdruck verschiedenster Gefühle, Haltungen und Meinungen sein.

Ihre vielfältigen Qualitäten machen sie neben der Improvisation zu einem bedeutenden methodischen Zugang in der Musiktherapie. Es kommen spontan entstehende, selbstgestaltete und überlieferte Liedformen zum Tragen, wobei der Begriff „Lied“ vom einfachen Kinderlied bis zur Opernarie, vom Choral bis zum Popsong alle Stilrichtungen gesungener Sprache umfasst.

10.1 Zur Bedeutung des Lieds in der Musik

Das Lied nimmt in der Musik einen besonderen Platz ein, da es besonders volksnah ist. Es gibt Lieder für jedes Lebensalter und jede Lebenssituation. Durch ihre Wiederholbarkeit spenden sie Sicherheit und entfalten tragende Wirkung. Ihre Bedeutung ist durch die Verbindung von Melodie und Text, von Emotion und Aussage leicht erschliessbar. Ausserdem stehen sie (fast) allen Menschen jederzeit als Ausdrucksmittel zur Verfügung: es braucht keine besonderen Instrumente oder musikalische Fertigkeiten, um sie erklingen zu lassen, die eigene Stimme reicht.

Wohl auf Grund dieser Qualitäten ist das Singen von Liedern kulturübergreifend seit jeher ein wichtiges Element in den verschiedensten Zusammenhängen menschlichen Daseins: spirituelle Erfahrungen werden vertieft, Geschichten erzählt, Arbeiten erleichtert, Schicksalsschläge verarbeitet, Angst gebannt, Leid, Auflehnung und Sehnsucht ausgedrückt sowie Lust, Freude und Glück geteilt. Im gemeinsamen Singen werden Gemeinschaft und Zugehörigkeit erlebbar.

Dieses Potential wird jedoch auch missbraucht. Totalitäre Regimes und ideologieabhängige Gruppen setzen Lieder manipulativ ein: Mit einem Lied auf den Lippen wird Vernichtung gebracht und in den Tod gegangen, Lieder müssen zur Täuschung oder als Demütigung gesungen werden. Hier geht es um Aufhebung von Individualität und Autonomie. Persönliche Haltungen und Werte werden in gefährlicher Weise zugunsten kollektiver Ansichten beeinflusst und damit die Würde des Menschen verletzt (vgl. Decker-Voigt, 2000, S. 61; Moreno, 2001, S. 105f.).

10.2 Stimmlicher Ausdruck und Lieder im Leben des Kindes

Von den „Lallgesängen“ (Decker-Voigt, 1999, S. 116) des Säuglings bis hin zum Rappen und Singen von Popsongs im Jugendalter gibt es eine grosse Vielfalt stimmlicher Ausdrucksmöglichkeiten (Stadler Elmer, 2000, S. 144ff.).

Das Kind beginnt schon im Alter von wenigen Wochen mit der Stimme zu experimentieren. Geräusche, Laute und Kurzmelodien werden entdeckt, nachgeahmt, wiederholt und variiert. Bereits im 2. Lebensjahr beginnt es mitzusingen, indem es Tonhöhen, Silben und den zeitlichen Verlauf dem Singen einer anderen Person anpasst. Wenn es alleine singt, kann man Melodiefragmente aus bekannten Liedern wiedererkennen. Mit dem Auftauchen der Sprache gehen diese Stimm-Kreationen fliessend über in gesungene Handlungskommentare während des Spiels, zunächst als Wiederholung einzelner Wörter eingebettet in Lautmalereien, später als eigentliche Erzählgesänge. Dazu werden sowohl frei erfundene als auch bekannte Melodiemotive aus Liedern verwendet und kombiniert. Mit wachsendem Sprachvermögen werden neue Texte zu bestehenden Liedmelodien erfunden. Ab ungefähr 4 Jahren ist das Kind dann in der Lage, Kinderlieder „genau“ mit- und nachzusingen.

Im Lauf der folgenden Kinderjahre erweitert es sein Liedrepertoire stetig, indem es Anregungen aus Kindergarten und Schule aufnimmt. Später spielen zunehmend auch Einflüsse durch Radio, Fernsehen und CDs eine Rolle. Angeregt durch verschiedene Vorbilder versuchen sich Kinder oft auch im regelkonformen Komponieren und Texten von neuen Liedern und Songs.

Im Idealfall reagiert das Umfeld auf die jeweiligen Stimm- und Singspiele mit Respekt und gibt spielerisch Resonanz, sodass sich das Kind seine genuine Affinität zum stimmlich-musikalischen Ausdruck erhalten kann. Durch zu frühe Betonung von „Richtig“ und „Falsch“ beim Singen werden leider viele Kinder zu stummen Sängern, welche die Lippen beim Singen mitbewegen, aber möglichst keinen Ton mehr vernehmen lassen. Die Jugend-Musikkultur, welche durch Dynamik und Stimmverfremdungen Grenzen sprengt, schafft auch für diese „Nichtsänger“ Räume, die Stimme, beispielsweise beim Anhören von CDs, wieder ertönen zu lassen.

10.3 Die Bedeutung des Lieds in der Musiktherapie mit Kindern

Während in den Pionierzeiten der Musiktherapie das Singen und Spielen von Liedern eine zentrale Bedeutung hatte, wurde es in den letzten 40 Jahren allmählich von der Improvisation etwas in den Hintergrund gedrängt. Diese schuf einen erweiterten Zugang zu den schwierigen, hässlichen, chaotischen, aber auch zu den spielerischen und entdeckungsfreudigen Seiten der Psyche. Damit wurde Raum für alle Ebenen des freien stimmlichen Ausdrucks geschaffen. Das Lied mit seiner vorgegebenen, weniger gestaltbaren Form wurde seltener erwähnt und spärlicher eingesetzt.

Aus der Arbeit mit Kindern liess es sich aber nie ganz verdrängen: Lieder werden aus Kindergarten und Schule, Songs aus der Hitparade mitgebracht; das altvertraute „Alle meine Entlein“ mit seiner Treppauf-treppab-Melodie taucht in Improvisationen auf; Rollenspiele werden spontan singend in Musicals verwandelt. Bei Jugendlichen sind ihre Lieblingssongs oft die erste, manchmal auch einzige Möglichkeit, mit welcher die Therapeutin einen Zugang zu ihrer Lebenswelt und ihren Gefühlen finden kann. Ähnlich ist es auch bei fremdsprachigen Kindern aus andern Kulturkreisen, wo Lieder aus ihrer Heimat Brücken schlagen im Sinne von transkultureller Verbindung und Integration: mit dem Ureigenen im Neuen angenommen werden.

In den letzten Jahren sind viele neue Kinderlieder aufgekommen, welche Themen der heutigen Kinder aufnehmen und sich mit ihren rhythmisch abwechslungsreichen und eingängigen Melodien grosser Beliebtheit erfreuen. Auch der spontane vokale Ausdruck von Gefühlen, Phantasien und (auch kritischen) Meinungen ist in den letzten Jahren durch verschiedene Liedermacher und das Aufkommen der Hip Hop-Musik mit ihren Rapsongs geläufiger geworden.

Diese Entwicklung entspricht dem Anliegen der Musiktherapie und verhilft dem Lied zu einer Renaissance im musiktherapeutischen Prozess. Es steht nicht mehr als fixe, abgeschlossene musikalische Form der freien Improvisation polar gegenüber, sondern schliesst in seinem neuen Selbstverständnis nahtlos an sie an. In diesem Sinn wird der Begriff „Lied“ in der Musiktherapie weit gefasst. Er umfasst alle Möglichkeiten und Stilrichtungen gesungener Sprache: von überlieferten Kinder- und Volksliedern sowie Rock-, Pop- und Rapsongs über selbstkomponierte Lieder und Songs mit eigenen Texten bis hin zum freien, spontanen Singen mit Text.

Die mit Liedern angestrebten Ziele sind vielfältig (vgl. Griessmeier et al., 1994, S. 67f.; Schumacher, 1994, S. 28; B. Mahns, 1997, S. 87ff.; Aasgaard, 2002a, S. 19f.; 2002b, S. 41ff.; Bossinger, 2005, S. 152ff.; Plahl & Koch-Temming, 2005, S. 181f.):

- *Erweiterung der Erlebnisfähigkeit und des Ausdrucksverhaltens:* Gefühle und Bedürfnisse über Lieder ausdrücken; von Liedern gefühlsmässig berührt werden
- *Auseinandersetzung mit biographischen und aktuellen Themen:* Arbeit mit Erinnerungen und Assoziationen, welche das Singen von Liedern und die Liedtexte auslösen; Integration durch wiederholtes Singen
- *Bewältigung emotional belastender Gefühle und Zustände:* Gestalten und Singen von Liedern bei körperlichen Schmerzen, Trauer, Verzweiflung, Angst
- *Erleben von Gemeinschaft – Erweiterung der Sozialkompetenz:* sich Einfügen in eine Gemeinschaft, etwas beitragen, Zugehörigkeit erleben; mit Liederwünschen ernst genommen werden – andere mit ihren Liederwünschen ernst nehmen
- *Erweiterung der schöpferischen Fähigkeiten:* neue Strophen erfinden; ein Lied mit Melodie und Text erschaffen
- *Stärkung des Selbstwertgefühls:* stimmlichen Ausdruck wagen; mit Liederwünschen ernst genommen werden; ein Solo singen; ein neues Lied erschaffen
- *Stärkung der Selbstwahrnehmung:* über Lieder in Kontakt mit den eigenen Gefühlen kommen; auf der Körperebene die Verbindung Atem – Stimme wahrnehmen; sich selbst über Vibrationen beim Singen spüren
- *Erweiterung und Übung motorischer, sprachlicher und kognitiver Fertigkeiten:* Neue Bewegungen lernen; schwierige Bewegungsabläufe und Koordination üben; Sprachanbahnung; kennenlernen und üben neuer sprachlicher Begriffe
- *Strukturgebung:* Stunde durch Begrüssungs- und Abschlusslied strukturieren

- *Entspannung, Lockerung und Regression:* mit vertrauten Liedern (z.B. Schlaf-, Schaukel-, Wiegenlieder) entspannte und geborgene Atmosphäre schaffen
- *Aufmerksamkeitsförderung und Aktivierung:* Aufmerksamkeit wecken durch Situationslieder, welche Spielhandlungen kommentieren oder durch Kontaktlieder mit persönlicher Ansprache; Aktivierung durch Bewegungs- und Spiellieder

10.4 Kategorien von Liedern in der Musiktherapie

In der Musiktherapie mit Kindern wird in vielfältiger Weise mit Liedern gearbeitet. Je nach Thematik, Alter, Herkunft und Lebenswelt des Kindes kommen dem therapeutischen Prozess entsprechend spontanes Singen mit Text, selbst gestaltete sowie überlieferte Lieder aus verschiedenen Stilrichtungen und Kulturkreisen zum Tragen.

Im therapeutischen Einsatz von Liedern gelten andere Werte als bei zielgerichteten, pädagogisch intendierten Angeboten. Es wird nicht primär erwartet oder angestrebt, dass das Kind mitsingt. Viele Kinder können oder wollen (zunächst) nicht singen. Sie reagieren aber differenziert auf die Singstimme der Therapeutin und den von ihr gesungenen Text. Meistens wird mit Liedern gearbeitet, welche das Kind sich wünscht oder die im Prozess spontan entstehen. Hin und wieder bietet auch die Therapeutin eines an; wenn das Angebot nicht auf Resonanz stösst, wird es aber nicht weiter verfolgt (vgl. B. Mahns, 1997, S. 87; Plahl et al., 2005, S. 180).

10.4.1 Spontanes Singen mit Text

Beim spontanen Singen mit Text werden aus dem Moment heraus Handlungskommentare, Gefühle, Fragen und Anweisungen balladenartig ausgedrückt. Die Gestalt dieser Lieder ist mehr oder weniger offen. Deshalb sind sie einmalig und nicht reproduzierbar. Die musikalische Bandbreite erstreckt sich von frei erfundenen volksliedhaft tonalen Melodien bis zum Sprechgesang. Manchmal basieren die Kreationen auf bekannten Text- und Liedfragmenten, welche vom Kind verändert, anders zusammengefügt oder mit kleineren oder grössere „Eigenpassagen" ergänzt werden. Wenn die Sprache versiegt, trägt die Melodie weiter; wenn die Inhalte jenseits der Singstimme liegen, werden Flüster-, Sprech- oder Schreisequenzen eingebaut.

Spontanes Singen tritt insbesondere in Therapien mit jüngeren Kindern auf, welche entwicklungsgemäss noch einen natürlichen Zugang zum spontanen, situationsbezogenen Singen haben. Ältere Kinder hingegen assoziieren stimmlichen Ausdruck meistens mit regelkonformem Singen von Liedern und reagieren zunächst oft befremdet, wenn ohne vorgegebene Form gesungen wird. Durch die Entwicklung der neueren Musik, insbesondere der Verbreitung des Rap, lässt sich aber auch in dieser Altersstufe eine deutlich niedrigere Hemmschwelle zum Spontangesang feststellen. Einmal vertraut mit dieser Form des musikalischen Ausdrucks, entwickelt sich oft ein unkomplizierter, lustvoll kreativer Umgang damit. Enttäuschung, Angst, Zorn, Schmerz, Übermut, Frechheit, Sehnsucht – die ganze Vielfalt schwieriger bis lustvoller Gefühle, die gerade ältere Kinder verbal nicht (mehr) so leicht zu benennen vermögen, kann auf diesem Weg ausgedrückt und mitgeteilt werden. Oft lässt sich dabei beobachten, dass zunächst eher oberflächliche Themen besungen werden, sich dann die Musik aber allmählich oder plötzlich atmosphärisch verdichtet und emotional besetzte Inhalte direkt oder symbolisch verschlüsselt auftauchen.

Die 12-jährige Karen hat eine Zwillingsschwester, die geistig behindert ist. Sie ist so stark auf diese bezogen, dass ihre eigene Entwicklung dadurch verzögert wird. Es scheint als hätte sie Schuldgefühle, sich mit ihren Qualitäten zu zeigen und eigene Kompetenzen zu entwickeln. Auf die Musik spricht sie gut an; sie improvisiert ideenreich und singt schon bald unbefangen zu ihrem Instrumentalspiel.

Im folgenden Beispiel zupft sie die leeren Saiten der Gitarre und summt/vokalisiert spontan Melodien dazu, die schliesslich in gesungenen Text übergehen. Musikalisch kristallisieren sich ruhige Harmoniefolgen („ee-hh" und „e-h-ee") heraus. Je nach Text werden sie kürzer oder länger. Es wirkt, als würde sie darin Gefühle und Themen ertasten und einkreisen. In einem rhythmisch akzentuierten Refrain betont sie als emotionale Entlastung, wie gerne sie ihre Schwester habe – so oft wiederholt, bis sie bereit ist, sich dem Thema weiter anzunähern. Der ganze Prozess dauert ungefähr 15 Minuten.

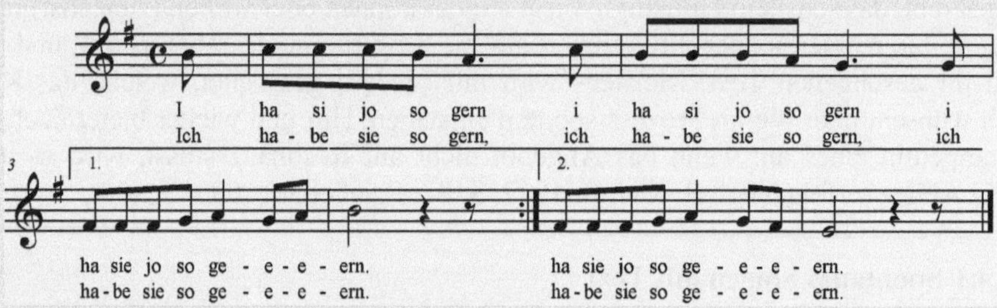
I ha si jo so gern i ha si jo so gern i
Ich ha - be sie so gern, ich ha - be sie so gern, ich
3
1.
2.
ha sie jo so ge - e - e - ern. ha sie jo so ge - e - e - ern.
ha-be sie so ge - e - e - ern. ha-be sie so ge - e - e - ern.

Ich hocke in einer Wiese mit meiner Schwester.
Neben mir ist mein Schutzengel. Neben S. ist ihr Schutzengel.
[Refrain]
Wir sitzen auf der Blumenwiese. Mir gefällt es und ich habe S. so gern.
Ich will sie nie verlassen. Ich will sie später immer bei mir behalten.
[Refrain]
Ohne sie kann ich nicht leben.
Auch wenn sie im Rollstuhl sitzt, habe ich sie so gern.
[Refrain]
Ich muss es immer wieder sagen: Sie ist meine Maus.
Ich habe sie so gern. Sie ist mein Stern.
[Refrain]
Ich wünsche mir so, dass sie laufen kann und sprechen, sprechen.
Ich weiss, dass sie das kann, noch in diesem Leben.
[Refrain]
Aber Mami hat einmal gesagt: „Wenn sie gross ist, dann muss sie ins Heim."
Und ich habe gesagt, sie müsse nicht. „Sie kommt zu mir."
Und dann hat Mami gesagt: „Später muss sie in ein Heim."
Und ich habe „Nein" gesagt.
Und dann hat Mami gesagt: „Später ist sie schwer."
Und ich habe dann gesagt: „Nein! Nein!"
Ich habe meine Schwester so gern!

Karen setzt sich singend mit ihrer Schwesterbeziehung auseinander. Sie bekräftigt in Variationen immer wieder, wie gerne sie diese trotz ihrer Behinderung habe. Zwischendrin blitzen Sätze auf, die auch ihre Not ausdrücken: „Wenn sie doch laufen und sprechen könnte ...“ Das gäbe wohl auch Karen mehr Freiheit. Das Lied gipfelt im Höhepunkt ganz zum Schluss, in welchem sie sich vehement gegen eine Trennung wehrt. Das Lied ist Gefäss für ihre sich widerstreitenden Gefühle: tiefe Verbundenheit einerseits und notwendige Ablösung andererseits. Im Therapieprozess wurde mit Hilfe solcher Lieder allmählich aus dem „entweder - oder“ ein „sowohl - als auch“: „Meine Schwester ist wichtig für mich“ und „Ich darf/muss mich abgrenzen und meinen eigenen Weg gehen“.

Auch für die Therapeutin bietet das spontane Singen mit Text gute Interventionsmöglichkeiten: verstärkende Kommentare, Anregungen, Anweisungen oder Grenzsetzungen wecken als gesungene Botschaften Aufmerksamkeit, während sie über das gesprochene Wort oft ungehört verhallen. Der seelisch emotionale Gehalt wird hör- und spürbar, der Zugang direkter und gleichzeitig durch die spielerische Komponente der Musik auch weicher. Das Kind fühlt sich durch den unmittelbar auf die Situation und seine Handlungen bezogenen Text wahrgenommen und verstanden.

Eine vierköpfige Bubengruppe, allen voran der 14-jährige Romano, kommt heute mit sauren Mienen in die Musiktherapie. Sie wären lieber Fussballspielen gegangen bei diesem schönen Wetter. Ich höre zu, schaue in die Runde: „Ja, und jetzt? Was machen wir da?“ – „Schiissmusigtherapie“ („Scheissmusiktherapie“), brummt Romano, der sonst sehr gerne kommt, vor sich hin. Spontan wiederhole ich das Wort. Ich verstehe die Buben gut und würde sie gerne laufen lassen, aber dafür habe ich die Kompetenz nicht. – Stille – Ich dopple nach: „Schiissmusigtherapie, Schiissmusigtherapie ... Schiissmusigtherapie.“, im Tonfall leicht überzogen, die Worte rhythmisiert. Romano gibt zurück: „Schiissmusigtherapie ... jo, Schiismusigtherapie!“ Damit ist der Bann gebrochen. Ein Rap entsteht Nacheinander mischen sich alle Buben ein. Sie machen ihrem Ärger mit den verschiedensten Fluchwörtern Luft. Ich begleite mit der Gitarre, zwei Buben greifen zu den Trommeln. Das Ganze bekommt zunehmend eine lustvolle Eigendynamik. Aus „Schiissmusigtherapie“ wird unter viel Gelächter „Piss-, Kiss-, Peace-, Oh weh-, No meh-Musigtherapie.

Jetzt überbietet sich Romano selbst und singt in ein imaginäres Mikrophon ein Solo: „Immer müend mer mache, was die Grosse wönd – immer müend mer mache, es isch nöd zum Lache – ufstoh – esse – Schuel go – Therapie do – Therapie döt – schaffe – schaffe ... immer müend mer mache, es isch nöd zum Lache, was die Grosse wönd.“ [34]

Aus Frustration und Ärger sind wir über humorvolles Blödeln bei einem Thema gelandet, das alle Buben beschäftigt. Es entwickelt sich daraus ein angeregtes Gespräch über Akzeptieren und Übertreten von Grenzen und vor allem auch über die Freiraum-Nischen, die man vielleicht auch im Vorgegebenen finden kann.

[34] Übersetzung des Raps: „Scheissmusiktherapie – Piss-, Kiss- Peace-Musiktherapie, Oh weh, noch mehr Musiktherapie. Solo: „Immer müssen wir machen, was die Grossen wollen. Es ist nicht zum Lachen: Aufstehen – Essen – Schule gehn – Therapie hier – Therapie dort – arbeiten – arbeiten – arbeiten ... Immer müssen wir machen, es ist nicht zum Lachen, was die Grossen wollen.“

10.4.2 Selbstgestaltete Lieder

Selbstgestaltete Lieder werden gemeinsam mit dem Kind, manchmal auch von der Therapeutin für das Kind geschaffen und haben eine reproduzierbare Form.

Es ist immer wieder beeindruckend, wenn sich aus der Stille oder innerhalb einer Improvisation eine Melodie entwickelt, tastend ihren Weg sucht, wiederkehrt in ähnlichen Tonfolgen und sich wiederholt bis sie eine feste Gestalt gefunden hat. Wenn sich dann noch Worte dazu formen, ist ein Lied entstanden. Vielleicht sind auch zuerst die Worte da, trocken und nackt. Sie suchen nach einer musikalischen Form, um sich anders, der Bewegung der Seele entsprechend, mitteilen zu können. Hin und wieder werden auch bekannte Lieder um einzelne Strophen erweitert oder bekommen einen ganz neuen Text unterlegt.

Dieses Gestalten von Melodie und Text setzt beim Kind, seiner Lebenswelt, seinen musikalisch-stilistischen Vorlieben und seiner Thematik an und hat einen direkten Bezug zum therapeutischen Geschehen. Es ist ein prozesshaftes „work of art“ (Aasgaard, 2002a, S. 41f). Der therapeutische Fokus liegt analog zur Improvisation beim schöpferischen Prozess (Ausdruck und Gestaltung), bei der symbolischen Aussage und beim ihm innewohnenden Potential für die Verarbeitung belastender und einengender Themen.

Die spielerische, weiche Form des Liedes einerseits und seine feste Gestalt anderseits, schaffen atmosphärisch einen Safe Place, in welchem Wörter und Inhalte erlaubt sind, die „man“ in einem Gespräch nicht ausdrücken will, kann oder darf. Die Wiederholbarkeit ermöglicht es, emotional tief berührende oder konflikthafte Inhalte so oft als not-wendend durchzuspielen bzw. zu singen. Sie werden so handhabbar gemacht und können integriert werden.

Folgendes Beispiel aus der Praxis zeigt, wie die sechsjährige Ronja mit Hilfe von selbstgestalteten Liedern einen Trauerprozess durchläuft.

Ronjas Mutter hat hochschwanger einen Verkehrsunfall, den sie schwerverletzt überlebt, dabei aber das Kind, ein Mädchen, verliert. Wenige Monate darauf wird sie mit Ronja schwanger. Die schwere Erfahrung, Schock und Trauer, sind bei den Eltern noch sehr präsent und prägen sowohl die Schwangerschaft als auch Ronjas frühe Kindheit. Trotzdem entwickelt sie sich zu einem fröhlichen, vitalen Kind. Erst beim Kindergarteneintritt, der mit einem Wohnungswechsel zusammenfällt, treten Symptome auf. Sie ist sichtlich überfordert von der Situation, lutscht häufig am Daumen, zieht sich bei der geringsten Frustration zurück und wirkt insgesamt eher depressiv.

In der Musiktherapie experimentiert sie vom ersten Moment an ungezwungen mit den Instrumenten und entwickelt Rollenspiele mit den Stofftieren. Oft begleitet sie ihre Aktionen mit Summen von Melodiefragmenten. Ich nehme diese auf, wiederhole sie, singe hin und wieder kommentierende Worte dazu. So entstehen in einem gemeinsamen Gestaltungsprozess verschiedene Lieder, welche deren Charakter und die Thematik der Tiere in einfachster Form ausdrücken. Sie beseelen die Puppen und verdichten die dargestellten innerpsychischen Themen atmosphärisch. Je nach Handlung in den Rollenspielen werden während des Singens spontan zusätzliche Strophen gedichtet oder neue Lieder erfunden. Die Lieder der drei Hauptfiguren sind hier aufgeführt:

Kleines Känguru: Am liebsten kuschelt es in Mamas Beutel oder lässt sich von ihr in einer umgedrehten Kürbisschale, die im Wasser der Waterdrum schwimmt, schaukeln. Frühe Geborgenheitswünsche können damit durchlebt und nachgeholt werden. Die wiegenliedartige Melodie, meistens unzählige Male wiederholt, verstärkt und stützt die Atmosphäre.

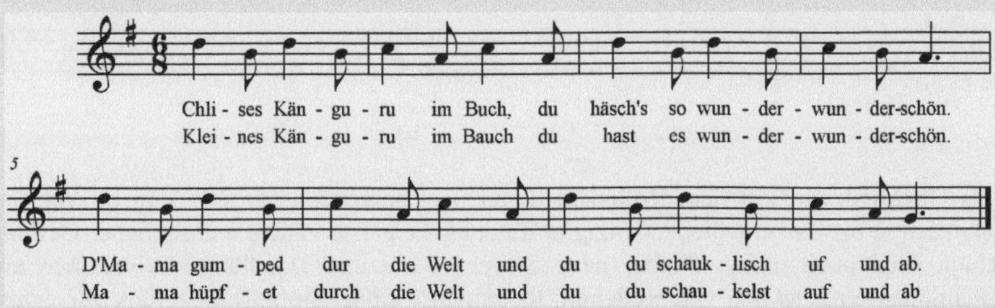
Chli - ses Kän - gu - ru im Buch, du häsch's so wun - der - wun - der-schön.
Klei - nes Kän - gu - ru im Bauch du hast es wun - der - wun - der-schön.
5
D'Ma - ma gum - ped dur die Welt und du du schauk - lisch uf und ab.
Ma - ma hüpf - et durch die Welt und du du schau - kelst auf und ab

Der zottelige Hund Struppi: Ronja liebt ihn von Herzen, er ist ihr treuster Freund. Bei allem ist er mit dabei, spielt mit ihr, hilft bei schwierigen Dingen und schützt vor Gefahren. Während mehrerer Monate darf er als Übergangsobjekt zwischen den Stunden und für die Ferien mit zu ihr nach Hause. Er wird zur inneren Helferfigur. Das Lied verdeutlicht und verstärkt seine Vitalität und Zuverlässigkeit, es übernimmt im therapeutischen Prozess die Funktion eines Kraftlieds.

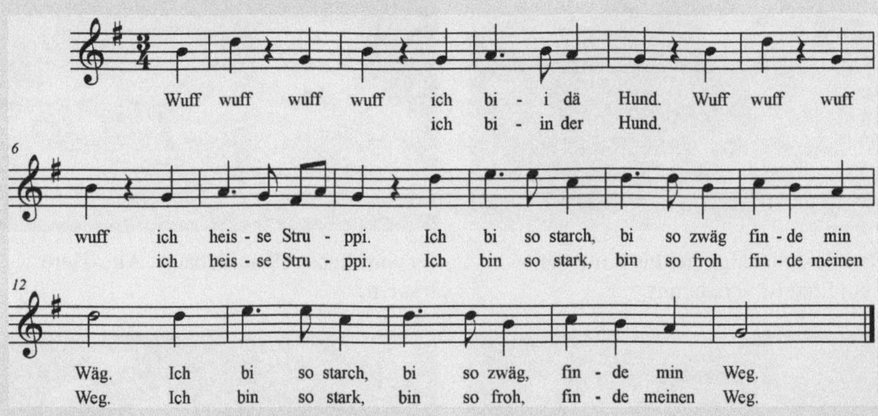
Wuff wuff wuff wuff ich bi - i dä Hund. Wuff wuff wuff
ich bi - in der Hund.
6
wuff ich heis - se Stru - ppi. Ich bi so starch, bi so zwäg fin - de min
ich heis - se Stru - ppi. Ich bin so stark, bin so froh fin - de meinen
12
Wäg. Ich bi so starch, bi so zwäg, fin - de min Weg.
Weg. Ich bin so stark, bin so froh, fin - de meinen Weg.

Im Verlauf des Prozesses wird auch *die kleine Hexe* wichtig. Sie kann zaubern, ist frech, übermütig und eine gute Freundin für das kleine Känguru. Sie ermuntert es, aus dem Beutel zu kommen und sich ohne die Mutter in Abenteuer zu wagen. Struppi ist als Freund und besonnener Beschützer – manchmal auch als Retter – immer mit dabei.

Als Gegenpol zum kleinen Känguru symbolisiert sie das Kind, welches neugierig und lustvoll die Welt entdeckt und Unbekanntes ausprobiert. Die rhythmisch akzentuierte Moll-Melodie unterstreicht ihre Unbekümmertheit und ihr Vertrauen in sich selbst und das Leben. Erst beim Aufschreiben wird mir bewusst, dass sowohl die Känguru- wie auch die Hexli-Melodie vom D aus mit fallenden Terzen beginnen, sich aber durch den andern Rhythmus (6/8 Känguru, 4/4 Hexli), die Dur- bzw. Moll-Tonart und den Tonumfang unterscheiden. Damit könnte ich intuitiv die polaren Seiten von Ronja musikalisch eingefangen haben.

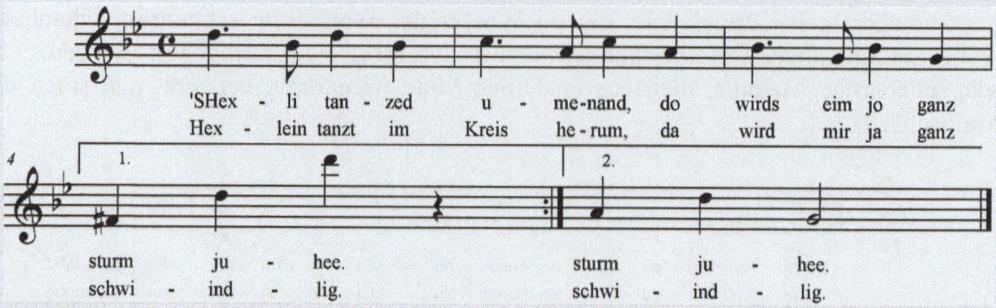
'SHex - li tan - zed u - me-nand, do wirds eim jo ganz
Hex - lein tanzt im Kreis he - rum, da wird mir ja ganz
1.
sturm ju - hee.
schwi - ind - lig.
2.
sturm ju - hee.
schwi - ind - lig.

Das Hexlilied wird oft dem Rollenspielkontext entsprechend variiert. Von traurig über sehnsüchtig bis hin zu wütend, trotzig umfasst es die ganze Palette menschlicher Gefühle. Ronja singt auch immer wieder neue Strophen, die ihre Handlungsmotivationen und Intentionen eindrücklich verdeutlichen. Refrainartig findet sie jeweils zurück zur ersten, lustvoll unbekümmerten Fassung.

Doch eines Tages stirbt die kleine Hexe.

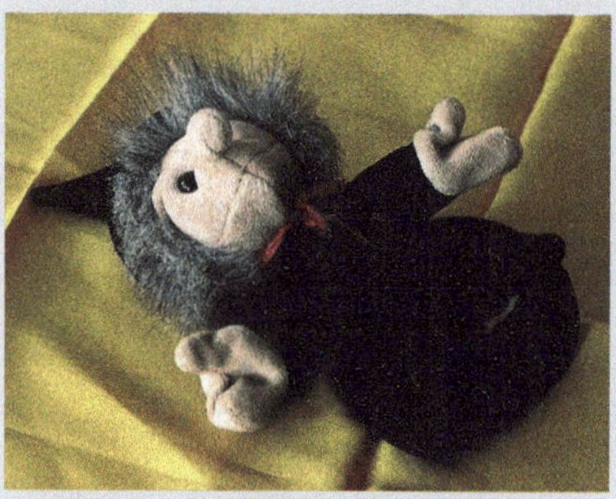

Das Hexlein singt und tanzt nie mehr. Sein Lied ist verstummt.

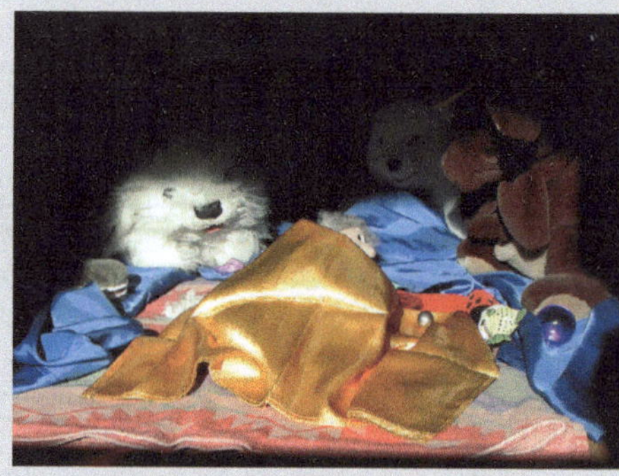

Es wird liebevoll aufgebahrt. Alle Tiere trauern.

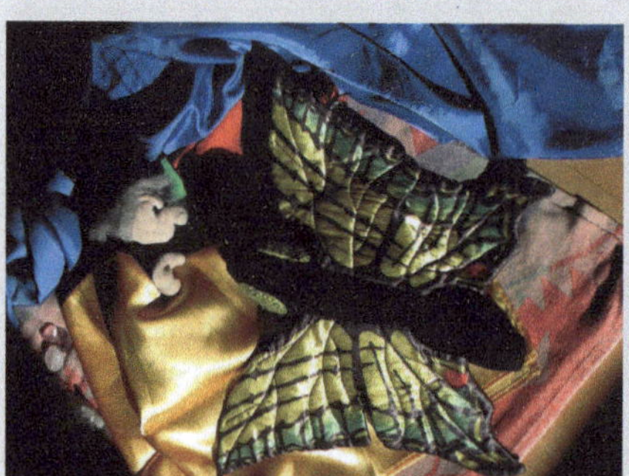

Da kommt ein goldener Schmetterling. Er führt es in eine andere, schöne Welt.

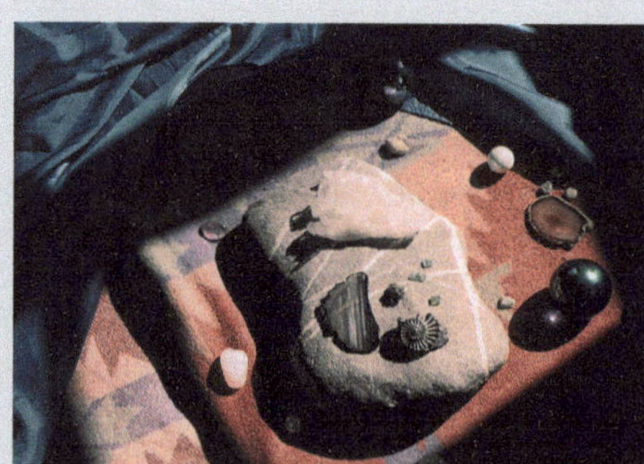

Das Grab wird mit schönen Steinen geschmückt.

Abbildungen 21-24: Geschichte der kleinen Hexe

Ronja erzählt, das Hexlein sei jetzt wie zwei Wesen: In der andern Welt, aber auch hier. Man sehe es nicht, aber es sei trotzdem hier und könne „Schabernack“ machen. Sie holt es wieder herbei, beginnt nach einer Weile seine Melodie zu summen und singt schliesslich dazu „Ich bin hier und ich bin frech. Ich mache Schabernack.“

Mir scheint, dass Ronja damit die Trennung von ihrer toten Schwester vollzogen hat. Die Schwester ist unsichtbar in der andern Welt, sie selbst ist voller Vitalität hier. Meine spontane Assoziation zu dieser Szene bestätigt sich, als Ronja anschliessend erstmals von ihrer Schwester erzählt und ernsthafte Fragen zu Sterben und Tod stellt.

Zusammenfassend kann gesagt werden, dass Ronja ihre zentralen Themen innerhalb von Rollenspielen mit Liedern benannt und verarbeitet hat. Dazu hat sie einmal Folgendes bemerkt: „Weisst du, ich kann mich nur verwandeln, wenn ich singe.“

Nicht immer klingen in den selbstgestalteten Liedern so tiefe Themen wie bei Ronja an. Oft steht auch einfach das lustvoll spielerische Kreieren im Vordergrund. Alltäglichkeiten werden in Liedform gebracht, es wird getextet um des Reimes willen und lustige Nonsense-Texte werden zu einer Melodie erfunden. Das Kind erlebt sich dabei als schöpferisch, als Urheber eines „Werks“.

Durch ihre Wiederholbarkeit können selbstgestaltete Lieder auch als Produkt eine gewisse Bedeutung bekommen: Sie lassen sich vorsingen, mit andern Menschen gemeinsam singen oder sogar als CD verschenken. Freude und Stolz über die eigene Schaffenskraft sowie die Möglichkeit, Inneres mitzuteilen und damit Reaktionen auszulösen, sind therapeutisch wertvolle Faktoren. Gerade bei Kindern und Jugendlichen, welche in einer Institution betreut werden, ist es hin und wieder sinnvoll, den therapeutischen Raum nach aussen zu öffnen. Selbstgestaltete Lieder können dabei wichtige Brückenfunktion zwischen dem Kind und seinem engeren oder weiteren Umfeld übernehmen (vgl. Griessmeier et al., 1994; Nissen, 1999; Aasgaard, 2002a).

Auch der Therapeutin werden damit wertvolle Interventionsmöglichkeiten eröffnet. Mit einem speziell für das Kind kreierten Lied kann sie es unmittelbar ansprechen und emotional berühren. Ähnlich wie das improvisatorische Für-Spiel ist es ganz auf den Empfänger ausgerichtet. Während jenes vor allem durch die atmosphärische Dichte im Moment wirkt, hat das Lied weniger differenzierte Nuancen, dafür aber die Qualität des Bleibenden: Es kann wiederholt und so verinnerlicht werden.

10.4.3 Überlieferte Lieder

Dabei handelt es sich um alte und neue, bereits bestehende Lieder, welche vom Kind aus seinem Alltag mitgebracht, in einer therapeutischen Situation erinnert, aus dem Liederbuch ausgewählt oder von der Therapeutin angeboten werden.

Überlieferte Lieder haben eine feste Gestalt, sind wiederholbar und durch die Worte bewusstseinsnäher als die freie Improvisation. Melodie und Text, welche vielleicht schon seit Generationen gleichbleibend überliefert und gesungen worden sind, wirken wie ein vertrauter, allgemein verständlicher Code. Dadurch geben sie Halt und sind insgesamt wenig bedrohlich (vgl. Griessmeier, 1990, S. 55; Renz, 2000, S.

56). Kindern und Jugendlichen, welche (noch) nicht bereit sind, sich auf die Improvisation einzulassen, bieten sie einen „ungefährlichen“ Einstieg ins Musikspiel.

Manchmal werden sie spontan gesungen, oft tauchen sie aber zuerst fragmentarisch auf einem Instrument auf und werden schrittweise zusammengesetzt und erübt. Dieser Suchprozess kann im therapeutischen Prozess, neben der Förderung von Konzentration, Ausdauer und Ohr-Hand-Koordination, eine tiefere Bedeutung haben:

Diana, 15 Jahre, ist nach einem Suizidversuch in die Klinik gekommen. Im Hintergrund wird sexuelle Gewalt vermutet. Sie wirkt erstarrt und innerlich abwesend. Ihre Lebendigkeit wird nur kurzzeitig spürbar, wenn sie sich liebevoll jüngeren Kindern zuwendet. In die Therapie kommt sie anscheinend gerne. Es hat sich so etwas wie ein stilles Einverständnis zwischen uns entwickelt, obwohl sie kaum spricht und selbst nicht spielen mag. Am liebsten hat sie es, wenn ich auf dem Klavier für sie spiele.

Eines Tages hört sie aus meiner Improvisation ein Melodiemotiv heraus, das ihre Aufmerksamkeit weckt. Sie unterbricht mich mit ungewohntem Engagement und will wissen, was ich da gespielt hätte. Gemeinsam versuchen wir herauszufinden, woran sie diese Töne erinnern. Über ein Textfragment „... klingt ganz sacht, ... der Tag erwacht ...“, das sie erinnern kann, finden wir schliesslich das ganze Lied heraus:

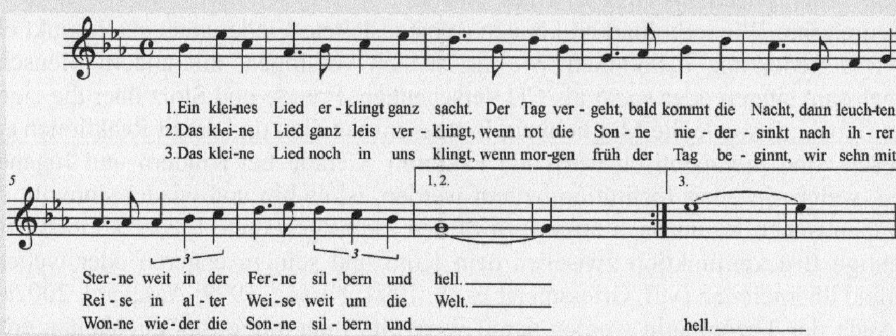

Einmal gefunden entwickelt es sich zu einem Rituallied, das sie jede Stunde unzählige Male hören möchte und Wochen später auch auf Instrumenten zu suchen beginnt.

Dieses Lied weckt sie „ganz sacht“ und vermittelt ihr: Das Leben geht weiter, man darf sich der Nacht vertrauensvoll hingeben, der Morgen kommt wieder und die Melodie des Lieds klingt auch jetzt noch nach. Sie schafft Kontinuität und spendet damit Geborgenheit und Halt. Symbolisch scheint das Thema Lebensmelodie anzuklingen. In winzigen Schritten geschieht Progression. Stockend beginnt sie zu erzählen, zunächst von der heilen Zeit vor ihrem Trauma. Dadurch kann sie an unbeschwerte Zustände anknüpfen und ihre Ressourcen wieder spüren. Irgendwann wird es ihr dann auch möglich, bruchstückhaft über die Gewalterfahrungen zu sprechen. Als einzige Musik will sie in diesem Prozess immer wieder dieses Lied hören.

Wie dieses Beispiel zeigt, können Lieder in der therapeutischen Situation zu Trägern von Bedeutungsinhalten werden, welche mit innerpsychischen Themen oder konkreten Situationen aus dem Alltag korrespondieren. Wie der Traum sprechen sie in Symbolen: Äussere Kämpfe werden besungen, Klang und Melodieführung berühren die Seele und schaffen eine Verbindung zur Ebene der inneren Kämpfe; in Frühlingsliedern klingt Hoffnung, in Herbstliedern irdische Endlichkeit an, in Wiegenliedern Urgeborgenheit, in Spirituals die innere Sehnsucht nach Freiheit. Manchmal drücken sie auch ein aktuelles Lebensgefühl aus, lösen Erinnerungen aus, in welchen gesungen wurde oder knüpfen an emotional stark besetzte Momente in der Biographie an (vgl. Hansen, 1997, S. 94ff.; Müller, 1997, S. 159). In diesem Sinn widerspiegeln Liederwünsche – meistens unbewusst – Atmosphären und Inhalte, welche (noch) zu schwierig sind, um mit den eigenen Worten angesprochen zu werden (vgl. Munro, 1981, S. 300; Koch-Temming, 1995, S. 53). Es ist immer wieder verblüffend, mit welch intuitiver Sicherheit Kinder ihnen genau entsprechende Lieder bevorzugen oder manchmal sogar spontan aus dem Liederbuch wählen.

Der 9-jährige Daniel hat nach mehreren schmerzlichen Trennungen und Gewalterfahrungen diffuse Ängste entwickelt.

Zu Beginn des Therapieprozesses wünscht er sich vor allem Lieder mit Texten, die von Krieg, potentieller Gewalt oder Abschied handeln. Ich bin überrascht, wie viele solche Lieder er kennt oder zielsicher in den Liederbüchern aufspürt. Damit drückt er für mich eindrücklich seine Thematik aus. Stimmlich, mimisch und atmosphärisch wird eine Mischung aus Verzweiflung, Angst und Faszination spürbar.

Als Kontrapunkt singe ich für ihn das Lied vom Riesen, das humorvoll und doch ernsthaft Sehnsucht nach Grösse und „über den Dingen zu stehen" ausdrückt. Bei all den schrecklichen Liedthemen würde man sich ja wünschen ein Riese zu sein, damit man keine Angst mehr zu haben brauche, erläutere ich dazu. Ich würde ein Riesenlied kennen, ob er es einmal hören möchte? Es wird zu einem seiner Lieblingslieder, das er jeweils zwischen den konflikthaften Liedern oder als Abschluss der Stunde auswählt.

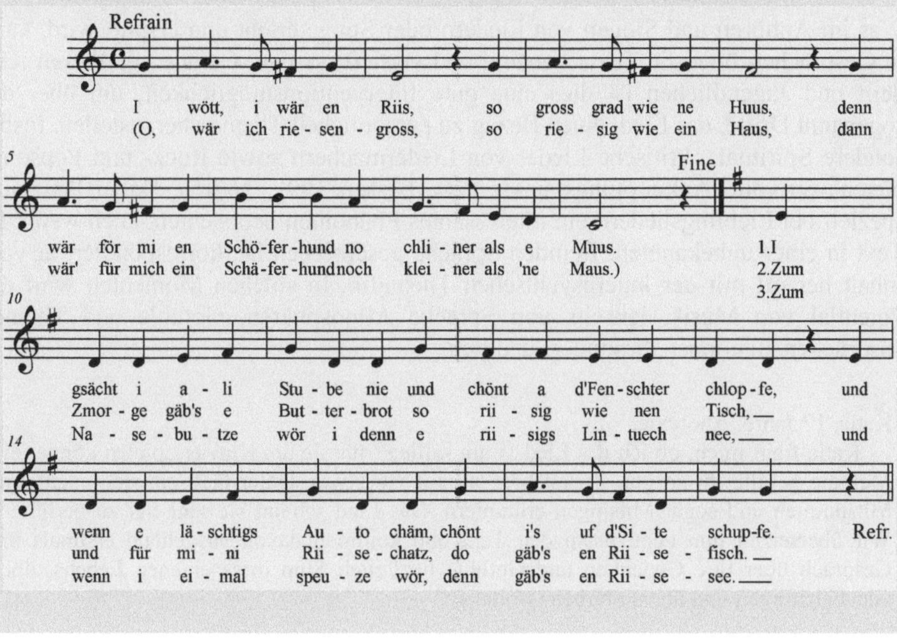

Damit verändert sich allmählich auch der Schwerpunkt seiner Liedwahl. Er wünscht sich immer häufiger Wiegenlieder, die eine Regression im Dienste des Ich einleiten und stützen. Insbesondere das Lied „Bajuschkj", in welchem es um Urgeborgenheit geht, wird wichtig.

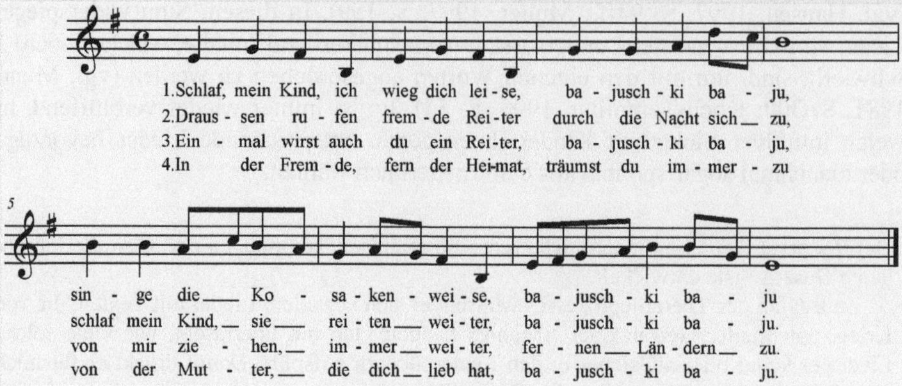
1.Schlaf, mein Kind, ich wieg dich lei - se, ba - jusch - ki ba - ju,
2.Draus - sen ru - fen frem - de Rei - ter durch die Nacht sich_ zu,
3.Ein - mal wirst auch du ein Rei - ter, ba - jusch - ki ba - ju,
4.In der Frem - de, fern der Hei-mat, träumst du im - mer - zu
sin - ge die_ Ko - sa - ken - wei - se, ba - jusch - ki ba - ju
schlaf mein Kind,_ sie_ rei - ten_ wei - ter, ba - jusch - ki ba - ju.
von mir zie - hen,_ im - mer_ wei - ter, fer - nen_ Län - dern_ zu.
von der Mut - ter,_ die dich_ lieb hat, ba - jusch - ki ba - ju.

Daniel verbringt Wochen damit, dieses Lied wieder und wieder zu singen, aus dem Text Geschichten zu erfinden und die Melodie auf verschiedensten Instrumenten zu suchen.

Das Riesenlied wird zu einem Kraftlied in seiner von Ängsten geprägten Lebenswirklichkeit. Damit fühlt er sich gross und stark. Dieser neue Selbstwert ermöglicht es ihm, mir zu vertrauen und das Nachnährende des Wiegenlieds zuzulassen.

Was im Anhören und Singen von Liedern oder Songs erlebt und erspürt wird, kann in Gesprächen über die Texte benannt und vertieft werden. Gerade bei älteren Kindern und Jugendlichen ist dies eine gute Interventionsmöglichkeit, um über das sogenannt Dritte, das Lied, einen Bezug zu persönlichen Themen herzustellen. Insbesondere Spirituals, kritische Lieder von Liedermachern sowie Rock- und Popsongs bieten wertvolle Anknüpfungspunkte (vgl. Nissen 1999, 167ff.). Dabei lässt sich speziell bei Lieblingsliedern ein interessantes Phänomen beobachten: auch wenn der Text in einer unbekannten, fremden Sprache geschrieben ist, korrespondiert er vom Inhalt her oft mit der innerpsychischen Thematik. In solchen Momenten wird das Potential von Musik, jenseits von Sprache Atmosphären, Gefühle und Themen ausdrücken zu können, besonders deutlich.

Katja, 17 Jahre, Anorexie.

Katja fragt mich, ob ich das Lied „I am sailing" für sie am Klavier spielen könne, die Melodie gefalle ihr so gut. Zuerst hört sie nur zu, etwas später lässt sie sich auch zum Mitsummen und sogar Mitsingen ermuntern. Das Lied scheint sie sehr tief zu berühren. Wir übersetzen nun gemeinsam den Text und kommen davon ausgehend erstmals ins Gespräch über ihre Gedanken und Gefühle bezüglich Sinn ihres eigenen Lebens, über Glaubensfragen und übers Sterben (wollen).

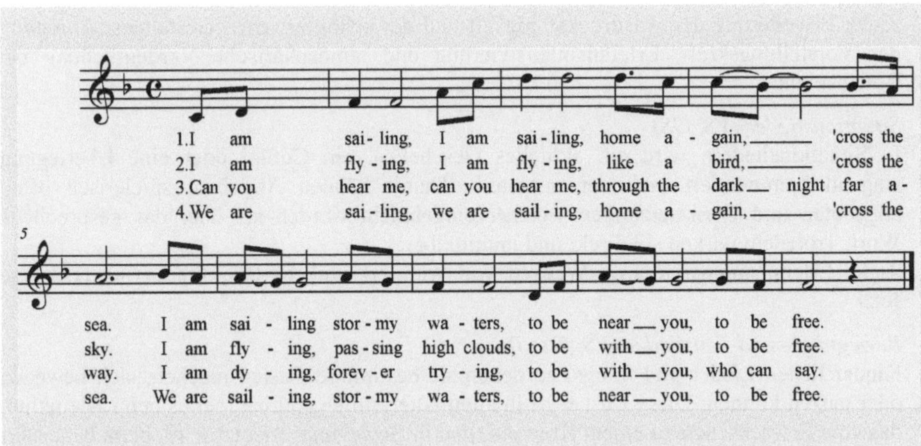
1.I am sai- ling, I am sai - ling, home a - gain,___ 'cross the
2.I am fly - ing, I am fly - ing, like a bird,___ 'cross the
3.Can you hear me, can you hear me, through the dark___ night far a -
4.We are sai - ling, we are sail - ing, home a - gain,___ 'cross the
5
sea. I am sai - ling stor - my wa - ters, to be near___ you, to be free.
sky. I am fly - ing, pas - sing high clouds, to be with___ you, to be free.
way. I am dy - ing, forev - er try - ing, to be with___ you, who can say.
sea. We are sail - ing, stor - my wa - ters, to be near___ you, to be free.

10.5 Liedgruppen nach Themenschwerpunkten

Abschliessend sollen, nach Themenschwerpunkt geordnet, Liedgruppen aufgeführt und ihr Wirkungsbereich erläutert werden. Bei allen Gruppen können sowohl überlieferte und selbstgestaltete Lieder als auch spontanes Singen mit Text vorkommen.

Mit den Kürzeln VS (Vorschulkinder: bis ca. 7 J.), GS (Grundschulkinder: 8 bis ca. 12 J.) und J (ältere Kinder und Jugendliche: ab ca. 13 J.) wird angegeben, in welcher Alterskategorie[35] sie primär auftreten.

Spass-, Spott- und „verbotene" Lieder (VS, GS, J)
Dazu gehören Melodien mit Nonsense-Texten, Kunterbuntreimen und Spottversen, aber auch „verbotene, hässliche" Lieder, in denen man fluchen, rülpsen und schaurige Töne machen darf. Die Liedform bietet dabei einen Rahmen, welcher bei Hemmungen und Überangepasstheit den Ausdruck solcher „leichtfertiger" oder „verbotener" Inhalte ermöglicht sowie bei Haltlosigkeit und Überborden Grenzen setzt, ohne es verbieten zu müssen.
Ziele: Spannungsabfuhr, Lockerung, Strukturierung negativer Affekte

Lieder zum Jahreslauf (VS, GS)
Lieder, welche Jahreszeiten oder spezielle Jahreskreisfeste besingen, drücken eine breite Palette von Stimmungen und Gefühlen aus. Sie nehmen Teil an den Naturvorgängen, helfen, sich zeitlich zu orientieren, beseelen den Alltag, schaffen Übergänge und stärken das Vertrauen in den ewigen Rhythmus von Werden und Vergehen.
Ziele: Stärkung der Orientierungsfähigkeit in der Zeit, Erweiterung der Erlebnisfähigkeit, Stärkung des Vertrauens ins Leben

Spiellieder (VS, GS)
Spiellieder initiieren, begleiten oder kommentieren Handlungsabläufe und Rollenspiele. Sie regen einerseits zu kreativem Mittun und zu Interaktionen an. Andererseits helfen sie,

35 Entwicklungsalter, nicht Lebensalter

den Spielverlauf zu strukturieren sowie freiwerdende Gefühle und Affekte zu regulieren. Ziele: Erweiterung der Ausdrucksfähigkeit und des schöpferischen Gestaltens, Anregung der Vorstellungskraft, Erlebnisintensivierung und atmosphärische Verdeutlichung bei Rollenspielen

Situationslieder (VS, GS)
In Situationsliedern wird ein aktuelles Geschehen, ein Gefühl oder eine Überlegung singend kommentiert und/oder mitgeteilt. Damit können Angebote spielerisch offen angeboten und Grenzsetzungen weicher eingebracht werden als über das gesprochene Wort. Trotzdem wirken sie direkt und unmittelbar.
Ziele: Erlebnisintensivierung, Wecken von Aufmerksamkeit, Rückführen ins Hier und Jetzt

Bewegungs- und Tanzlieder (VS, GS, J)
Kinder lieben Lieder und Songs, zu denen sie bestimmte Gesten machen, sich bewegen oder tanzen können. Diese Lust wird in allen Altersstufen spürbar, sei es beim Kleinkind, das vom Erwachsenen zu einem Kniereiterlied in Bewegung versetzt wird, beim begeistert zum Refrain klatschenden 9-Jährigen oder bei der Jugendlichen, welche einen Rocksong singt und dazu ausgelassen tanzt.
Ziele: Förderung der Körperwahrnehmung, Erweiterung motorischer Fähigkeiten und der Koordination, Spannungsabfuhr, Lockerung, Anregung des schöpferischen Gestaltens

Tierlieder (VS, GS)
Tierlieder sind insbesondere bei jüngeren Kindern sehr beliebt. Durch ihre einfache, konkret verständliche und unverfängliche Thematik bilden sie häufig einen Einstieg in erste Rollenspiele und regen zu Bewegung an.
Ziele: Anregung der Vorstellungskraft, Spannungsabfuhr

Lernlieder (VS, GS)
Mit Hilfe von Liedern können eigene Schwächen und Schwierigkeiten humorvoll besungen sowie neue kognitive, sprachliche und motorische Fertigkeiten geübt werden. Singend wird es einfacher und lustvoller, Schwieriges zu üben und zu wiederholen (vgl. Bächli, 1977, S. 2). Gerade für die Sprachanbahnung wirken herausragende Melodiemotive oder musikalische Spannungsbögen als Reiz, sich stimmlich zu äussern. Wenn sie nach mehrmaligem Singen von der Therapeutin plötzlich unvollendet gelassen werden, fügt das Kind oft unvermittelt das Fehlende mit Stimmäusserungen hinzu (vgl. Rett, Grasemann & Weseczky, 1981).
Ziele: Erweiterung motorischer, sprachlicher und kognitiver Fähigkeiten, Stärkung des Selbstbewusstseins

Stimmungslieder (GS, J)
Lieder, welche Stimmungen und Gefühle ausdrücken, können Brückenfunktion zwischen dem freien, noch nonverbalen Ausdruck der Improvisation und dem integrierenden, sprachlichen Benennen übernehmen.
Ziele: Stärkung der Selbstwahrnehmung, Erweiterung der Erlebnisfähigkeit und des Ausdrucksverhaltens

Rituallieder (VS, GS, J)
Mit Ritualliedern können spezielle Anlässe wie beispielsweise der Geburtstag, ein Abschied oder eine bestandene (Lebens)Prüfung gefeiert werden. Das Kind erfährt dabei Wertschätzung und emotionale Teilnahme an wichtigen Begebenheiten und Entwicklungsschritten in seinem Leben. Ebenso können sie auch Halt und Sicherheit im Ablauf einer Therapiestunde bieten wie zur Begrüssung oder Verabschiedung, zum Stillwerden oder

zum Aufräumen.
Ziele: Stärkung des Selbstwertgefühls, Stärkung der Safe-Place-Atmosphäre, Erweiterung der Erlebnisfähigkeit, Stärkung der zeitlichen Orientierungsfähigkeit

Klagelieder (VS, GS, J)
Gefühle über schwierige und enttäuschende Erfahrungen oder Lebensumstände können mit Liedern unmittelbar ausgedrückt werden. Was im Gespräch nur mit Klagen oder Schimpfen und oft gar nicht formuliert werden kann, findet im Lied eine der Seelenbewegung entsprechende Gestalt, wodurch kathartisch eine Entlastung und Stimmungsveränderung bewirkt werden kann.
Ziele: Spannungsabfuhr, Ermöglichung und Erweiterung von emotionalem Ausdruck, Verarbeitung emotional belastender Gefühle und Zustände

Heillieder (VS, GS, J)
Sie sind Trostspender bei körperlichem und seelischem Leiden. Sie beruhigen und helfen Schmerzen zu ertragen. Am besten eignen sich dazu ruhige einfache Melodien, welche beim Atemrhythmus des Kindes ansetzen. Vom Text her reichen wenige Worte oder auch nur wiederkehrende Abfolgen von Silben mit langen Vokalen.
Ziele: Beruhigung, Entspannung, Erfahrung von Mitgefühl und Trost

Sehnsuchts- und Kraftlieder (VS, GS, J)
Innere Wünsche, Sehnsüchte und Visionen wirken in Liedgestalt wie beschwörende Formeln und aktivieren Ressourcen, um dem Ersehnten schrittweise näher zu kommen. Dazu gehören auch Kraftlieder, meist einfache, einprägsame Melodien, welche sich auf symbolische Kraftspender beziehen oder konkret Themen wie Kraft, Geduld, Mut und Lebendigkeit ansprechen bzw. anrufen.
Ziele: Förderung der Selbstwahrnehmung, Stärkung des Selbstvertrauens, Erweiterung des Ausdrucksverhaltens und der Erlebnisfähigkeit, Stärkung der individuellen körperlichen und seelischen Ressourcen

Kritische Lieder (GS, J)
In der Liedgestalt kann man sich erlaubterweise kritisch mit schwierigen Themen aus persönlichem Schicksal, Familie, Schule, Politik, Religion und Umwelt auseinandersetzen, sich auflehnen, eigene Vorstellungen formulieren und den Dialog suchen.
Ziele: Spannungsabfuhr, Stärkung des Selbstwertgefühls, Erweiterung des Ausdrucksverhaltens und der schöpferischen Gestaltungsfähigkeit, Erweiterung der Konfliktfähigkeit

Herkunftslieder (VS, GS, J)
Kinder mit fremden Wurzeln und anderer Sprache können über Lieder in ihrer Muttersprache, vielleicht sogar aus ihrem Herkunftsland, seelisch abgeholt werden. Das gemeinsame Anhören und Singen signalisiert dem Kind Interesse und Wertschätzung, hilft ihm sich zu öffnen und unterstützt damit seine Integration.
Ziele: Anregung und Unterstützung des Ausdrucks, Beziehungsanbahnung, Unterstützung der Integration

Lieblingslieder (VS, GS, J)
Lieblingslieder sind Lieder, welche das Kind über längere oder kürzere Zeit bevorzugt. Sie können aus jeder der oben aufgeführten Liedgruppen stammen. Wertschätzung und Respekt gegenüber den Liedvorlieben eines Kindes geben ihm das Gefühl, wahrgenommen zu werden und schaffen Verbindung. Melodie und Text können Hinweise zu Stimmung, aktuellen Themen sowie zu Glaubenssätzen und Lebenseinstellungen geben.
Ziele: Beziehungsanbahnung, Stärkung des Selbstwertgefühls

11 Komponierte instrumentale Musik

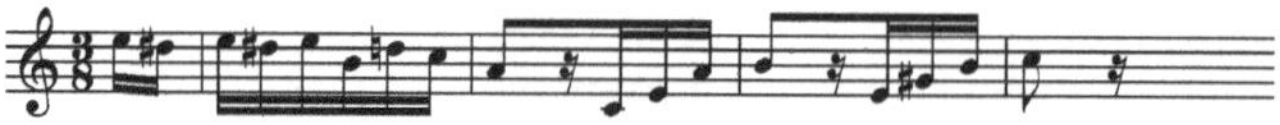

Komponierte instrumentale Musik kommt im hier vertretenen Ansatz nur selten zur Anwendung. Es wird davon ausgegangen, dass improvisierte Musik die seelischen Prozesse des Kindes besser abbilden kann und seinem spielerisch-entdeckungsfreudigen Wesen mehr entspricht. Die Therapeutin ihrerseits hat damit vielfältigere und der therapeutischen Notwendigkeit unmittelbarer entsprechende Möglichkeiten, Resonanz zu geben. Nun gibt es aber Situationen, in denen es wichtig ist, auch komponierte Musik einzubeziehen, beispielsweise zum Anhören auf Wunsch des Kindes, bei körperzentrierten Sequenzen oder dem Imaginativen Musikerleben.

Wenn ein Kind Noten in die Therapie mitbringt oder komponierte Musikstücke von einer CD zu hören wünscht, sind in der Regel damit, wie bei den Lieblingssongs, emotionale Besetzungen verbunden, die im Sinn des therapeutischen Prozesses einbezogen werden müssen. Oft handelt es sich dabei um populäre Stücke wie beispielsweise „Für Elise“ (Beethoven) oder „Pour Adeline“ (Kleidermann).

Die 17-jährige Lisa hat in ihrem Leben viele schwierige Verlusterfahrungen gemacht und nur wenig aufbauende Resonanz auf ihr So-Sein erfahren können.

In der Musiktherapie äussert sie von Beginn an als grössten Wunsch Beethovens „Für Elise“ zu hören und spielen zu lernen. Die Therapeutin nimmt ihren Wunsch auf und erübt mit ihr schrittweise den Anfang des Stücks.

Lisa fühlt sich offensichtlich durch diese Musik tief berührt und durch die Widmung (Lisa – für Elise) persönlich angesprochen. Wenn die Therapeutin ganz allein für sie das Stück spielt, erfährt sie wohl das erste Mal in ihrem Leben, „gemeint“ zu sein – „Diese Musik ist für dich, Lisa“. Im schrittweisen Einüben des Melodiemotivs macht sie den seelischen Prozess durch, sich diese Zuwendung nun auch selbst zu geben – ich, Lisa, spiele diese Musik für mich. Unter diesem Blickwinkel gesehen handelt es sich bei dieser Sequenz, in welcher Musik gelehrt und erübt wird, um eine hoch therapeutische Intervention.

Hin und wieder verlangen Kinder auch nach komponierter Musik, wenn sie von der Improvisation (noch) überfordert sind. Sie brauchen den wiederholbaren und Halt gebenden festen Rahmen, um sich öffnen zu können. Es lohnt sich, diese Musik mit einzubeziehen und vom Vorgegebenen ausgehend behutsame Impulse für „Ausflüge“ in die freie Musik zu setzen.

Der 16-jährige Martin ist in einer schweren Pubertätskrise. Er spielt Trompete, sein Ideal ist der bekannte Jazztrompeter Artie Shaw. Da er sich weigert, andere Instrumente auszuprobieren und zu improvisieren, spielen wir während Monaten dessen Stücke nach Noten, er mit der Trompete, ich ihn am Klavier begleitend. Er kann damit die ganze Trauer über seine vaterlose Kindheit ausdrücken. Die Musikstücke der selbstgewählten Vaterfigur (Er drückt öfters aus, dass Artie Shaw sein wahrer Vater sei) scheinen ihm Gefühle von Sicherheit, Zugehörigkeit und Verwurzelung zu vermitteln.

Im Verlauf des Therapieprozesses kann er diesen Rahmen allmählich erweitern und kleine Improvisationssequenzen über Artie-Shaw-Motive wagen ⇒ Ablösung vom Wunsch-Vater.

Als nächsten Schritt beginnt er, eigene Stücke zu komponieren. Zunächst sind es nur Stücke für Trompete und Klavier. Mit der Zeit wählt er auch andere Instrumentierungen. Besonders das Akkordeon interessiert ihn ⇒ Aufbau einer eigenen Identität.

Gegen Ende der Therapie kann er zunehmend den Halt gebenden Rahmen der komponierten Musik loslassen und mit seinem neuen Lieblingsinstrument, dem Akkordeon, improvisieren ⇒ Auf dem Boden der gefestigten Identität spontanen, ureigenen Ausdruck wagen.

Ein weiterer Ausgangspunkt, um Musikstücke einzubeziehen, ist das gegen Ende des Therapieprozesses manchmal auftretende Bedürfnis, jetzt noch „richtige“, „aufgeschriebene“ Musik zu lernen. Es tritt vor allem bei Kindern auf, die sonst kein Instrument lernen. Der Wunsch kann verschiedene Hintergründe haben. Zum einen wendet sich der nach innen, auf persönliche Prozesse gerichtete Fokus langsam wieder nach aussen – das Kind möchte etwas zeigen können. Ein wiederholbares Musikstück spielen zu können, wird quasi zum Symbol dafür, dass Entwicklungsschritte geschehen sind. Zum andern ist es etwas, das man als Übergangsphänomen auch nach dem Abschied noch abrufen kann.

Es gibt leicht spielbare, lustvolle Klavierstücke, welche sich gut für diesen Zweck eignen und je nach Fähigkeiten des Kindes modifiziert werden können. Natürlich steht auch hier nicht das Produkt im Zentrum, sondern vielmehr die Vermittlung des Gefühls, das Kind im eigenen Lernbedürfnis und in den Bewältigungsstrategien rund um den Abschied zu respektieren.

Ebenso kann es sinnvoll sein, komponierte Musikstücke vom Tonträger als Begleitung für Körperwahrnehmung, Entspannung oder Bewegung sowie beim Imaginativen Musikerleben einzubeziehen. Weitere Ausführungen dazu sind in den Kapiteln „Körperzentrierte Spiele“ und „Imaginatives Musikerleben“ zu finden.[36]

[36] Körperwahrnehmung siehe S. 199ff.; Entspannung S. 203f.; Bewegung S. 212f.; Imaginatives Musikerleben S. 255ff.

12 Körperzentrierte Musikspiele

Die Musiktherapie wäre mir zu eng, wenn ich nicht die Körperarbeit hineinflechten könnte – und in der Körperarbeit käme ich mir verarmt vor, wenn sie nicht [...] in die intuitiven, grenzüberschreitenden Erlebnisprozesse der Musik hinüberführen würden.

Gertrud Katja Loos (1986b)

Alles irdische Leben manifestiert sich in einem Körper und ist Teil des ewigen Kreislaufs von Werden, Sein und Vergehen. Auch der Mensch ist in diesen Prozess eingebunden. Menschsein bedeutet in diesem Sinn eine stetige Auseinandersetzung mit dem eigenen Körper. Therapie ohne Einbezug der Körperebene bliebe deshalb Stückwerk. Dies ist insbesondere bei Kindern wichtig, da Erlebens-, Ausdrucks- und Kommunikationsprozesse in diesem Alter eng mit der Körperlichkeit vernetzt sind. Kinder entdecken und begreifen sich selbst, und ihre Mitwelt zunächst vor allem über den Körper – sie spielen und lernen mit Leib und Seele.

12.1 Zum Einbezug der Körperebene in der Musiktherapie mit Kindern

Körperliche, seelische, geistige und soziale Reifungsprozesse im Kindesalter sind eng miteinander verknüpft und bedingen sich wechselseitig, wobei der Körperebene zentrale Bedeutung zukommt. Insbesondere in den ersten Lebensjahren ist sie Dreh- und Angelpunkt in Spielen, Lernprozessen und Interaktionen. Das Kind drückt seine Befindlichkeiten und Anliegen über den Körper aus; es entdeckt und be-greift die Welt mit dem Körper.

Kinder mit emotionalen Problemen und/oder Wahrnehmungsdefiziten haben oft auch einen blockierten oder fragmentierten Bezug zu ihrem Körper, was sich sowohl in Störungen der Körperwahrnehmung als auch der Bewegung und Beweglichkeit zeigen kann. Sie brauchen gezielte Angebote, in denen sie (wieder) eine achtsame und lustvolle Beziehung zu ihm aufbauen können. Psychotherapie mit Kindern stellt deshalb in der Regel auch Spielmaterial zur Verfügung, welches Körpererfahrungen ermöglicht und den Bewegungsbedürfnissen des Kindes entgegenkommt.

In der Musiktherapie wird die Körperebene ebenfalls berücksichtigt, weil eine natürlich gegebene, untrennbare Verbindung zwischen ihr und der Musik besteht. Dies hat viele Musiktherapeutinnen unabhängig von Ausbildungshintergrund und musiktherapeutischem Berufsfeld dazu bewogen, sie neben der Musik und dem Gespräch explizit als weiteres therapeutisches Medium zu integrieren (vgl. Orff,

1974; Frohne-Hagemann, 1990, 2001; Brückner, Mederacke & Ulbrich, 1982; Priestley, 1982; Hegi, 1986, 1998; Loos, 1986a, b, 1995, 1997; Timmermann, 1987, 1994, 2004; Meyberg, 1989; Schumacher, 1994, 2000b; Metzner, 1996; Renz, 1996; Decker-Voigt, 1999, 2000; Gindl, 2000, 2002; Glogau, 1998; Schwabe, 2004).

Im Folgenden werden einige Aspekte aufgeführt, welche diese Verbindung zwischen der Musik und der Körperebene erläutern:

- *Körperlichkeit und Musik als Urerfahrungen des Menschen:* Körperliche und elementar musikalische Eindrücke sind beides Urerfahrungen des Menschen.[37] Puls- und Atemrhythmus, Körpergeräusche, Stimmklang und -melodie der Mutter sowie ihre Bewegungen gestalten den Pränatalraum und werden vom Kind gleichzeitig als ganzkörperliche Empfindungen und als Höreindrücke wahrgenommen. Auch nach der Geburt bestimmt das Zusammenspiel von körperlichen und musikalisch geprägten Wahrnehmungen weitgehend den Erfahrungsraum des Kindes. Von Stimmklängen und -melodien umfangen wird es getragen, liebkost, gestillt und gepflegt. Erste Spiele mit dem eigenen Körper und der Stimme werden gespielt und auch der Körper des Gegenübers wird, von stimmlichen Lautmalereien begleitet, lustvoll erforscht (vgl. Stern, 1985, 1993; Schumacher, 1994, 2000b; Renz, 1996; Decker-Voigt, 1999; Dornes, 2001; Gindl, 2002).
  Schwerwiegende Probleme der Mutter und des familiären Systems sowie auch existentielle Bedrohungen durch die Gesellschaft oder die Umwelt beeinträchtigen die Qualität des Kontinuums im Uterus und in der Kleinkindzeit. Diese frühen Störungen im Sein lassen sich als Erinnerungsspuren im Körper wiederfinden und können therapeutisch am ehesten über Arbeit mit dem Körper und den dazugehörigen musikalischen Qualitäten aufgespürt und bearbeitet werden.
- *Körperreaktionen durch Musik:* Musik, gespielt oder gehört, ruft neben emotionalen auch körperliche, sowohl vegetative als auch fein- und grobmotorische Reaktionen hervor, welche in physiologischen Messungen (z.B. EKG, EEG, Atemfrequenzmessung) erfasst und/oder leibhaftig gespürt und beobachtet werden können (Scheytt, 1983; Gembris, 1996; Decker-Voigt, 2000).
- *Wechselwirkung von Körper und Klangkörper:* Ohne Bewegung des Körpers gibt es keine Musik (Hegi, 1986; Loos, 1986b). Innere Bewegung muss in eine äussere fliessen – erst so erklingen die Stimme oder die Musikinstrumente. Über die Spielbewegungen verbindet sich der Spieler mit dem Klangkörper des Instrumentes und lässt ihn so Teil seines Körpers werden. Die dabei erzeugten Vibrationen wirken ihrerseits zurück, regen die Körperwahrnehmung an und verstärken die Einheit von Spieler- und Instrumentenklang-Körper.
- *Der Körper als Musikinstrument:* Der Körper selbst kann zum Musikinstrument werden: Die Stimme ist tönender Atem und der Körper ist ihr Resonanz- und Klangraum.

[37] Bezüglich dieser Verbindung besonders erwähnenswert ist die Lokalisation des Vestibularapparates, durch den unser Körpergefühl sowie das Raum- und Bewegungsempfinden gesteuert werden: Er hat seinen Sitz im Ohr (vgl. Decker-Voigt 1999, S. 36)

- *Analogien von Körper- und Musikausdruck:* Musik- und Körperausdruck entsprechen sich in ihren Qualitäten: Klang (Resonanz, Frequenz, Raum), Rhythmus (Atem, Puls, Stoffwechsel, Gang), Melodie (Bewegung, Betonung), Dynamik (Spannung, Tempo, Kraft, Intensität), Form (Grösse, Gewicht, Proportionen, Haltung, Grenze).
- *Musik als Abbild körperlichen Seins:* Sowohl feinstofflich als auch physikalisch stellt Musik ein Abbild körperlichen Seins dar. Sie ist dauernde Bewegung, verändert sich von Moment zu Moment und symbolisiert in diesen Wechseln von Spannung und Auflösung den Lebensprozess von Werden, Sein und Vergehen (Wärja-Danielsson, 1990).

In den folgenden Abschnitten werden relevante Aspekte zum Einbezug der Körperebene in der Musiktherapie mit Kindern näher erläutert.

12.2 Körpersprache

Die Körpersprache ist die Ursprache des Kindes, mit der es von Geburt an mit seiner Mitwelt kommuniziert. „Das Kind setzt nicht nur seinen Blickkontakt, sein Lächeln und sein Lautieren, sondern seinen Körper als Ganzes zur Herstellung von Nähe und Aufrechterhaltung eines interaktiven Feldes mit der Bezugsperson oder aber zur Abgrenzung und damit zur Regulierung der eigenen Autonomie ein“ (Gindl, 2002, S. 134). Die Komplexität dieser Signale ist entsprechenden Verbalisierungsfähigkeiten und bewusster Einsicht um Jahre voraus. Auch nach dem Spracherwerb bleiben die körperlichen Ausdrucksparameter (Mimik, Blickverhalten, Gestik, Körperbewegung, Körperhaltung, Atem- und Stimmbewegung, Körperkontakt) wesentliche Aspekte des menschlichen Kommunikationsverhaltens.

In der Therapie werden sie als ergänzende Aspekte für die Beurteilung verbaler Äusserungen und zur Einschätzung der Befindlichkeit des Kindes, der Beziehungsqualität sowie der Wirkung des Musikspiels einbezogen (vgl. Schumacher, 2000b; Frohne-Hagemann, 2004). Es gilt dabei zu beachten, dass die körpersprachlichen Signale keine invarianten, präzisen Bedeutungen haben, sondern immer im Kontext gesehen werden müssen. Wirkliches Verstehen erfordert die Beachtung der situativen Bedingungen sowie den Einbezug der gleichzeitig, vorausgehend und nachfolgend gesendeten verbalen, vokalen oder nonverbalen Signale. Ebenso muss berücksichtigt werden, dass sich die körpersprachlichen Signale durch kognitive und motorische Entwicklungsprozesse altersspezifisch verändern (vgl. Burger, 1999, S. 99).

12.3 Körperwahrnehmung

Körperwahrnehmung (KW) umfasst das Erspüren und Kennenlernen der eigenen Körpergestalt mit ihren Grenzen und Innenräumen sowie der Bewegungen von Atem und Herz. Sie hilft, sowohl ein geordnetes Körperbild (Körperschema) aufzubauen,

Temperatur- und Spannungsunterschiede im Körper festzustellen sowie den Tastsinn und eine Art Hautgefühl im Kontakt nach aussen zu entwickeln. Dadurch werden Haltungsveränderungen, neue oder erweiterte Bewegungen sowie deren Dosierung von Kraft und Dynamik ermöglicht (vgl. Windels, 1984, S. 27ff.).

Da die menschliche Leiblichkeit nicht nur physiologische, sondern ebenso psychische, mentale und sozial-kommunikative Dimensionen umfasst, kann KW auch als Selbst-Wahrnehmung und Selbst-Bewusstsein erfahren werden (vgl. Orth, 2000, S. 404). Sie bedeutet, seine Innenräume als Lebensräume und sein Gewicht als „Lebens-Ge-Wichtigkeit“ zu verstehen, die flexible körperliche Mitte analog zu innerem Gleichgewicht zu erspüren, körperliche Haltung, innere Haltung und Verhalten zueinander in Beziehung zu setzen und körperliche Bewegung als Ausdruck innerer (Seelen)Bewegung wahrzunehmen. „Wenn dieser Raum nicht Eigenbesitz, Ich-Bestandteil und Beziehungsbasis ist, kann der Mensch keine Beziehung aufnehmen zum andern Menschen, zur Natur, zu Vergangenheit und Zukunft, in deren Mitte sein Körper und sein Wesen die Gegenwart wahrnimmt“ (Loos, 1986b, S. 203).

Ohne dieses spürbewusste „Im-Körper-Sein“ ist der Ausdruck innerer Befindlichkeiten und Bedürfnisse behindert. Musikalisch kann das in unbezogenem Schlagen auf eine Trommel oder unsensiblem Reissen an Saiten sicht- und hörbar werden. Je nach therapeutischer Notwendigkeit braucht es hier gezielte musikalische Impulse, welche die KW anregen oder körperzentrierte Angebote, die zum freien musikalischen Ausdruck hinführen.

Es gilt zu beachten, dass die Wahrnehmung des eigenen Körpers ein subtiles und nahes Geschehen ist. Sie wird zwar von vielen Kindern als lustvolle Erfahrung gesucht, je nach Thematik und Vorgeschichte kann sie aber auch Widerstände und Ängste hervorrufen. Voraussetzung für KW ist deshalb eine auf Vertrauen basierende Beziehung zur Therapeutin. Das Kind muss sich sicher fühlen, damit es sich dem Spürprozess hingeben kann. Die Angebote müssen dort ansetzen, wo das Kind selbst Impulse setzt oder wo es am ehesten ansprechbar ist – sei es durch Aktivität oder in der Ruhe, für sich allein oder über Körperkontakt. Seine Aufmerksamkeitsspanne und sein Tempo müssen beachtet, verbale Anleitungen dem Entwicklungsalter angepasst werden.

Methodisch lassen sich verschiedene Formen der Körperwahrnehmung herauskristallisieren:

- Körperwahrnehmung durch Aktivität
- Meditative Körperwahrnehmung
- Körperwahrnehmung in der Ruhe
- Körperwahrnehmung durch Berührung und Bewegt-Werden
- Körperwahrnehmung durch Materialien und Vibrationen der Instrumente

12.3.1 Körperwahrnehmung durch Aktivität

Viele Kinder müssen zuerst spielerisch in ihrer Aktivität abgeholt werden. Ihre Bewegungslust, vielleicht auch ihre Unruhe, kann mit Aktivität betonenden, aber strukturierten Angeboten so lange verstärkt werden, bis sie sich ausgetobt haben. In der anschliessenden Ruhephase ist der Körper besonders gut spürbar: beschleunigter Puls, vertiefte Atmung, Kribbeln in den Extremitäten, erhöhte Körpertemperatur.

> *Anregungen für die Praxis*
>
> *Intensive Bewegung:* Laufen, Rennen oder Tanzen zu Trommelmusik, Seil- oder Trampolinspringen.
>
> *Aktivierung des Körpers:* Klopfen und Streichen einzelner Körperteile oder rhythmisches Sich-Schütteln zu Trommelmusik.
>
> *Kraft spüren:* Kind und Therapeutin stehen sich gegenüber, Handflächen gegeneinander. Das Kind versucht nun, die Therapeutin wegzuschieben. Diese versucht, stabil stehen zu bleiben wie ein Berg.

12.3.2 Meditative Körperwahrnehmung

Das Kind führt langsame, ruhige Bewegungen aus und versucht, sie mit innerer Aufmerksamkeit zu begleiten. Als Einstimmung bewährt sich lustvolles, achtsames Dehnen und Strecken, welches den Atem vertieft, den Blutkreislauf, das Lymph- und Nervensystem anregt, den Tonus ausgleicht und progressives Bewusstwerden der einzelnen Körperteile und der Ganzheit des Körpers ermöglicht (vgl. Windels, 1984, S. 32f.; Middendorff, 1986, S. 155ff.). Von der Therapeutin vorgelebt, wird dies vom Kind meist unwillkürlich imitiert.

> *Anregungen für die Praxis*
>
> *KW mit verschiedenen Materialien:* Spiele, bei denen das Kind seinen Körper über Druckkontakt mit Materialien selbst exploriert, beispielsweise über Massage der Fusssohlen mit einem Tennisball, Liegen auf Sandsäcklein, blindes Gehen über verschiedene Materialien.
>
> *Zeitlupenspiele:* Hier führt das Kind nach Anleitung der Therapeutin in langsamem Tempo Bewegungen aus und spürt genau hin, wie sich das anfühlt, beispielsweise indem es Schritt um Schritt die Füsse bewusst abrollt, hebt und wieder setzt. Anleitung und Bewegung sollten im wechselseitigen Austausch stehen: Das Kind folgt den Angaben der Therapeutin, diese geht auf dessen Tempo ein und baut flexibel auch seine spontan ausgelösten Bewegungsimpulse ein.

12.3.3 Körperwahrnehmung in der Ruhe

Diese Art der KW wird im Liegen oder im bequemen Sitzen, wenn möglich mit geschlossenen Augen, durchgeführt. Als Vertrauen aufbauende und vertiefende Einstimmung werden Dehnen und Räkeln sowie die Wahrnehmung des Kontakts zum Boden, bzw. zur Sitzfläche angeregt.

> *Anregungen für die Praxis*
>
> *Imaginative Körperreisen:* Das Kind legt sich bequem hin und macht, angeleitet durch die Therapeutin, eine Reise durch den ganzen Körper. Vorausgehend kann der jeweilige Körperteil gedehnt und bewegt oder vom Kind, soweit möglich, berührt werden. Während der Körperreise kann man mit dem Kind im Dialog bleiben, gezielte Fragen zu den Wahrnehmungen stellen oder es für sich nachspüren lassen.

Wahrnehmung des Körperinnenraums durch Nachspüren des Atemflusses: Den Atem einströmen lassen – zulassen, den „Ausatem" wieder loslassen – warten, sein lassen bis er wieder von selbst einströmt. Als Vorbereitung dafür eignet sich stossartiges Ein- und Ausatmen, wobei die Hände auf den Bauch oder an die Seiten gelegt werden, um die Ausdehnung bzw. das Zusammenfallen (an)fassbar zu machen. Bilder wie „Blasbalg" oder „Einströmen von Luft in einen Ballon" helfen, das Ganze kindgemäss zu konkretisieren.

12.3.4 Körperwahrnehmung durch Berührung und Bewegt-Werden

Die Therapeutin berührt und/oder bewegt achtsam und gezielt einzelne Körperteile des Kindes. Dabei werden die Reaktionen im Körper des Kindes, insbesondere der Atemrhythmus, wahrgenommen und einbezogen. Die Behandlung kann mit der Stimme, Musik vom Tonträger oder instrumental von einer Drittperson (Gruppe, Co-Therapeut) mit ruhigen fliessenden Klängen (z.B. Monochord, Rainmaker) begleitet werden. Die Musik übernimmt in diesem Fall Holding- und Entspannungsfunktion.

Bei Neuerfahrungen ist es unerlässlich, den Ablauf vorausgehend zu erklären und zu zeigen (bei jüngeren Kindern evtl. selbst an einer Puppe ausprobieren lassen) sowie während des Prozesses immer wieder anzukündigen, was als Nächstes geschehen wird und mit dem Kind über seine Empfindungen im Dialog zu sein.

Anregungen für die Praxis

Achtsames Berühren eines Körperteils: Einen Körperteil (Füsse, Hände, Knie, Kopf, Brustkorb) sanft, aber bestimmt, wenn möglich mit beiden Händen berühren. Den Druck mit dem Rhythmus der Atembewegung leicht verstärken und wieder loslassen, den „Ausatem" mit einem Ton begleiten.

Marionettenspiel: Bewegt-Werden bei Extremitäten, Kopf und Schultern im Stehen, Sitzen oder Liegen: langsame Bewegungen hin und her, auf und ab, dehnen und loslassen, drehen, behutsam schütteln. Das Kind stellt sich dabei vor, es sei eine Marionette, die sich selbst überhaupt nicht bewegen kann. Ein Rollentausch mit der Therapeutin kann helfen, die Schwere beim Loslassen eines Körperteils zu erfahren.

Ganzkörpermassage mit einem Stoff- oder Massageball (Plastikball mit Noppen): Der Ball wird mit sanftem, aber bestimmtem Druck in einem geordneten Ablauf über den Körper gerollt. Wichtig ist eine spürbewusste Präsenz beim Tun: bewusstes, achtsames Aufsetzen und wieder Wegnehmen des Balls; sanfter, aber bestimmter Druck; Wahrnehmen des Atemflusses. Während des Prozesses sollte der Ball immer im Körperkontakt bleiben, durch Springen von einer Körperstelle zur andern verliert das Kind die Orientierung.

12.3.5 Körperwahrnehmung durch Materialien und Vibrationen

Die verschiedenen Materialien, aus denen die Instrumente gebaut sind, sprechen den Körper in vielfältiger Weise an: Ein Trommelfell kann sich haarig, glatt, weich oder straff gespannt anfühlen, Metallsaiten können zärtlich erklingen, sind aber auch schneidend hart, Gongs sind kalt, Holz eher warm, bei den Rasseln gibt es raue und glatte Oberflächen. Bei den Waterdrums kann mit dem kühlen Wasser gespielt werden und die Maiskörner in den Kürbisschalen machen die Haut geschmeidig.

Einzelne Instrumente wie die Schlitztrommel, das Monochord[38], Klangschalen, der Kontrabass, Rainmaker und Trommeln stimulieren den Körper über gut spürbare Vibrationen.

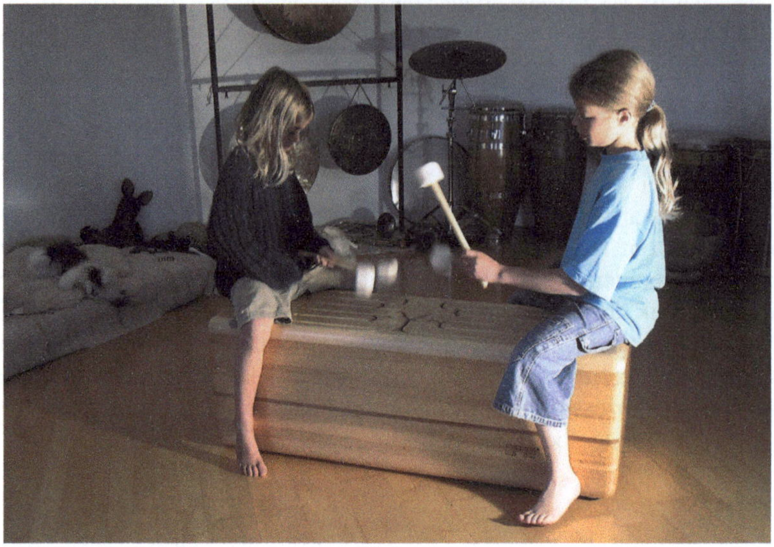

Abbildung 25: Kraft zeigen und Vibrationen spüren

Das Kind bekommt so nicht nur über das Ohr, sondern auch über das taktil-kinästhetische Empfinden des Körpers Impulse, die seine Selbstwahrnehmung anregen. Die Vibrationen können entweder beim Selbst-Spielen gespürt werden oder die Therapeutin legt dem Kind das Instrument auf verschiedene Körperstellen und spielt für es.

Der 7-jährige Elia ist wegen sozialer Schwierigkeiten infolge einer Wahrnehmungsstörung in der Musiktherapie. Mir fällt bald auf, dass er die Instrumente bevorzugt, bei denen die Vibrationen besonders gut zu spüren sind: die grosse Schlitztrommel, die Gongs und die grosse mit Maiskörnern gefüllte Kürbisschale. Mit Letzterer beschäftigt er sich oft einen grossen Teil der Therapiestunde, obwohl es ihm sonst nicht so leicht fällt, sich zu vertiefen. Er wühlt darin, möchte, dass ich die Körner über seine Hände und seinen Kopf regnen lasse. Irgendwann beginnt er sogar, seine Ärmel und Hosenbeine damit zu füllen und lässt sie dann mit Schüttelbewegung wieder hinausrieseln. Er regt dadurch intuitiv seine Körperwahrnehmung an und kommt sichtlich zur Ruhe.

[38] Im Speziellen das Liegemonochord oder die Klangwiege

12.4 Entspannung

Hin und wieder ergibt sich die Notwendigkeit, gezielte Entspannungssequenzen einzubauen. Das nachfolgend beschriebene schrittweise Vorgehen mit Einstimmung, Körperwahrnehmung, Entspannung, Zurückkommen und Reflexion eignet sich für Kinder ab ca. neun Jahren.

Einstimmung
Das Kind wird in seiner Befindlichkeit wahrgenommen und mit einem entsprechenden Angebot abgeholt: Gespräch (Erzählen, was es gerade beschäftigt), Improvisation (Spielen, wie es sich ergibt; sich frei spielen für die Entspannung), körperorientiertes Spiel (Bewegung, Kraft). Mit einer solchen individuell gestalteten Einstimmung soll eine Atmosphäre von Respekt, Freiwilligkeit und Lebendigkeit geschaffen werden, welche die Entspannungssequenz nahtlos in das prozessorientierte Vorgehen der Therapie mit der zentralen Bedeutung der Ich-Du-Beziehung zwischen Kind und Therapeutin einbettet (vgl. Decker-Voigt, 2004, S. 292).

Körperwahrnehmung
Die nun folgende KW soll das Kind zentrieren und für die Entspannungsinduktion im Leib verankern. Im Sinne des prozessorientierten Vorgehens kann das Kind auswählen, welche Form von KW es gerne möchte. Bewährte Möglichkeiten sind: progressive Muskelentspannung (E. Jacobson), bei der einzelne Körperteile bewusst angespannt und dann wieder losgelassen werden, meditatives Dehnen des ganzen Körpers, Bewegen der Extremitäten durch die Therapeutin (Marionettenspiel) oder Ganzkörper-Ballmassage[39].

Zum Abschluss wird das Kind gebeten, mit geschlossenen Augen seine Hände wie Schalen über die Ohrmuscheln zu legen und diese durch langsames Kreisen sowie durch Heben und Senken der Handballen sanft zu massieren. Die dabei erzeugten Geräuschphänomene verändern die Lauschhaltung zu „Ich bin ganz Ohr.“ Ein Nachspüren des Atemflusses leitet zur eigentlichen Entspannungssequenz über.

Entspannung
Die Therapeutin kündigt nun mit ruhiger Stimme die Musik an und weist darauf hin, dass das Kind jederzeit mit einem Heben des Arms ihre Beendigung wünschen kann.

Nach einigen Momenten der Stille beginnt sie, für das Kind zu spielen. Je nach therapeutischer Notwendigkeit lässt sie die Musik als solche wirken oder begleitet das Kind mit körperbezogenen Hinweisen („den Boden spüren“, „sich tragen lassen“, „Atem spüren“) oder Entspannungsbildern[40] („auf einem Floss in einem ruhigen See sich leise schaukeln lassen“, „auf einem weichen, sonnenwarmen Moosboden sich ausruhen dürfen“, „sich einen gemütlichen, geschützten Ort vorstellen“) durch die Musik.

Wenn möglich spielt die Therapeutin die Musik selbst, wobei es sich wie beim Für-Spiel um einen kreisprozessartigen Dialog zwischen der Musik spielenden Therapeutin und dem mit körpersprachlichen Signalen darauf reagierenden Kind handelt (vgl. Schmucker, 2004, S. 70). Die Musik kann so dem Kind angepasst werden und seinem „Entspannungstempo“ folgen. Es wird möglichst ruhig und eher monoton gespielt. Anzeichen von Unruhe werden in minimalen Veränderungen der Dynamik aufgenommen, welche die Aufmerksamkeit des Kindes wieder zentrieren. Als Halt gebendes Leitseil kann auch die Stimme eingesetzt werden.

39 siehe S. 201
40 siehe S. 291

Das Instrument sollte vom Kind positiv besetzt sein, evtl. sogar für die Entspannung gewünscht werden und sich für eine Raum schaffende, eher gleichförmige Spielweise eignen: z.B. Monochord, Rainmaker, Oceandrum, Mais in Kalebasse, Kinderharfe, tiefe Flöte mit weichem Klang.

Hin und wieder gibt es Kinder, welche die Therapeutin „hautnah" spüren müssen, um sich entspannen zu können. Hier wird Musik[41] vom Tonträger gespielt. Die Therapeutin hält dazu ruhig die Füsse des Kindes in ihren Händen oder massiert sie sanft im Rhythmus der Musik.

Zurückkommen
Nach der langsam verklingenden Musik sollte zuerst Stille sein, welche Raum für Nachschwingen lässt. Danach wird es mit ruhiger Stimme langsam zurückgeholt: die Liegefläche spüren – dem Atem nachlauschen und bewusst tief ein- und ausatmen – evtl. Wörter aufsteigen lassen und aussprechen, ohne sie zu zensieren – Zehen/Finger bewegen und von hier aus in ein allmählich den ganzen Körper erfassendes Räkeln und Dehnen kommen.

Reflexion
In einer abschliessenden Reflexion wird Raum gegeben, das Erlebte auszudrücken und damit auch zu integrieren. Wenn möglich werden die Erfahrungen auf Möglichkeiten untersucht, wie sie in den Alltag, beispielsweise für eine Prüfung, übertragen werden können. Wenn (noch) keine Worte gefunden werden, kann auch improvisiert oder ein Bild gemalt werden.

12.5 Atem und Stimme

In der Stimme, dem tönenden Atem, wird die Einheit von Körper und Musik am deutlichsten wahrnehmbar. Während der Körper beim Instrumentalspiel über Spielbewegungen einen ausserhalb liegenden Klangkörper in Schwingung versetzt, ist er beim Stimmausdruck selbst der Schwingungsraum: Die Musik ist in ihm und dringt aus ihm. Die vielfältigen Schattierungen innerer Bewegung werden so unmittelbar spür- und hörbar.[42]

12.5.1 Atem

Der Atem ist pulsierende Lebensenergie. Während das Kind sie im Pränatalraum noch indirekt über die mütterliche Körperwelt aufnimmt und gewissermassen, „geatmet wird", beginnt mit der Geburt auch das individuelle, selbständige Atmen, das den Körper bis zum Tod am Leben erhält und beseelt. „Mit der Durchtrennung der Nabelschnur werden wir aus dem symbiotischen Mitschwingen entlassen in die individuelle Atemschwingung, die uns bis zum letzten Atemzug begleiten wird: als ein vertrauensvoller, mächtiger Strom, nahe dem Ursprung und der Mitte, als ein

[41] beispielsweise: Klangzustände Monochordmusik freies Musikzentrum München, New Age Musik (Kitaro, Aeoliah, Deuter)

[42] Stimme siehe auch S. 74ff.

ängstliches, gieriges, freudig-erregtes, stockendes, seufzendes, schillernd fluktuierendes Wechselbad" (Timmermann, 1994, S. 177f.).

Im Atem spiegeln sich Befindlichkeiten, Gefühle und sogar Gedanken. Er ist der Seismograph unserer Innenwelt, ihr Ventil zur Aussenwelt und Medium, um das innere Gleichgewicht immer wieder zu finden. Er „ist eine verbindende Kraft. Sie schafft im Leiblichen Ausgleich und Gleichgewicht und hilft uns, die Eindrücke von innen und aussen wandelbar zu machen. Sie verbindet den Menschen mit der Aussenwelt und das Aussen mit seiner Innenwelt. Atem ist Urbewegung und daher unmittelbares Leben" (Middendorf, 1986, S. 12).

All diese Eigenschaften machen ihn in vielen Meditationsarten, Körperschulungswegen, Atem- und Psychotherapien zu einem zentralen Medium, wobei je nach Ansatz die achtsame, nicht eingreifende Wahrnehmung der eigenen Atembewegung (z.B. Middendorf, Zen) oder die willensbetonte Beeinflussung der Atmung (z.B. Yoga, Lowen, Grof) mehr oder weniger im Vordergrund stehen. Im hier vertretenen Ansatz werden im dialogischen Sinn sowohl *aktive* als auch *nachspürende Atemspiele* einbezogen:

Aktive Atemspiele sind bei Kindern angezeigt, welche (noch) kein Gespür für ihren Atem haben, keine Atembewegung wahrnehmen können und bei denen Berührung nicht möglich ist, um sie wahrnehmbar zu machen. Spielerische Angebote, bei denen „bewusst" und „gelenkt" geatmet wird, sollen helfen, ihn zu lokalisieren und einzuordnen. Behutsames und sanftes Vorgehen ist v.a. beim stossartigen Ein- und Ausatmen wichtig, da keine Hyperventilation entstehen soll.

Anregungen für die Praxis

Atembewegungen *ausloten mit Bild vom Ballon:* Der Körperinnenraum ist wie ein Ballon. Wenn wir einatmen wird er prall mit Luft gefüllt, mit dem Ausatmen fällt er wieder zusammen. Mit dieser Vorstellung spielen: soviel als möglich einatmen oder in zartem Staccato einatmen – möglichst viel ausatmen, mit offenem Mund betont ausatmen oder staccato ausatmen. Körperbewegung dazu: sich strecken zum Einatmen, zusammenfallen/zusammenkauern beim Ausatmen (evtl. den „Ausatem" mit Geräusch oder Stimmklang betonen).

Seifen-/Watteblasen: Im je eigenen Atemrhythmus den Atem einströmen lassen – einen Moment anhalten – eine Seifenblase machen und fliegen lassen (eine grosse, viele kleine) oder mit einem langen oder kurzen, stossartigen Ausatmen eine Watte über ein grosses Trommelfell oder durch ein Rohr blasen.

Eisenbahn: Hände auf den Bauch legen – zuerst langsam, dann sukzessive immer schneller werdend stossartig ein- und ausatmen – wieder langsamer werden – den Atem im eigenen Tempo fliessen lassen und ihm nachspüren.

Nachspürende Atemspiele werden bei Kindern und Jugendlichen eingesetzt, welche bereits (ansatzweise) ein Gefühl für den eigenen Körper entwickelt haben und die eigenen Körpergrenzen (Orientierung innen – aussen) kennen. Einstimmung ist immer Dehnen und Räkeln.

Anregungen für die Praxis

Atemfluss *wahrnehmen:* sich niederlassen, Kontakt zum Boden oder zur Sitzfläche spüren und sich tragen lassen (im Sitzen oder Liegen) – den „Einatem" kommen lassen/zulassen – den Atem gehen lassen/loslassen – die nachfolgende winzige Ruhe zulassen/geniessen – bis der nächste „Einatem" von alleine wieder kommt ... usw.

Untere/mittlere/obere Atmung: Hände auf den Bauch/in den Flanken, beim Schlüsselbein – spüren (vielleicht auch zuschauen, zuhören) wie der Atem kommt und geht. Damit die Atembewegung ausgeprägter wird, kann man das Kind zuerst laufen, hüpfen oder Seilspringen lassen bis es müde ist und dann erst nachspüren lassen.

Baum im zarten Wind: Im Stehen Füsse gut verankern, Wurzeln in den Boden wachsen lassen – Atemfluss nachspüren ohne einzugreifen – irgendwann mit dem „Einatem" die Arme in einer winzigen Bewegung heben – mit dem „Ausatem" wieder sinken lassen – warten bis der nächste „Einatem" wieder kommt – Arme wieder heben ... usw.

Gehen in Zeitlupe: So langsam als möglich gehen, irgendwann das Gehen mit dem Atemrhythmus synchronisieren: Mit dem „Einatem" Fuss heben, nach vorne tragen – mit dem „Ausatem" absetzen, abrollen ... usw.

12.5.2 Stimme

Was sich an innerer Bewegung im Atem manifestiert, wird im Klang der Stimme (er)hörbar und kann der Therapeutin wichtige Hinweise über die Befindlichkeit des Kindes geben. Die Stimme eines offenen Menschen klingt anders als die eines gehemmten. Die Angst hinter grossspurigen Worten wird stimmlich ebenso deutlich spürbar wie die Intensität von Wut, Trauer oder Sehnsucht.

Durch die Stimme kann Nähe oder trennende Distanz, aber auch eine Atmosphäre entlastender Neutralität entstehen, sie kann ebenso tief berühren wie auch Angst machen und verletzen. Wegen dieser ausserordentlichen Modulierbarkeit ist sie für die Musiktherapeutin ein zentrales Medium, um Atmosphären zu gestalten und dem Kind Resonanz zu geben.

Neben diesen kommunikativen Aspekten umfasst sie auch ein grosses Spektrum an spielerischen Qualitäten. Das Entdecken von unheimlichen, lustigen, frechen und vielleicht auch tabuisierten Stimmgeräuschen, das Ausloten der Stimmdynamik vom leisen Flüstern bis zum Brüllen und Schreien, das stimmliche Begleiten von Spielhandlungen, das Singen von Liedern und Nonsensetexten und das Summen zärtlicher Melodien sind lustvolle Spiele, welche an frühe Kommunikationsformen anknüpfen und bezüglich Selbstwahrnehmung, Selbstwertgefühl und Ausdrucksverhalten von unschätzbarem Wert sind.

Anregungen für die Praxis

Tierstimmendialoge mit oder ohne Puppen: Ratespiele mit Tierstimmen oder Rollenspiele mit „redenden" Tieren sind lustvolle und für das Kind „ungefährliche" Einstiege in den stimmlichen Ausdruck.

Nonsensesprache: Beliebte, meistens in befreiendes Lachen mündende, Spielform, bei der stimmlich frei moduliert ein Gespräch mit Phantasiewörtern geführt wird. Meistens wird es mit Mimik und Gestik begleitet, sodass der Dialog Sinn bekommt, auch wenn die „Wörter“ keinen Sinn machen.

Echowirkungen: Mit der Stimme versuchen, einzelne Instrumente zum Resonieren zu bringen: ins Monochord oder in akkordisch gestimmte Gitarre hineinrufen, Gong mit Vokalen „ansingen“

Trommelgesänge: gemeinsam, jeder auf seiner Trommel, einen einfachen Rhythmus spielen (z.B. Pulsation rechts – links) – Therapeutin singt einfache Ton-Silbenfolge dazu vor – Kind/Gruppe wiederholt das Gleiche. Wenn sich das Kind genügend sicher fühlt, kann es auch zum „Vorsänger“ werden.

Kampfspiele: Anlehnend an die Praxis in manchen Kampfsportarten werden hier pantomimische Kampfbewegungen (ohne Berührung) zwischen Therapeutin und Kind / zwischen zwei Kindern mit der Stimme verstärkt. Der Schwerpunkt liegt auf der Synchronisation von Bewegung und Stimme; mit gesammelter Energie soll dem Gegenüber Respekt eingeflösst werden.

„Ich bin ein cooler Rapper/Popstar“: Wenn die freie Stimmimprovisation als zu kindisch, zu instinkthaft oder zu bedrohlich abgewehrt werden muss, kann über das Inszenieren von „Bühnensituationen“ und das Experimentieren mit Mikrophoneffekten die Scheu vor dem stimmlichen Ausdruck manchmal überwunden werden.

12.6 Körperperkussion

Spiele mit Körperperkussion[43] fördern sowohl die Körperwahrnehmung als auch die Bewegungsfreude und die Beweglichkeit. Sie wirken anregend bis aktivierend und führen oft über in die Ganzkörperbewegung. Von dort ist der Übergang zum Einbezug des Raums durch rhythmisches Stampfen auf den Boden oder Klopfen an Türen, Wände und Einrichtungsgegenstände nur noch ein kleiner Schritt. Therapeutisch wertvoll sind auch jene Spiele, bei denen man über die Körperinstrumente direkt mit einem Gegenüber in Kontakt geht, indem wechselweise nach einem bestimmten Rhythmus in die eigenen und dann in die Hände des Partners geklatscht wird. Diese Verbindung von Eigenwahrnehmung und lustvollem, strukturiertem Zugehen auf die Mitwelt hilft dem Kind, Berührung und Kontakt zuzulassen sowie eigene Impulse steuern zu lernen.

In der Dynamik von laut – leise und schnell – langsam wird ein achtsamer Umgang mit dem Körper erfahren: sich liebevoll klopfen, nicht schlagen; nur so heftig stampfen, wie es die Füsse geniessen können; so schnell klatschen wie es ohne Verkrampfung möglich ist. Tabuzonen im Körper können spielerisch einbezogen werden: Auch der behinderte Arm, der Bauch, den es nicht geben sollte, werden scheu berührt und zum Klingen gebracht. In Partner-Klatschspielen oder gegenseitigem Rückenklopfen (mit Händen oder weichen Schlägeln) wird strukturierte Nähe möglich und ein verantwortungsvoller, achtsamer Umgang mit dem Körper des Gegenübers geübt.

[43] siehe auch S. 76f.

Anregungen für die Praxis

Körpertöne erforschen: den ganzen Körper abklopfen und lauschen, wo es wie tönt; anschliessend verschiedene Rhythmen zusammenstellen

Stampfdynamik: langsam beginnen – immer schneller werden – wieder verlangsamen; evtl. zu Bild von Lokomotive, die langsam anfährt und immer schneller wird

Partnerklatschspiele: bestimmte Abfolge von Klatschen in die eigenen Hände und die des Partners abmachen, langsam beginnen, dann schneller werden

Kreisspiele: Klatschrhythmen mit offenen/geschlossenen Augen weitergeben

Körperlieder: Lieder singen, bei denen die einzelnen Körperteile benannt und dazu bewegt werden

Bewegung im Raum zu Trommelmusik: dazu in die Hände klatschen und mit den Fingern schnipsen

12.7 Bewegung

Es tanzt ein Bi Ba Butzemann
in unserem Kreis herum.
Er schüttelt sich und rüttelt sich
und wirft sein Säcklein hinter sich.

„Das Lebendige drückt sich in Bewegungen aus [...]" (Reich, 1989, S. 474). Es pulsiert, atmet, wächst, verändert sich. Bei kleinen Kindern ist diese Lebendigkeit besonders gut zu spüren. Voll Neugier und Vertrauen bewegen sie sich auf die Mitwelt zu, erobern den Raum, lernen spielerisch neue (Bewegungs)Fertigkeiten und drücken innere Bewegtheit spontan über den Körper aus. Bewegung ist für sie das intuitiv gewählte Medium, um das innere Gleichgewicht zu bewahren oder wieder zu finden. Wie es im Kinderlied vom Bi Ba Butzemann ausgedrückt ist, schütteln und rütteln sie sich, um das Säcklein, das Belastende, los zu werden und hinter sich zu lassen.

Das „Cogito ergo sum" der Aufklärung und der Erwachsenenwelt gilt hier noch nicht; der Kernsatz lautet „Moveo ergo sum" – „Ich bewege mich, also bin ich": Ich bin nicht festgefahren in Denkmustern, sondern innerlich beweglich und offen, ich bewege mich auf Neues zu, ich lasse mich bewegen und berühren und ich nehme voll innerer Bewegung teil an dem, was um mich ist. Das spätere „In-sich-und-bei-sich-" sowie „In-der-Welt-Sein" haben ihre Wurzeln in dieser Zeit. Eine vertrauensvolle Atmosphäre mit hinreichend Raum für sinnlich-körperliche Frage-Antwort-Spiele sowie liebevoll erlaubte und geförderte Bewegung sind die Wiege von Spontaneität, Autonomie und Kreativität. Fehlt dieser Raum, entstehen Gefühle von Unwert, Lustlosigkeit, Ohnmacht, Leere und Nichtigkeit (vgl. Loos, 1986b, S. 126).

Innere und äussere Beweglichkeit sowie die Lust an der Bewegung und das Interesse an allem Lebendigen zu erhalten, (wieder) zu wecken und zu erweitern sind grundlegende Aspekte in der Therapie mit Kindern. Wie weiter vorne erwähnt, kommt diesem Anliegen in der Musiktherapie neben der natürlichen Bewegungsfreude des Kindes auch die enge wechselseitige Verbindung zwischen Musik und innerer sowie äusserer Bewegung entgegen:

- *Musik ist Bewegung:* Musik ist Bewegung in Zeit und Raum, die v.a. hörbar ist, aber in den Vibrationen auch körperlich wahrgenommen werden kann. Körperbewegung ist Bewegung in Raum und Zeit, die sichtbar wird und sensomotorisch taktil spürbar ist. Beide sind Ausdruck innerseelischer Bewegung und beeinflussen sich gegenseitig.
- *Musik führt zu Bewegung:* Musik löst Bewegung aus. Sie kann sich über innere Berührung „[...] dem Körper so intensiv mitteilen, dass sie ihn zu einer spontanen Änderung seines normalen Bewegungsverhaltens, seiner Atmung und Muskelspannung veranlasst" (Feudel, 1956, S. 16).
- *Körperliche Bewegung führt zu Musik:* Körperliche Bewegung kann spontan in Musik münden, wenn Schritte mit Stampfen betont werden, Armbewegungen impulsartig in rhythmisches Klatschen übergehen oder spontan eine Begleitung mit der Stimme entsteht. Musik entsteht auch, wenn Seelenbewegung über die Atembewegung in Stimmausdruck fliesst oder wenn über differenziert gestaltete Bewegungen der Extremitäten Musikinstrumente zum Erklingen gebracht werden.

Im Folgenden sollen verschiedene musiktherapeutische Möglichkeiten des Einbezugs von Bewegung skizziert werden, die sich in der Praxis bewährt haben:

- Bewegung zum Erzeugen von Musik
- Bewegung an und mit den Instrumenten
- Freie Bewegung zu improvisierter Musik
- Bewegung zu Musik vom Tonträger
- Bewegung mit ergänzendem Spielmaterial

12.7.1 Bewegungen zum Erzeugen von Musik

Kinder experimentieren beim Improvisieren vielfältig mit verschiedenen Spielbewegungen und loten deren Klangwirkungen aus. Jede Bewegung bekommt eine sofortige, direkte Rückmeldung durch die Qualität des erzeugten Klanges. Um die Klänge zu wiederholen oder nach seinen Vorstellungen zu verändern, führt das Kind die Spielbewegungen automatisch bewusster aus. Die Koordination von Hand – Auge – Ohr, rechts – links und oben – unten, die feinmotorischen Fertigkeiten sowie der Umgang mit Kraft und Spannung – Lösung werden dadurch differenziert und erweitert. Beeindruckend sind in diesem Zusammenhang Situationen, in denen ein körperbehindertes oder schwer krankes Kind durch die tiefe Sehnsucht, einen bestimmten Klang zu erzeugen, über seine momentanen körperlichen Grenzen hinauswächst und scheinbar Unmögliches möglich wird.

Je jünger Kinder sind, desto spontaner gehen sie auf die Instrumente zu und bringen sie in vielfältiger Weise zum Klingen.

Die 7-jährige Ronja klettert auf die Schlitztrommel, weil sie das „Kitzeln" auch in den Füssen spüren möchte. Ich spiele für ihre Füsse. Als sie ihr Gewicht etwas verlagert, gibt es einen leisen Ton. Sie horcht auf, zieht blitzschnell ihre Socken aus und beginnt mit den Füssen zunächst vorsichtig stampfend Töne zu erzeugen. Mit der Zeit wird sie mutiger und es entsteht ein lustvoller Tanz auf der Schlitztrommel.

Bei älteren Kindern und Jugendlichen können Leistungsansprüche den Forschergeist im Sinn von „Man muss es doch richtig machen!" hemmen. Hier braucht es Spielregeln, welche die explizite Erlaubnis/Aufforderung zum Experimentieren beinhalten. Anregungen und Hilfestellungen zu den Spielbewegungen selbst werden im Sinn einer freien Spielentwicklung aber nur dann gegeben, wenn das Kind Hilfe sucht und wenn es seinen Körper oder die Instrumente gefährdet.

12.7.2 Bewegung an und mit den Instrumenten

Die Spielbewegungen am Instrument können sich in den ganzen Körper fortpflanzen. Speziell gut beobachten lässt sich das beim Spiel am Schlagzeug oder an andern Trommeln. Der selbst gespielte Rhythmus reisst das Kind buchstäblich vom Sitz und es beginnt gleichzeitig zu den Spielbewegungen zu stampfen und hin und her zu hüpfen, sodass ein „Tanz an den Trommeln" entsteht.

Mit leichten, tragbaren Instrumenten wie Kleinperkussion, Blasinstrumente oder die Kinderharfe kann auch eine freie Bewegung im Raum entstehen. Die Wechselwirkung von „Musik trägt das Kind in den Raum" und „Das Kind trägt Musik in den Raum" wird hier gut nachvollziehbar. Das Instrument wird zum Übergangsobjekt, das Halt gibt und auch unsicheren Kindern ermöglicht, den Raum über Bewegung in Besitz zu nehmen und sich sinnlich-sinnenhaft zu zeigen. Bilder oder Geschichten wie Faschingsumzug, Rockkonzert, Zaubermusik oder „Rattenfänger von Hameln" können solche Prozesse unterstützen.

Selina, 9 J., Trennungsängste, grosse Selbstunsicherheit
Selina ist sehr scheu, nimmt kaum Blickkontakt auf und verschwindet wie ein Hauch hinter den Instrumenten – aber sie traut sich, damit zu spielen. Irgendwann erfindet sie, von mir behutsam mit weiterführenden Fragen unterstützt, eine Geschichte: „Es war einmal eine Prinzessin, die war in einem Turm gefangen. Sie hatte Angst, dass sie nie mehr hinaus gehen könne. Sie rief um Hilfe. Da kam eine Raupe und brachte ihr eine Zauberkugel. Als sie diese in der Hand hin und her bewegte, ertönte ein feiner Klang. Kaum war das geschehen, begannen die Mauern zu zittern, es gab einen Riss und die Prinzessin konnte hinausschlüpfen. Mit der Zauberkugel in der Hand ging sie in die Welt hinaus. Sie war frei."

Selina ist bereit, die Geschichte mit mir zusammen auch zu spielen. Sie möchte die Prinzessin sein. Ich bin gleichzeitig Erzählerin und die anderen darin vorkommenden Figuren. In einer Ecke baut sie sich eine Burg aus den Trommeln, zwängt sich durch einen Spalt hinaus und geht, die Kugel schüttelnd, durch den Raum.

Während Wochen will sie diese Geschichte immer wieder spielen, einzige Änderung ist jeweils das Zauberinstrument. Die Kinderharfe, verschiedene Kleinperkussionsinstrumente, die goldene Flöte (Fujara), das Kazoo und schliesslich die Trompete lösen die

Klangkugel ab. Mit diesen verschiedenen Instrumenten spielt sie sich in den Raum hinein, durchschreitet ihn, durchhüpft ihn, dreht sich und macht zunehmend freiere Ganzkörperbewegungen. Mit der Trompete schliesslich reisst sie spontan das Fenster auf und trompetet ihre Botschaft lauthals in die Welt hinaus: „Die Prinzessin ist frei."

12.7.3 Freie Bewegung zu improvisierter Musik

Freie Bewegung und Musikimprovisation sind wesensverwandt. Beide sind Ausdruck innerseelischer Prozesse und in ihrem Verlauf nicht vorhersehbar (vgl. Metzner, 1996, S. 310). Ton um Ton, Schritt um Schritt wächst eines aus dem andern und lässt ein Gefühl von Fliessen entstehen, auch wenn der Lauf des Flusses, sein Rhythmus, seine Dynamik und Form nicht voraussehbar sind und abrupte Wechsel und Suchphasen beinhalten können.

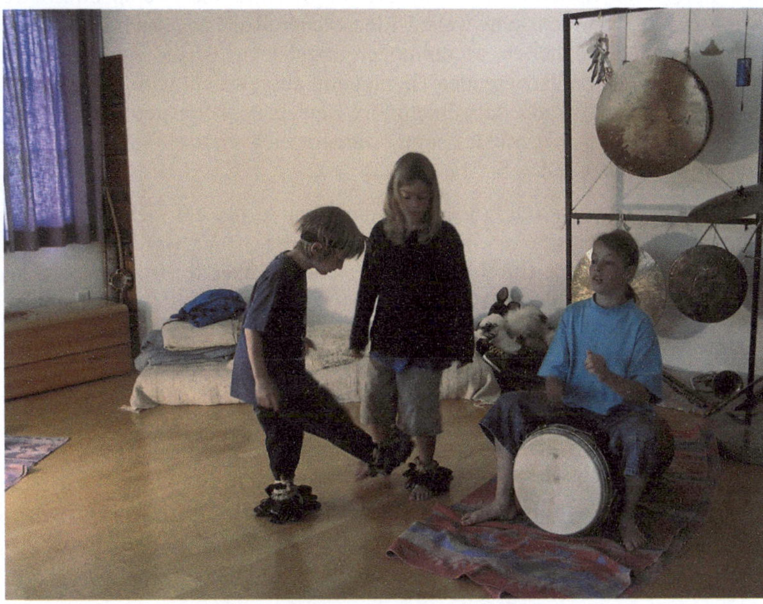

Abbildung 26: Tanzen mit den Fussrasseln

Ihre Verbindung hat viele Gesichter: Oft entsteht sie spontan, entweder von den Musikspielbewegungen ausgehend oder indem die Therapeutin spontane Bewegungen des Kindes begleitet. Insbesondere in Gruppen kann es auch als gezieltes Angebot von der Therapeutin vorgeschlagen werden. Der mögliche Spielraum reicht von kleinen Bewegungen am Ort bis hin zur weit ausgreifenden freien Bewegung im Raum. Musik und Bewegung beeinflussen und bedingen sich wechselseitig.

Anregungen für die Praxis

Spontane Begleitung von Bewegungsimpulsen: Die Therapeutin begleitet, spiegelt oder verstärkt Bewegungen des Kindes (beispielsweise Klopfen eines Fusses, Hin- und Herpendeln des Oberkörpers, unruhiges Gehen durch den Raum, Springen auf dem Trampolin) prozessgeleitet mit improvisierter Musik.

Bewegung im Raum: Das Kind bewegt sich durch den Raum und wird improvisatorisch begleitet.

Führen – Folgen: Die Therapeutin und das Kind führen abwechselnd: Einmal bestimmt Bewegung die Musik, dann umgekehrt Musik die Bewegung. Das Abgeben der Führungsrolle wird mit einem abgemachten Signal angezeigt. Diese Spielregel ermöglicht der Therapeutin, Impulse zu setzen, welche die Bewegungsdynamik des Kindes ergänzen oder vertiefen. Das Kind macht seinerseits selbstverstärkende Erfahrungen, indem es bewusste Bewegungsänderungen oder -pausen einsetzt und genau darauf achtet, ob diese musikalisch auch aufgenommen werden. Durch solch lustbetonte, oft auch lustige Sequenzen (weil die Therapeutin mal wieder eine Sekunde zu spät reagiert hat) erweitert es unwillkürlich seinen freien Bewegungsausdruck.

Führen – Folgen mit Rollenwechsel (Einzelsetting): Kind und Therapeutin bewegen sich bzw. improvisieren abwechslungsweise. Ein solcher Rollenwechsel zwischen Bewegen und Improvisieren kann helfen, Hemmungen abzubauen, da die Asymmetrie zwischen bewegendem Kind und musizierender Therapeutin aufgeweicht wird (vgl. Metzner, 1996, S. 311). Die Therapeutin sollte dabei nicht ihre Bewegungskompetenz in den Vordergrund stellen (nicht nach aussen gerichtet sein), sondern sich vielmehr um echte Versenkung bemühen (vgl. Priestley, 1982, S. 51).

Rollenwechsel (Gruppensetting): Ein Teil der Gruppe bewegt sich, die andern improvisieren dazu. Gegenseitiges aufeinander Hören und Schauen werden erfordert, was die Sozialkompetenz erweitert. Durch den regelgeleiteten, aber freiwilligen (wer nicht will, kann auf der Musikseite bleiben) Wechsel von der Musik zur Bewegung im Schutz der Gruppe wird es einfacher, Bewegungsausdruck zu wagen.

12.7.4 Bewegung zu Musik vom Tonträger

Um die Asymmetrie zwischen improvisierender Therapeutin und bewegendem Kind zu umgehen, können sich Kind und Therapeutin auch gemeinsam zu Musik vom Tonträger bewegen. Es kann sich dabei um freie Bewegungsimprovisation, um eigentliche Tänze, bei denen bestimmte Bewegungsfolgen abgemacht werden oder um eine Kombination von beidem handeln.

Anregungen für die Praxis

Freie Bewegungsimprovisation: sich gemeinsam frei zur Musik bewegen. Nähe und Distanz können räumlich ausgelotet werden: grosse Nähe mit Körperkontakt bis hin zu distanzierter Bewegung in abgewendeter Haltung. Jugendliche sprechen besonders darauf an, wenn sie ihre eigene Musik mitbringen und dazu geeignete Bewegungsfolgen entwickeln können.

Tänze: Für viele Heranwachsende ist es einfacher, sich innerhalb einer vorgegebenen Form zu bewegen. Die Tanzstruktur sollte einfach bleiben und aus der Bewegungsmotivation der Musik erwachsen. „Kein Lernen, kein Üben darf gefordert werden, sonst fährt die Freude sofort in die Grube der Leistung und Perfektion" (Loos, 1986b, S. 127). Gut geeignet sind meditative Kreistänze oder einfache Kindertänze.

Mischformen: Als erste tastende Versuche in den Raum der freien Bewegung bewährt sich die Kombination von festen Bewegungsfolgen mit Bewegungsimprovisation, welche sich durch eine passende Musikstruktur ergibt.

12.7.5 Bewegung mit ergänzendem Spielmaterial

Zur Bewegungsmotivierung oder zur Steuerung von hyperaktiven Bewegungsbedürfnissen sowie zur leibhaftigen Inszenierung innerer Themen können auch ergänzende Spielmedien wie Bälle, Seile, Tücher oder Batacas einbezogen werden.

Anregungen für die Praxis

Ballspiele: Der Ball als vertrautes und transkulturell faszinierendes Spielmedium vermag verschlossene und scheue Kinder aus ihrer Reserve zu locken. Das stimmlich begleitete, rhythmische Hin und Her des Balles zwischen Kind und Therapeutin lockert, kann erste innere und äussere Bewegungen provozieren und Momente der Begegnung ermöglichen, wenn das Spiel mit den Instrumenten (noch) nicht möglich ist. Ebenso können Ballspiele, bei denen es um Ziel- und Treffsicherheit geht, helfen, Spannungen abzubauen, die Aufmerksamkeit zu zentrieren und hohe Bewegungsbedürfnisse zu steuern. Ein beliebtes Spiel ist das Werfen von kleinen Bällen auf die Gongtrommel. Ansporn und Lohn für die gesammelte Aufmerksamkeit ist die sofortige Tonrückmeldung bei einem Treffer. Innovative Instrumentenbauer haben in diesem Zusammenhang ein Trommeltennisspiel entwickelt, bei dem der Ball mit Tennisschlägern, die mit einem Trommelfell bespannt sind, hin und her gespielt wird.

Kampfspiele: Kampfspiele mit den Batacas (Gummischwerter), bei denen jeder Schlag mit der Stimme betont wird, bieten die Möglichkeit Konflikte unter Einbezug der Körperebene handfest, aber strukturiert auszutragen und die eigene Kraft und Geschicklichkeit zu spüren und zu messen.

Gleichgewichtsspiele: Balancieren über ein am Boden liegendes Seil, das bildhaft als Brücke zwei Inseln miteinander verbindet oder einen Weg mit vielen Kurven darstellt, kann eine ganzheitliche, den Körper einbeziehende und damit konkret spürbare Auseinandersetzung mit psychodynamisch aktuellen Themen ermöglichen: Übergänge wagen, Schwellenängste überwinden, den eigenen Weg finden.

Bewegung mit Tüchern: Tücher mit den Armen wehen lassen: macht Bewegungen weich und kann die Hingabe an die fliessenden Klänge der begleitenden Musik unterstützen. In der Gruppe kann zu Musik gemeinsam ein grosses, weiches Tuch unter Stimmbegleitung rhythmisch auf und ab bewegt werden. Wer mag, kann darunter die zarten bis stürmischen Bewegungen spüren.

12.8 Körperkontakt und Berührung

Körperkontakt und Berührung sind wichtige therapeutische Wirkfaktoren, welche die musikalische Begegnung und die körperzentrierten Spiele ergänzen. Sie knüpfen an die Urerfahrung des Menschen in der frühen präverbalen Zeit an, wenn sich das Kind noch nicht als abgegrenztes Körperwesen erlebt, sondern in einem „Körper-Körper-Erfahrungsraum“ mit dem Gegenüber. Die Art und Weise, wie das Kind in dieser

Zeit berührt, gehalten, getragen, gepflegt und spielerisch geneckt wird, beeinflussen das Bild, welches es später von seinem Körper hat, wie es sich einschätzt und Kontakt mit seiner Mitwelt aufnimmt (vgl. Gindl, 2002, S. 134ff.).

Wenn in der Therapie Defizite aus dieser frühen Zeit in Neuerfahrungen umgewandelt werden sollen, muss eine Atmosphäre geschaffen werden, in welcher Körperkontakt Platz hat und achtsam auf die emotionale Reaktionsfähigkeit des Kindes abgestimmt wird: Konflikte sollen leibhaftig ausgetragen, musikalische Nähe durch eine Berührung bestätigt werden, Gefühle wie Trauer, Wut, Angst, Freude und Spiellust auch körperlich Resonanz erfahren (vgl. Loos, 1995, S. 12f.).

Je jünger Kinder sind, desto spontaner und unmittelbarer bringen sie sich ein. Sie wollen auf dem Schoss der Therapeutin Klavier spielen, sich bei einem für sie gesummten Lied ankuscheln und möchten huckepack durch den Raum getragen werden. Ältere Kinder sind in der Regel zurückhaltender. Körperkontakt und Berührung finden hier eher innerhalb deklarierter und klar abgesteckter Spielregeln statt, wie beispielsweise bei einem Kampfspiel oder einer Massage mit dem Stoffball.

Es liegt in der Verantwortung der Therapeutin, ihre Interventionen der therapeutischen Notwendigkeit entsprechend zu gestalten: die Körperkontaktangebote des Kindes aufnehmen und mit ihm ins sinnlich-sinnenhafte Spiel einsteigen, Spielräume für Neuerfahrungen durch Berührung schaffen oder auch einfühlsam, aber klar, Grenzen setzen, wenn das Kind distanzlos und übergriffig agiert.

Ein wichtiger Bereich ist in diesem Zusammenhang die Arbeit mit Körpersymptomen. Neben der aktiv-musikalischen Bearbeitung, beispielsweise indem Schmerzen oder Verspannungen in einer Improvisation hörbar gemacht oder sogar hinausgeschrien werden, kann eine einfühlsame, zentrierende und/oder entspannende Berührung heilsame Prozesse bewirken. Gerade bei tiefgreifenden Störungen im Bezug zur eigenen Körperlichkeit wie bei schweren körperlichen Erkrankungen oder körperlichen Übergriffs- und Misshandlungserfahrungen können stimmige Berührungsmomente versöhnende Erfahrungen ermöglichen.

Die 8-jährige Sonja hat in den ersten Lebensjahren schwere körperliche Misshandlungen erlebt. Ihre Musik ist chaotisch, ihre Rollenspiele handeln von Tieren, die aus dem Nest geworfen und misshandelt werden.

In einer Stunde mag sie nicht spielen und klagt über Bauchweh. Ich baue ihr ein Nest, damit sie sich hinlegen kann, decke sie zu, damit es der Bauch schön warm habe. Auf der von ihr positiv besetzten Kinderharfe spiele ich eine ruhige Melodie für sie. Anscheinend werden ihre Schmerzen aber stärker, weshalb ich tastend nachfrage, ob ich ihre Füsse halten solle, das tue bei Bauchweh gut. Sie ist einverstanden. Ich halte ruhig ihre Füsse und singe dazu ein Heillied für ihren Bauch. Nach einer Weile fragt sie mich mit dünner Stimme, ob ich auch den Bauch halten könne. Mit dieser Berührung (linke Hand im Kreuz, rechte Hand auf dem Bauch) und weiter dazu singend, kann sie sich zunehmend entspannen. Die Atmung vertieft sich und der Schmerz geht weg. Während vieler Wochen wiederholt sich die Szene: Sie hat Bauchweh, ich muss zuerst die Füsse, dann den Bauch halten und dazu singen. Irgendwann will sie auch solche Behandlungen machen. Die verschiedenen Tiere sind jetzt krank, sie berührt ihre schmerzenden Körperstellen und singt ihnen Lieder bis es ihnen nicht mehr weh tut. Ich darf sie bei ihren Liedern mit dem Monochord begleiten.

Durch die positive Berührungserfahrung entwickelt Sonja eine neue Qualität des Körperbezugs zu sich selbst und zur Mitwelt. Sie muss die Tiere nicht mehr misshandeln, sondern fühlt den Schmerz mit ihnen und kann sie empathisch pflegen. Sie hat Respekt und Achtsamkeit ihrem Körper gegenüber erleben dürfen und kann das jetzt auch weitergeben. Symbolisch gesehen pflegt sie in den Tieren wohl auch sich, kann sich selbst Zuwendung geben. Damit ist sie autonomer geworden und nicht mehr so abhängig vom Gegenüber.

Auch die Beziehung zu mir hat sich gewandelt. Es ist eine neue Nähe entstanden. Sie muss sich weniger schützen, sodass ich bei ihrem Spiel jetzt mittun darf.

13 Sprache

Rede, Alter, denn das ist dein Teil,
aber mit weisem Mass,
und hindre das Lied nicht.
Wo Gesang ertönt, lass nicht Worte fliessen.
Sirach 32.3

Diese Worte lassen sich gut auf die Musiktherapiesituation übertragen. Der Therapeut ist dem Kind an Lebenserfahrung voraus und bringt Fachwissen mit. Es steht ihm deshalb zu, ist sogar seine Pflicht, dieses „innere“ und „äussere“ Wissen in Worte zu fassen und wohlbemessen einzubringen. Doch darf er damit den Gesang des Kindes, das Tempo, die Melodie und die Symbolik seines ureigenen Ausdrucks nicht stören. Wo seelische Prozesse sich im Musikspiel Raum nehmen, soll er nicht mit Worten eingreifen.

Oft verbinden und ergänzen sich Musikspiel und Sprache organisch: Aus stimmlichen Lautmalereien werden erste Wörter; Sprache wird rhythmisiert und gesungen; Klänge, Rhythmen und Melodien verdeutlichen die atmosphärischen Qualitäten von verbalen Mitteilungen; zu Musik entstehen innere Bilder und werden in Sprache umgesetzt; Worte helfen zu ordnen und zu verstehen, was sich im Musikspiel ereignet hat und schaffen notwendige Distanz, wenn es zu nahe geht.

Manchmal stehen sie sich aber auch (scheinbar) unvereinbar gegenüber: im Ringen nach Worten, um nonverbal Angeklungenes zu benennen; im spannungsvollen Schweigen nach einem konflikthaften Musikspiel; im kreativen (Über)Spielen, das die subtile Versuchung birgt, der Konfrontation im Wort auszuweichen oder in Szenen, wo das Kind ein intensives Musikspiel mit unbezogenem Reden verwässert. Solche Momente erfordern vom Therapeuten neben Einfühlungsvermögen und Flexibilität ein hohes Mass an Fachkompetenz, um die beiden Welten entwicklungsförderlich miteinander zu verbinden.

13.1 Musik und Sprache – zwei Erlebniswirklichkeiten mit naher Verbindung

Musik und Sprache haben gleiche Wurzeln. Jeder Säugling verfügt unabhängig von seiner ethnisch-kulturellen und schichtspezifischen Herkunft über ein enormes Potential von Lautbildungsmöglichkeiten. Diese angeborene Fähigkeit ermöglicht ihm einerseits, jedes lautliche Kommunikationssystem zu erlernen, das in seiner Sozialisationsumgebung gesprochen wird. Andererseits liegen darin auch die strukturellen Voraussetzungen, aus denen sich später musikalische Handlungs- und Denkstrukturen entwickeln (vgl. Stadler Elmer, 2002, S. 191ff.).

Im frühen Spiel mit der Stimme, welches aus einem Kreisprozess von Hören und Lautbildungen besteht, nähert sich das Kind allmählich sowohl der Bildung erster Wörter als auch dem Singen einfacher Kinderliedmelodien an. In dieser Zeit – bis weit ins Vorschulalter – wird die enge Verwandtschaft zwischen Sprache und Musik besonders ohrenfällig: erste Wörter werden wiederholt, rhythmisiert und vielfältig intoniert. Spielhandlungen werden mit Sprachsingsang begleitet, zu Liedmelodien werden eigene Wörter erfunden.

Die Entwicklung der Sprache zu einer eigenen Erlebniswirklichkeit, die sich klar von den präverbalen Kommunikationsformen und der ebenfalls daraus entstehenden Musik unterscheidet, geschieht allmählich. In dieser Übergangszeit ist Sprache wesensmässig der Musik ähnlich. Sie ist bildhaft, sinnlich konkret, zuweilen rudimentär und fragmentarisch, oft ergänzt mit lautmalerischen Eigenkreationen und manchmal irrational, voller eigenwilliger Wortwahlen und -kombinationen.

Erst ab dem Alter von etwa 8 Jahren, wenn das Kind „explizites Sprachwissen" und eine gewisse prosodische, linguistische und pragmatische verbale Kompetenz (Grimm, 1998, S. 706f./731) erworben hat, verändert sich dies. Abstraktionen, logische Gedankengänge, präzise Beschreibungen sowie Mitteilungen, welche das Nacheinander eines Geschehens korrekt wiedergeben, werden möglich. Sprache ist zum primären Medium geworden, mit dem das Kind sich in Zeit und Raum orientiert und seine Alltagsrealität bewältigt. Das Atmosphärische und bildhaft Szenische der frühen Sprache tritt immer mehr in den Hintergrund. Sprache und Musik sind zu verschiedenen Bereichen der Symbolorganisation geworden.

Es wird in diesem Zusammenhang unterschieden zwischen diskursiver (sprachlicher) und präsentativer (musikalischer) Symbolbildung (Langer, 1965; Lorenzer, 1981; 2002; Hegi, 1986, 1998; B. Mahns, 1997; W. Mahns, 1998):

Sprache besteht aus einzelnen, permanenten Bedeutungseinheiten, den Wörtern, welche – charakteristisch für die Diskursivität – zeitlich nacheinander aufgereiht werden müssen, um je nach Kombination eine spezifische Aussage zu ermöglichen. Mit ihrer Hilfe wird die Wirklichkeit strukturiert: Dinge bekommen einen Namen, Gedankengänge eine Ordnung. Sachbezogene Kommunikation wird möglich und Zugehörigkeit verdeutlicht.

Die Musik hat kein solches Vokabular im eigentlichen Sinn. Sie besteht zwar auch aus Komponenten, doch sind sie im Gegensatz zu den Wörtern in der Sprache nicht Einheiten mit unabhängiger Bedeutung. Vielmehr fügen sie sich durch ihre Form des gleichzeitig „In-Bewegung-Seins" zu einem einmaligen, sinnlich unmittelbaren Ganzen zusammen. Diese, als präsentativ bezeichnete Symbolik, eignet sich besonders gut, atmosphärische Qualitäten auszudrücken. Sie kann Tiefe und Vieldeutigkeit erreichen, da sie der logischen Ordnung fern steht und die Ganzheit einer Erlebnissituation erfasst, während Sprache als zerteilendes, zuordnendes Zeichensystem mehr die konkreten Einzelheiten zu erfassen vermag.

Auch wenn Sprache und Musik sich auf diese Weise voneinander abgrenzen lassen, bestehen enge Verbindungen. Sprache lebt durch die Prosodie (Klang, Rhythmus, Melodie und Dynamik der Sprache), der „Tonfall" macht klar, wie etwas gemeint ist. Zudem kann sie ihre Diskursivität relativieren oder abstreifen, wenn sie zur Lautmalerei wird und Szenen atmosphärisch unmittelbar schildert. Dies wird auch therapeutisch genutzt. Bildhaft assoziative, poetische, manchmal auch Sprachregeln sprengende Formulierungen lassen das in der Musik Erlebte in der Sprache atmosphärisch weiterschwingen und können Brückenfunktion zur diskursiven Sprachebene übernehmen. Der Übergang zwischen den zwei Erlebniswirklichkeiten geschieht so behutsam allmählich und/oder spielerisch lustvoll, bis das Kind (wieder) in der diskursiven Alltagssprache verankert ist und je nachdem auch ein verbaler, metareflexiver Austausch möglich wird.

13.2 Zur Bedeutung der Sprache in der Kinderpsychotherapie

Sprache und Sprechen werden in allen Schulen der Kinderpsychotherapie als selbstverständlicher und integrierter Bestandteil des Spiels beschrieben.

Das Kind kommentiert seine Spielhandlungen beiläufig mit Bemerkungen, inszeniert Dialoge zwischen Spielfiguren und tauscht sich während des Spiels mit dem Therapeuten aus. Diese sprachlichen Elemente geben neben den nonverbalen Komponenten wie Körperausdruck, Handlungsgestik und Wahl des Spielmaterials wichtige Hinweise auf den Bedeutungsinhalt des Spiels und den Prozess, den das Kind durchläuft.

Der Therapeut bringt seine empathischen Kommentare zu erspürten emotionalen Erlebnisinhalten, Fragen zur gewünschten Mitspielqualität und deutende Rückmeldungen ebenfalls während des Spiels ein, sodass der Spielfluss sich ungestört weiter entwickeln kann.

Eigentliche Gesprächssequenzen werden ausdrücklich nur im verhaltenstherapeutischen Kontext (gemeinsame Konzeption des Therapieplans, Kontrollauswertungen) erwähnt (vgl. Grotloh-Amberg, 1991, S. 175).

13.3 Zur Bedeutung der Sprache in der Musiktherapie mit Kindern

Im hier vertretenen musiktherapeutischen Ansatz werden Musikspiel und Sprache im dialogischen Sinn gleichwertig einbezogen und dem Alter und der Thematik des Kindes sowie der momentanen therapeutischen Notwendigkeit entsprechend angewendet. Sprache lässt sich dabei explizit in zwei Kategorien einteilen: einerseits präsentativ als integrierter Bestandteil des Musikspiels und andererseits diskursiv in Form von Gesprächen.

Bei Ersterem sind sich Vertreter verschiedener musiktherapeutischer Richtungen einig: In der Arbeit mit Kindern wird Sprache im präsentativen Sinn neben Musik,

Körperausdruck und szenischem Gestalten spontan vom Kind und/oder gezielt durch den Therapeuten als Spielkomponente mit in die Musikspielebene verwoben. Am deutlichsten sichtbar wird das bei Rollenspielen, in denen Improvisationen und Lieder eng mit sprachlichen Dialogen verknüpft werden oder im Imaginativen Musikerleben, bei dem innere Bilder wechselweise sprachlich mit Geschichten und musikalisch mit Klängen gestaltet werden. Ebenso gehören Sprachspiele dazu, die mit der Improvisation eng verwandt sind (sich unterhalten in Nonsenssprache, reimen, assoziativ dichten) sowie Lieder, bei denen sich Musik und Sprache in einer Einheit verbinden. Verschiedentlich werden auch elementare Sprachspiele (Fingerverse, Kniereiterspiele) eingesetzt, die als multisensorische Angebote das Kind vielfältig stimulieren und auch seine Sprachentwicklung unterstützen (Orff, 1974; Brückner, Mederacke & Ulbrich, 1991; Schumacher, 1994, 1996; Voigt, 2001; Bischoff-Moebius, 2001).

Über den Einsatz des Gesprächs gehen die Meinungen auseinander. Es kommt zwar im Sinn von Handlungsanweisungen, gemeinsamem Erarbeiten von Spielregeln oder Erzählungen aus dem Alltag des Kindes überall vor, als Medium für die Metareflexion wird es aber, ähnlich wie das Thema Deuten in der Spieltherapie, kontrovers diskutiert. In der psychoanalytisch orientierten (Priestley, 1982, 1983; Langenberg, 1996; B. Mahns, 1997; W. Mahns, 1998; Vorel, 1993), tiefenpsychologisch orientierten (Timmermann, 2005), morphologischen (Tüpker, 1996; Irle & Müller, 1996), gestalttherapeutischen (Hegi, 1986, 1998), entwicklungsorientierten (Schumacher et al., 2005) und integrativen (Frohne-Hagemann et al., 2005; Müller, 1997) Musiktherapie wird die Sprache zwar unterschiedlich gewichtet, aber doch als gleichwertiges Medium im aufarbeitenden, psychotherapeutischen Sinn einbezogen.

In der anthroposophischen (Florschütz, 1996; Bissegger, 2001), der Orff'schen (Orff, 1974; Voigt, 2001), der Schöpferischen Musiktherapie (Gusttorff, 1996, 2001) und der Kindermusiktherapie abgeleitet von Schwabe (Brückner et al., 1982) hingegen wird die Ansicht vertreten, dass Entwicklung primär im musikalischen Prozess geschieht und keine verbale Aufarbeitung erfordert.

Diese unterschiedlichen Haltungen werden einerseits konzeptionell begründet, indem auf das entwicklungsförderliche emotionale, soziale und kognitive Potential des Musikspiels an sich hingewiesen wird. Andererseits dürften auch pragmatische Erfahrungen eine Rolle spielen: Der Übergang vom Musikspiel zum Gespräch, in dem das Erfahrene reflektiert und ein Transfer in die Alltagswirklichkeit des Kindes angestrebt wird, ist anspruchsvoll, da es sich dabei wie vorher erläutert sowohl um unterschiedliche Kommunikationsformen als auch um verschiedene Erlebniswirklichkeiten handelt (vgl. Mönter, 2002, S. 6).

Der hier vertretene, gleichwertige Einbezug von diskursiver Sprache „[...] als Gegenpol zur metaphorischen Freiheit der Musik“ (Hegi-Portmann, Lutz Hochreutener & Rüdisüli-Voerkel, 2006, S. 59) kann folgendermassen begründet werden:

- *Entwicklung des verbalen Selbst:* Entwicklungspsychologisch gesehen gehört die Ausbildung des verbalen Selbst als letzter Schritt zur Entfaltung der Kontaktfunktionen. Aufbauend auf der Fähigkeit zur Inter-Affektivität, die auch als „Sprungbrett zur Sprache“ bezeichnet wird, beginnt das Kind sich verbal mitzuteilen. Musiktherapie, welche als besondere Qualität im Musikspiel die Entwicklung der vorsprachlichen Kontaktfunktionen unterstützen kann, bleibt unvollständig, wenn sie nicht auch die Ausbildung sprachlicher Kompetenzen mit einbezieht (vgl. Schumacher & Calvet-Kruppa, 2005, S. 294f.).

- *Übungsfeld für Kommunikation im Alltag:* Sprache ist das hauptsächliche Medium, mit dem in der Alltagsrealität kommuniziert wird. Das Kind muss im Hinblick auf die Entwicklung von Autonomie und sozialer Kompetenz lernen, seine Bedürfnisse, Meinungen, Gefühle und Gedanken verständlich mitzuteilen sowie die verbalen Botschaften eines Gegenübers zu verstehen.
- *Verbalisierung und Reflexion des nonverbalen Geschehens:* Empfindungen, Gefühle und Gedanken, welche im Musikspiel aufgetaucht sind, werden gemeinsam reflektiert. Dies ermöglicht die Überprüfung der eigenen Wahrnehmung, Einsicht in den Sinnzusammenhang von Handlungs- und Erlebensweisen sowie einen entwicklungsförderlichen Transfer in den Lebenskontext (vgl. Kächele & Scheytt, 1990, S. 290; B. Mahns, 1997, S. 79; Frohne-Hagemann et al., 2005, S. 82f.).
- *Einordnen und Abgrenzen:* Musik kann ins Unendliche, Unfassbare wachsen, über die Realität hinausgehen und zutiefst berühren. Diese Grenzen überschreitenden und auflösenden Qualitäten von Musik können bedrohlich wirken und Angst auslösen. In solchen Überforderungssituationen schafft Sprache Kontakt zur Realität. Sie hilft, notwendige Distanz zu gewinnen, Erfahrungen einzuordnen und in der Realität zu verankern (vgl. Hegi, 1986, S. 152).

In Bezug auf das zeitliche Verhältnis von Gespräch und Musikspiel in der Musiktherapie mit Kindern ergibt sich folgendes Bild: Insgesamt nimmt das Gespräch bei allen Altersgruppen weniger Raum ein als die spielerischen Aktivitäten. Auch bei jüngeren Kindern (bis ca. 7 Jahre) kommen Gesprächssequenzen vor. Sie sind aber eher kurz und kommen während des ganzen Therapieverlaufs gleichbleibend nur punktuell vor (vgl. Lutz Hochreutener, 2007, S. 312).

Je älter Kinder sind, desto höher wird der Gesprächsanteil. Zudem nimmt er im Lauf des Therapieprozesses kontinuierlich zu (vgl. Mitzlaff & Strehlow, 2005, S. 205; Lutz Hochreutener, 2007, S. 312f.). Dieses Ergebnis dürfte damit zusammenhängen, dass die tiefer liegenden Themen des Kindes zunächst vorwiegend nonverbal anklingen und bearbeitet werden. Durch den Spielprozess gelangen Empfindungen, Gefühle und Einstellungen allmählich mehr ins Bewusstsein, sodass sie ausgesprochen und benannt werden können. Gegen Schluss der Therapie kommt es zur Ablösung vom Therapeuten. Die zum Teil innigen Phasen des Musikspiels werden nochmals kürzer. Vieles kann reflektiert werden, man schaut zurück, spricht über das Erlebte und entwirft Zukunftsvisionen.

Im Unterschied zur Spieltherapie wird selten gleichzeitig gespielt und geredet. Dies lässt sich damit begründen, dass Sprache im diskursiven Sinn kaum parallel zum Musikspiel stattfinden kann. Besonders bei den rein musikalischen Sequenzen (Improvisationen, Liedern) kann nicht gleichzeitig dazu gesprochen werden. Ein Grossteil der spielimmanenten Kommunikation zwischen Kind und Therapeut, die in der Spieltherapie verbal geschieht, findet in nonverbalen Parametern statt. Eigene Erläuterungen zum Musikspiel durch das Kind und das kommentierende Verbalisieren emotionaler Erlebnisinhalte durch den Therapeuten sowie gegenseitige Fragen und Rückmeldungen müssen anschliessend erfolgen und können nicht unmittelbar ins Handlungsgeschehen eingebaut werden.

13.4 Sprache als integrierter Bestandteil des Musikspiels

Die Verbindungen von Musikspielformen und Sprache im präsentativen Sinne sind vielfältig und entstehen oft während des Tuns durch kreative Spontaneinfälle des Kindes. Bei Sprechscheu und Sprachverweigerung wirken sie als lustvolle Übungsfelder, um Selbstvertrauen im stimmlich-sprachlichen Ausdruck zu entwickeln und sich der verbalen Kommunikationsform anzunähern. Ebenso helfen sie auch, Brücken zur diskursiven Sprachebene zu schlagen, sodass Fragen gestellt, Antworten gesucht, Erfahrungen benannt und Begegnungen verbal reflektiert werden können.

Im Folgenden werden einige solche Spielformen beschrieben. Mit den Kürzeln VS (Vorschulkinder: bis ca. 7 J.), GS (Grundschulkinder: 8 bis ca. 12 J.) und J (ältere Kinder und Jugendliche: ab ca. 13 J.) wird angegeben, für welches Entwicklungsalter die Spiele geeignet sind:

Elementarsprachliche Spiele (VS, GS)
Dabei handelt es sich um Einzelsilben oder Kurzwörter, die zum Instrumentalspiel oder bei einem Rollenspiel auftauchen. Oft entstehen sie über ein zufälliges Stimmgeräusch, das wiederholt und als Vokalisation ins Spiel eingebaut wird – wie das Niesen eines Kindes, das in einen „Hatschi-hatschi-Rap“ mündet. Hierher gehören auch Tierstimmen, Motorengeräusche oder Sirenenlaute, mit denen jüngere Kinder gerne experimentieren.

Kniereiterspiele und Fingerverse (VS)
Bei diesen körperzentrierten Spielen ist der einfache, rhythmisierte und meist gereimte Text vom Inhaltlichen her nebensächlich. Durch die musikalisch, dynamisch langsam aufgebaute Spannung, die nach einem Höhepunkt plötzlich abfällt, werden Aufmerksamkeit und Motivation geweckt. Das Kind macht auf dem Höhepunkt spontan Töne, lautiert mit und macht damit erste Schritte in Richtung Sprechen.

Nonsensesprache (VS, GS, J)
Kinder aller Altersstufen lieben es, sich in Phantasiesprache zu unterhalten: herzhaft streiten, einander necken oder versuchen, jemanden von etwas zu überzeugen. So können auch schwierige Gefühle und Themen in einer guten Mischung von Ernst und Humor ausgedrückt werden, ohne dass es verletzend, zu nah oder zu direkt wird und Angst auslöst.

Fabulieren und Reimen (VS, GS, J)
Innerhalb eines Rollenspiels, einer Improvisation mit Klangteppich oder beim Hin- und Herwerfen eines Balls werden Wörter oder Kurzsätze einander zugespielt. Der Empfänger sucht spielerisch nach einem Reimwort, sodass eine Wortimprovisation entsteht. Während des Suchprozesses nach einem Reim wird das erhaltene Wort so lange wiederholt bis man etwas gefunden hat, damit der Sprach-Rhythmusfaden nicht verloren geht. Es dürfen auch Wörter oder Sätze auftauchen, die „verboten“ und „tabuisiert“ sind. Das Spiel erhält dadurch Ventilfunktion und gibt tiefer liegenden Themen Raum, die in einem Gespräch noch nicht benannt werden könnten.

Trommelgespräche (GS, J)
Auf dem gemeinsamen Boden eines einfachen Trommelrhythmus unterhält man sich mit

Silben und Einzelwörtern. Später können sich daraus Frage-Antwort-Dialoge entwickeln. Die Herausforderung, gleichzeitig die zwei Ebenen von Trommeln und Sprechen laufen zu lassen, weckt einerseits hohe Konzentration und wirkt anderseits lockernd durch das gemeinsame Lachen, wenn man bei zu komplizierten Sätzen aus dem Rhythmus fällt.

Musik benennen (GS, J)
Als Überleitung von einer Improvisation zu einem Gespräch wird gemeinsam ein Titel für die Musik gesucht. Diese poetische Annäherung an die Musik bildet eine gute Brücke zur diskursiven Sprachebene. Der verbale Austausch über verschiedene Möglichkeiten von Benennungen und die Entscheidung für eine davon, kann das Tor zu innerer Betroffenheit und engagierter verbaler Reflexion über das Erlebte öffnen.

Bei Jugendlichen, welche bereits eine gewisse selbstreflexive Kompetenz entwickelt haben, kann die Frage auch im gestalttherapeutischen Sinn mehr aufs Hier und Jetzt bezogen formuliert werden: „Welche Wörter fallen dir ein zu dem, was jetzt in dir von der Musik noch nachklingt?"

Wortimprovisationen (J)
Hier werden die Einzelwörter in die Spielform „Musikimprovisation – Wortimprovisation" eingebettet. Nach dem Verklingen der Musik weben Kind(er) und Therapeut gemeinsam aus spontan auftauchenden Wörtern, die sie in freier Reihenfolge aussprechen, einen Wortteppich. Diese blitzlichtartige Annäherung an die Atmosphäre der Musik bildet ebenfalls einen guten Übergang zu einem nachfolgenden Gespräch, in welchem die Erfahrungen im Musikspiel anhand der aufgetauchten Wörter reflektiert werden.

Wenn das freie Sprechen von Wörtern zunächst noch zu schwierig ist, kann als Zwischenphase jeder für sich Wörter aufschreiben. Anschliessend werden sie einander vorgelesen. Als Weiterführung kann durch spezielle Anordnung der verschiedenen Wörter ein gemeinsames Gedicht kreiert werden.

Geschichten erfinden (VS, GS, J)
Zu Musik eine Geschichte erfinden oder eine selbst erfundene Geschichte musikalisch umsetzen sind Prozesse, in denen sich Musik und Sprache eng miteinander verbinden. Solch kreatives Fantasieren spricht Kinder aller Altersstufen an und kann mitunter auch bei Widerständen das Tor zum Musikspiel bzw. zum Gespräch öffnen.

Rollenspieldialoge (VS, GS)
In Rollenspielen können alle oben angeführten Sprachspiele auftreten. Ausserdem wird innerhalb der Spielhandlung wechselweise zu musikalischen Sequenzen gesprochen. Es wird für sich selbst, im Dialog mit dem Spielpartner oder den Puppen erzählt, phantasiert, kommentiert, erklärt, gefragt und befohlen. All diese Sprechanlässe sind Übungsfelder für Ausdruck und Kommunikation mit Sprache. Dort, wo das Kind damit noch Mühe hat, kann der Therapeut als Hilfs-Ich Stimmen übernehmen und so ein Feld für Nachahmung bereitstellen.

Liedtexte (VS, GS, J)
Im Kreieren von Liedtexten können Gefühle, Meinungen, Visionen und Sehnsüchte in eine sprachliche Form gebracht, durch die Melodie atmosphärisch verdeutlicht und im Singen ausgedrückt werden. In dieser Kunstform können Themen an- und ausgesprochen sowie verarbeitet werden, die im Gespräch (noch) zuviel Scham und Betroffenheit wecken würden. Eine eindrückliche Verbindung von Sprache und Musik sind die beliebten Raps, in denen man sich spontan das von der Seele „sprech-singen" kann, was im Moment aktuell ist.

13.5 Das Gespräch

Unter dem Begriff „Gespräch" wird hier die Kommunikation zwischen zwei oder mehr Individuen verstanden, bei der zumindest einer der Beteiligten sich dem/den andern im dialogischen Sinn über die Sprache zuwendet. Damit wird das Spektrum sehr weit: Es umfasst verschiedenste Abstufungen vom wechselseitigen sprachlichen Austausch zwischen Therapeut und Kind bis hin zum Dialog, bei dem sich der Therapeut mit Worten einem „sprachlosen" Kind annähert und sich mit ihm „unterhält", indem er dessen nonverbale Zeichen wahrnimmt und beantwortet. Voraussetzung dafür sind vorbehaltslose Offenheit und Wertfreiheit gegenüber allen sprachlichen, lautlichen bis sprach- und lautlosen Äusserungen des Kindes, eine wahrhaftige Hinwendung und ein Ja-Sagen zum Kind als Person und seinem ihm im Moment möglichen Ausdruck (vgl. Buber, 1997, S. 94).

Gespräche, in denen sich Therapeut und Kind(er) ihren Möglichkeiten entsprechend einander zuwenden, können nicht angeordnet werden und sind nicht planbar. Sie entstehen aus dem Moment und entwickeln sich prozesshaft. Sie können kurze Blitzlichter innerhalb des Musikspiels, aber auch eigenständige kürzere oder längere Sequenzen sein. Manchmal sitzen sich Kind und Therapeutin in einem eigentlichen Gesprächssetting gegenüber. Oft ergeben sie sich aber auch spontan irgendwo im Raum: mit Instrumenten zwischen sich; das Kind gut ver- und geborgen in seiner selbst gebauten Hütte, der Therapeut im Gärtchen davor; es zusammengerollt in der Kuschelecke, er ihm zugewandt auf einem Kissen daneben; beim Einander-den-Ball-Zurollen oder weit entfernt voneinander, jeder in seiner Burg in einer andern Ecke.

In den folgenden Abschnitten werden verschiedene Gesprächsebenen und ihre therapeutische Relevanz beschrieben sowie spezifische Aspekte der Gesprächsgestaltung erläutert.

13.5.1 Themenkreise des Gesprächs

Es lassen sich zwei Gesprächsebenen feststellen: eine eher sachliche Ebene, bei der Musik und Musikspielhandlungen im Zentrum stehen sowie eine tiefer gehende Ebene, in welcher persönliche Betroffenheiten des Kindes verbalisiert und reflektiert werden. Oft wird zwischen den beiden Ebenen hin und her gependelt.

Im *spielhandlungsbezogenen Gespräch* werden die Instrumente thematisiert, Spielregeln gemeinsam erarbeitet, Abläufe geordnet und das Spielgeschehen auf einer äusseren, die Handlung an sich wahrnehmenden Ebene reflektiert. Diese Gespräche geben dem Kind im Rahmen seiner Möglichkeiten Raum für Mitbestimmung und Mitverantwortung. Sie helfen ihm, sich zu orientieren und regen erste selbstreflexive Prozesse an.

Im *kind- und prozessbezogenen Gespräch* steht das Kind mit seiner Lebensgeschichte, seinem aktuellen Umfeld, seinen Ressourcen und Schwierigkeiten sowie seinen Sehnsüchten und Visionen im Zentrum. Seine Erfahrungen, persönlichen Betroffenheiten und Verhaltensweisen im Musikspiel werden ebenso thematisiert wie Aspekte seiner Beziehung zum Therapeuten. Fortschritte werden wertgeschätzt, noch anzustrebende Entwicklungen benannt und mögliche Wegvarianten dorthin gemeinsam entworfen.

Der Therapeut kann ein solches Gespräch anregen, aber nicht erzwingen. Das Kind muss bereit sein, sich dafür zu öffnen und die Beziehung genügend tragfähig, sodass auch schwierige, böse und verletzliche Seiten gezeigt werden können.

Je nach Alter, Thematik und Möglichkeiten des Kindes ist es unterschiedlich, wie oft und intensiv solche Gespräche geführt werden. Einerseits gibt es Situationen, in denen sie wegen der Gefahr einer Retraumatisierung kontraindiziert sind, das Kind in seiner Entwicklung (noch) nicht bereit dafür ist oder eine emotionale Betroffenheit nicht zerredet werden darf. Anderseits muss erkannt werden, wann das Kind ins Spiel ausweicht (überspielt) und es notwendig ist, konflikthafte Themen anzusprechen und zu benennen – oder wann es das Wort als entlastende Hilfestellung braucht, um die (zu) intensiven Erfahrungen des Spiels einordnen und verarbeiten zu können.

Zugang zur Selbstreflexion erhalten ältere Kinder und Jugendliche oft über die Anregung, das Musikspiel zu beschreiben. Damit wird das Kind implizit auch nach dem inneren Vorgang beim Spielen gefragt. Im Nachdenken über die äusseren Faktoren wie Instrumentenwahl, Dynamik der Musik, Impulse und Interaktionen während des Spiels wird es möglich, in einer nach innen führenden Spiralbewegung auch tiefer reichenden und persönlich bedeutungsvolleren Themen nachzugehen. Je nachdem wird die Thematik nur auf diese therapeutische Spielsituation hin reflektiert, manchmal ist es auch möglich, einen Transfer zum Alltag zu machen.

Bei jüngeren Kindern wird die Reflexion direkt ins Spielgeschehen verwoben. Der Therapeut gibt in den Spielpausen blitzlichtartige, bildhafte Handlungskommentare, welche die tiefere Ebene benennen und Verständnis für diese Prozesse signalisieren. Die weitere Verarbeitung und Integration findet, ähnlich wie Zulliger (1966, S. 80) es formuliert, primär auf der Erlebnisebene des Spiels statt. Es gibt aber auch in dieser Altersstufe Momente, in denen ein Kind das Wesentliche erstaunlich und zutiefst berührend in einem Minimum von Worten treffend benennen kann oder der Therapeut etwas im Sinne von notwendiger Resonanz in Sprache fassen muss.

13.5.2 Gesprächsgestaltung

Das Verbalisieren von äusseren und inneren Geschehnissen ist ein subtiler Prozess. Es gilt, eine gesprächsfreundliche Atmosphäre aufzubauen, damit auch „Schwieriges“ ohne Angst, Scham und Schuldgefühle ausgesprochen werden kann. Das Kind soll seine Sprachkompetenz erweitern, sodass es Wahrnehmungen, Gefühle, innere Bilder, Haltungen und Meinungen benennen und mitteilen kann.
Wichtig ist dabei, wie die Therapeutin ihrerseits die sprachlichen Interventionen gestaltet. Einige wichtige Faktoren werden im Folgenden erläutert:

Unmittelbarkeit der Sprache
Worte finden Anklang, wenn sie sich unmittelbar aus und mit dem Fluss des Geschehens entwickeln. Nach Musikspielsequenzen ist ein fliessender Übergang notwendig vom Klingenden über assoziative Sprachphantasien, welche das Erlebnis Wort um Wort behutsam ertasten und in der Sprache weiter wirken lassen bis hin zur vernunftgeleiteten reflexiven

Ebene (vgl. Hegi, 1986, S. 161). Dies gelingt, wenn der Therapeut die Atmosphäre des Musikspiels in sich nachklingen und in seinen Worten weiterschwingen lassen kann.

Abwarten des richtigen Zeitpunkts
Resonantes Verbalisieren bedeutet, abzuwarten bis sich innerlich stimmige Worte formen und hinzuspüren, wann es stimmig ist, sie auszusprechen. Dieser Prozess darf durchaus Phasen gemeinsamen Schweigens beinhalten.

Authentizität der Sprache
Es ist wichtig, dass der Therapeut seine Worte auch wirklich meint, mit ihnen im Kontakt ist und sie verkörpert: „Die Worte, der Körperausdruck dieser Worte, der Stimmklang und der affektive Gehalt müssen miteinander abgestimmt sein“ (Gindl, 2002, S. 77).

Herzlichkeit und emotionale Abstimmung
Worte, die in einer wohlwollenden, herzlichen Intention an das Kind gerichtet sind, finden den Weg zu seiner Seele und können eine innere, entwicklungsförderliche Bewegung auslösen. Für den Therapeuten bedeutet das, prozesshaft zu erspüren, welche Worte stimmig sind (wie nah und direkt, wie konkret, wie sachlich, neutral oder emotional) und wie sie beim Kind ankommen.

Sprachliche Abstimmung
Worte werden verstanden, wenn sie flexibel auf den Wortschatz und das Sprachverständnis des Gegenübers abgestimmt sind. Es gilt, die Balance zu finden zwischen Anpassung an die Sprache des Kindes und Bewahren des eigenen authentischen Sprachausdrucks. Weder Anbiederung (Kleinkindsprache, Imitation spezieller Dialekte, Übernahme von Slangausdrücken) noch Beharren auf Erwachsenen- oder Psychologensprache (sachliche, abstrakte, wissenschaftliche Sprechweise) finden wirklich Resonanz.
Unterschiede zwischen den Umgangssprachen von Kind und Therapeut (verschiedene Dialekte, Fremdsprachigkeit, Jugendlichenslang) können thematisiert werden: nachfragen, wenn etwas nicht verständlich ist; Ausdrücke übersetzen und vergleichen; Ähnliches im Unterschiedlichen aufspüren.

Bewusstheit für das eigene Sprechen
Zur Selbstreflexivität des Therapeuten gehört auch die Wahrnehmung, wie laut und wie schnell er spricht, wie seine Stimme klingt, welche Worte er wählt und ob seine Sprache emotional gefüllt ist. Erst eine solche Präsenz weckt die Aufmerksamkeit des Kindes. In der Praxis bedeutet dies, nicht nur auf die verbalen und nonverbalen Signale des Kindes zu achten, sondern auch, sich selbst zuzuhören und im Kontakt mit den eigenen Worten zu sein (vgl. Gindl, 2002, S. 78).

Im Folgenden werden verschiedene Formen der Gesprächsgestaltung erläutert (vgl. Schmidtchen, 1974, 1976; Schmidtchen & Kläning, 1974; Baumgärtel, 1976; Weinberger, 1980; Hegi, 1986; Thomann & Schulz von Thun, 1988; Hensel, 2002; Hockel, 2002; Lutz Hochreutener, 2007).

Je nachdem können dabei unterschiedliche Ebenen der Ansprache gewählt werden:
- Direkt: „Du möchtest das tun/nicht tun ...; das interessiert dich ...“
- Indirekt: „Ich glaube, Stefan möchte das tun/nicht tun ...; das scheint Interesse zu wecken ...“
- Analog auf der Musikspielebene (Musik, Instrumente, Rollen) bezogen: „Die Musik war ...; die Pauke hat ...; der Räuber will jetzt ...“

Tabelle 6: Überblick Formen der Gesprächsgestaltung

Kommentieren – Empathisches Verbalisieren	Position des teilnehmenden Beobachters einnehmen, emotional Wichtiges herausfiltern und in Worte übersetzen
Laut Denken	Gedanken als Zwiegespräch mit sich selbst transparent machen
Rekapitulieren – Zusammenfassen	Zusammenhänge herstellen, Haupt- und Nebensächlichkeiten herausarbeiten
Konkretisieren	Verallgemeinernde und unverbindliche Aussagen konkret einkreisen
Verstärken	Aussagen verstärkend spiegeln
Entemotionalisieren	Verwirrende Sachverhalte und Emotionen ordnen, Bezug zum Hier und Jetzt herstellen
Differenzieren	Verallgemeinerungen präzisieren
Fragen	Offen formulierte Fragen
Antworten	Klärung von Sachlagen, Befriedigung von Wissensdurst
Feedback	Rückmeldungen zu Aussagen, Haltungen sowie zu Verhaltens- und Handlungsweisen
Sharing	Teilen von eigenen Erfahrungswerten und Gefühlen
Anregen	Impulse setzen
Anleiten – Führen	Direktives Begleiten von Musikspielprozessen
Erklären	Verhalten und Entscheidungen transparent machen
Konfrontieren	Raum schaffen für tabuisierte Themen und Gefühle
Deuten	Einsicht und Selbsterkenntnis wecken durch Benennen von Bedeutungen

– Kommentieren – Empathisches Verbalisieren[44]

Verbalisierungen müssen bei der Erfahrungswelt des Kindes ansetzen, um Resonanz zu finden. Das Kommentieren des Geschehens (gleichzeitig) sowie des Geschehenen (anschliessend) bietet dem Kind eine gute Möglichkeit, den eigenen inneren Bezugsrahmen mit all seinen emotionalen Komponenten und Bedeutungen zu verstehen. In Gruppen ist es wichtig, dass allen Kindern dieselbe Einfühlung und Anteilnahme zuteil wird (Allparteilichkeit).

Der Therapeut nimmt dabei die Position eines teilnehmenden Beobachters ein, der das Musikspiel-Geschehen und/oder die sprachlichen Äusserungen des Kindes wahrnimmt, das emotional Wichtige herausfiltert, in (seine) Worte übersetzt und akzeptie-

[44] Klassische Methode der Gesprächspsychotherapie (vgl. Rogers, 1972; Schmidtchen, 1974; Schmidtchen & Kläning, 1974; Axline, 1980; Goetze, 1981; Hensel, 2002)

rend zurückspiegelt. Der therapeutischen Notwendigkeit entsprechend können die Kommentare sachlich neutral oder mit Bezug auf emotionale Erlebnisqualitäten formuliert werden.

Das Kind erfährt dadurch Resonanz *(Da ist jemand, der mich, mein Musikspiel und meine Worte aus wohltuender/ungefährlicher Distanz wahrnimmt)* und Verankerung in der Realität *(Da ist jemand, der mir hilft, das Geschehen zu ordnen und den Überblick zu behalten).* Zudem wird es unterstützt, seine Selbst-Darstellung *(Ich spiele dies ... ich tue jenes ...),* sein Selbst-Erleben *(Ich fühle dies ...; jenes macht mit mir, dass ...)* und seine Selbst-Aktualisierung *(Ich entwickle dies ...; verändere jenes ...)* fokussierter und bewusster wahrzunehmen. In dem Masse, wie es sich verstanden fühlt, ist es angeregt, sein Spiel/seine Gedanken weiter zu entwickeln und sich weiter zu erforschen.

– Laut Denken

Beim lauten Denken verbalisiert der Therapeut seine Kommentare, Unsicherheiten, Fragen, Vermutungen und Anregungen in eher leiser Stimme vor sich hin wie in einem Zwiegespräch mit sich selbst. Das Kind wird nicht direkt angesprochen und ist frei, darauf zu reagieren oder es „ungehört“ und „unbeantwortet“ vorbeiziehen zu lassen. Dem Therapeuten gibt es die Möglichkeit, Unsicherheiten bezüglich des kindlichen Verhaltens anzusprechen sowie sein eigenes Verhalten transparent zu reflektieren.

– Rekapitulieren – Zusammenfassen

Im Rekapitulieren und Zusammenfassen von Musikspielsequenzen oder verbalen Mitteilungen *(„Hmm, ich bin ganz beeindruckt von dieser Vielfalt ... komm, wir schauen einmal, was da alles war ... “)* bringt der Therapeut konkrete Fakten, emotionale Betroffenheiten und Symbole in einen Zusammenhang und vermittelt dem Kind, dass er es ernst nimmt und verstanden hat. Haupt- und Nebensächlichkeiten werden voneinander getrennt, verwirrende Empfindungen zu etwas Ganzem gefügt und ein roter Faden herausgearbeitet. Die Erfahrung kann so nochmals nachvollziehbar und dem Bewusstsein zugänglich(er) gemacht werden.

– Konkretisieren – Verstärken – Entemotionalisieren – Differenzieren

In Gesprächen zum Musikspiel oder zu Themen, die das Kind beschäftigen, kann es neben ruhigem, empathischem Verbalisieren notwendig werden, bewusst zu konkretisieren, zu verstärken, zu entemotionalisieren oder zu differenzieren.

Konkretisieren:
verallgemeinernde und unverbindliche Aussagen konkret, beispielhaft einkreisen, um in Kontakt mit dazugehörigen Gefühlen zu kommen *(Schule ist doof → ich muss jeden Tag hingehen, ob ich mag oder nicht ... es gibt Hausaufgaben ... beim Rechnen mache ich viele Fehler ...)*

Verstärken – „Drastifizieren“ (Thomann & Schultz v. Thun, 1988, S. 80):
Aussagen mit Wortwahl und Sprechdynamik behutsam verstärken, um dahinterliegenden Gefühlen Raum zu geben *(„Marco hat die Trommel genommen, mit der ich spielen wollte“ ⇒ „Er hat dir das Instrument weggeschnappt, obwohl du es unbedingt spielen*

wolltest“). Bei gutem Vertrauensverhältnis und fortgeschrittenem Therapieprozess kann drastifiziert werden, um einen Erkenntnisprozess anzuregen *(„Das ist langweilig, immer mit den Instrumenten herum zu machen.“ ⇒ „Es ist immer das Gleiche hier, die Instrumente sind auch doof ... überhaupt ist alles langweilig ...“).*

Entemotionalisieren:
Verwirrende, überfordernde Sachverhalte und Emotionen ruhig und sachlich ordnen, zusammenfassen und den Bezug zum Hier und Jetzt wieder herstellen *(Roman schlägt so heftig auf das Xylophon, dass die Stäbe herausfallen, Lisa ist entsetzt darüber ... ⇒ „Durch die kräftigen Schläge sind die Stäbe richtig hinauskatapultiert worden. Sie können dabei nicht kaputt gehen. Ob wir die richtige Reihenfolge finden, um sie wieder einzusetzen?“).*

Differenzieren:
Pauschalisierungen und Verallgemeinerungen durch gezielte Kommentare und Nachfragen präzisieren und differenzieren *(„Die Improvisation war nicht gut ...“ ⇒ „Nicht gut ... hmm, vielleicht zu laut/zu leise ... zu durcheinander ... oder haben die Instrumente nicht zusammengepasst ...?“)*

– Fragen

Bewusst eingesetzte Fragen sind ein wirksames Mittel, um kreative, selbstverantwortliche und selbstreflexive Prozesse anzuregen sowie die Autonomieentwicklung zu fördern. Für den Therapeuten sind sie zudem ein Weg, seine Wahrnehmungen zu verifizieren, Handlungsanweisungen zu erfragen und Rückmeldungen zu seinen Angeboten, respektive seinem Vorgehen zu erhalten. Voraussetzung dafür sind Sprachverständnis, Sprechvermögen und Sprechbereitschaft des Kindes.

Fragen sind in der Umsetzung höchst anspruchsvoll. In der Praxis führen sie oft in Sackgassen von nicht weiterführenden Kurzantworten, wecken Widerstand, verhallen ungehört oder lassen das Kind verstummen. Es braucht deshalb einen bewussten Umgang damit:

Sparsam einsetzen, damit das Gespräch nicht Verhörcharakter bekommt

Offen formulieren, um der Antwort viel Spielraum zu geben (keine Ja/Nein-Fragen)

So ausdrücken, dass das Kind im Kontakt mit der Erlebniswirklichkeit bleiben kann und nicht auf die kognitive Ebene gezwungen wird

Übergangs-/Einleitungsworte vor die Frage setzen, welche das Kind organisch an die Frage heran führen und einem Leistungsdruck vorbeugen

Direkt kann gefragt werden, wenn das Kind Gesprächsbereitschaft zeigt, ein Vertrauensverhältnis zum Therapeuten besteht und eine gewisse Übung in Selbstreflexion besteht. *(„Da ist viel passiert. Wie geht die Geschichte weiter?“; „Du hast lange meiner Musik zugehört. Wie fühlt sich dein Körper jetzt an?“)*

Indirekte Fragen werden in Kommentaren, Ich-Botschaften oder lautem Denken eingebaut. Sie stehen häufig im Konjunktiv oder werden mit „ob“ eingeleitet. Sie eignen sich bei Ängsten, Hemmungen, Widerstand sowie in Situationen, wo das Kind noch vertieft ins Spiel ist. *(„Da ist ja schon viel passiert. ... Mich wundert, wie die Geschichte jetzt wohl weitergeht ...?“; „Jetzt habe ich aber lange gespielt, ja und Thomas hat lange zugehört. Wie sich seine Beine, Arme etc. jetzt wohl anfühlen mögen?“)*

– Antworten

Fragen des Kindes können einerseits persönlichen Wissensdurst oder das Bedürfnis nach Klärung von Sachlagen ausdrücken. Andererseits wird damit oft auch Unsicherheit und Spannung überdeckt. Es gilt zu erspüren, ob eine direkte Antwort oder eine Anregung zur Entwicklung einer eigenen Lösung therapeutisch sinnvoller ist.

Die Art und Weise wie seine Fragen beantwortet werden, eröffnet dem Kind ein grosses Erfahrungs- und Lernfeld: ernst genommen werden; ehrliche Antworten erhalten; den Wissensdurst stillen; erkennen, dass ein Erwachsener nicht alles weiss und erfahren, dass er dazu steht; Teilen des Schmerzes, dass es nicht auf alle Fragen eine Antwort gibt.

– Feedback

Beim Feedback gibt der Therapeut dem Kind Rückmeldungen zu dessen Aussagen, Haltungen und Verhaltensweisen. Das Kind soll so zu differenzierter(er) Selbstwahrnehmung und Selbstreflexivität angeregt werden. Dies kann verschiedene Aspekte beinhalten: Verstärkung von Entwicklungsschritten, Richtigstellen von verzerrten Wahrnehmungen sowie Hinterfragen von unangemessenen Verhaltensweisen und Problemlösungsversuchen.

Neben eher neutral formulierten Rückmeldungen kann es durchaus auch zu spontanen, emotional engagierten Ich-Botschaften kommen *(„Ich freue mich, dass ...“; „Moment, das finde ich nicht so gut ...“, „Da könnte es geschehen, dass ...“)*. Dabei sollten sowohl Lob als auch kritische Rückmeldung authentischer Ausdruck von Anerkennung und geteilter Freude bzw. Besorgnis im Hier und Jetzt sein und nicht zur Verhaltenssteuerung eingesetzt werden.

– Sharing

Beim Sharing teilt der Therapeut bewusst eigene Erfahrungswerte und Gefühle mit dem Kind. Es können damit verschiedene Aspekte angesprochen werden:

- Direkte, durch den Prozess ausgelöste Betroffenheit *(„Deine Musik eben hat mich berührt ...“)*
- Eigene mitgebrachte Befindlichkeit *(„Ich habe Rückenschmerzen und kann deswegen nicht ...“)*
- Erfahrungen zum Thema des Kindes *(„Was du mir erzählt hast, erinnert mich an ...“)*

Eine solche Transparenz bezüglich persönlicher Betroffenheit kann, sparsam und selektiv eingesetzt, die Mitmenschlichkeit des Therapeuten hervorheben und dadurch die Vertrauensbildung unterstützen *(„Ein Mensch mit solchen Erfahrungen/Gefühlen kann mich verstehen ...“)*, das Vertrauen in die eigenen Ressourcen stärken *(„Er hat etwas Ähnliches erlebt und überwunden, dann kann man – ich – es vielleicht auch schaffen ...“)* sowie Einfühlung und Rücksicht anregen *(„Eine so persönliche Mitteilung berührt mich, ich möchte das zeigen ...“)*. Ausserdem wird das Vertrauen des Kindes in die eigene Wahrnehmung gestärkt, da die Betroffenheit des Therapeuten atmosphärisch spürbar ist und nur durch Transparenz vom Kind eingeordnet werden kann.

– Anregen

Um den Prozess in Gang zu halten und dem Kind neue Entwicklungsschritte zu ermöglichen, kann der Therapeut verbale Impulse setzen, um Handlungen anzuregen, Problemlösungsversuche und Entscheidungsprozesse zu unterstützen sowie Differenzierungen zu fördern.

– Anleiten – Führen

Gewisse Musikspielformen sowie therapeutische Notwendigkeiten bei selbstunsicheren, wahrnehmungsbehinderten, unruhigen oder haltlosen Kindern verlangen verbales Anleiten und Führen. Dazu gehören körperzentrierte Einstimmungen, die Begleitung von Spielprozessen (schrittweises Umsetzen der Spielregeln), das Insistieren auf (Heraus)Forderungen (Einhalten von Spielregeln) und das Setzen von Grenzen.

Solche Anleitungen werden lebendig, anschaulich und humorvoll gestaltet, damit sich das Kind der Führung anvertrauen kann und sie nicht bekämpfen muss. Grundsätzlich gilt „So viel als notwendig – so wenig als möglich", damit kreative und Autonomie fördernde Prozesse nicht eingeschränkt werden.

– Erklären

Manchmal ist es notwendig, Sachverhalte und Verhaltensweisen zu erklären, um Einsicht zu bewirken, Handlungsmotivation zu wecken und eigene Gedankengänge auszulösen. Die Erläuterungen werden sparsam gehalten und das Kind soweit als möglich dialogisch mit einbezogen, damit es zu Eigenaktivität angeregt wird. Es ist hier besonders wichtig, auf kurze und anschauliche Formulierungen zu achten, damit sie verständlich sind.

– Konfrontieren

Hin und wieder braucht es konfrontative bis provokative Worte, um abgespaltenen, verleugneten Themen und Gefühlen Raum zu verschaffen (vgl. Timmermann, 2004, S. 100). Das Kind soll dadurch mit seinen Widersprüchlichkeiten in Kontakt kommen und diese ausloten können. Voraussetzung dafür ist eine Vertrauensbeziehung und eine gewisse innere Stabilität des Kindes sowie innere Ruhe und Gelassenheit beim Therapeuten. Sind Ärger und Frustrationen mit im Spiel kann es die therapeutische Beziehung (zer)stören.

– Deuten

Beim verbalen Deuten wird die Bedeutung von Verhaltensweisen und Befindlichkeiten sowie von Aspekten der therapeutischen Beziehung mit Worten benannt. Dadurch soll ein Prozess von Einsicht und (Selbst)Erkenntnis angeregt werden, der zu Entlastung des psychischen Systems führt. Es gibt verschiedene Möglichkeiten, wie verbal gedeutet werden kann:

> *Kommentierende Deutung:*
> Die Bedeutung wird durch die Beschreibung des Geschehens zu erfassen versucht *(„Die Pauke war sehr laut, die Harfentöne waren kaum mehr hörbar. Da ist die Kinderharfe verstummt").*

Fragende Deutung:
Dem Kind werden Fragen zur Bedeutung des Geschehens gestellt *(„Hast du vielleicht aufgehört zu spielen, weil die Pauke so laut und deine Kinderharfe kaum mehr hörbar war?").*

Laut Denken:
Die Therapeutin formuliert ihre Gedanken zur Essenz des Geschehens in Möglichkeitsform *(„Die Kinderharfe ist plötzlich still geworden. Ob sie wohl verstummt ist, weil sie kaum mehr hörbar war ...?").*

Ich-Botschaft:
Die Therapeutin teilt dem Kind in Ich-Form mit, was sie betroffen gemacht hat *(„Es hat mich ein wenig traurig gemacht, als ich die Harfe plötzlich nicht mehr gehört habe ...").*

14 Das musiktherapeutische Rollenspiel

„Ich wäre eine verzauberte Prinzessin und du der Prinz ...“
„Ich wäre ein böses Krokodil und du hättest Angst vor mir ...“
„Ich wäre die Mama und würde etwas kochen ...“
„Ich hätte mich verletzt und du würdest mich pflegen ...“
„Ich wäre ein Kapitän und würde in ferne Länder reisen ...“

Solche Sätze sind Zaubersprüche. Wie das „Sesam öffne dich“ im Märchen öffnen sie das Tor zu einer andern Welt, in der sich das Kind (ver)wandeln darf. Mit unerschöpflichem Ideenreichtum erschafft es sich Szenen, die seine aktuellen Bedürfnisse und Sehnsüchte befriedigen, ihm helfen Schwieriges zu verarbeiten und viel Raum bieten, verschiedenste Verhaltensweisen und Gefühlsqualitäten auszuprobieren.

In der Musiktherapie werden Rollenspiele in Kombination mit improvisierter Musik und Liedern eingesetzt. Das organische Ineinanderwirken von Szene, Sprache, Musik und Körperausdruck entspricht dem Kind und eröffnet ihm ein therapeutisch wertvolles Erfahrungsfeld.

14.1 Das Rollenspiel in der kindlichen Entwicklung

Die Initialsätze „Ich wäre ... und du wärst ...“ bilden den Ausgangspunkt für prozesshaft sich entwickelnde Geschichten, in denen Impulse aus Innen- und Aussenwelt aufgegriffen und in verschiedenen Rollen dargestellt und ausgespielt werden.

Das Kind schafft sich damit neben der Alltagswirklichkeit eine andere Realität, in der es all das sein und tun darf, was ihm sonst (noch) nicht möglich oder (noch) nicht erlaubt ist und vielleicht auch nie Wirklichkeit werden kann. Reale und fiktive, bewusste und unbewusste, rationale und irrationale Ebenen fliessen zu einem Ganzen zusammen. Szenen aus dem Alltag werden imitiert. Symbole und Figuren aus der Tier- und Pflanzenwelt, aus Märchen, Fantasy und Science Fiction werden aufgenommen. Innere Impulse, Dramen und Bilder verbinden sich mit Szenen aus Geschichten, Filmen und Zeitungsartikeln. Vergangenheit, Gegenwart und Zukunft verschmelzen: „Alte“ Erfahrungen werden wiederholt und integriert, „neue“ Ideen gestaltet und erhoffte, zukünftige Ereignisse entworfen.

Meist wird mit einer Grundidee begonnen, aus der sich prozesshaft Szenen entwickeln. Spontane Einfälle, situative Bedingungen und gruppendynamische Aspekte beeinflussen den Handlungsverlauf wie bei einem sich ständig weiterentwickelnden Drehbuch. Man spricht deshalb von einer „schwebenden Spielgestalt“ (vgl. Herzka, 1995, S. 69).

Dieses selbstverständliche Sein und Handeln in der Als-ob-Realität lässt sich in Ansätzen bereits im 3. Lebensjahr beobachten. Mit fortschreitendem Alter wird es zunehmend komplexer und differenzierter. Es übernimmt wichtige Funktionen in der kindlichen Entwicklung: Alltagseindrücke und Erfahrungen werden verarbeitet, Kreativität und Flexibilität gefördert, motorische und sprachliche Fertigkeiten geübt, soziale Kompetenzen erweitert und das Selbstvertrauen gestärkt.

14.2 Das Rollenspiel in der Musiktherapie mit Kindern

Was wir aus der kindlichen Entwicklung als spontane Inszenierungen der eigenen Erlebniswelt kennen, wird in allen Schulen der Kinderpsychotherapie gezielt genutzt, um traumatische Erlebnisse zu verarbeiten, wachstumsfördernde Erfahrungen zu machen und die Verhaltens- und Handlungsrepertoire zu erweitern.

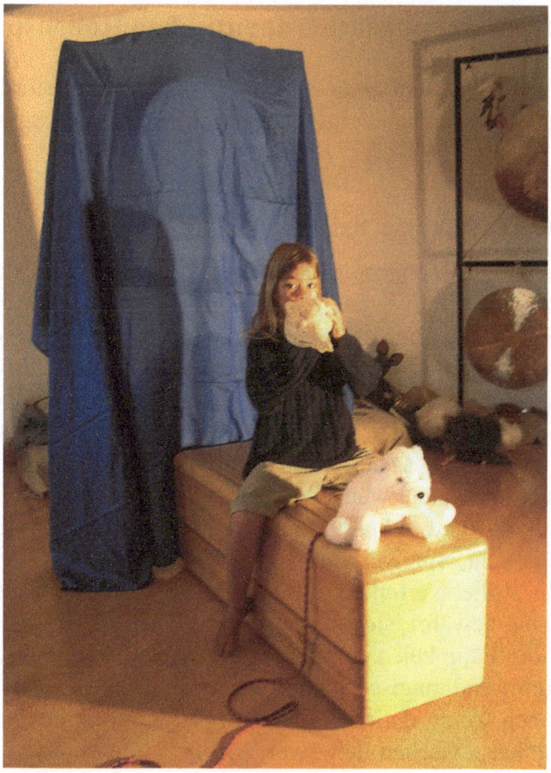

Abbildung 27: Mit dem Schiff auf zu neuen Ufern

Auch in der Musiktherapie mit Kindern wird damit gearbeitet. Ein markanter Unterschied besteht darin, dass zusätzlich Musikinstrumente zur Verfügung stehen und gezielt improvisierte Musik sowie Lieder einbezogen werden. Musicalartig werden Dialoge und Handlungskommentare gesungen sowie Atmosphären des szenischen Geschehens instrumental verdeutlicht, intensiviert oder reguliert. Musiktherapeutische Rollenspiele beinhalten also per se das für die Musiktherapie mit Kindern als typisch beschriebene Ineinanderwirken von Szene, Sprache, Musik und Körperausdruck im Sinne von musiké (vgl. Glogau, 1998, S. 166).

Die Häufigkeit des Einbezugs von Musik variiert. Es steht dem Kind weitgehend frei, wann und wie es Musik einbeziehen will. Auch die Therapeutin setzt nur dann musikalische Impulse, wenn es ihr vom Prozess her sinnvoll scheint. Manchmal leitet die Musik durch das ganze Geschehen, manchmal gibt es längere Sequenzen nur mit Sprache und Gesten. Die Instrumente stehen frei im Raum und können vom Kind jederzeit spontan hereingeholt werden. Das kann durchaus auch ein verfremdeter Einbezug sein wie der Bau einer Hütte aus den Trommeln oder die Verwendung der Klangschalen als Essgeschirr. Auch im „stillen“ Dabei-Sein sind sie wichtig als Zeugen des Geschehens.

14.3 Zum Setting des musiktherapeutischen Rollenspiels

Die Komplexität des musiktherapeutischen Rollenspiels erfordert differenzierte Überlegungen zu den Rahmenbedingungen und zum Einbezug von ergänzendem Spielmaterial.

14.3.1 Räumliche Bedingungen und Rituale

Das musiktherapeutische Rollenspiel ist wegen des Ineinanderwirkens von Musik, Sprache, Körperausdruck und Szene ein äusserst komplexes Geschehen. Übersichtliche räumliche Strukturen bringen Ruhe und Orientierung in den Spielprozess.

Das kann erreicht werden durch eine symbolische Raumeinteilung in „Spielbereich“ und „Gesprächsecke“ (vgl. Renz, 1991, S. 29). Sie hilft dem Kind, die verschiedenen Ebenen von konkreter und imaginärer Wirklichkeit auseinanderzuhalten. Im Spielbereich findet das szenische Gestalten statt. Hier darf man „gute“ und „böse“, „angepasste“ und „unerwünschte“ Seiten ausdrücken und tabuisierte Themen ausspielen, ohne Angst und Schuldgefühle haben zu müssen. In der Gesprächsecke werden Themen gesucht, Spielverläufe und ihre musikalische Gestaltung entworfen, Regeln abgemacht, Rollen verteilt, Konflikte besprochen und Feedbacks gegeben.

Diese Einteilung bewährt sich als Orientierungshilfe bei Gruppen sowie bei Kindern, welche die Fähigkeit zwischen Hauptrealität (Therapiezimmer, Anwesenheit der Therapeutin) und magisch fantastischer Nebenrealität (symbolisches Gestalten) zu trennen noch wenig entwickelt haben. Das Kind erhält so die Möglichkeit, sinnlich wahrnehmbar zwischen den zwei Wirklichkeiten hin und her zu wechseln. Wenn es von Prozessen in der imaginären Welt überfordert ist, hat es einen klar deklarierten Zufluchtsort. Ebenso hat die Therapeutin die Chance, das Kind zurück in die konkrete Realität zu führen (Platz wechseln), wenn es nicht mehr aus dem Spiel zurückfindet oder sich grenzenlos ausagiert *(Diese Elefanten haben aber viel erlebt heute. Komm, jetzt setzen wir uns nochmals in die Gesprächsecke und schreiben uns auf, was da alles passiert ist.)*. Ebenso kann sie mit ihm den Weg ins szenische

Gestalten gehen, wenn es diese Ausdrucksmöglichkeit für sich noch nicht entwickelt hat oder sie zu bedrohlich ist *(Komm, dort auf dem Spielplatz probieren wir einmal aus, wie Elefanten sich bewegen.).*

Ordnend und strukturierend wirken auch Übergangsrituale wie das Spielen eines dafür festgelegten Klangs, Hindurchschlüpfen durch einen Reifen oder Übersteigen eines Seils, das die Grenze zwischen Gesprächsecke und Spielbereich markiert. Das Kind hält so für einen Moment inne und vollzieht die Verwandlung bewusster. Dies kann insbesondere am Schluss einer Therapiestunde hilfreich sein, wenn es darum geht, das Kind wieder ruhig und adäquat in die Aussenwelt zu entlassen *(Martin verlässt den Therapieraum als Bub und nicht als fluchender Pirat.).*

14.3.2 Einbezug von Therapiepuppen

Kinder brauchen nur wenig Material, um Rollenspiele zu gestalten. Aus innerer Notwendigkeit beseelen sie mit Phantasie und Hingabe das, was ihnen gerade zur Verfügung steht. Berichte zum Spielverhalten von jüdischen Kindern während des Holocausts liefern dazu erschütternde Beispiele (vgl. Eisen, in Oerter, 1999, S. 248ff.).

In der Musiktherapie genügt es, neben den Instrumenten Decken, Kissen, Tücher, Naturmaterialien, Seile und einige Handpuppen zur Verfügung zu stellen. Auf Letztere soll an dieser Stelle näher eingegangen werden, da sie eine wichtige, die Instrumente ergänzende Rolle im Therapieprozess übernehmen können.

Puppen haben wie die Instrumente als Übergangsobjekte einen wichtigen Stellenwert: Sie vermitteln dem Kind die Erfahrung, dass Trennung nicht Verlassenheit bedeuten muss, verstärken es im Erleben seines Selbst und im Aufbau der eigenen Identität sowie in der Erweiterung seines Kontaktverhaltens (Petzold, 1991). Was das Instrument als sinnliche, aber weitgehend feinstoffliche Erfahrung vermittelt, kann mit der Puppe konkreter, (an)fassbarer, gelebt werden. Die Puppe schaut einen an. Man kann sie zärtlich in den Arm nehmen, ihr ein weiches Lager bereiten. Als Gefährte geht sie mit durch die gefährlichsten Abenteuer. Man kann mit ihr schimpfen, sie bekämpfen, ja sogar sie schlagen – sie nimmt es geduldig an, aufersteht immer wieder, trägt nichts nach. Und vor allem: sie verlässt einen nicht, was auch immer geschieht. Ihre Zaubermacht macht es möglich, sich ins Land der Phantasie und der Phantasmen zu wagen, ohne Angst haben müssen. „Mit der Puppe im Arm können wir hinabtauchen in die Tiefen der Innenwelt, und das heisst letztlich, in die Tiefen der Lebenswelt, in ihre Geschichte, deren Unendlichkeit [...]“ (Petzold, 1991, S. 434) – und uns hineinwagen ins geheimnisvolle, unbekannte Reich der Musik, das aufwühlen, beglücken, verwirren und faszinieren kann, manchmal aber auch unheimlich wird und zu überschwemmen droht.

Puppen können im Therapieprozess verschiedene Funktionen übernehmen:

Als *Gefährte* und *Projektionsfigur* begleitet sie das Kind durch die Szenen, tröstet es in ausweglosen Gefahren, kuschelt mit ihm und schützt es vor Gefahren, die ihm in der Auseinandersetzung mit den Themen der Innenwelt begegnen.

Als *Identifikationsfigur* werden Puppen gewählt, welche Wesensmerkmale des Kindes aufweisen oder Attribute besitzen, die es gerne hätte. Mit kleinen Tieren wie das Baby Känguru oder dem jungen Hund werden Geborgenheitswünsche und Autonomiebestrebungen inszeniert, die in der Arbeit mit Kindern entwicklungsgemäss zentrale Themen sind. „Unbesiegbare" Tiere stehen für ersehnte Stärke, wieder andere für Klugheit oder Wendigkeit.

Substitutionsfunktion übernehmen Puppen, wenn sie dem Kind fehlende Spielkameraden ersetzen, was gerade in Einzeltherapien in Ermangelung weiterer Mitspieler der Fall ist. Sie werden zu Zuhörern bei „Musikaufführungen" oder zu Hütern von Instrumenten und Schätzen, welche nicht berührt werden dürfen.

Als *Aggressionsfigur* hilft die Puppe, sogenannt negative Gefühle wie Eifersucht, Wut und Rachsucht zuzulassen: Nicht das Kind ist „böse", sondern die Puppe. Gerade im Bereich der zerstörerischen Impulse wird sie zu einem wichtigen Medium, welches das Musikspiel ergänzen, regulieren oder zeitweilig sogar ersetzen kann. Musikalisch kann die Wucht überschiessender Affekte laute und verzerrte Klänge bewirken, welche ihrerseits als Echo zurück auf das Kind wirken. Es ist, als hätten die Instrumente ein Eigenleben entwickelt. Das kann kathartisch sein und zu einer inneren Befreiung führen, aber auch, vor allem bei Ich-schwachen Kindern, die Affekte verstärken und überschwemmend wirken. Die Puppe hingegen bleibt „still", wenn sie geschlagen wird, was entlastet und beruhigt.

14.4 Zum Entstehen von Rollenspielen

Rollenspiele können spontan vom Kind initiiert oder indikationsspezifisch von der Therapeutin angeregt werden.

14.4.1 Vom Kind initiierte Rollenspiele

Jüngere Kinder verbinden die Musik oft spontan mit szenischen Gestalten. Sie assoziieren zu den Instrumenten Figuren, Personen, Tiere oder Qualitäten: Die grosse Fellpauke wird zum bösen Räuber, die kleine Rassel zur Maus, mit der Zauberklangkugel wird die böse Hexe gebannt. Ebenso können Improvisationen, Lieder, eine Geschichte, ein Bild oder Gesprächsthemen szenische Handlungen auslösen.

Auch ältere Kinder, denen das Rollenspiel aus früheren Stunden als Methode vertraut ist, initiieren Rollenspiele von sich aus. Meistens beginnen sie aber nicht spontan zu spielen, sondern bringen es als Wunsch ein: „Können wir heute wieder einmal eine Geschichte erfinden und sie nachher spielen?"

Hin und wieder werden Rollenspiele gleich beim Betreten des Therapieraums begonnen und während der ganzen Stunde als sich immer weiterentwickelnde Geschichte fortgeführt.

> Selina, 8 Jahre alt, Trennungsängste. Während vieler Wochen geht sie beim Hereinkommen direkt zur Mutter Känguru-Puppe, die ihr Junges im Beutel hat und fragt, ob sie mit ihr ins Musikland reisen wollen. Jedes Mal werden andere Tiere mit dazu eingeladen. Die kleine Hexe ist jeweils für das Zauberlied verantwortlich, mit dem sie alle auf einem goldenen Tuch dorthin fliegen lässt.

Im Musikland erkunden sie gemeinsam die Instrumente und experimentieren damit. Irgendwann wagt sich das kleine Känguru aus dem Beutel und rutscht mit den Skiern den Glockenspielschneehang hinab, obwohl die Mutter das viel zu gefährlich findet.

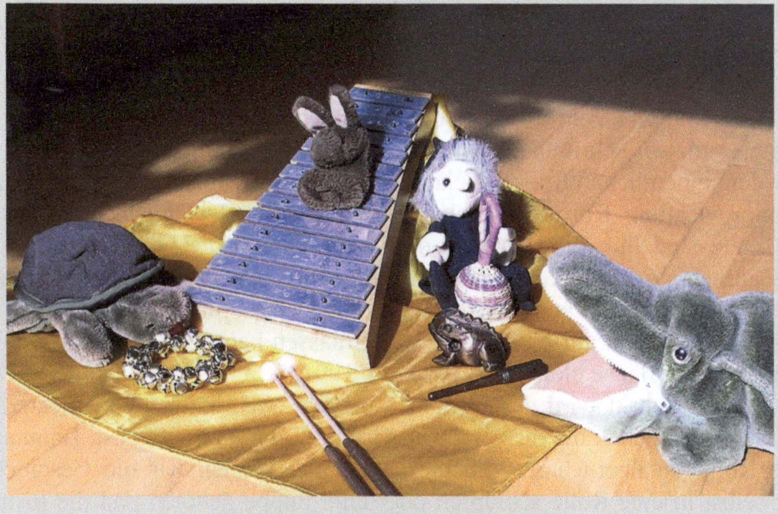

Abbildung 28: Achtung, Krokodil!

Es hat dort nämlich ein gefährliches Krokodil. Das kleine Känguru traut sich, weil seine Freunde, die Schildkröte, der kleine Frosch und die Hexe mitkommen. Das Krokodil kann ihnen nichts antun, obwohl es sein Maul weit aufsperrt. Sie kennen nämlich ein Mutlied, das alles Böse vertreibt. Später gehen sie sogar in den dunkeln Musikwald und erlösen den kleinen Hund, der dort gefangen ist.

Im Lauf der Wochen verändern sich die Ländernamen: Im Geburtstagsland feiert Selina mit allen Tieren ihren Geburtstag, im Weihnachtsland suchen sie unter grossen Gefahren ein verschwundenes Licht und singen nach Herzenslust Weihnachtslieder, im Hexenland rauben sie das Hexeninstrument, den Windgong, damit sie selbst Hexenmusik machen können und im Schulland lösen sie singend schwierige Rechnungen, welche von der gestrengen Lehrerin (Selina) gestellt werden.

Die Stunden enden jeweils ritualartig mit einem Rückreiselied oder -klang.

Selina setzt sich in den Rollenspielen mit ihrer Angstthematik auseinander. Das war nicht von Anfang an so. Sie probierte die Instrumente und die Puppen zwar aus, setzte aber keinerlei eigene Impulse. Meine intuitive Anregung „Sollen wir mit den Puppen ein Theater spielen? Sie hätten Ferien und könnten wählen, was sie tun wollen“ bringt die Wende. Sie erhält damit einen Halt gebenden Rahmen, in welchem sie ihr Eigenes entfalten und ihre Thematik bearbeiten kann.

14.4.2 Von der Therapeutin initiierte Rollenspiele

Auch die Therapeutin kann als Resonanz auf das Geschehen spontan ein Rollenspiel beginnen, indem sie beispielsweise nach einer Improvisation das Kind mit einer Puppe anspricht. Etwas offenlassender – dafür weniger unmittelbar – ist die Möglichkeit, laut denkend einen Übergang zur Rollenspielebene einzuleiten *(„Jetzt fällt mir gerade eine Geschichte ein ..., von einer Schildkröte ..., Schildkröte, magst du mal erzählen, was dir passiert ist?“)* oder eine Anregung wie im obigen Beispiel mit Selina einzubringen. In beiden Fällen gilt es, wach und sensibel die Reaktionen auf eine solche Intervention wahrzunehmen: Kann das Kind auf diese Spielebene einsteigen oder ist es davon überfordert?

Bei älteren Kindern ist ein solches Vorgehen nicht mehr altersadäquat. Hier kann das Rollenspiel in zwei Schritten als eine spezielle Spielform eingeführt werden:

Vor dem eigentlichen Rollenspielangebot wird eine Einstimmung, ein „Warming-up“ (Improvisation, Körperwahrnehmung, Für-Spiel, Bewegung zu Musik) angeboten. Ziele sind die Reduzierung von Erwartungsängsten, die Unterstützung der Selbstwahrnehmung, des Kontakts zur Therapeutin bzw. zur Gruppe sowie das Anregen spielerischer Aktivitäten. Es soll beim Kind eine optimale Energielage bewirkt werden, damit es sich auf innere Prozesse einlassen kann und die gespielten Inhalte nicht an der Oberfläche bleiben (vgl. Straub, 1991, S. 259; Fausch, 1998, S. 12ff.).

Im zweiten Schritt wird das Vorgehen erklärt: „Wir spielen ein Theater. Du erzählst eine Geschichte, die dir gerade einfällt oder die du erlebt hast. Dann sagst du, welche Rolle du übernehmen möchtest. Nachher spielen wir die Geschichte. Du kannst selbst in eine Rolle schlüpfen oder eine Puppe nehmen und die Instrumente einbeziehen. Du darfst mir auch eine Rolle zuweisen, falls ich mitspielen soll.“ In einer Gruppe kann die Handlung gemeinsam erfunden werden oder die Kinder erzählen sich ihre Geschichten gegenseitig und entscheiden dann, welche dargestellt wird. Jedes Kind darf sich seine Rolle selbst auswählen, gemeinsam wird entschieden, was die Therapeutin übernehmen soll (vgl. Anzieu, 1984, S. 98). Neben frei erfundenen Phantasiehandlungen bieten sich als Anknüpfungspunkte auch gruppendynamische Themen an (z.B. Aussenseiter; Chef sein – gehorchen müssen).

Jugendliche brauchen in der Regel klar umschriebene Themen um einzusteigen. So können Inhalte, die im Gespräch auftauchen und auf eine konkrete Situation Bezug nehmen, szenisch dargestellt und bearbeitet werden. Dazu gehören Nein-sag-Spiele, das Experimentieren mit neuen Verhaltensweisen in schwierigen Situationen sowie Familienaufstellungen. Wenn das zu nah geht, kann das Erfinden einer spannenden Geschichte oder das Schreiben eines Drehbuchs mit Filmmusik helfen, den Einstieg in die Spielebene zu finden. Bei dieser Altersstufe sind eine gute Einführung und engagiertes Mitspielen besonders wichtig, damit emotionale Beteiligung wachsen kann und das Ganze nicht gestellt und oberflächlich bleibt.

Bei allen Altersgruppen können vorausgehend fragende Kommentare durch die Therapeutin nötig werden, um die Imaginationskraft anzuregen *(Wo könnte die Geschichte spielen, drinnen oder im Freien? Wer kommt darin vor, ein Mann, eine Frau, Kinder, Tiere?)* Auf diese Weise wird eine Szene mit ihren Figuren allmählich lebendig und das Kind kann sich innerlich mit ihr verbinden. Die Handlung kann auch in einem Spiel erfunden werden, bei dem eine Geschichte wechselweise (du ein Satz – ich ein Satz) erfunden wird.[45]

---

[45] siehe auch S. 259ff.

Für Kinder, welche (noch) nicht symbolisieren können, ist das Erfinden einer Geschichte oder das freie Entwickeln von Szenen eine Überforderung. Hier braucht es zunächst altersentsprechende Angebote an Imitationsspielen, über die sie sich den Symbolisierungsraum schrittweise erschliessen können. Dazu gehören erlebniszentrierte Spielformen wie das Imitieren von Tierstimmen und -bewegungen oder das Nachspielen einer bekannten Geschichte. Bei jüngeren Kindern sind auch Singspiele beliebt. Jugendliche können durch kabarettähnliches Nachahmen ihnen bekannter Menschen Zugang zum szenischen Gestalten finden.

14.5 Formen des Begleitverhaltens

Bei Rollenspielen lassen sich verschiedene Formen von Begleitverhalten einsetzen.

Tabelle 7: Überblick Begleitverhalten musiktherapeutisches Rollenspiel

Zeugin/Zuschauerin	Ausserhalb des Spiels bleiben in achtsamer Präsenz.
Kommentieren	Den Spielprozess von aussen wahrnehmen und beschreibend kommentieren
Anweisung des Kindes	In der Ausgestaltung der Rollen die Regieanweisungen des Kindes befolgen, keine eigenen Spielimpulse setzen.
Eigene Impulse	Therapeutin bringt zugunsten eines entwicklungsförderlichen Spielprozesses eigene Spielimpulse ein.
Mischformen	Je nach therapeutischer Notwendigkeit werden die verschiedenen Formen des Begleitverhaltens einander ergänzend kombiniert.

14.5.1 Teilnahme als Zeugin oder Zuschauerin

Die Therapeutin bleibt ausserhalb des Spielprozesses, wenn Impulse von aussen die Dynamik stören oder das Kind ihr explizit die Rolle als Zuschauerin zuweist. Sie mischt sich nicht aktiv ins Rollenspielgeschehen ein, bleibt aber wach und einfühlsam präsent. Sie ist Zeugin dessen, was das Kind offenbart, nimmt Anteil, lässt sich berühren und gibt durch ihre Präsenz Resonanz. Das sind Wirkfaktoren, die oft unterschätzt werden, weil sie mit Nichts-Tun verwechselt werden. Für das Kind ist es eine wichtige Erfahrung, sich zeigen zu können, ohne dass darauf sofort eine konkrete Reaktion kommt. Gerade bei tabuisierten, bedrohlichen und schmerzhaften Inhalten kann die Stille der Therapeutin notwendig sein, damit sie überhaupt aufsteigen und ausgedrückt werden können.

14.5.2 Kommentieren

Die Therapeutin ist Kommentatorin des Geschehens und nicht aktiv in die Spielhandlungen involviert. Dadurch kann sie dem Kind quasi als Hüterin des Geschehens Halt und Sicherheit sowie das Gefühl von Verstanden-Werden vermitteln. Obwohl sie ausserhalb des szenischen Geschehens bleibt, ist sie von ihrer Grundhaltung her Teilnehmerin und nicht distanzierte Beobachterin, da ihre Kommentare sonst nicht zu berühren vermögen.[46]

Es ist möglich, sowohl über das gesprochene Wort als auch mit Sprechgesang zu kommentieren. Beides kann instrumental untermalt werden und ähnlich einer Filmmusik die Dynamik des Geschehens beleben, verdeutlichen oder regulieren. Sprachlich inhaltlich werden die Kommentare indirekt gegeben, indem das Verhalten des Kindes über seine Rolle angesprochen wird *(Nicht: Peter bläst ins Nebelhorn, sondern: Der Kapitän bläst ins Nebelhorn).* Neben neutralen Kommentaren *(Der Kapitän fährt mit seinem Schiff aufs Meer)* sind auch attribuierende Bemerkungen möglich *(Der Kapitän ist mutig. Er wagt sich aufs offene Meer hinaus).*

Je nach therapeutischer Notwendigkeit kann die Therapeutin mit (altersgemässen) Kommentaren intervenieren:

Das Spiel in Gang setzen: „Was die Tiere heute wohl erleben werden ...?"

Konflikte transparent machen: „Da haben der Prinz und sein Freund aber unterschiedliche Meinungen ..."

Bei anstehenden Entscheidungen offen lassend Lösungsmöglichkeiten phantasieren: „Die Hexe ist gefährlich. Ob sich der kleine Hund jetzt wohl versteckt, ob es sich Hilfe holt oder ob ihm vielleicht eine List einfällt ...?"

Gefühle verstärken oder beruhigen: „Der Eisbär freut sich riesig, er hat es geschafft ...; der Räuber ist jetzt sehr wütend geworden – am liebsten möchte er etwas weit wegschmeissen, aber er will auch nicht, dass etwas kaputt geht – ob ihm wohl einfällt, dass er auch ganz laut stampfen oder auf die grosse Trommel schlagen kann ...?"

Das Spiel abschliessen: „Ob das kleine Känguru gemerkt hat, dass die Kirchenglocken läuten (Gong) und es Zeit wird, wieder zu den andern Tieren zurückzugehen ...?"; „Der König hat heute viel erlebt ... am liebsten möchte ich seine Geschichte jetzt noch aufschreiben ..., ob er damit wohl einverstanden ist?"

14.5.3 Mitspielen nach Anweisung des Kindes

Das Kind setzt die Therapeutin nach eigenem Gutdünken als Mitspielerin ein und bestimmt, wie die zugewiesenen Rollen zu spielen sind. Es darf seine Geschichte ohne Beeinflussung von aussen entwickeln und selbst Regie führen. Dadurch kann es die Intensität und den Verlauf des Geschehens steuern und so dosieren, wie es ihm zuträglich ist. Angstbesetzte Rollen können delegiert oder schwierige Situationen mit einem Gefährten gemeistert werden, dessen Reaktionen es genau abschätzen kann. Manchmal gibt das Kind automatisch von sich aus Anweisungen, was die Therapeutin tun und/oder lassen soll. Ansonsten kann man direkt nachfragen oder laut reflektieren, wie man sich wohl verhalten solle.

46 Kommentieren siehe auch S. 226f.

Die Anweisungen des Kindes müssen authentisch ausgeführt werden können. Wenn die Therapeutin etwas übernimmt, was ihr gefühlsmässig widerstrebt, kann sie dem Kind nicht hinreichend Halt und Sicherheit vermitteln. Eigene Grenzen wie Angst oder Überforderung müssen ernst genommen und als Ich-Botschaft eingebracht werden. Ob die Widerstände in der eigenen Biographie gründen oder ob sie vom Kind übernommen werden, ist im Moment des Spiels nicht relevant, muss aber in der Nachbereitung reflektiert werden.

Solche Grenzen sind individuell verschieden und können je nach Thematik des Kindes variieren. Als polare Meinungen gibt es einerseits die Einstellung, sehr weit mitzugehen, um wirklich ausloten zu können, was im Kind vorgeht und welche eigenen Ressourcen es mobilisieren kann. Dem gegenüber steht andererseits die Haltung, den Einbezug der körperlichen Ebene von vornherein zu begrenzen (keine körperlichen Attacken, kein Kuscheln) und wiederholtes exzessives Ausagieren von zerstörerischen Handlungen (Folterungen, Vergewaltigungen) zu unterbinden.[47]

Beide Positionen haben ihre Berechtigung, wenn das Kind in seinem Prozess nicht unnötig eingeschränkt wird und die Therapeutin ihre Halt und Sicherheit gebende Funktion behält. Der hier vertretene Ansatz postuliert, je nach eigener Verfassung, therapeutischer Notwendigkeit und Beziehungsqualität zu entscheiden, welches Verhalten angezeigt ist. Müssen Grenzen gesetzt werden, so werden sie achtsam und als Ich-Botschaft formuliert, damit beim Kind keine Schuldgefühle erzeugt werden.

14.5.4 Mitspielen mit eigenen Impulsen

In dieser häufig vorkommenden Form lässt das Kind der Therapeutin die Freiheit, so mitzuspielen wie sie will. Es entsteht ein gemeinsames Werk, wobei die Therapeutin versucht, empathisch auf das Kind zu reagieren und ihre eigene Kreativität zugunsten eines entwicklungsförderlichen Prozesses nur selektiv einzubringen.[48] Am einfachsten geht das, wenn eine Szene vom Kind benannt wird und innerhalb dieses vorgegebenen „Titels" mitgespielt werden kann *(„Ich habe das Bein gebrochen, du bist die Ärztin und musst mich pflegen")*.

Anspruchsvoller wird es, wenn sich das Geschehen prozesshaft immer weiter entwickelt und die Therapeutin bezüglich Mitgestaltung von Dynamik und Atmosphäre der Handlung einen grossen Spielraum bekommt. Je nach Thematik des Kindes reicht hier die Spannbreite von animierendem, die kreativen Spielkräfte des Kindes weckendem Vor- und Mitspielen übers dialogische Miteinander bis hin zum eher begleitenden, nur sparsam eigene Impulse setzenden Mitsein.

Es gilt wach zu sein, wie viel an Impulsen notwendig ist, damit das Spiel im Fluss bleibt und sich das Kind schöpferisch entfalten kann. Das bedeutet einerseits, in

---

47 Axline hat dazu Folgendes gesagt: „Jeder persönliche Angriff auf den Therapeuten sollte sofort gestoppt werden. Das Kind kann keinen Gewinn davon haben, wenn es den Therapeuten handgreiflich attackiert. [...] Soll die therapeutische Beziehung Erfolg haben, muss sie in ihrem Kern auf gegenseitiger Achtung beruhen. Jedes Kind braucht ein gewisses Mass an Kontrolle. Es bringt sie allein oft nicht auf. Eine Kontrolle, die das Ergebnis gegenseitiger Achtung als Grundlage hat, ist der seelischen Gesundheit förderlicher als jede andere Methode." (Axline, 1984, S. 127)

48 siehe auch S. 117f.

ausweglosen Situationen, die sich schon mehrfach wiederholt haben, aus der Rolle heraus intuitiv einen (anderen/neuen) Lösungsversuch anzubieten, festgefahrene Szenen mit einer neuen Klangqualität humorvoll zu lockern oder liebevoll, aber bestimmt Grenzen zu setzen, wenn das Spiel zu überborden droht. Andererseits kann es notwendig sein, abzuwarten und mit dem Kind das Schwierige auszuhalten, bis von innen her Wandlung in Bewegung kommt.

Weist das Kind oder die Kindergruppe der Therapeutin keine bestimmte Rolle zu, ist es sinnvoll, eine schwächere Stellung zu wählen. Es wird so möglich, dem Kind als Hilfs-Ich zur Verfügung zu stehen, damit es auf seiner Ebene Lösungen ausprobieren kann, ohne durch die stärkere Figur unter Druck zu kommen oder sich mit ihr vergleichen zu müssen (vgl. Fausch, 1996, S. 10).

14.5.5 Mischformen

Häufig treten in der Begleitung eines Rollenspiels Mischformen auf. Je nach therapeutischer Notwendigkeit passt die Therapeutin ihr Verhalten während des Spielprozesses an. Sie spielt beispielsweise phasenweise mit, um dann gewisse Vorgänge nur zu kommentieren oder sie bleibt zuerst ausserhalb, lässt sich nach einer Weile vom Kind ins Spiel hineinziehen, führt seine Anweisungen aus und bringt dann aber in einer spannungsgeladenen Situation auch eigene Impulse ein.

14.6 Funktionen der Musik im musiktherapeutischen Rollenspiel

Improvisierte Musik und Lieder übernehmen im Rollenspiel verschiedene Funktionen. Grundsätzlich gilt, dass alle weiter vorne[49] erwähnten Funktionen zum Tragen kommen können. Einige davon treten aber gehäuft auf und spielen eine speziell wichtige Rolle. Auf sie soll hier näher eingegangen werden.

Holding
Die musikalische Begleitung des szenischen Geschehens gibt Halt und vermittelt ein Gefühl der Geborgenheit. Die Therapeutin signalisiert dem Kind dadurch ihre Präsenz, ohne konkret im szenischen Geschehen mitagieren zu müssen. Diese teilnehmende Distanz ermöglicht es dem Kind, eigene Handlungsvariationen und Lösungsmöglichkeiten zu entwickeln.

Strukturierung
Mit musikalischen Signalen können Anfang und Ende des Rollenspiels gekennzeichnet werden. Improvisationssequenzen zwischen einzelnen Szenen sind Inseln, in denen das Kind sich sammeln kann. Die musikalische Charakterisierung bestimmter Figuren, Qualitäten oder Ereignisse mit einem gleichbleibenden Instrument oder einem speziellen Melodiemotiv wirkt verbindend. Solche Interventionen lassen bei sprunghaften und emotional hoch besetzten Handlungsverläufen eine gewisse Ordnung entstehen, welche dem Kind helfen, die Übersicht zu behalten und von den auftauchenden Inhalten nicht überschwemmt zu werden.

[49] siehe S. 35ff.

Erlebnisintensivierung
Mit Musik können Stimmungen, Gefühle, Interaktionsqualitäten und mitschwingende Bedeutungen der szenischen Handlung vertieft werden. Gezielt ausgewählte Klänge und entsprechende Dynamik sowie gesungene Kommentare und Fragen unterstützen das Kind, sich ins Wesen einer Rolle einzufühlen und in die szenischen Prozesse einzutauchen. Rollenspiele werden dadurch atmosphärisch sehr dicht und berühren unmittelbar.

Tiefenentspannung
Aktive und rezeptive Improvisationssequenzen vertiefen den psychophysiologischen Entspannungszustand. Sie wirken unterstützend für Symbolbildungsprozesse und regen den szenischen Ausdruck des Kindes an.

Vehikelfunktion
Mit Situationsliedern und Improvisationen können Gefühle der Leere und Ideenlosigkeit überbrückt werden, sodass der Fluss des Geschehens erhalten bleibt. Das Kind bekommt einerseits Raum, auf weitere Impulse zu „warten“. Andererseits steht ihm damit ein sinnlich anregender „Ideenpool“ zur Verfügung.

Katalysatorfunktion
Durch Musik bekommen Gefühle, die durch das szenische Spiel ausgelöst werden, ein Ventil. Unruhe und Spannung des Kindes bei emotional stark besetzten Inhalten dürfen sich kanalisiert entladen. Das wird dort wichtig, wo der Körperausdruck zu heftig und für andere Kinder zu bedrohlich ist. Das Chaotische, Formlose kann so ausagiert werden, ohne dass das Rollenspiel abgebrochen werden muss.

Symbolisierung
Die Wahl des Instrumentes und die Spielweise verdeutlichen die emotionale Besetzung einer Rolle oder eines Symbols. Was sprachlich und/oder gestisch vielleicht (noch) nicht ausgedrückt werden kann, erhält musikalisch Raum. Zu den Handlungen gehörende Gefühlsqualitäten, aber auch Widersprüchlichkeiten und Ambivalenzen können anklingen. Das Geschehen wird dadurch atmosphärisch differenzierter, was wiederum die Symbolbildung vertieft.

Sensomotorische Auseinandersetzung
Die Auseinandersetzung mit der Materialbeschaffenheit und der Handhabung der Instrumente während des szenischen Gestaltens hilft dem Kind, den Bezug zum Hier und Jetzt nicht zu verlieren, sodass es nicht von inneren Bildern und Impulsen überschwemmt wird.

Selbstverstärkung
Mit dem Instrument und/oder seiner Stimme kann das Kind seinen szenischen Intentionen Nachdruck verleihen und sich selbst Mut machen. Hin und wieder werden bestimmte Klangfarben oder Melodiemotive als Zauberkräfte auch für Wandlung und Erlösung eingesetzt.

Einhüllung und Schutz
In dieser Funktion wird die Musik für das Kind zum Schutzraum. Sie ist wie eine Insel im dramatischen Geschehen, auf die es sich zurückziehen kann, um Kräfte zu sammeln, neue Inhalte aufsteigen zu lassen oder Lösungsstrategien zu entwickeln. Der dramatische Spielfluss scheint phasenweise stehenzubleiben. Es wirkt, als ob das Kind nur noch gelangweilt auf einem Instrument „herumspielen“ würde, um dann aber überraschend den Faden wieder aufzunehmen und mit einer neuen Szene weiterzufahren. In Gruppen ermöglicht es, sich aus dem szenischen Agieren zurückzuziehen und doch dabei zu bleiben.

Resonanz
Die Therapeutin hat mit der Musik die Möglichkeit, die Spielaktionen des Kindes achtsam zu begleiten und ihm Resonanz zu geben. Sie kann musikalisch stützen, konfrontieren, spiegeln, verstärken oder deuten und sich so atmosphärisch ins Spiel einbringen, ohne konkrete thematische Impulse setzen zu müssen.

Kontakt- und Beziehungsgestaltung
Die Musik verdeutlicht atmosphärisch, was das Kind im szenischen Gestalten mitteilen möchte. Besonders wichtig wird sie bei der Inszenierung von emotional hoch besetzten Szenen, wenn Worte und Gesten an Grenzen stossen oder im Moment nicht zur Verfügung stehen (vgl. Fausch 1998, S. 6).

Anhand der folgenden Spielszenen sollen einige Funktionen, welche die Musik im Rollenspiel übernehmen kann, exemplarisch aufgezeigt werden:

Manuel (8 J.), Martin (9 J.), (Florian 7 J.) und Sara (8 J.) nehmen seit 3 Monaten an der Gruppentherapie bei mir teil.

Florian und Sara wollen eine Geschichte spielen. Sie möchte Prinzessin sein, er der König. Manuel schlüpft nach einigem Hin und Her in die Rolle eines Soldaten, der den Palast bewacht. Martin sitzt etwas abseits und spielt leise für sich auf der Kinderharfe, er wolle lieber zuschauen. ⇒ *Einhüllung*

Das Spiel beginnt. König und Prinzessin tafeln im königlichen Speisesaal, dem Soldaten wird es bald langweilig. Da hat Sara die Idee, Martin könne ja einen Bettler spielen und den König um Almosen bitten. Der Soldat Manuel will ihn jeweils vertreiben. Martin ist damit einverstanden. In kommentierendem Sprechgesang begleite ich die Bettelversuche. ⇒ *Resonanz, Holding, Erlebnisintensivierung*

So von mir unterstützt wagt sich Martin immer wieder vor das Königshaus. Manuel vertreibt ihn, wird dabei schnell handgreiflich. Strukturierend gebe ich ihm eine Trommel. Damit kann er seine aggressiven Impulse ausleben, ohne jemandem weh zu tun. ⇒ *Strukturierung, Vehikel-/Katalysatorfunktion*

Martin bettelt weiter, ich setze Impulse, indem ich mit Sprechgesang überlege, ob es in dieser Situation wohl noch andere Verhaltensmöglichkeiten gäbe, um zum König vorgelassen zu werden. ⇒ *Holding, Resonanz, Tiefenentspannung, Vehikelfunktion*

Martin hat eine Idee, er holt sich die Kinderharfe und beginnt damit zu spielen. ⇒ *Selbstverstärkung, Kontakt und Beziehungsgestaltung*

Der Soldat trommelt immer lauter, Martin gibt nicht auf – da schaut der König heraus, fragt, was denn da los sei. Ihm gefalle die Kinderharfe nicht, die sei viel zu leise. Von meinen gesungenen, offenlassenden Kommentaren unterstützt holt Martin die Handorgel. ⇒ *Holding, Selbstverstärkung, Kontakt und Beziehungsgestaltung*

Jetzt ist er gleich laut wie der Soldat, er darf hereinkommen und der Prinzessin vorspielen. Der Soldat trommelt, der Bettler spielt Handorgel. Ich begleite am Klavier, König und Prinzessin tanzen dazu. ⇒ *Resonanz, Holding, Erlebnisintensivierung, Selbstverstärkung, Kontakt und Beziehungsgestaltung*

Spontan will nachher Sara Bettlerin sein und es kommt zu einem Rollentausch.

Das Thema „verstossen sein“ wandelt sich zu „sich zeigen“, „der Beurteilung standhalten“ und „gewählt werden“: Martin schafft es in dieser Stunde erstmals, sich aus seiner meist selbst gewählten Aussenseiterrolle hinauszuwagen; Manuel macht die gute Erfahrung, dass das Spiel wegen seiner überschäumenden Handlungen nicht unterbrochen werden muss. Die Rolle des Bettlers ist plötzlich für alle attraktiv geworden – vermutlich, weil darin eine Erlösung aus dem Opfersein erlebt werden kann, ein Zustand, den alle vier Kinder kennen.

14.7 Rollenspielspezifische Interventionstechniken

Im musiktherapeutischen Rollenspiel kommen Interventionstechniken aus dem Psychodrama und dem therapeutischen Puppenspiel zum Tragen (vgl. Anzieu, 1984, S. 33ff.; Petzold, 1991, S. 444ff.). Diese Interventionstechniken werden je nach therapeutischer Notwendigkeit musikalisch ergänzt und/oder erweitert. Sie werden aus der Dynamik des Spiels heraus angewendet, da sonst die Gefahr besteht, das Lebendige des Spiels zu ersticken.

Tabelle 8: Überblick rollenspielspezifische Interventionstechniken

Selbstdarstellung	Konkrete oder symbolische Darstellung von Personen aus dem sozialen Umfeld des Kindes sowie Inszenierung von Situationen, die Teil seines Lebens waren, sind oder bevorstehen.
Selbstgespräch	Aussprechen der inneren Dialoge und Intentionen während des szenischen Gestaltens.
Identifikationstechnik	Formulierung von Mitteilungen und Dialogen der Rollen oder Figuren in Ich-Form.
Dialogtechnik (Puppenspiel)	Mit der eigenen Puppe in Dialog treten, ihr Fragen stellen und sie antworten lassen.
Attributionstechnik	Eigenschaften der Rolle oder der Puppe in Ich-Form beschreibend verdeutlichen.
Doppeln	Ähnliche oder leicht schwächere Rolle/Puppe übernehmen, darin Konflikte, Gefühle und Gedanken ansprechen, die beim Kind wahrgenommen werden.
Spiegeln	Verhaltensweisen des Kindes in der Rolle darstellen, zeigen, wie es handelt/sich verhält.
Rollenwechsel – Puppenwechsel	Qualitäten einer Rolle oder verschiedene Rollen/Puppen aus dem eigenen Rollenrepertoire wechselnd selbst spielen.
Rollentausch – Puppentausch	Übernehmen von Rollen/Puppen, die nicht zum eigenen Rollenrepertoire gehören.

– Selbstdarstellung

Das Kind stellt Personen aus seinem Umfeld konkret oder symbolisch dar und inszeniert mit ihnen Situationen, die Teil seines Lebens sind, waren oder sein werden. Während jüngere Kinder dabei eher auf die symbolische Ebene gehen (Tiere, Märchenfiguren), können ältere Kinder und Jugendliche erzählte Situationen aus dem familiären System, aus der Schule und der Peergroup direkt bearbeiten. Die verschiedenen Rollen oder Personen können mit Instrumenten als Stellvertreter besetzt und ihre Interaktionen mit musikalischen Dialogen verdeutlicht werden.

Als musiktherapeutische Variante des Verwandlungsspiels „Familie in Tieren" gehört in diesen Zusammenhang das Rollenspiel „Familie in Instrumenten": Das Kind wird gebeten, zu seinen Familienmitgliedern passende Instrumente zu suchen und nach seinem Gutdünken im Raum zu positionieren. Anschliessend soll es so auf den Instrumenten spielen, wie es seiner Meinung nach die jeweilige Person tun würde. Dadurch wird es möglich, wechselweise in verschiedene Geschwister- oder Elternrollen zu schlüpfen. In einem weiteren Schritt können Dialoge zwischen den Personen gespielt werden, indem die Therapeutin oder ein anderes Gruppenmitglied bestimmte Familienrollen zugewiesen bekommt. Das Kind kann so Einsichten in Familiendynamiken entwickeln, im Spiel Verschiebungen oder Umpolungen bewirken und die eigene Position stärken oder allenfalls verändern (vgl. Timmermann, 2003).

Bei jüngeren Kindern kann es sinnvoll sein, zuerst die Geschichte der Familienverwandlung in Tiere zu erzählen, diese vielleicht sogar zeichnen zu lassen und die Instrumente dann den Tieren zuzuordnen.

– Selbstgespräch

Das Kind wird gebeten, während des Spiels mit halblauter Stimme die Gedanken und Gefühle auszudrücken, die es im Moment beschäftigen. Es wird dadurch unterstützt, sich mit den verschiedenen Qualitäten einer Rolle innerlich zu verbinden. Bei jüngeren Kindern tritt das Selbstgespräch oft auch als spontanes Phänomen auf.

Als Vorstufe zu diesem lauten Denken, kann das Kind auch angeregt werden, zu summen oder bei seinen Handlungen Instrumente einzubeziehen.

– Identifikationstechnik

Die Identifikationstechnik wird angewendet, wenn sich das Kind innerlich nicht wirklich mit dem Geschehen verbinden kann. Es wird angeregt, die Puppe oder die Rolle explizit in der Ich-Form zu spielen und auszudrücken, welche Eigenschaften sie hat *(„Ich bin das kleine Känguru. Ich bin klein, aber ich kann schon ziemlich hoch hüpfen")*. Was auf der sprachlichen Ebene angeregt wird, kann instrumental oder mit einem Situationslied unterstützt werden.

Kinder, welche den szenischen Ausdruck nicht auf diese Weise mit Sprache vertiefen wollen oder können, werden angeregt, ein der Rolle entsprechendes Instrument zu wählen und dazu passend zu improvisieren. Die Ausstrahlung der Figuren und die Dynamik ihrer Handlungen werden so verdeutlicht, wodurch der Identifikationsprozess mit den dargestellten Figuren intensiviert werden kann.

– Dialogtechnik (nur beim Puppenspiel)

Das Kind wird aufgefordert, seine Puppe anzusprechen und sie auch antworten zu lassen *(Ronja: „Was sollen wir spielen?" – Th.: „Frag doch Struppi, vielleicht weiss er etwas." – R.: „Struppi, was sollen wir spielen?" – Th.: „Was antwortet er?" – R. nach längerem Schweigen mit Struppistimme: „Ich will mit dem Boot über den Fluss fahren.“).* Durch solch wechselseitige Dialoge mit der Puppe können unbewusst Inhalte ausgesprochen werden, die das Kind sonst nicht benennen würde. Sie machen seine Konfliktdynamik sichtbar und gewährleisten, dass sich das Spiel im Sinn des Kindes entwickelt. Es kann so mit inneren Stimmen in Kontakt kommen und sie als Teile seiner selbst integrieren, ohne durch Spielimpulse von aussen gestört zu werden. Als Weiterentwicklung können auch Dialoge zwischen zwei oder mehreren Puppen angeregt werden, welche verschiedene Seiten des Kindes darstellen.

Die musikalische Ebene kommt hier im weitesten Sinn zum Tragen, indem das Kind seine Stimme für die Puppe anders moduliert. Die Therapeutin kann dies instrumental durch Instrumenten- oder Tonlagenwechsel begleiten und die damit ausgedrückte innere Stimme atmosphärisch verstärken. Manchmal lässt ein Kind seine Puppe auch in Tier- oder Phantasiesprache antworten, wodurch Befindlichkeiten präverbal artikuliert, aber in der Regel ebenfalls sehr deutlich verstehbar werden.

Diese Technik ist auch eine wertvolle Möglichkeit für die Therapeutin, ihre Gedanken und Eindrücke sowie Botschaften an das Kind indirekt über die Triangulierung mit der Puppe einzubringen. Die Dialoge können auch gesungen werden. Über die stimmlich musikalische Gestaltung wirken die Botschaften weniger direkt und können besser angenommen werden als über die gesprochene Sprache.

– Attributionstechnik

Die Eigenschaften einer Rolle oder einer Figur werden von der Therapeutin attribuierend verdeutlicht, um den Symbolisierungsprozess des Kindes zu unterstützen. Sie kann sowohl diejenige des Kindes beschreiben *(„Das kleine Känguru wirkt etwas ängstlich und unsicher, aber trotzdem geht es jetzt ganz mutig auf die Höhle zu ...“)* wie auch als Identifikationsmodell die eigene in Ich-Form charakterisieren *(„Ich bin das Krokodil und habe scharfe Zähne. Die andern Tiere haben Angst, dass ich sie beisse. Aber ich habe ein Geheimnis, mein Maul kann man mit dem Reissverschluss zumachen ...“).*

Solche Attributionen können musikalisch verstärkt und atmosphärisch verdeutlicht werden *(Das Baby-Känguru wird mit der Kinderharfe begleitet, die drohend klappernden Zähne des Krokodils werden mit den Kastagnetten untermalt ...).*

– Doppeln

Beim Doppeln übernimmt die Therapeutin eine ähnliche, vielleicht leicht schwächere Rolle als das Kind oder bekommt sie von ihm zugewiesen. Sie spricht darin Konflikte, Gefühle, Gedanken aus, die sie beim Kind wahrzunehmen meint. Innere Prozesse des Kindes können so einfühlsam offengelegt und Lösungen auf der spielerischen Ebene ermöglicht werden. Manchmal vertraut das Kind der Therapeutin (einem andern Kind) auch spontan seine eigene Rolle/Figur an, bezieht sie als „Zwillingsfigur“ ein oder lässt sie allein weiterspielen. Von seinem Doppel unterstützt fühlt sich das Kind sicherer und geht weiter als es sonst wagen würde. „Das Doppeln kommt einer Ermutigung oder Zustimmung gleich“ (Anzieu, 1984, S. 102).

Hin und wieder ist es angezeigt, vorerst nur auf der musikalischen Ebene zu doppeln, beispielsweise, indem die Rolle des Kindes musikalisch begleitend dargestellt wird. So können innere Prozesse zuerst auf der nonverbalen Ebene fühlbar gemacht werden. Das ist dann indiziert, wenn die konkretere Rollenebene (noch) zu nah geht.

– Spiegeln

Die Therapeutin stellt Verhaltensweisen des Kindes im Rollenspiel dar und zeigt ihm so von aussen, wie es in verschiedenen Situationen seines Lebens handelt. Mit diesem konfrontativen Vorgehen wird dem Kind vermittelt, wie es auf seine Umwelt wirkt, welche Gefühle und Reaktionen sein Verhalten auslösen kann.

Wie beim Doppeln kann die Musiktherapeutin das Atmosphärische einer Verhaltensweise musikalisch verdeutlichen. Sich selbst im Spiegel zu erkennen kann heilsam sein, aber auch verletzen. Da Spiegeln auf der musikalischen Ebene offen lassender und weniger nah ist, kann es als sanfte Konfrontation einen Einstieg in die Erweiterung der Selbstwahrnehmungsfähigkeit eröffnen.

– Rollenwechsel – Puppenwechsel

Die verschiedenen Eigenschaften einer Rolle *(der wütende, der liebe und der traurige Vater)* oder verschiedene vorher ausgewählte Rollen/Puppen werden wechselnd selbst gespielt. Die Wechsel finden innerhalb des selbst gewählten Rollenrepertoires statt, d.h. das Kind übernimmt keine Rollen/Puppen des Mitspielers. Die Spieldynamik gründet dadurch auf intrapsychischen Vorgängen des Kindes. Es kommt mit seinen inneren Rollenvorstellungen bzw. Symbolfiguren in Kontakt.

Mittels Improvisation oder entsprechenden Liedern können die verschiedenen Qualitäten der Rolle/Puppe verdeutlicht werden.

– Rollentausch – Puppentausch

Beim Rollen- oder Puppentausch schlüpft das Kind in Rollen, die es aus verschiedenen Gründen von sich aus nicht wählen würde. Dadurch hat es die Möglichkeit, neue Eigenschaften und Gefühlsqualitäten kennen zu lernen und auszudrücken, die nicht oder nur schwach zu seinem Rollenrepertoire gehören.

Wenn es eine Szene aus seinem realen Lebensbereich darstellt, bekommt es die Chance, Verständnis für die Reaktionen und Haltungen seiner Umwelt zu entwickeln. Übernimmt es imaginäre Figuren, so muss es die Qualität der Symbolisierung wechseln (Prinzen ⇒ Bettelknaben; zarte Prinzessin ⇒ böse Hexe). Kehrt es nachher wieder zurück zu seiner angestammten Rolle, wird diese oft farbiger und lebendiger dargestellt, als ob die Qualitäten der andern Figur als Erweiterung hineinwirkten.

Das Kind muss beim Rollen- oder Puppentausch Schritte von sich weg machen können und in etwas hineingehen, das ihm im Moment fremd oder sogar bedrohlich ist. Das erfordert bereits basale Fähigkeiten bezüglich Empathie und Identifikation. Wie beim Rollen- oder Puppenwechsel können auch hier die Improvisation oder entsprechende Lieder diesen Prozess unterstützen. Wenn eine Rolle (noch) zu bedrohlich ist, kann das Kind sich ihr langsam annähern, indem es zunächst ein anderes Kind oder die Therapeutin, welche die Rolle stellvertretend spielen, musikalisch begleitet. Ebenso kann die Therapeutin das Kind musikalisch stützend begleiten, wenn es erstmals in die fremde Rolle schlüpft.

15 Das Imaginative Musikerleben

Und sperrt man mich ein im finsteren Kerker,
Das alles sind rein vergebliche Werke;
Denn meine Gedanken zerreissen die Schranken
Und Mauern entzwei: Die Gedanken sind frei.

aus dem Volkslied „Die Gedanken sind frei"

Die Imagination ist ein „Raum der Freiheit" (Kast, 1988). Sie ist Teil des schöpferischen Menschen, eine Ressource, aus der die Visionen und Motivationen entspringen, welche das Leben lebenswert machen. In ihr fliessen Vergangenes, Gegenwärtiges und Zukünftiges zusammen, Zeit und Raum werden relativiert. Grenzen können überschritten werden, Fähigkeiten, die nicht mehr oder noch nicht vorhanden sind, erlebt werden.

15.1 Die Imagination in der kindlichen Entwicklung

Bereits im 1. Lebensjahr entwickelt das Kind die lebensnotwendige Fähigkeit, innere Bilder zu schaffen. Mit deren Hilfe kann es den Übergang aus den atmosphärischen Qualitäten des Frühbereichs (dem es nicht mehr angehört) zur Wirklichkeit der Erwachsenenwelt (die ihm noch unzugänglich ist) bewältigen.

Parallel zur sich anbahnenden Sprache, entwickelt es sukzessive die Fähigkeit, mit Hilfe innerer Bilder den vielfältigen Herausforderungen seiner Lebenswirklichkeit zu begegnen. Es erfindet Phantasiegefährten, die ihm Mut verleihen und Trost spenden; es imitiert die mächtigen Erwachsenen, wird zur pflichtbewussten Krankenschwester oder zum stolzen Lokomotivführer; es baut Häuser und belebt tote Materie zu liebenswerten Figuren. Das imaginäre Potential hilft ihm, alte Erfahrungen mit gegenwärtigen Situationen zu verknüpfen, schwierige Gefühle und (noch) nicht benennbare Inhalte auszudrücken, neue Entwicklungsschritte zu wagen und vor allem einzutauchen ins lustvolle, zweckfreie Fabulieren und Erschaffen wunderbarer Welten, die ihm das Gefühl von „in Ordnung sein" vermitteln.

Besonders Kinder im Vorschulalter haben eine reiche innere Bilderwelt. Man spricht deshalb auch vom magischen Denken und vom Phantasie- oder Märchenalter. Ihre Imaginationen zeichnen sich durch Bilderreichtum und Ideenvielfalt aus, wobei alle Sinnesebenen einbezogen werden. Olfaktorische, gustatorische, taktil-kinästhetische und akustische Wahrnehmungen verknüpfen sich mit bildlichen Vorstellungen.

Phantasiewelt und Alltagsrealität gehen nahtlos ineinander über, konkret Erlebtes wird problemlos mit Fiktivem verbunden.

Auch im späteren Schul- und Jugendalter, wenn sich das magische Denken zugunsten einer realitätsbezogeneren Auseinandersetzung mit dem Leben zurückbildet, bleibt der innere Bilderfluss eine wichtige Ressource für die Lebensbewältigung. Er wird aber nicht mehr auf der Handlungsebene im Spiel ausagiert, sondern entfaltet seine Wirkung innerpsychisch verborgen als Tagträume oder in altersentsprechenden Ausdrucksformen wie im Erfinden von Geschichten, im bildnerischen Gestalten oder im Komponieren und Texten von Songs.

15.2 Die Imagination in der Kinderpsychotherapie

Imaginationen werden mehr oder weniger bewusst in allen Therapierichtungen einbezogen. Das Feld spannt sich von den tiefenpsychologisch und humanistisch orientierten Therapien, die explizit mit (Tag)Träumen arbeiten, bis hin zu den verhaltenstherapeutischen und systemorientierten Richtungen, welche die Vorstellungskraft als Veränderungspotential einbeziehen. Letztlich kommen überall, wo mit Erinnerungen, Erwartungen, Befürchtungen und Hoffnungen gearbeitet wird, auch automatisch die imaginativen Fähigkeiten des Menschen zum Tragen (vgl. Kast, 1988, S. 24).

In der Kinderpsychotherapie kommen die imaginären Kräfte über das freie Spiel zum Tragen. Diesem methodischen Zugang sind aber insofern Grenzen gesetzt, als älteren Kindern und Jugendlichen diese Form des Spiels entwicklungsgemäss nicht mehr entspricht. Die für jüngere Kinder typische Unbefangenheit und das emotionale Engagement gehen verloren. Gleichzeitig haben sie die Bereitschaft und Fähigkeit zur verbalen Reflexion noch nicht hinreichend ausgebildet, sodass sich therapeutische Gespräche meist auf sachlichen Informationsaustausch und orientierende Stellungnahmen beschränken. In diesem Zusammenhang hat Hanscarl Leuner das ursprünglich für Erwachsene konzipierte Katathyme Bilderleben (KB) für Kinder modifiziert (Leuner et al., 1978). Er hoffte, über den strukturierteren und mehr innerlichen Weg des KB das Potential der imaginären Kräfte wieder fruchtbar machen zu können.

Das Vorgehen hat eine jeweils gleichbleibende Abfolge: Der Therapeut stellt dem Kind das KB als Phantasiespiel vor und begleitet es als Einstimmung mit Hilfe einfacher Suggestionen der Ruhe und Lösung in einen Entspannungszustand. Als nächstes wird es gebeten, sich ein Bildmotiv vorzustellen, beispielsweise eine Wiese. Davon ausgehend soll es – durch offen lassende Impulse und Fragen des Therapeuten geleitet – das innerlich Geschaute fortlaufend beschreiben. So entsteht ein Bilderfluss, ähnlich wie ein Film, in dem es selbst mitspielt. Durch gezielte Anregungen wird es in konflikthaften Szenen unterstützt, sich dem Schwierigen oder Gefahrvollen zu stellen und eigene Lösungswege zu finden. Die therapeutische Arbeit findet im Bilderfluss selbst statt, die einzelnen Symbole und Vorgänge werden nicht gedeutet.

Ähnlich wird in der analytischen Richtung die von Jung entwickelte aktive Imagination (AI) in die therapeutische Arbeit mit Jugendlichen einbezogen (vgl. Appel-Ramb, 2002). Mit Hilfe der auftauchenden Bilder wird psychische Energie aus dem Unbewussten befreit und Konflikthaftes auf der Symbolebene bearbeitet (vgl. Ammann, 1986, S. 14). Je nach therapeutischer Notwendigkeit wird mit geführter oder freier AI gearbeitet.

In der integrativen Therapie wird der imaginäre Bereich in Form von „komplexen katathymen Imaginationen" einbezogen, sowohl als Bild- wie auch als Klang-, Geruchs- und Tasterleben. In der Durchführung wird zwischen „angeleiteten, polyästhetischen" und „frei assoziierenden Imaginationen" unterschieden (Katz, 1991, S. 908ff.). Ähnlich wie im KB begleitet der Therapeut das Kind mit offen lassenden Impulsen und Fragen. Je nach Situation bleibt es beim reinen Imaginationsverfahren oder es werden die aufgetauchten Themen anschliessend im freien Spiel, in körperbezogenen Aktionen, mit Malen oder im Psychodramatischen Spiel fortgeführt.

15.3 Die Imagination in der Musiktherapie mit Kindern

Wie die Theorie der Synästhesie und Erkenntnisse der neuen Säuglingsforschung belegen, sind Bild und Klang eng miteinander verbunden (vgl. Stern, 1993, 2000; Petersen & Thiel, 2001). Klänge, Rhythmen, Melodien und Geräusche rufen spontan bildhafte Assoziationen hervor. Konkrete Erinnerungen und Szenen aus Alltagssituationen können ebenso auftauchen wie archetypische Symbole, Sehnsuchtsbilder oder Visionen. Umgekehrt wird auch die Musik von inneren Bildern gespeist. Musikalische Improvisation und Komposition sind feinstoffliche, bewegte Gestaltung von inneren Bildern und Atmosphären. Beide Ebenen befruchten sich gegenseitig. Eine offene Verbindung zwischen den zwei Sinneskanälen erweitert daher das schöpferische Potential des Menschen. Ressourcen können freigelegt und verstärkt werden.

In der Musiktherapie wird diese Verbindung bewusst genutzt. Anlehnend an die beschriebenen Imaginativen Verfahren in der Psychotherapie werden einerseits Imaginationen gezielt durch Musik hervorgerufen, gehalten, verändert und auf dynamische Weise weiterentwickelt (vgl. Kiel, 1993, S. 327). Anderseits werden auch innere Bilder, die im therapeutischen Prozess spontan auftreten, mit musikalischen Mitteln vertieft.

15.3.1 Begriffsbestimmung und Definition des Imaginativen Musikerlebens

Bislang konnte sich noch kein einheitlicher Begriff für die Methodenkombination „Musik und Imaginieren" etablieren. Frohne (1981) spricht von „Phantasiereisen mit Musik", Eschen (1996) von „Assoziativer Improvisation", Loos (1986b) von „Imaginativem Klangerleben" und Bonny (1978, 1980) von „Guided Imagery and Music" (GIM). Während erstere drei zur aktiven Musiktherapie gehören (Imaginieren während des Improvisierens) ist Letzteres eine rezeptive Methode (Imaginieren während des Anhörens von Musik).

Mit der hier verwendeten Bezeichnung „Imaginatives Musikerleben" wird an den von Loos (1986b) vorgeschlagenen Begriff angeknüpft, da er den audiovisuellen Inhalt der Methode betont. Es wird aber von „Musikerleben" und nicht von „Klangerleben" gesprochen, da musikalisch nicht nur mit Klangqualitäten gearbeitet wird, sondern im umfassenderen Sinn Musik mit all ihren Komponenten zum Tragen kommt. Um auf die vielfältigen alters- und prozessabhängigen Aspekte der Arbeit mit Kindern und Jugendlichen eingehen zu können, werden methodisch sowohl aktive als auch rezeptive Vorgehensweisen einbezogen.

Imaginatives Musikerleben (in den folgenden Ausführungen mit IME bezeichnet) entsteht, wenn zu einer improvisierten oder komponierten Musik – beim Zuhören oder beim Selbst-Spielen – innere Bilder auftauchen. Das Spezifische daran ist der Fluss der Bilder: Eine Geschichte mit ihrer speziellen Stimmung, ihren Konfliktsituationen, vielleicht auch Veränderungsmöglichkeiten entsteht. Der Fokus liegt primär beim inneren Prozess: Die Musik wirkt von aussen nach innen (auch wenn während des Spielens imaginiert wird). Der Imaginierende taucht in seinen eigenen Lebenskreis von Klang und Erfahrung ein. Deshalb können zur gleichen Musik individuell verschiedene Bilder auftauchen (vgl. Loos, 1886b, S. 173).

Hier liegt auch der Gegensatz zum *Klangbild*: Ausgangspunkt ist ein fest umschriebenes Bild wie Vulkanausbruch oder Geburt. Therapeut und Kind weben anhand dieses gemeinsamen Leitgedankens am gleichen Klangteppich. Der Fokus liegt beim Ausdruck (eines inneren Bildes nach aussen) und bei der Kommunikation im gemeinsamen Gestalten. Hin und wieder leiten Klangbilder ins IME über, wenn das musikalische Gestalten eines Bildes spontan einen inneren Bilderfluss auslöst.

15.3.2 Voraussetzungen und Rahmenbedingungen

Notwendige Basis für die Arbeit mit Imaginationen ist eine Vertrauensbeziehung zwischen Therapeut und Kind sowie allenfalls innerhalb der Gruppe. Nur wenn sich das Kind wirklich geborgen fühlt, kann es sich auf seine inneren Bilder einlassen und die begleitenden Interventionen des Therapeuten annehmen. Zudem braucht es einen geschützten Raum, da es sich um einen nach innen gerichteten, meditativen Vorgang handelt und ähnlich wie während der Einschlafphase eine erhöhte Empfindsamkeit auf Reize von aussen entsteht.

Der Therapeut muss die Methode selbst erfahren und Zugang zu seinen inneren Bildern haben. Erst so lässt sich die notwendige Offenheit für die Imaginationen des Kindes entwickeln. Er muss auch hässliche, angstvolle, aggressive, vielleicht sogar „perverse" Bilder wohlwollend akzeptieren und auffangen können, „[...] damit nicht vorschnelle Lösungen, Abwehr und Ängste der Gegenübertragung diese Prozesse zu negativen Erlebnissen werden lassen, die zur Aufrechterhaltung und Bestätigung der vorhandenen Ängste und Blockaden führen" (Katz, 1991, S. 908).

Es ist zudem wichtig, mit dem Kind ein Stoppsignal auszumachen, um das IME zu beenden. Damit erhält es die Freiheit und die Macht der Selbst- und Mitbestimmung, was im Umgang mit inneren Bildern ausserordentlich wichtig ist, da diese eine grosse Eigendynamik entwickeln und das Kind innerlich überwältigen können.

15.3.3 Einstimmung ins Imaginative Musikerleben

In allen Behandlungsverfahren wird empfohlen, eine zentrierende, die Selbstwahrnehmung anregende Einstimmung anzubieten, da ein psychophysiologischer Entspannungszustand die Bilder lebendiger und ich-näher werden lässt (Kast, 1988).

Bei Kindern muss die Einstimmung dem Alter und der aktuellen Befindlichkeit des Kindes angepasst werden. Meditative Übungen zur Körperwahrnehmung und Entspannung können nur bei älteren Kindern und Jugendlichen eingesetzt werden. Jüngere Kinder brauchen spielerische, ihrer Bewegungslust entsprechende oder in Geschichten eingekleidete Angebote. Oft stellt sich der notwendige Entspannungszustand spielenderweise von selbst ein und die Imaginationen entstehen spontan.

Anregungen für die Praxis

Körperwahrnehmung, Entspannung, Bewegung: siehe S. 199ff.

Spiele mit der Dynamik: Instrumental oder stimmlich Lautstärke ausloten; leise werden, wenn genügend „Dampf abgelassen“ ist; sich an einem gemütlichen Platz niederlassen.

Improvisation: Ein Instrument auswählen lassen und so lange damit spielen bis die Bereitschaft da ist, einer Musik zuzuhören und dazu zu imaginieren.

Nest bauen: Ein Nest oder Haus bauen lassen, in welchem sich das Kind Geschichten und Träume ausdenken mag.

Entspannungsklang: An einem gemütlichen Platz, einem selbst gewählten, wohltuenden Klang lauschen.

15.4 Formen des Imaginativen Musikerlebens

Je nach Alter des Kindes und therapeutischer Notwendigkeit wird unterschiedlich mit dem IME gearbeitet. Es bietet sich zunächst eine Unterteilung in drei Formen an, welche sich durch die mehr oder weniger aktive Rolle des Therapeuten voneinander unterscheiden: geführtes und freies IME sowie eine Kombination von beiden.

15.4.1 Das geführte Imaginative Musikerleben

Beim geführten IME leitet und begleitet der Therapeut das Kind verbal durch das Geschehen. Das Kind ist mit seinem Bilderfluss nicht allein, sondern bekommt Impulse von aussen. Veränderungen und Bewältigungsstrategien werden ihm vorgeschlagen oder mit ihm erarbeitet. Dadurch wird die Angstschwelle herabgesetzt und es kann besser mit seinen Bildern in Kontakt kommen (vgl. Kast, 1988, S. 43).

Der Therapeut steht vor der Herausforderung, anzuleiten und gleichzeitig das zu berücksichtigen, was vom Kind kommt: Einerseits bringt er als Einstieg ausgewählte Bildmotive oder Szenenfolgen ein und begleitet das Kind mit Fragen und Anregungen während des Bilderflusses, um gezielt anstehende psychodynamische Prozesse zu induzieren und zu unterstützen. Andererseits muss er die individuelle Ausgestaltung der Bilder durch das Kind aufnehmen und erspüren, wie viel Hilfestellung das

Kind braucht. Ziel ist es, nur so viel zu intervenieren als therapeutisch notwendig und möglichst wenig den individuellen Bilderfluss zu beeinflussen.

Diese Form des IME bietet sich zum Kennenlernen der Methode an und ist bei Kindern indiziert, welche Mühe mit Symbolisieren haben oder Struktur brauchen, damit sie von den Bildern nicht überschwemmt werden. Verschlossene, gehemmte und unsichere Kinder können über das geführte IME schrittweise Vertrauen in ihr imaginäres Potential entwickeln, ohne einem Leistungsdruck ausgesetzt zu sein. Traumatisierte Kinder werden unterstützt, Gegenbilder zu den real erfahrenen Schreckensbildern aufzubauen und die eigenen Gedanken und Bilder so zu beeinflussen, dass sie eine positive, stärkende Wirkung auf das Lebensgefühl entfalten. Das Negative wird dabei nicht unterdrückt, sondern es wird im Sinne der freien Wahlmöglichkeit eine innere Alternative dazu erschaffen (vgl. Reddemann, 2002, S. 29ff.).

Es gibt eine grosse Auswahl von Bildmotiven, welche sich als Einstieg in das geführte IME eignen: „Kardinale Motive“ (Leuner et al., 1978, S. 18) oder „Symbole mit kollektiver Bedeutung“ (vgl. Kast, 1988, S. 40), individuell bedeutsame Bilder oder Szenen, welche aktuell im Gespräch oder in der Musik auftauchen, Themen und Motive aus der Biographie des Kindes sowie allgemein stärkende und stabilisierende Motive. Beispiele dazu mit Anleitung finden sich im Anhang.

15.4.2 Das freie Imaginative Musikerleben

Im freien IME imaginiert das Kind zu Musik, ohne dass der Therapeut Bildmotive anbietet oder mit verbalen Interventionen in den Bilderfluss eingreift. Für diese freie Form muss das Kind bereits symbolisieren können und über soviel innere Stabilität verfügen, dass es problemlos zwischen Hauptrealität (Ich im Therapiezimmer mit dem Therapeuten) und Nebenrealität (imaginäre Welt) hin- und herwechseln kann.

Wenn das Kind diese Voraussetzungen erfüllt, wird das freie IME aus folgenden Gründen bevorzugt: Es wird davon ausgegangen, dass sich die relevanten Themen spontan, zur richtigen Zeit und im passenden Tempo als innere Bilder manifestieren. Ohne verbale Interventionen durch den Therapeuten behält das IME seine, den Bilderfluss unterstützende, spielerische Leichtigkeit, das Kind erfährt Wertschätzung und Respekt gegenüber seiner ureigenen Bilderwelt und kann Vertrauen in sein schöpferisches Potential aufbauen. Ausserdem wird das Kind in der Autonomieentwicklung unterstützt: Es muss innerhalb seiner Bilder eigene Entscheidungen fällen und selbst Lösungen für schwierige Situationen entwerfen. Damit wird die Imagination zu einem Raum, in welchem Selbständigkeit und Selbstverantwortlichkeit gewährt und gefordert werden. „[...] der Imaginierende muss selber erforschen, was da an ihn herantritt, und selber entscheiden, was er damit tun soll – genau wie im äusseren individuellen Leben auch“ (von Franz, 1958, S. 146).

15.4.3 Mischformen

Geführtes und freies IME stehen dem Therapeuten gleichwertig zur Verfügung und können jederzeit der Notwendigkeit entsprechend miteinander kombiniert werden. So ist es möglich, individuell auf die aktuelle Situation und die Bedürfnisse des Kindes zu reagieren. Der Therapeut kann beispielsweise ein Motiv vorgeben, um einen

Bilderfluss zu initiieren, wenn spontan keine Bilder auftauchen, oder behutsam strukturieren, wenn sich die Imaginationen so diffus und sprunghaft gestalten, dass beim Kind keine emotionale Betroffenheit spürbar wird. Ebenso kann es notwendig sein, bei ängstigenden Inhalten verbal unterstützend zu intervenieren bis das Kind die Herausforderung wieder allein meistern kann.

15.5 Vorgehensweisen des Imaginativen Musikerlebens

Im Folgenden werden als weitere Differenzierung vier verschiedene Vorgehensweisen hinsichtlich der Verschränkung von Musik und Imagination erläutert:

Tabelle 9: Überblick Vorgehensweisen des Imaginativen Musikerlebens

Imaginieren zu Musik, die für das Kind gespielt wird	Therapeutin spielt Musik live oder vom Tonträger für das Kind. In der Regel freies IME, evtl. Einstiegsmotiv.
Imaginieren während des Improvisierens	Kind improvisiert und imaginiert gleichzeitig. Freies IME, evtl. Einstiegsmotiv.
Imaginieren vor dem Improvisieren	Kind imaginiert in der Stille, aufgetauchte Bilder werden anschliessend in Improvisation verarbeitet und weitergeführt. Mischform von geführtem und freiem IME, Einstiegsmotiv.
Imaginieren nach dem Improvisieren	Vorausgegangene Improvisation als Einstiegsmortiv für Imagination. Freies oder geführtes IME möglich.

15.5.1 Imaginieren zu Musik, die für das Kind gespielt wird

Der Therapeut spielt live oder vom Tonträger Musik. Das Kind wird angeregt, dazu „zu träumen", „eine Geschichte" oder „eine Handlung zur Filmmusik" zu erfinden.

In der Regel handelt es sich um freies IME, wobei je nachdem als Einstieg ein Bildmotiv angeboten wird. Neben dem psychophysiologischen Entspannungszustand muss eine Hörbereitschaft geweckt werden, da sich das Kind hier nicht aktiv handelnd in einen Bilderfluss hineinspielen kann. Eine angepasste Einstimmung ist deshalb speziell wichtig. Das Kind soll sich bewusst niederlassen und „ganz Ohr werden". Bevor der Therapeut zu spielen beginnt, erinnert er nochmals an das vorher verabredete Stoppzeichen. Während des Imaginierens nimmt er verbal keinen Einfluss, um die Musikrezeption nicht zu stören. Nach dem Imaginieren wird das Geschaute erzählt, als Geschichte aufgeschrieben oder ein Bild dazu gemalt.

Diese Vorgehensweise ist durch ihre Disposition zur kontrollierten Regression geeignet für ältere Kinder und Jugendliche, die regressive Bedürfnisse haben, ihnen aber nicht nachgeben können. Sie bekommen Zuwendung, es wird Musik *für* sie gespielt. Die Spielregel, dazu eine Geschichte zu erfinden, hilft, dies auch zulassen zu können.

Zur gleichen Musik, ob vom Tonträger oder live gespielt, können individuell verschiedene Imaginationen entwickelt werden: Beim einen Kind tauchen einzelne, fragmentarische Bilder auf, beim andern eine ganze Geschichte. Hin und wieder wird von intensiven Körperempfindungen, Farben oder Gerüchen berichtet. Manchmal wird auch nur das Spiel der Instrumente geschildert oder jemand ist sogar eingeschlafen. In diesen letzteren Fällen muss sorgfältig abgeschätzt werden, ob es sich um schützende Formen von Abwehr handelt, welche respektiert werden müssen, ob es sich um Zeichen körperlicher Müdigkeit handelt oder ob es methodische Veränderungen braucht (sitzen statt liegen, kürzere Musiksequenz, grössere Lautstärke, mehr Dynamik in der Musik).

Es kann sinnvoll sein, als Therapeut ebenfalls zu imaginieren und die eigenen Bilder selektiv offen einzubringen. Es wird so möglich, mit dem Unbewussten des Kindes in Kontakt zu treten und dessen Bilderprozess anzuregen oder zu vertiefen.

– Live improvisierte Musik

Mit live improvisierter Musik kann der Therapeut flexibel auf das Kind eingehen. Es handelt sich dabei primär um Musik, welche den Raum für die inneren Bilder des Kindes öffnen soll und nur sekundär um ein musikalisch gestaltetes Beziehungsangebot. Der Therapeut spielt intuitiv, prozesshaft, indem er auf die nonverbalen Signale des Kindes sowie auf seine eigenen inneren Resonanzen achtet.

Obwohl es sich nicht um eine bewusste, improvisatorisch-kompositorische Gestaltung der Musik handelt, gibt es doch einige Aspekte, auf die beim Spielen geachtet werden sollte:

> Behutsam und eher leise einsteigen; Vermeiden von unvermittelten, lauten Tönen, da sie Schockreaktionen auslösen können.
>
> Beim Spiel mit mehreren Instrumenten keine sprunghaften Wechsel machen, da sonst der Bilderfluss abbrechen kann; nicht mehr als drei bis vier Instrumente wählen, da dies zu unruhig wirkt und die Bilder tendenziell oberflächlich bleiben.
>
> Bei jüngeren oder eher unruhigen Kindern sowie zum Kennenlernen der Methode sanft überraschende Klangeffekte und eine gewisse Dynamik einfliessen lassen, um die Aufmerksamkeit aufrechtzuhalten.
>
> Bei Vertrautheit mit der Methode und angestrebter Tiefenwirkung möglichst offen lassend mit wenig Dynamik spielen: monochrome Klänge oder repetitive Motive. Gleichförmigkeit unterstützt den Entspannungszustand und regt den Fluss der inneren Bilder an.

– Musik vom Tonträger

In dieser Vorgehensweise kann die Musik zwar nicht so prozesshaft individuell auf das Kind abgestimmt werden. Dafür kann es entlastend wirken, dass die Musik von einer neutralen Stelle kommt. Das gemeinsame Lauschen kann stärkend und ermutigend wirken, sodass auch konflikthafte Bilder zugelassen werden können. Zudem ist der Therapeut nicht gebunden durch eigenes Spiel, sondern frei, sich ganz dem Kind zu widmen: Mit körperlicher Nähe (beim Kind sitzen), allenfalls sogar beruhigender Berührung (seine Füsse halten) kann er ihm Halt und Sicherheit vermitteln. Hinsichtlich der Musikauswahl sind folgende Aspekte zu beachten:

Keine abrupten Wechsel im Aufbau von Spannung und Entspannung sowie in der Vorwärtsbewegung von Melodie und Rhythmus, aber genügend Variation und Komplexität, damit der Bilderfluss aufrechterhalten bleibt (vgl. Kiel, 1993, S. 334).

Als Einstieg ins IME Stücke wählen, zu denen das Kind leicht bildhafte Assoziationen entwickeln kann (vgl. Brückner et al., 1991, S. 89 ff.).

Dem Kind unbekannte Stücke öffnen Raum für Tiefgründiges: Sie erinnern nicht an konkrete Hörsituationen, ziehen die Aufmerksamkeit weniger auf die Person des Interpreten.

Nur Musikstücke auswählen, zu denen der Therapeut selbst einen Bezug hat und die er bezüglich Länge und Dynamik gut einschätzen kann: Je vertrauter er mit dem Stück ist und je mehr er sich davon berühren lassen kann, desto offener wird auch das Kind sein.

Als Einstimmung kann man das Hauptmotiv der Musik meditativ mit einem oder mehreren Instrumenten vorausgehend live spielen und fliessend in die Musik vom Tonträger überleiten. Dadurch wird die Hörbereitschaft optimiert. Die Vertrautheit mit dem Leitgedanken der Musik schafft ein Gefühl der Sicherheit und Geborgenheit, sodass sich das Kind besser auf seine inneren Bilder einlassen kann (Schmölz, 1981, mündl. Mitteilung).

Im folgenden Praxisbeispiel von Imagination zu live gespielter Musik soll gezeigt werden, wie mehrere Kinder zur gleichen Musik unterschiedliche Bilder entwickeln, die in nachvollziehbarem Bezug zur individuellen Thematik stehen:

Die drei Mädchen Xenja (12 J.), Tamara (12 J.) und Senta (13 J.) sind schon länger gemeinsam in der Gruppe. Sie sind verhalten, wenn es um verbalen Austausch zu persönlichen Themen oder zur Beziehungsdynamik innerhalb der Gruppe geht. Etwas über die Befindlichkeit während Improvisationen zu sagen, wehren sie ganz ab. Am liebsten möchten sie nur spielen. Einen vertiefenden Zugang finde ich erst mit dem IME. Die Möglichkeit, zu Musik Geschichten zu erfinden, fasziniert sie. Ausserdem dürfen sie es sich dabei so richtig gemütlich machen, jede in ihrer selbst eingerichteten Ecke. Damit können sie Bedürfnisse zulassen, welche sie vorher nicht einzubringen wagten. Im Folgenden sei eine solche IME-Sequenz beschrieben:

Ich beginne mit einer ruhigen Pulsation auf der grossen Schlitztrommel und singe nach einer Weile eine einfache improvisierte Melodie auf den Silben „ma-na-ja-je-jo". Etwa in der Mitte der Improvisation lasse ich das Regenrohr zuerst nur punktuell behutsam, dann fliessend dazu rauschen. Gegen Ende verstummen allmählich das Regenrohr, dann die Stimme bis nur noch die Pulsation da ist. Aus einem spontanen Impuls lasse ich dazu noch kurz das kleine Klangspiel anklingen.

Die Kinder erzählen dazu Folgendes:

Xenia: „Eine uralte Schildkröte ist auf dem Weg durch den Dschungel zu einer Wasserstelle. Sie hat grossen Durst. Sie spürt plötzlich, dass sie verfolgt wird, weiss aber nicht von wem. Schnell verkriecht sie sich in ihren Panzer. Da hört sie einen hellen Ton und streckt den Kopf wieder heraus. Sie sieht einen goldenen Schmetterling. Jetzt getraut sie sich, weiter zu gehen und kann endlich Wasser trinken."

Tamara: „Ich habe mir vorgestellt, dass ich auf einem Boot liege und einen Fluss hinunterfahre. Zuerst ging es mir zu langsam, aber nachher war es ein schönes Tempo. Es hatte viele farbige Vögel – nachher kam nichts mehr, ich kann mich erst wieder an die Töne des Klangspiels erinnern. Ich habe ganz vergessen, dass ich ja eine Geschichte erfinden sollte."

Senta: „Bei mir war es ein Kind, das ruhig in einem Bett geschlafen hat und dann plötzlich geweckt wurde, weil das Dach nicht dicht war und es hereingeregnet hat."

Im anschliessenden Gespräch werden Gedanken zu den Geschichten ausgetauscht.

Xenia möchte manchmal auch gerne eine Schildkröte sein, die sich in ihren Panzer verkriechen kann, wenn sie wieder ihre Ängste habe. Tamara wünscht sich, wirklich einmal auf einem Fluss zu fahren. Sie stelle sich das ganz spannend vor. Senta sagt nichts über ihr Bild, hört aber bei den Phantasien, wie die Geschichten weitergehen könnten, die Feedbacks ihrer Kolleginnen: „Das Dach werde von einem starken Mann geflickt" oder „Die Familie werde plötzlich reich und könne in ein wunderschönes Haus umziehen".

Es scheint mir für Senta im jetzigen Zeitpunkt nicht sinnvoll, weiter verbal zu reflektieren. Ich versuche, sie mit einem weiterführenden Angebot zu stützen: Jede darf zu meinem Monochordspiel ein Wunschhaus imaginieren. Sie steigen gerne darauf ein – zum Schluss sind alle drei eifrig am Malen ihres „Traumhauses".

Über das IME kommen alle drei Mädchen mit eigenen Themen in Berührung. In Xenias Schildkröte spiegelt sich ihre Angstthematik. Sobald etwas schwierig wird und sie ängstigt, zieht sie sich innerlich zurück. So wie die Schildkröte beschrieben wird, scheint sie mir auch ein stärkendes Identifikationsobjekt. Sie ist uralt, aber doch so offen, dass sie auf den hellen Ton reagiert und ihre Schutzhaltung loslässt. Auch der Schmetterling, ein Wandlungstier, weist auf progressive Aspekte hin. Einst war er eine Raupe und ist dann verwandelt aus der Verpuppung (auch eine Art Panzer) hervorgegangen. In ihrer Geschichte hilft er der Schildkröte, sich wieder aus ihrer Schutzhaltung hervorzuwagen, weiterzugehen und endlich vom Wasser (des Lebens) trinken zu können. Xenia wirkt nach diesem IME sichtlich belebt und beteiligt sich mit für sie ungewohntem Engagement am Gespräch.

Tamara ist beim IME eingeschlafen, was bei ihrer Thematik (Anorexie mit ausgeprägtem Kontrollbedürfnis) ein Fortschritt bedeutet. Ich gehe nicht speziell darauf ein, diese Erfahrung soll im Verborgenen wirken dürfen. Aber ich nehme ihre Phantasien bezüglich einer konkreten Bootsfahrt auf. Darin spiegelt sich letztlich auch ihre Sehnsucht, sich tragen zu lassen und dem Fluss (des Lebens) anzuvertrauen.

In Sentas Bildern spiegelt sich ihre Geschichte. Sie hat eine Odyssee bezüglich Pflegefamilien hinter sich und konnte noch nie ein längerfristiges, Geborgenheit spendendes Milieu erleben. Die mitfühlende Haltung und das emotionale Engagement der andern Mädchen beim Weiterentwickeln ihrer Geschichte wirken aufbauend. Senta wird nicht „im Regen liegen gelassen". Ich stütze diese Impulse mit der Haus-Imagination, in der sie als Gegenpol zum Schreckensbild ein „gutes" Gegenbild aufbauen kann und versuche bewusst, musikalisch eine unterstützende, Geborgenheit spendende Atmosphäre zu schaffen. Ich wähle dazu das Monochord, von dem ich aus früheren Sequenzen weiss, dass es von allen drei Mädchen positiv besetzt ist.

In Bezug auf die Wirkung der Musik nehme ich an, dass das Regenrohr bei allen die Assoziation Wasser, allerdings in verschiedensten Kontexten, hervorgerufen hat.

Bei Xenia und Tamara spielte auch mein, im Nachhinein als Resonanzhandlung erklärbares, spontan intuitives Anklingenlassen des Klangspiels eine Rolle: Xenias Schildkröte wird durch den hellen Ton aus ihrer Schutzhaltung gelockt; bei Tamara ermöglicht es einen positiven Übergang zum Wachzustand.

15.5.2 Imaginieren während des Improvisierens

Hier wird gleichzeitig improvisiert und imaginiert. Vor der Improvisation regt der Therapeut an, beim Spielen hinzulauschen, ob die Musik eine Geschichte erzähle. Im Einzelsetting kann gewählt werden, ob allein oder mit dem Therapeuten improvisiert wird. In der Gruppe spielen alle. Anschliessend erzählt jeder seine Geschichte.

Im Wesentlichen handelt es sich um freies IME, wobei ein unterstützendes Einstiegsmotiv sinnvoll sein kann, um den Bilderfluss anzuregen. Der Schwerpunkt der Musik liegt auf der Begleitung des nach innen gerichteten Imaginationsprozesses und nicht wie in der freien Improvisation oder bei der Gestaltung eines Klangbilds auf der Interaktion zwischen den Spielern. Der Therapeut sollte sich deshalb nur behutsam im Sinne einer begleitenden und stützenden Resonanz einbringen. Das lässt sich verdeutlichen, indem er sich neben oder schräg hinter das Kind setzt.

Diese Vorgehensweise ist bei Kindern aller Alters- und Entwicklungsstufen möglich. Speziell indiziert ist sie, wenn „Imaginieren zu Musik, die für das Kind gespielt wird“ wegen der stärkeren Disposition zur Regression zu bedrohlich ist. Mit der gleichzeitig laufenden Handlungsebene können Musik und Bilder wechselweise einander angepasst werden und die Tiefendimension kann besser reguliert werden.

Kinder, welche in der freien Improvisation zum Überspielen neigen und sich emotional nicht wirklich betreffen lassen, kann die Aufgabe, zum Spiel eine Geschichte zu erfinden, einen Halt gebenden Fokus bieten. In einer auf diese Weise gerichteten Aufmerksamkeit während des Spielens entsteht eine ganz andere Präsenz und die Musik wird meistens dichter.

15.5.3 Imaginieren vor dem Improvisieren

Zuerst wird in der Stille, ohne Musik, imaginiert. Die aufgetauchten Bilder werden anschliessend in einer Improvisation verarbeitet und weitergeführt. Es handelt sich dabei um eine Mischform von geführtem und freiem IME. Der Therapeut bietet ein gezielt ausgewähltes oder gemeinsam abgemachtes Bildmotiv als Einstieg an und begleitet das Kind beim Imaginieren je nach therapeutischer Notwendigkeit mehr oder weniger aktiv.

Wenn das reine Imaginieren zu meditativ ist oder das Kind Mühe mit Symbolisieren hat, kann man als Alternative gemeinsam eine Geschichte kreieren: „Du ein Satz – ich ein Satz.“ Der Therapeut bringt dabei möglichst neutrale Sätze/Satzfragmente ein, damit die Dynamik vom Kind bestimmt wird. Bittet es um richtungsweisende Sätze, kann er aus mehreren Varianten auswählen lassen, welche am besten gefällt. Nachher wird die Geschichte in improvisierte Musik umgesetzt, wobei das Kind allein oder mit der Therapeutin spielen kann. Gemeinsam wird besprochen, mit welchen Instrumenten gespielt werden könnte; manchmal wird die Geschichte stichwortartig nochmals wiederholt. Dieser Gestaltungsprozess ist ein wichtiger Schritt in der Verarbeitung des innerlich Geschauten. Ergänzungen, Veränderungen und Weiterführungen während des Spiels sind erlaubt, ja sogar erwünscht. Wichtig ist, dass das Kind dabei Regie führt.

In Gruppen bekommt jedes Kind Raum, seine Geschichte zu erzählen. Nachher einigt man sich gemeinsam darauf, welche musikalisch umgesetzt werden sollen. Der innerpsychische Prozess des einzelnen Kindes wird durch die Gruppendynamik verstärkt. Der Therapeut ist Hüter des Geschehens und trägt die Verantwortung, dass jede Geschichte mit Wohlwollen und Respekt aufgenommen wird.

Die musikalische Weiterführung der inneren Bilder ist eng verwandt mit dem Klangbild, bei dem es, wie weiter vorne erwähnt, primär um den gemeinsamen Gestaltungsprozess eines Bildes oder einer Geschichte geht. Hier ist der Fokus aber stärker auf den offen lassenden Raum für Veränderungen und Ergänzungen der Bilder gerichtet. Der Imaginationsprozess geht während des Spielens weiter. Zur Verdeutlichung empfiehlt es sich auch hier, neben oder schräg hinter dem Kind zu sitzen.

Diese Form des IME eignet sich besonders für Kinder, deren Bilder chaotisch und überschwemmend sind. Durch den verbalen Kontakt während der Imagination kann der Therapeut bei Bedarf unterstützend oder lenkend intervenieren. Ebenso ist sie angezeigt, wenn das Kind den visuellen nicht mit dem auditiven Kanal verbinden kann und durch Hören/selbst Spielen und gleichzeitiges Imaginieren überfordert ist.

Folgendes Praxisbeispiel zeigt, wie sich in der Geschichte des 9-jährigen Sebastian seine Thematik spiegelt und erste Ansätze von Entwicklung sichtbar werden.

Sebastians familiäres Milieu ist geprägt durch Gewalt. Er wirkt angespannt, misstrauisch und redet kaum. Seine Musik ist temperiert bis sehr leise, wobei er verschwimmende Klänge bevorzugt. Strukturierende Rhythmen oder formgebende Melodien fehlen. Einmal frage ich ihn, welches sein Lieblingstier sei. Er nennt spontan die Schildkröte, worauf ich vorschlage, gemeinsam eine Schildkrötengeschichte zu erfinden. In der nun folgenden Geschichte sind Sebastians Beiträge kursiv gedruckt:

„Es war einmal eine Schildkröte, die wohnte *in ihrem Panzer*. Eines Tages beschloss sie, *auf Wanderschaft zu gehen*. Sie wollte nämlich *ein Abenteuer erleben*. Schon bald *traf sie auf einen Tiger. Sie erschrak und schützte sich*. Der Tiger sagte: *„Hab keine Angst." Daraufhin streckte die Schildkröte vorsichtig den Kopf heraus* und schaute den Tiger an."

Hier bricht er die Geschichte plötzlich ab. Ob meine Intervention, das Ängstigende anzuschauen, zu schnell gekommen ist? Im anschliessenden Gespräch betont er, dass die Schildkröte einen dicken Panzer habe und der Tiger es ehrlich meine. Er wirkt sehr angespannt. Mein Angebot, die Geschichte mit Instrumenten zu spielen, nimmt er gern an. Erstmals wählt er eine Trommel, mir weist er den Windgong zu. Beim Spiel macht er weit ausholende Schlagbewegungen, die er aber kurz vor dem Trommelfell abfängt, um dieses dann nur sehr zart zu berühren. Es werden in diesen Gesten kraftvolle Gefühle wahrnehmbar, verschwinden aber gleich wieder – wie die Schildkröte in ihrem Panzer. Nach einem kurzen anschliessenden Gespräch, in dem ich kommentierend unser Spiel beschreibe – er möchte nichts dazu sagen – wünscht er sich noch eine Abschlussimprovisation. Er wählt das Monochord, ich die Oceandrum. Anschliessend sagt er spontan: *„Die Schildkröte und der Tiger sind zu einem Wasserfall gekommen."* Sein Gesicht wirkt entspannt, er kann erstmals den Blickkontakt mit mir halten.

Sebastian hat mit dieser Geschichte etwas von sich erzählt, über den Panzer, in den er sich oft zurückzieht, über die Sehsucht und Bereitschaft, sich nach aussen zu wagen, aber auch über seine Angst davor. Meine verbale Intervention, den Tiger anzuschauen, ist zu stark, er bricht die Geschichte ab. Auf der musikalischen Ebene geht es aber weiter, erstmals wählt er eine Trommel zum Spielen. Seine Bewegungen drücken Kraft aus, die er zwar noch abbremst, aber doch zumindest ansatzweise zu zeigen wagt. Das Thema Schlagen, das er von zu Hause gut kennt, klingt dabei an.

Auch über unsere Beziehung könnte damit etwas ausgesagt werden: Bin ich noch ein Tiger für ihn? Die spürbare Ambivalenz zwischen Bereitschaft und Furcht, sich auf einen Prozess mit mir einzulassen, werden auch in den Bildern angedeutet.

Innerpsychisch könnte er mit seinem Tigeraspekt in Berührung gekommen sein, der ihn fasziniert, aber auch noch etwas unheimlich ist. Über die Musik findet er ein lösendes Bild: Der Tiger und die Schildkröte, zwei Seiten von ihm, kommen gemeinsam zu einem Wasserfall, einem vitalisierenden Ort in der Natur. Sebastians Haltung und sein Blick drücken aus, dass sich in diesem Prozess etwas Heilsames für ihn bewegt hat und in der Beziehung zwischen uns etwas Neues möglich geworden ist.

Die Schildkröte taucht im weiteren Prozess immer wieder auf. Irgendwann kann er ausdrücken, dass sie zu ihm passe, weil er sich wie sie in schwierigen Situationen „unsichtbar“ mache. Dies sei der beste Weg, sich zu Hause vor Gewalt zu schützen. Schrittweise erarbeiten wir neue Wege der Konfliktlösung. Er lernt, eine Mitte zu finden zwischen absolutem Rückzug und Zuschlagen, wenn er es nicht mehr aushält.

15.5.4 Imaginieren nach einer Improvisation

Hier bildet die Musik das Einstiegsmotiv für die Imagination. Das Kind wird nach einer Improvisation (Einzelspiel des Kindes; Partnerspiel Kind – Therapeut) gefragt, ob ihm dazu ein Titel, einzelne Szenen oder eine Geschichte einfalle.

Je nach Situation und Thematik des Kindes führt der Therapeut das Kind durch die Imagination oder lässt es frei seine inneren Bilder erzählen. Es kann auch gemeinsam eine Geschichte erfunden werden.

Diese Vorgehensweise eröffnet einen Weg, um den Übergang vom nonverbalen musikalischen Ausdruck zur diskursiven Sprachebene zu gestalten. Wie bei der Variante „Imaginieren vor dem Improvisieren“ eignet sie sich ebenfalls für Kinder, die (noch) nicht gleichzeitig Musik spielen/hören und imaginieren können.

15.6 Indikation und Kontraindikation beim Imaginativen Musikerleben

Das IME hilft Kindern, Worte zu finden, wenn sie nach musikalischen Erfahrungen in Sprachlosigkeit verharren oder bei der äusseren Musikebene haften bleiben und sie nicht zur innerpsychischen Ebene in Bezug zu setzen. Dazu gehören Kinder, welche aufgrund einer Wahrnehmungsstörung oder traumatischer Erfahrungen noch nicht oder nicht mehr symbolisieren können. Das IME bietet hier vielfältig anwendbare

Wege, die voneinander abgespaltenen Ebenen äusserer Handlungen und innerer Prozesse wechselseitig miteinander zu verknüpfen.

Ebenfalls sinnvoll ist es bei stark intellektualisierenden Kindern (Kontakt zu den Gefühlen über Klang und Bild) sowie zur Bearbeitung von Reaktionen auf aktuelle Belastungen. Zudem wird es natürlich auch dort als Ressource genutzt, wo Kinder von sich aus beim Hören und/oder selbst Spielen von Musik spontan innere Bilder entwickeln oder Geschichten erfinden.

Im IME wird die Vorstellungskraft verstärkt angeregt, innere Bilder werden bewusst evoziert. Diese bildhaften Prozesse können vereinzelt, sachte, aber auch so plötzlich und mit so grosser Macht auftauchen, dass die Gefahr des Überschwemmt-Werdens in Betracht gezogen werden muss. Dies gilt besonders für die rezeptive Vorgehensweise, da die Handlungsebene hier fehlt (das Kind spielt nicht selbst) und der Therapeut keine konkreten verbalen Hilfestellungen geben kann (das Kind imaginiert still zur Musik und erzählt erst anschliessend von seinen Bildern). Bei Kindern mit eingeschränkter Ich-Funktion ist deshalb besondere Achtsamkeit geboten. Kontraindiziert ist es, wenn wenig Bezug zur Realität besteht sowie bei Psychosen, Zwängen und regressiven Tendenzen, die nicht im Dienste des Ich stehen.

Für Kinder, die sprachlich (noch) nicht symbolisieren können, ist die Methode eine Überforderung. Dies ist ein nicht zu unterschätzender Aspekt bei fremdsprachigen Kindern.

Manchmal ist das IME auch für den Therapeuten indiziert: Wenn er über Beobachten, Mitspielen und Nachfragen keinen Zugang zur Thematik des Kindes findet, kann er für sich zur Musik des Kindes imaginieren. Die auftauchenden Bilder können ihm helfen, die Botschaften des Kindes auf einer tieferen Ebene (wieder) zu verstehen.

15.7 Funktionen der Musik im Imaginativen Musikerleben

Die Musik übernimmt im IME verschiedene Funktionen.

Assoziation
Wie weiter vorne bereits erläutert, können Klänge, Rhythmen, Melodien und Geräusche spontan innere Bilder evozieren. Die Musik wird dementsprechend zur Cotherapeutin mit der wichtigen Aufgabe, den Bilderfluss in Gang zu setzen.

Beruhigung und Tiefenentspannung
Durch Musikhören oder selbst spielen kann das von Csikszentmihalyi beschriebene Flow-Gefühl auftreten. Dieser Zustand der inneren Präsenz und gleichzeitigen Entspannung bildet eine optimale Voraussetzung für das Imaginieren.

Einhüllung und Schutz
Die Musik unterstützt einen Zustand der Konzentration, des Nach-innen-gerichtet-Seins. Sie wirkt auch als Schutzfilter gegen akustische Reize der Aussenwelt, die das Kind vom introspektiven Vorgang der Imagination abhalten könnten.

Holding und Containerfunktion
Voraussetzung für das IME ist eine vertrauensvolle Hinwendung des Kindes auf innere Prozesse. Die Musik kann die dafür notwendige Atmosphäre der Geborgenheit (Safe Place) unterstützen und vertiefen. Sie ist ausserdem tragendes Element für das Material, das aus dem Unbewussten aufsteigt und bietet als Gefäss einen sichernden Rahmen, um es aufzufangen.

Vehikel- und Katalysatorfunktion
Musik, insbesondere improvisierte Musik, entspricht in ihrem Wesen der freien Imagination: Sie ist feinstofflich und bewegt. Die vom Kind, von der Therapeutin oder von beiden gemeinsam gespielte improvisierte Musik kann durch diese Analogie eine Brücke zu den inneren Bildern und den damit zusammenhängenden Gefühlen bauen, die Funktion des Einstiegsmotivs übernehmen und durch ihre Dynamik dem Bilderfluss zum Durchbruch verhelfen und ihn durch die notwendige Zeit tragen (vgl. Thöni, 2002, S. 21).

Erlebnisintensivierung
Als Ausdruck von atmosphärischen Qualitäten kann Musik die Bilder farbiger und lebendiger werden lassen.

Sensomotorische Auseinandersetzung
Insbesondere beim Imaginieren mit gleichzeitigem Improvisieren bildet die spieltechnische Auseinandersetzung mit den Instrumenten eine Verbindung zur Realität. Das Kind bewegt sich in der imaginären Realität und handelt gleichzeitig in der objektiven Realität. Es kann mit der selbst bestimmten Dynamik der Musik aktiv in den Bilderfluss eingreifen und verändernde oder ergänzende Impulse setzen.

Kontakt
Die Musik bildet die Brücke zum Du mit der Botschaft: „Du bist nicht allein, deinen Bildern nicht einfach ausgeliefert." Für die Therapeutin ist sie ein hilfreiches Medium, um mit dem imaginierenden Kind in Kontakt zu kommen und für den Prozess relevante Impulse zu setzen, ohne verbal eingreifen zu müssen.

15.8 Imaginatives Musikerleben und Malen

Musik wie auch innere Bilder sind zeitliche Erfahrungen. Sie sind flüchtig, im Moment da, aber auch gleich wieder weg (vgl. Schnyder, 1993). Es gibt Kinder, die von dieser Feinstofflichkeit zunächst überfordert sind. Entweder fehlt ihnen (noch) die Sprache, um die inneren Bilder mitzuteilen oder sie werden überschwemmt von einer Bilderflut, sodass Worte allein nicht ausreichen, um sie zu fassen.

Als beruhigendes und stabilisierendes Moment können in solchen Situationen Bilder gemalt werden. Dadurch erhält das zunächst nicht Fassbare eine Gestalt und ermöglicht eine verdichtetere, materielle Verbindung und Verständigung zwischen Unbewusstem und Bewusstsein (vgl. Meili-Schneebeli, 2000, S. 22).

Im Folgenden soll eine solche Verbindung zwischen Musik, Imagination und Malen anhand eines Beispiels aus der Praxis veranschaulicht werden.

Die 10-jährige Sonja hat vor dem Hintergrund einer schweren frühkindlichen Deprivation autoaggressive Symptome und schwieriges Verhalten entwickelt.

Sonja pfeift lang und ausdauernd auf der Sopranblockflöte. Die Töne tun weh in meinen Ohren, sodass ich es fast nicht aushalte. Auf musikalische Impulse von mir reagiert sie nicht. So versuche ich anders hinzulauschen. Vielleicht finde ich über Imaginieren Zugang zu ihr. Spontan taucht das Bild eines jungen Vogels auf, der im Nest sitzt und verzweifelt nach seiner Mutter pfeift. Ich beginne aus einem inneren Impuls heraus, einen Baum zu malen, auf dessen Ast ein Vogelnest ist. Hier kommt Sonja näher, schaut zu, sagt spontan, der Vogel rufe nach der Mutter. Sie müsse Futter bringen. Ich lasse sie das Bild weitermalen. Man sieht die Vogelmutter, Blumen, Schmetterlinge, Sonne – ein idyllisches, aber etwas starres Bild. Sie macht eine Pause, malt schwarze Narben auf die Baumrinde und dann noch einen schwarzen Vogel. Dieser bedrohe den kleinen Vogel, wolle ihn aus dem Nest werfen. Zum Glück sei die Mutter Vogel jetzt gekommen.

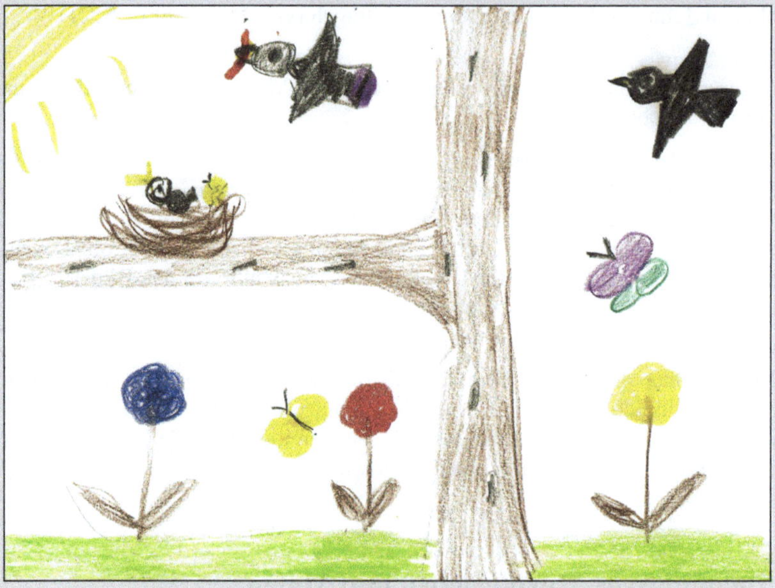

Abbildung 29: Gefahr durch den schwarzen Vogel

Über mein inneres Bild finde ich Kontakt zu ihr und über das äussere kann ich ihr Resonanz geben, sodass sie nicht mehr weiter pfeifen muss: Die Vogelmutter hat das schreiende Junge gehört und verstanden. Damit kann Sonja ihren frühen Verlassenheitserfahrungen ein heilsames Erlebnis, ein nährendes Bild entgegensetzen. Symptomatisch scheint mir, dass ich unbewusst einen unstabilen Ast gemalt und das Nest relativ weit aussen platziert habe.

In musikalischen Rollenspielen wird diese Geschichte während Wochen in den verschiedensten Variationen immer wieder aufgegriffen: mit Rasseln, Trompete und Trommeln wird der schwarze Vogel vertrieben, gefangen genommen und im Klavier eingesperrt.

Wir werden tätig, Sonja kann Selbstwirksamkeit erleben und ist dadurch – anders als es im wirklichen Leben war – der Bedrohung nicht ohnmächtig ausgeliefert. Dies ist eine heilsame Erfahrung für sie, wie die folgende, mehrere Wochen später stattfindende Szene zeigt.

Sonja spielt zarte, hauchige Töne auf der Panflöte und möchte, dass ich dazu etwas male. Auch diesmal suche ich den Zugang zu ihrer Musik übers Imaginieren. Ich sehe innerlich ein Kind, das in eine rote Wolldecke gehüllt bei einem Teich an einen Baum gelehnt sitzt.

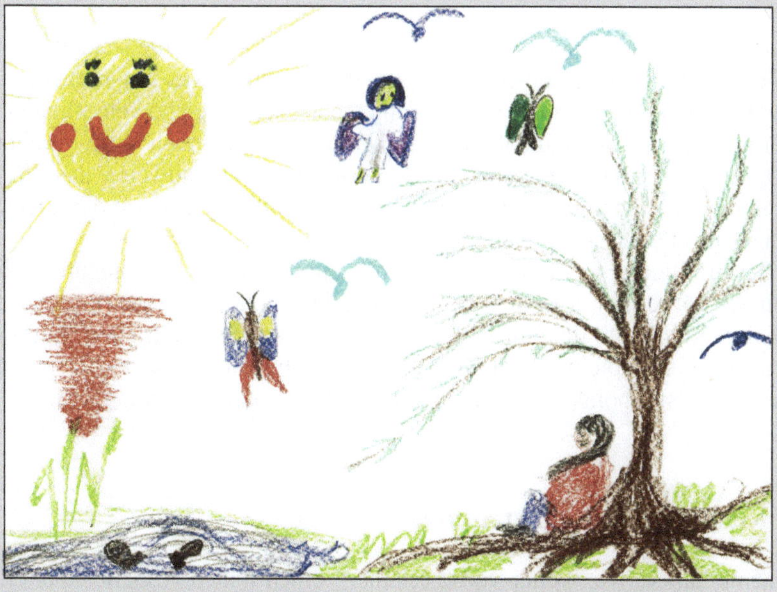

Abbildung 30: Geborgenheit

Ich beginne mit Malen. Als man den Baum, das Kind und den Teich sieht, möchte Sonja weitermalen. Ich solle etwas dazu spielen, was ich mit Monochord und Koto tue. Nach dem Malen erzählt sie: „Ein Engel kommt und fragt, wo das Kind geblieben sei, es weiss ja alleine nicht, wie nach Hause kommen. Es hat nämlich den Engel vorher verloren, jetzt ist er wieder da."

Auch hier geschieht unsere Kommunikation allein über die Musik und dazu auftauchende innere Bilder. Das Symbol der Verlassenheit hat sich gewandelt zu Geborgenheit: Das Kind hat einen starken Baum im Rücken und ist in eine Decke gehüllt. Sonja bestätigt meine Empfindung mit dem Engel, den sie dazu malt und ihrer kleinen Geschichte. Das Bild insgesamt wirkt lebendiger, die Sonne lacht, die Vögel sind farbig.

16 Hantieren mit Instrumenten

Der kindliche Ideenreichtum in der Verwendung der Instrumente scheint unerschöpflich. Genährt von Neugier, spontanen Spielimpulsen sowie inneren und äusseren Notwendigkeiten können auch Spielvarianten entstehen, welche kein klingendes Musikspiel im engern Sinn beinhalten, aber therapeutisch dennoch wertvoll einzustufen sind. Dazu gehören das Erforschen des Materials und der Bauweise, das Pflegen und Stimmen der Instrumente, das Ordnen und Bauen mit ihnen sowie das Erfinden von nichtmusikalischen Regelspielen mit ihnen.

Im Begriff Hantieren ist das Wort „Hand“ enthalten: die Instrumente in die Hand nehmen, sie körperhaft ergreifen, begreifen und mit ihnen *hand*eln. So gesehen ist es eine wichtige Vorstufe des musikalischen Ausdrucks, der Vertrautheit mit dem musiktherapeutischen Spielmaterial aufbaut, Hemmschwellen auflöst und schöpferische Prozesse durch symbolische Besetzungen oder Umdeutungen ermöglicht.

16.1 Erforschen der Instrumente

Instrumente haben, wie weiter vorne erläutert, einen hohen Appellcharakter. Sie laden ein zum Anfassen und Ausprobieren. Diese Vorstufe des freien musikalischen Ausdrucks beinhaltet die Kontaktaufnahme mit dem Instrument (berühren, in die Hand nehmen) sowie das Erforschen von Material, Mechanik, Grösse, Form, Klangvolumen und Tonerzeugung. Je nachdem sind diese Phasen ausgeprägter oder kürzer. Technisch interessierte Kinder können stundenlang ausprobieren, warum was wie klingt. Nichts gefällt ihnen besser als das Klavier auseinander zu bauen und seine Mechanik zu studieren. Wenn das Hämmerchen auf die Saite trifft, steht nicht die Qualität des erzeugten Tons im Vordergrund. Vielmehr sind es das Interesse und die Faszination am Bewegungsablauf der Mechanik, der zum Erklingen des Tons führt.

Neben diesem natürlichen Interesse können auch Widerstände eine Rolle spielen. Wenn ein Kind befürchtet, von der Musik überschwemmt zu werden, wenn Angst vor Nähe in der Musik besteht oder sich das Kind das Musikspielen nicht zutraut, kann auf diese ungefährlichere Ebene ausgewichen oder – positiv formuliert – darauf zurückgegriffen werden. Das Kind kann sich so in seinem Tempo aufs Musikspiel einlassen. Denn besser als jede therapeutische Intervention können die Instrumente selbst das Kind zu freiem Ausdruck locken und es dabei jederzeit selbst bestimmen lassen, wie weit es gehen will.

16.2 Pflegen der Instrumente

Die Instrumente sind sowohl erweiterter Körper als auch Gegenüber. Ihnen Sorge zu tragen, das Monochord sorgfältig abzustauben, die Flöte zu reinigen nach dem Spielen, die Ventile der Trompete zu ölen und den Geigenbogen zu harzen bedeutet, symbolisch gesehen, sich dem eigenen Körper und der umgebenden Welt mit Respekt und Achtsamkeit zuzuwenden.

Der 9-jährige Tonio ist ein übergewichtiger, linkischer Bub. Mir fällt die Metapher „wie ein Elefant im Porzellanladen“ ein.

In der Therapie probiert er begeistert die Instrumente aus. Besonders angetan hat es ihm die Trompete. Einmal bleiben die Ventile stecken, sodass ich sie ölen muss. Tonio ist fasziniert davon. Er interessiert sich, wo die Luft durchgeht beim Blasen, wie die Ventile wirken. Von dieser Stunde an wird das Ölen der Trompete zum Eingangsritual. Liebevoll holt er sie jeweils hervor, schraubt die Ventile heraus, ölt sie sorgfältig ein, schraubt sie wieder hinein, stellt sich mitten in den Raum und bläst.

Die Pflege des Instrumentes wirkt wie eine Einstimmung, bei der Tonio zur Ruhe kommen kann. Sein Umgang mit den Instrumenten wird dadurch insgesamt achtsamer. Ich kann ihm entspannter begegnen, weil ich nicht mehr soviel Angst habe, dass etwas unabsichtlich in die Brüche geht. Über die Blaskanäle im Instrument kommen wir auch auf die Blaswege im Körper zu sprechen. Atemexperimente bis -übungen werden möglich. So kann auch sein Körper allmählich mit einbezogen werden.

Nach einigen Monaten tritt allmählich an Stelle des Trompetenrituals Körperwahrnehmung in Form von Rückenmassage mit dem Noppenball. Erst jetzt wird mir in vollem Umfang bewusst, wie Tonio über die achtsame Beschäftigung mit dem Instrumentenkörper auch an der Beziehung zu seinem eigenen Körper gearbeitet hat.

16.3 Stimmen der Instrumente

Über das gemeinsame, den Fähigkeiten des Kindes entsprechende, Stimmen von Saiteninstrumenten oder Trommeln wird es möglich, sich einzustimmen auf das Spiel mit diesem Instrument, still zu werden und hinzuhorchen. Entscheidung ist gefragt, jetzt stimmt es, jetzt ist der Ton getroffen. Über- und Unterspannung können konkret erlebt werden – die Erfahrung, dass bei zu viel Spannung die Saite reisst, ist wohl eine der eindrücklichsten im Umgang mit Instrumenten.

Analog zu dieser körperhaften Ebene werden dadurch seelische Prozesse angesprochen: die eigene Stimmung wahrnehmen und diejenige des Gegenübers erspüren; Übereinstimmung bzw. Abweichung in Meinungen und Gefühlen erkennen und reflektieren; Über- und Unterspannung im eigenen Verhalten dosieren lernen.

16.4 Ordnen der Instrumente

Instrumente können nach verschiedenen Kriterien geordnet werden: nach Grösse, Klangvolumen, Tonhöhe, Material (Metall, Holz, Fell), Spielweise (blasen, streichen, zupfen, schlagen, drücken, ziehen – stossen) oder Komponenten (Klang, Rhythmus, Melodie), aber auch nach Vorlieben und emotionalen Besetzungen. Solche Ordnungsprozesse helfen, sich zu orientieren und die Vielfalt zu überschauen. Oft sind sie Abbild seelischer Prozesse zwischen Chaos und Ordnung oder zeigen kognitive Entwicklungsschritte an.

Ordnungsprozesse kann das Kind auch im Umgang mit den Stabspielen erleben, wenn die Stäbe in einer heftigen Improvisation herausspringen. Beim anschliessenden Wiedereinsetzen in der richtigen Reihenfolge bzw. beim „Wieder in Ordnung Bringen", was durch überschiessende Kraft „kaputt" gegangen ist werden sowohl auf der emotionalen als auch der kognitiven Ebene förderliche Erfahrungen gemacht: Wiedergutmachung nach zerstörerischen Impulsen, Erkennen und Verstehen eines komplexen Ordnungssystems (Wahrnehmungsschulung visuell – auditiv: der längste Stab ist der tiefste etc.).

16.5 Bauen mit Instrumenten

Kinder verwenden die Instrumente oft zweckentfremdet zum Bauen. Diese Konstruktionsspiele mit den Musikinstrumenten als Material sind insofern speziell, als die Instrumente dabei „mitzureden" scheinen. Sie erklingen beim Hinstellen und verlocken zu kurzem Anspielen, wenn sie irgendwohin getragen werden. Dadurch entsteht eine lebendige, leise mit Musik durchwebte Atmosphäre, die Geborgenheit spendet und gleichzeitig zum Aufbruch drängt.

16.6 Instrumentenspiele

Hin und wieder entstehen Regelspiele mit den Instrumenten, bei denen der Ausdruck und die Interaktion über die Musik nicht im Vordergrund stehen. Solche Spiele werden oft dann gewünscht, wenn das Kind eine Entlastungssequenz nach einem emotional intensiven Musikspiel braucht (klare Regeln, kognitive Herausforderung).

Instrumentenversteckspiel
Ein kleines Instrument wird im Raum zwischen den andern Instrumenten versteckt und muss gesucht werden. Mit einem andern Instrument kann mit vorher abgemachten musikalischen Parametern schnell – langsam oder hoch – tief das Zeichen gegeben werden, ob man dem Gesuchten näher kommt oder sich entfernt. ⇒ Suchen und Finden als Symbol für gesucht und gefunden/erkannt werden; Stärkung der Ausdauer; Koordination Hören – Orientierung im Raum.

Instrumenten-Ratespiel
Mit geschlossenen Augen hört man einen Klang oder eine Sequenz von Tönen. Anschlies-

send muss versucht werden, herauszufinden, welches Instrument gespielt worden ist. Etwas schwieriger wird es, wenn man mehrere verschiedene Instrumente hintereinander erraten soll. ⇒ Schulung des Hinhörens; Förderung von Aufmerksamkeit und Konzentration.

Instrumenten-Merkfähigkeitsspiel
Aus einer festgelegten Gruppe von Instrumenten werden eines oder mehrere Instrumente entfernt oder verschoben. Es muss nun erraten werden, was fehlt, bzw. was an einem andern Ort steht. Dieses Spiel hat auch eine auditive Variante: Fünf Instrumente werden kurz angespielt, in einem zweiten Durchgang nur noch vier Instrumente. Der mit geschlossenen Augen zuhörende oder abgewendete Partner muss nun herausfinden, was beim zweiten Mal nicht erklungen ist. ⇒ Förderung von Aufmerksamkeit und Konzentration sowie von Merkfähigkeit.

Instrumenten-Reise
Mit Seilen wird ein Weg gelegt, an dessen Seiten Instrumenten-Raststätten eingerichtet werden. Es wird gewürfelt. Man rückt jeweils so viele Stationen vor, wie gewürfelt worden sind und spielt einige Töne auf dem jeweiligen Instrument, bei dem man gelandet ist. ⇒ Symbol für den Lebensweg, der auch nicht immer vorhersehbar ist; Herausforderung, sich mit dem auszudrücken, was einem zur Verfügung steht; unmerklicher Einstieg ins Spiel mit den Instrumenten.

17 Ergänzendes

In der Musiktherapie mit Kindern und Jugendlichen gibt es Sequenzen, in denen weder die Instrumente noch die Musik im Zentrum stehen. Auf einige solche, das Musikspiel ergänzende Möglichkeiten wird im Folgenden hingewiesen. Vorausgehend sollen aber noch einige grundlegende Überlegungen dazu gemacht werden.

Im hier vertretenen Ansatz besteht die Meinung, dass der Therapeut möglichst innerhalb des musiktherapeutischen Methodenrepertoires handeln und nur so weit als notwendig andere Materialien und Medien einsetzen sollte.

Musiktherapeutisches Arbeiten im psychotherapeutischen Sinn erfordert eine integrale Ausbildung, in welcher Theorie, Selbsterfahrung, Praxis und Supervision aufeinander abgestimmt sind und ein ganzheitliches Lehrgebäude bilden (vgl. Schweizer Charta für Psychotherapie, 2006, S. 20). Das bedeutet, dass in allen vier Bereichen – ausgehend von einem verbindenden anthropologischen Konzept – die spezifischen musiktherapeutischen Methoden im Zentrum stehen: In der Theorie werden sie gelehrt und erarbeitet, in der Selbsterfahrung anhand des eigenen therapeutischen Prozesses persönlich erlebt, in der Praxis angewendet und in der Supervision reflektiert. „Die wechselseitigen Transferprozesse zwischen den verschiedenen Ausbildungsbausteinen und ihre Reflexion ermöglichen den Aufbau einer von innen gewachsenen Berufsidentität mit den erforderlichen musiktherapeutischen Kompetenzen und Performanzen“ (Hegi-Portmann, Lutz Hochreutener & Rüdisüli-Voerkel, 2006).

Es wird davon ausgegangen, dass die Ausübung des Berufes ethisch nur auf der Basis einer solchen mehrdimensionalen Vertiefung vertretbar ist. Der Einbezug anderer Methoden (z.B. aus Spieltherapie, Verhaltenstherapie) oder künstlerischer Medien birgt die Gefahr, synkretistisch beliebig „Anderes und Fremdes“ zu integrieren, ohne die zugrunde liegenden theoretischen Gesamtkonzepte zu kennen und seine Tiefendimension selbst erfahren zu haben (vgl. Herzka & Reukauf, 1989, S. 13).

Demgegenüber steht die therapeutische Haltung, alle Interventionen vom Kind ausgehend zu gestalten. Kinder aber halten sich nicht an verfahrensspezifische Abgrenzungen, sondern erweitern und überschreiten die Grenzen des musiktherapeutischen Angebots ihren Bedürfnissen folgend auf äusserst kreative Weise.

Es ist die Herausforderung der therapeutischen Realität, das „Andere und Fremde“ im dialogischen Sinn wahrzunehmen und immer wieder neu zu entscheiden, wann es entwicklungsförderlich ist, dem Kind zu folgen und wann es behutsam zurückgeführt werden muss. Die Einschränkung auf das Medium Musik und die musiktherapeutischen Methoden darf nicht Selbstzweck sein oder gar zur Befriedigung narzisstischer Bedürfnisse dienen. Gleichzeitig soll auch nicht wahllos jeder Impuls des Kindes aufgenommen werden, da damit unter Umständen einer notwendigen – vielleicht konflikthaften – Vertiefung ausgewichen wird.

In diesem Sinn geht es darum, im Gewahrsein der eigenen Wurzeln und Kompetenzen, die Grenzen durchlässig zu halten und flexibel, aber fundiert reflektiert Ergänzendes einzubeziehen.

17.1 Bildnerisches Gestalten

Aus entwicklungspsychologischer und neurophysiologischer Sicht sind die verschiedenen Sinneswahrnehmungen von Geburt an miteinander vernetzt (vgl. Stern, 1993; Dornes, 2001). Diese transmodalen Verknüpfungen lassen sich im musiktherapeutischen Setting beobachten, wenn Kinder wechselweise auf unterschiedliche Qualitäten der Instrumente ansprechen, sie nach Farbe und Form (visuell), nach Oberflächenbeschaffenheit (taktil-kinästhetisch) oder nach dem Klang (auditiv) auswählen, aber auch wenn sie spontan das Musikspiel mit Körperausdruck oder bildnerischem Gestalten verknüpfen. Verschiedene Gründe sprechen dafür, Letzteres indikationsspezifisch auch in der Musiktherapie mit einzubeziehen (vgl. Frohne, 1983a, 1983b; Knill, 1996; Tüpker, 1996; Petersen & Thiel, 2001).

Unvertrautheit mit dem Medium Musik kann verunsichernd wirken, sodass als Einstieg in den symbolischen Ausdruck lieber eine Aktivität wie das bekannte Malen gewählt wird.

Die *grenzauflösende Tendenz* der Musik, besonders der freien Improvisation, kann bei ich-schwachen oder wahrnehmungsbehinderten Kindern reizüberflutend wirken, sodass es sinnvoller ist, körperhaft mit Kneten oder Tonen einzusteigen.

Bildnerisches Gestalten ermöglicht es, für sich und *bei sich zu bleiben*, während Musik zwangsweise intersubjektiv wahrnehmbar wird. Auch wenn sich das Kind abwendet und für sich Töne spielt, wird es vom Therapeuten gehört. Bei Angst vor Nähe oder einem allgemeinen Bedürfnis nach Privatheit, Rückzug oder Stille kann Malen oder Modellieren angeboten werden, damit es nicht zu einer Ausdrucksverweigerung kommen muss.

Bei innerpsychischem Druck mit *chaotischen Gefühlen und Bildern* ist der musikalische Ausdruck oft dissonant bis desonant sowie form- und strukturlos. Ähnlich einer Rückkoppelung geschieht es hin und wieder, dass er die Gefühlszustände verstärkt anstatt kathartisch entlastend zu wirken – die Dämonen brüllen zurück. Plastisches Gestalten (den Klumpen Ton durchkneten, ihn auf den Tisch schlagen, Formen wieder zerdrücken) und Malen oder Zeichnen (Salben und Schmieren mit Fingerfarben; Fratzen zeichnen und wieder durchstreichen oder zerreissen) wirken spannungsabbauend, ohne dass das Medium zurückreagiert wie die Musikinstrumente. Durch Farbe und Form werden die inneren Befindlichkeiten und Bilder gebannt.

Der 9-jährige Patrick steht unter massivem inneren Druck: Nichts als Konflikte mit dem Lehrer, den Kollegen. Und jetzt ist er auch noch beim Stehlen erwischt worden. Seine Musik ist chaotisch, überschwemmend, ohne Form und Struktur – so laut und heftig, dass er sich zeitweise selbst die Ohren zuhält. Mir scheint dieses Musikspiel nicht förderlich und biete ihm Farben an. Nach kurzem Zögern malt er hintereinander drei Bilder von einem bösen Zauberer, der in einer verlotterten Hütte wohne und Zaubertränke herstelle.

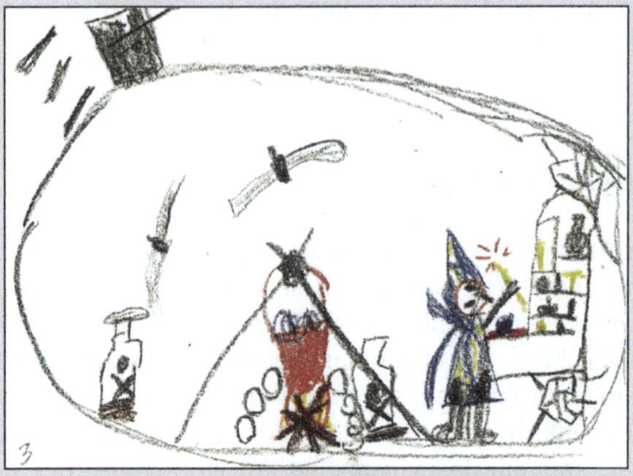

Abbildung 31: Der böse Zauberer mischt Gift!

Zum dritten, obenstehenden Bild erzählt er: „Da ist der Zauberer in seinem Geheimverlies. Er braut einen Gifttrank, um Menschen zu vernichten. Er möchte alleine herrschen. Er will das Gericht vernichten."

Mit diesen Bildern hat Patrick seinem Gefühlschaos eine Gestalt und einen Namen geben können. Der eigene böse Zauberer-Anteil ist jetzt ausserhalb gebannt. In der Folge entwickelt sich während mehrer Wochen eine 50-seitige Bildergeschichte, in welcher der Zauberer nach Vulkaneruptionen und Dämonenangriffen allmählich Möglichkeiten findet, seiner grossen Energie konstruktive Gestalt zu geben.

Das bildnerische Gestalten kann eine Hilfe sein, die ersehnte, aber ebenso gefürchtete Qualität eines *Für-Spiels zuzulassen.* Es ermöglicht die Spannungsabfuhr von Gefühlen, welche die Musik und die emotionale Zuwendung durch den Therapeuten auslösen.

Der musikalische Ausdruck ist *feinstofflich und flüchtig.* Die innere Wirklichkeit wird über Musik als Bewegung in Zeit und Raum unmittelbar im Hier und Jetzt gelebt, sie kann damit nicht im Aussen fixiert und verewigt werden: Nicht das, was erlebt wird, sondern das Erleben selbst, das Mitschwingen ist entscheidend (vgl. Frohne, 1983a, S. 180). Um die Atmosphären der Musikerfahrung materiell, (an)-fassbarer werden zu lassen, kann ein intermedialer Transfer zum Malen oder Modellieren sowie zum Gestalten mit Naturmaterialien wie Sand, Wasser, Wurzeln und Steinen sinnvoll sein. Durch diese Übersetzung in Farbe und Form überdauert das im Musikspiel Erlebte den Moment der Gestaltung. Es entsteht ein handfestes und bleibendes Produkt, was die „Situationserinnerung" fördert und konkretisiert (Knill, 1996, S. 72). Schwieriges und Schönes kann so festgehalten werden und später je nach therapeutischer Notwendigkeit in einem Ritual zerstört oder als Zeichen der Hoffnung und Stärkung bewahrt werden.

Mit bildnerischem Gestalten kann eine *Brücke zur diskursiven Begrifflichkeit* der Sprache geschaffen werden. In Farbe und Form gefasst wird das Atmosphärische im Musikerlebnis konkret und damit besser beschreibbar. Das Kind kann durch Anschauen des geschaffenen Objekts gewissermassen mit einzelnen Aspekten der Musikerfahrung in Dialog treten und sie so entschlüsseln und benennen.

Die 11-jährige Lena hat in ihrem Alltag viele Herausforderungen zu meistern. Sie setzt sich aktiv damit auseinander. Als Selbstverstärkung dienen ihr bestimmte Instrumente wie das Klavier und die Schlitztrommel. Aus Letzterer baut sie, ergänzt mit Becken und Xylophon, eines Tages ein Mutschiff und fährt damit in die Welt hinaus. Ich begleite sie auf ihren Wunsch am Klavier und singe dazu ein Mutlied. Sie stimmt ihr Spiel dynamisch differenziert auf meine Worte ab und singt schliesslich auch mit. Ihre Wangen glühen und die Augen leuchten als wir wieder ‚landen'.

Um die Erfahrung zu vertiefen und zu festigen, schlage ich ihr vor, ein Bild dazu zu malen. Es entsteht ein grosses Schiff mit einem Steuerrad, das von einem Mädchen gelenkt wird. Das Wasser muss ich malen.

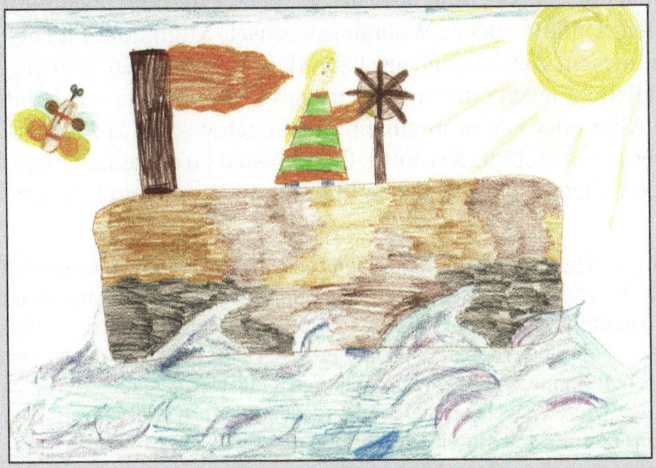

Abbildung 32: Mutschiff

Beim Betrachten des Bildes und dem Austausch über einzelne Details sagt sie: „Ich muss nur Mut haben, dann kann ich ganz viel." Jetzt falle ihr auch ein Satz ein, den der Lehrer bei der letzten Lernkontrolle an die Tafel geschrieben habe: „Ich will – Ich kann – Es ist möglich". Diesen Satz führen wir wieder über ins Musikalische und gestalten ihn von Trommeln und dem Klavier begleitet als spontan entstehendes, rapartiges Lied.

Zum Schluss wünscht sie sich, dass ich das Bild im Therapieraum aufhänge. So könne sie es immer anschauen, wenn sie zu mir komme.

Lena hat die Begeisterung, die sie bei ihrer mutigen Fahrt verspüren konnte, im Bild festgehalten. Das Schiff mit dem rotwangigen, vitalen Mädchen am Steuer fährt der Sonne entgegen. Es wird zum Symbol für ihre Fortschritte, abrufbar dadurch, dass es bei mir an der Wand hängt. Beim Betrachten findet sie Worte, die eine Verknüpfung der Erfahrung mit dem Alltag ermöglichen und die Essenz ihrer Thematik treffen. Dies wird wiederum mit Musik bekräftigt.

Noch kann sie das Bild nicht nach Hause nehmen, ich muss es hüten, genauso wie ich auch das Wasser malen musste, welches das Schiff trägt. Die übermächtige „Fahne“ im Rücken des Mädchens lässt bei mir noch das Thema Druck anklingen. Zumindest ist er jetzt in einer im Wind flatternden Fahne, einem Symbol der Leichtigkeit und Festlichkeit, gebannt. In der Begegnung mit Lena ist atmosphärisch aber das Positive der Erfahrung zu spüren.

17.2 Lebenspanorama – Einbezug von Fotos

In fast jedem Therapieprozess ergeben sich Situationen, in denen das Kind von früher erzählt. Themen wie „als ich noch klein war“, „Geburt des jüngeren Geschwisters“, „Zeit als der verstorbene oder geschiedene Elternteil noch mit uns gelebt hat“, „Krankheiten, Unfälle“ oder „Wohnungswechsel, Migration, Flucht“ können so einfliessen. In diesem Zusammenhang kann das Kind gebeten werden, seinen Lebensweg mit Seilen zu legen oder auf ein grosses Blatt zu malen. Persönliche Fotos zum jeweiligen Alter oder von bestimmten Situationen werden zur Veranschaulichung als Wegmarkierung eingefügt. Als Vertiefung können zu einzelnen Etappen oder für einschneidende Lebenserfahrungen eine Improvisation oder ein Lied gestaltet werden.

Der 9-jährige Markus wird mir wegen verschiedener psychosomatischer Symptome überwiesen. Mit 4 Jahren hat er seinen Vater durch einen Unfall ganz plötzlich verloren.

In der Therapie spricht er nie von sich aus von seinem Vater. Anlässlich eines Gesprächs über seine neugeborene Cousine bitte ich ihn, doch Fotos von sich mitzubringen, damit ich sehen könne wie er als ganz kleines Kind war. Er steigt gerne darauf ein. Unter Einbezug der Mutter, welche viele Episoden aus der Kleinkindzeit zu erzählen weiss, legen wir auf dem Boden mit einem Seil und den Fotos einen Weg.

Im Lauf dieses Prozesses können wir auch die Zeit um den Unfall einkreisen, er beginnt Fragen zu stellen. Es fällt mir auf, dass er dabei das Tempo selbst reguliert, indem er sich immer wieder musikalische Sequenzen wünscht, entweder als Für-Spiel oder als furiose gemeinsame Improvisationen (⇒ Spannungsabfuhr).

In einem nächsten Schritt zeichnet er seinen Weg auf ein grosses Blatt Papier. Er verwendet verschiedene Farben für Lebensabschnitte und erfindet Symbole für einschneidende Erfahrungen. Die Mutter beschriftet diese Stellen nach Absprache mit Worten. Als sie damit fertig sind hat er spontan die kreative Idee, daraus ein Würfelspiel zu machen. Er teilt den Weg in Felder ein. Die einschneidenden Erfahrungen werden zu Inseln, auf denen man einmal aussetzen oder einige Felder vor- bzw. zurückrücken muss, bei ganz schönen Erlebnissen darf eine Musik gespielt werden.

Dieses Spiel spielen wir von da an sehr oft. Der Unfall, die Spitalbesuche, die Beerdigung – alles hat jetzt seinen Platz neben Kindergarten und Schuleintritt, kirchlichen Festen, Ferienreisen und einer Theateraufführung. Es gibt keine weissen Stellen mehr auf seinem Lebensweg. Damit hat Integration stattgefunden. Das zeigt sich parallel dazu im allmählichen Verschwinden der psychosomatischen Symptome.

17.3 Nichtmusikalische Spiele

Je nach Setting werden auch nichtmusikalische Spiele wie Bausteine, Brett- und Kartenspiele, Lern-, Denksport- und Rätselspiele, Geschicklichkeitsspiele und Gegenstände aus der „kleinen Welt“ (Lowenfeld, 1969) verwendet. Es gibt verschiedene Gründe, weshalb sie vom Kind gewünscht oder vom Therapeuten angeboten werden (vgl. Fak & Schmidtbauer, 1997; B. Mahns, 1997, S. 83f.; Glogau, 1998, S. 168; W. Mahns, 1998, S. 138; Petersen & Thiel, 2001, S. 31):

- zur *inneren Sammlung, Strukturierung, Beruhigung*, wenn Musik zu reizüberflutend wirkt und reine Stillesequenzen eine Überforderung darstellen.
- als Raum für *Rückzug, Regeneration* oder sogar *Oberflächlichkeit* bis die Kraft und Bereitschaft (wieder) gewachsen ist, sich auf tiefere Prozesse einzulassen.
- als *Stabilisierung*, wenn innere Themen zu überschwemmen drohen und die affektive Besetzung der Musik eine zu starke Ich-Auflösung bewirken könnte. Durch die klare Regelhaftigkeit sind solche Spiele überschaubar, die Aufmerksamkeit ist fokussiert, sodass unbewusstes Material weniger an die Oberfläche drängen kann.
- als *handfester oder kognitiver Ausgleich*, wenn Musik in ihrer Feinstofflichkeit zu entgrenzend, zu vieldeutig und zu abstrakt bzw. zu wenig körperhaft wirkt.
- als *soziales Lernfeld* bei Themen der Selbstüberschätzung, bzw. der Selbstunsicherheit. Angebote im Bereich „besser sein wollen oder dürfen“ und „verlieren können oder dürfen“ lassen sich musikalisch weniger gut verwirklichen.
- zur *Stärkung des Selbstbewusstseins.* Dem Therapeuten ein Spiel beibringen zu dürfen, das er noch nicht kennt, bewirkt eine Rollenumkehr: Das Kind weiss/kann etwas, was der Therapeut noch lernen muss.
- zur *Stärkung der Autonomie.* Musik und Sprache sind die Medien des Therapeuten. Durch den Wunsch, etwas Nichtmusikalisches zu spielen, kann sich das Kind abgrenzen und sich explizit als eigene, unabhängige Persönlichkeit positionieren.
- als Form von *Widerstand.* Die Eigenschaft der Musik, unmittelbar Gefühle anzusprechen und auszulösen, kann Angst vor Nähe oder vor auftauchenden Themen bewirken und zu Widerstand gegen alles Musikalische führen. Nichtmusikalische Spiele können hier Entlastung bringen und überbrücken bis mehr Vertrauen gewachsen ist.
- zur *Gesprächshilfe*, wenn konflikthafte Themen angesprochen werden wollen. Manchmal ist es einfacher, etwas zu erzählen, wenn gleichzeitig eine unverfängliche, geregelte Handlungsebene besteht. Wie zufällig können zwischen einzelnen Spielzügen Botschaften platziert und schwierige Inhalte angesprochen werden.

17.4 Bilderbücher

Auch Bilderbücher vermögen das Musikspiel sinnvoll zu ergänzen.

Erlebniszentrierte Bilderbücher können zu innerer Stille führen und das Safe-Place-Gefühl verstärken. Zusammen mit dem Therapeuten ein Bilderbuch anzuschauen und sich von ihm die Geschichte erzählen oder vorlesen zu lassen ist –

vergleichbar mit dem Für-Spiel – eine (nach)nährende Erfahrung, bei der die modulierte Erzählstimme des Therapeuten zu Geborgenheit vermittelnden Musik wird.

Konfliktzentrierte Bilderbücher zu Inhalten wie „Menschwerdung von der Zeugung bis zur Geburt“, „Streiten“, „Angst“, „Übergriff“, „Abschied und Tod“ sind wertvolle Ergänzungsmedien, um insbesondere dem jüngeren Kind den Zugang zu solch „schwierigen“ Themen zu eröffnen. Es kann sich in seinem Tempo und auf seine bevorzugte Weise damit auseinandersetzen: das ganze Buch in einem Mal durchgehen, sukzessive einzelne Seiten betrachten und das Buch wieder zuklappen und es wegstellen, wenn ihm etwas zuviel wird. Es still für sich anzuschauen, erzählen oder vorlesen zu lassen sind die verschiedenen Möglichkeiten, die ihm dabei offen stehen. Die emotionale Präsenz des Therapeuten, die „Musik“ seiner Stimme und seine Nähe sowie die Tatsache, dass es sich „nur“ um eine Geschichte handelt, geben ihm Halt und Sicherheit, sich darauf einzulassen.

Nach dem Anschauen oder Zuhören ist es möglich, die Handlung gemeinsam zu besprechen, anhand der Figuren Fragen zu stellen und das ganze mit eigenen Erfahrungen zu verknüpfen. Hin und wieder führt es auch fliessend über zu einem Rollenspiel (die Geschichte spielen), dem IME (eine ähnliche Geschichte selbst erfinden), zur Gestaltung einer Improvisation (aufgetauchte Gefühle ausdrücken) oder zum Erfinden eines dazu passenden Liedes.

17.5 Hausaufgaben und Prüfungsvorbereitungen

Bei Kindern und Jugendlichen, welche therapeutische Hilfe brauchen, ist oft auch das Lern- und Leistungsverhalten tangiert. Leistungsdruck und Angst vor Prüfungen werden entsprechend häufig thematisiert. Die primäre Aufgabe des Musiktherapeuten ist hier die Arbeit am Selbstvertrauen, die Bearbeitung damit verbundener oder darunter liegender Konflikte sowie die Unterstützung durch entspannungs- und konzentrationsfördernde Angebote.

Es kann aber durchaus auch beinhalten, das Lernverhalten zu reflektieren und Lerntechniken zu erarbeiten, vor einer Prüfung pragmatisch Englischwörter abzufragen, eine besonders schwierige Aufgabe gemeinsam zu lösen oder sogar punktuell Zeit für Hausaufgaben zu geben. Eine anschliessende Mut- oder Kraftimprovisation besiegelt das Erarbeitete.

Kinder schätzen es, auch mit solchen, der aktuellen Alltagsbewältigung entspringenden Anliegen ernst genommen zu werden. Oft ergeben sich daraus tiefe Gespräche über Ängste und Stress. Die verständnisvolle, unterstützende Präsenz und emotionale Zuwendung des Therapeuten können so bis in die Schule hineinwirken.

Teil 4

Positionierung der Musiktherapie

18 Musiktherapie und verwandte Fachdisziplinen

Die Musiktherapie mit Kindern und Jugendlichen hat im Verlauf der letzten dreissig Jahre ein eigenes Berufsbild entwickelt. Trotzdem braucht es nach wie vor Aufklärungsarbeit, um sie noch klarer zu positionieren und interdisziplinär zu verankern. Als Beitrag dazu werden in den folgenden Ausführungen im dialogischen Sinn Abgrenzungsthemen zu verwandten Fachdisziplinen erläutert.

18.1 Therapie und Pädagogik – verschiedene Standpunkte eines Ganzen

Denn das psychoreaktiv erkrankte Kind braucht Psychotherapie, weil es krank ist – und es braucht Pädagogik, weil es ein Kind ist.

Heinz Stefan Herzka (1991)

Der Alltag von Kindern und Jugendlichen ist zu einem grossen Teil bestimmt durch schulische Aktivitäten und Pflichten. Traumatisierende und neurotisierende Erfahrungen im familiären Milieu werden oft als Verhaltensauffälligkeiten und/oder Lernstörungen auch in der Schule wahrnehmbar. Umgekehrt können ungünstige Lernbedingungen und ein spannungsvolles Klima in der Schule (zusätzlich) krankmachend wirken und das ausserschulische Leben belasten (vgl. Mahns, 1995, 2004).

Wer mit Heranwachsenden arbeitet, kommt deshalb nicht umhin, Themen aus dem Bereich Schule und Lernen zu beachten und – neben dem Einbezug des familiären Systems – auch eine interdisziplinäre Zusammenarbeit mit den Lehrpersonen des Kindes (in der Institution auch mit den Sozialpädagogen) anzustreben. Ziel ist eine Sensibilisierung für die therapeutischen, bzw. pädagogischen Anliegen sowie der Austausch über ergänzende und gegenseitig unterstützende Interventionen.

Die folgenden Ausführungen (vgl. Tabelle 10) geben Anregungen zur Positionierung und zum Dialog der beiden Fachbereiche (vgl. Decker-Voigt, 1983, S. 21ff.; Vorel, 1993, S. 12ff.; Mastnak, 1996, S. 55ff.; B. Mahns, 1997, S. 114f.; Herzka et al., 2000, S. 106; Mahns 2004, S. 48ff.; Plahl & Koch-Temming, 2005, S. 60ff.):

- *Zielvorstellung:* Die Musiktherapie macht seelisch-körperlich-soziale Leiden über das Medium Musik fühlbar und bewusst, ermöglicht Neuerfahrungen und möchte eine bessere Lebensqualität bewirken. Sie legt damit die Basis für pädagogisch relevante Reifungs- und Lernprozesse. Pädagogisches Ziel ist die Hinführung zu einem ethisch geprägten Menschenbild sowie das Erwerben von Lebens- und Kulturtechniken.

Tabelle 10: Abgrenzung Musiktherapie – Pädagogik

	Musiktherapie	**Pädagogik**
Zielvorstellung	Therapieziel	Erziehungsziel
Zielrichtung	Retrospektiv und prospektiv	Prospektiv
Vorgehen	Prozessorientiert	Produktorientiert
Beziehung	Persönlichkeitszentriert, selektive Offenheit	Inhaltszentriert, persönliche Beziehung
Einfluss	Begrenzt auf Therapiestunde	Über längere Zeiträume
Umwelt	Introspektion ⇒ Sozialisation	Sozialisation ⇒ Introspektion
Kommunikation	Nonverbal und verbal gleichwertig, Metakommunikation	Verbal im Vordergrund, direkte Kommunikation
Sprache	Symbolhaft und realitätsbezogen	Vorwiegend realitätsbezogen
Werte/Regeln	Relativiert	Vorgegeben
Widerstände	Meist aufzulösen	Oft notwendig
Emotionen	Oft im Vordergrund	Integriert
Autonomie	Innere Autonomie primär	Äussere Autonomie oft primär
Reflexionen	Nachbereitung	Vorbereitung
Selbstreflexion	Von Beziehungsebene ausgehend	Vom methodisch didaktischen Vorgehen ausgehend

- *Zielrichtung:* In beiden Fachbereichen wird im Hier und Jetzt gearbeitet. Während in der Therapie retrospektiv auch biographische Aspekte einbezogen werden, damit sich das Kind entwickeln kann, ist das pädagogische Anliegen primär zukunftsorientiert, es befasst sich prospektiv damit, was aus dem Kind einmal werden soll.
- *Vorgehen:* Therapie ist prozessorientiert. Die Erfahrungen auf dem Weg zum Ziel stehen im Zentrum. Auftrag der Pädagogik ist es, auf dem bestmöglichen Weg ein Endprodukt zu erreichen, das sich qualitativ in einer gewissen Normbreite bewegt.
- *Beziehung:* In der Therapie ist die Qualität der therapeutischen Beziehung der bedeutendste Wirkfaktor, um Entwicklungsprozesse zu ermöglichen. In der Pädagogik wird auf eine gute Beziehung geachtet, damit die Lerninhalte optimal vermittelt werden können. Der Therapeut ist im Moment der Begegnung authentisch, hinsichtlich seiner Persönlichkeit aber nur selektiv offen, um den therapeutischen Prozess des Kindes nicht allzu sehr zu beeinflussen. Auch der Pädagoge muss abwägen, wie nah die Beziehung zum Kind sein soll. Er zeigt jedoch insgesamt aufgrund des gemeinsamen Alltags mehr von seinen persönlichen Seiten.
- *Einfluss:* Während sich der therapeutische Kontakt in der Regel auf eine Stunde pro Woche beschränkt, erstrecken sich pädagogische Situationen über mehrere Stunden am Tag.

- *Umwelt:* In der Therapie überwiegt die Introspektion, sie soll zu einer Erweiterung der sozialen Kompetenz führen. Der Prozess verläuft also von innen nach aussen. In der Pädagogik werden von aussen her konkrete Lernfelder geschaffen, mit denen soziale Entwicklung und Selbstentfaltung angestrebt werden.
- *Kommunikation:* In der Musiktherapie ergänzt das nonverbale Medium Musik die verbale Kommunikation, die in reflexiven Gesprächen auch als Metakommunikation verwendet wird. In der Pädagogik verläuft die Kommunikation direkt und vorwiegend über die Sprache.
- *Sprache:* Während man im therapeutischen Prozess Sprache sowohl hinsichtlich der konkreten Aussage als auch des Symbolgehalts betrachtet, wird sie in pädagogischen Situationen vorwiegend realitätsbezogen aufgefasst.
- *Werte/Regeln:* In der Therapie werden Werte und Regeln gemeinsam reflektiert, vielleicht sogar in Frage gestellt. Im Erziehungsauftrag geht es eher um die Vermittlung von Werthaltungen und die Respektierung abgemachter Regeln.
- *Psychische Widerstände:* Im Therapieprozess wird versucht, psychische Widerstände so weit notwendig aufzulösen, damit neue Entwicklungen möglich werden. Im pädagogischen Alltag hingegen braucht es oft Widerstände als Schutz, um zu bestehen.
- *Emotionen:* Emotionen spielen im therapeutischen Prozess eine zentrale Rolle. In der Pädagogik sind sie integrierter Teil der Erziehungsaufgabe oder des Lernprozesses.
- *Autonomie:* Beide Fachbereiche fokussieren die Selbständigkeit des Kindes. Während in der Therapie primär an der inneren Autonomie gearbeitet wird, geht es in der Pädagogik mehr um äussere Unabhängigkeit durch Erlernen der Kulturtechniken.
- *Interventionen:* Der Therapeut entwickelt seine Interventionen prozesshaft im Hier und Jetzt der therapeutischen Begegnung und arbeitet sie nachträglich in einem Therapieprotokoll auf. Der Pädagoge entwickelt Erziehungskonzepte und methodisch-didaktisches Vorgehen im Voraus und modifiziert sie je nachdem in der aktuellen pädagogischen Situation.
- *Selbstreflexion:* Gedanken zum Prozess machen sich sowohl der Therapeut als auch der Pädagoge. In der Therapie wird das methodische Vorgehen anhand von Beziehungsphänomenen wie Resonanz, Übertragung/Gegenübertragung und Widerstand reflektiert. In der Pädagogik steht die Reflexion des methodisch-didaktischen Vorgehens im Vordergrund.

18.2 Musiktherapie – Animation mit Musik – Musikpädagogik

Für die Musiktherapie besteht zusätzlich die Notwendigkeit, sich neben den Fachbereichen Musikpädagogik und Musikanimation zu positionieren. Das Medium, das Material und oft auch die Spielformen sind in den drei Fachbereichen gleich, was es schwierig macht, das spezifisch Therapeutische auf den ersten Blick zu erkennen. Das kann zu falschen Erwartungen und Rollenkonfusionen führen.

In der folgenden Tabelle 11 werden die drei Bereiche nebeneinander gestellt und bezüglich Auftrag, Zielsetzung, Vorgehen und eingesetzter Musik Standpunktklärungen vorgeschlagen (Hegi, 2003).

Tabelle 11: Musiktherapie – Animation mit Musik – Musikpädagogik

	Musiktherapie	**Animation mit Musik**	**Musikpädagogik**
Auftrag	Behandlung eines Leidens mit oder durch Musik	Aktivierung, Anregung durch Musik	Vermittlung von Musik als Medium
Zielsetzung	Innere Wachstums-prozesse	Erweiterung und/oder Erhaltung der Erlebnis-fähigkeit, Kreativität und Sozialkompetenz	Erlernen von praktischen und theoretischen musikalischen Fähigkeiten
Vorgehen	Prozessorientiert	Prozess- und produktorientiert	Produktorientiert
Musik	Improvisation > komponierte Musik	Improvisation und komponierte Musik	Komponierte Musik > Improvisation

18.3 Prävention

Die primärpräventiven Qualitäten der Musik und des Musikspiels werden zunehmend auch in Schulen, Heimen und Freizeitangeboten (wieder) entdeckt (Priestley, 1993; Schmidt, 1993; Mahns, 1995; Schwaiblmair, 1998; Pirchl, 2000; Plahl & Koch-Temming, 2005).

Das gemeinsame Singen, Spielen mit Instrumenten, Hören von Musik und Sich-Bewegen zu Musik wirken sich im Sinn von psychophysischer Entspannung positiv auf das allgemeine Wohlbefinden aus und beugen dem Entstehen von Krankheiten vor (Timmermann, 1994, 2004; Münzberg, 1998; Hegi-Portmann et al., 2006). Sie vermitteln Gefühle von Verbundenheit und Zugehörigkeit, was in der heutigen, multikulturell geprägten Lebenswelt für Heranwachsende elementar wichtig ist. Im weitesten Sinn werden auch die emotionale Erlebnis- und Ausdrucksfähigkeit, die schöpferische Gestaltungskraft und das soziale Lernen angeregt, alles Kompetenzen, welche das Selbstbewusstsein und die Selbstverantwortlichkeit steigern.

In diesem Vorbereich von Therapie im engeren Sinn können Musiktherapeuten mit ihrem differenzierten Fachwissen über die Wirkung von Musik einen wichtigen Beitrag leisten: sie sind in der Anwendung von Improvisation geschult, welche auch Kindern ohne musikalische Vorkenntnisse den Zugang zu unbeschwertem Musizieren ermöglicht. Zudem haben sie die diagnostische Kompetenz, zu erkennen, wann ein Kind Therapie benötigt. Durch diese Früherfassung können unter Umständen lange und schwere Leidenswege verkürzt werden.

19 Musiktherapie im Kanon der Kinderpsychotherapieverfahren

Die Musiktherapie mit Kindern kann auf eine lange Entwicklung zurückblicken. Vielfältige Falldokumentationen und in neuerer Zeit zunehmend auch fundierte Forschungsarbeiten haben dazu beigetragen, dass sie über ein differenziertes Selbstverständnis verfügt. Sie ist auf dem Weg, sich als eigenständiges, gleichwertiges Verfahren im Kanon der Kinderpsychotherapien zu etablieren.

19.1 Geschichte – Hintergrundtheorien – Perspektiven

Zeugnisse über den Einsatz von Musik zu heilenden Zwecken reichen kulturübergreifend bis weit in die vorchristliche Zeit zurück als die Verbindung von Kunst, Medizin und Religion dem Menschen körperliche, seelische und geistige Gesundheit versprach (Bunt, 1998; Timmermann, 1993, 1994). Im 20. Jahrhundert kam es im Zuge verschiedener Reformbewegungen, welche Veränderungen in Kunst, Philosophie, Pädagogik, Wissenschaften und im gesellschaftlichen Leben bewirkten, zu einer Renaissance der Musiktherapie. Genealogisch besonders wichtig war in diesem Zusammenhang die Rhythmusbewegung, aus der sich die Rhythmik (Dalcroze, Feudel, Jacobs, Scheiblauer) und die Eurythmie (Steiner) sowie eine neue, die traditionellen Formen sprengende Musikpädagogik (Friedemann, Jacoby, Meier-Denkmann, Orff) entwickelten. Erfahrungen aus diesen Bereichen wurden mit den alten musiktherapeutischen Paradigmen verbunden und schliesslich zunehmend mit neuen Erkenntnissen aus Medizin, Psychologie, Psychotherapie und Heilpädagogik vernetzt. Prägend wirkten auch die radikalen Entwicklungen in der Musik, welche die klassischen Kompositions- und Hörgewohnheiten durch revolutionäre Ton- und Harmoniekonzepte um die Dimension des offenen und freien Spiels erweiterten. In diesen neuen musikalischen Experimentierfeldern, insbesondere der freien Improvisation, wurde deutlich, wie unmittelbar musikalische Phänomene psychologischen und sozialen Verhältnissen entsprechen. Damit stand der Musiktherapie nun neben Liedern und komponierter instrumentaler Musik eine Methode zur Verfügung, welche ein weites Selbsterfahrungsfeld mit vielfältigen Möglichkeiten in Erleben und Ausdruck sowie in Kontakt- und Beziehungsgestaltung eröffnete (Fitzthum, 2003; Timmermann, 2004; Hegi-Portmann, Lutz Hochreutener & Rüdisüli-Voerkel, 2006).

Die Musiktherapie mit Kindern nahm in dieser Entwicklung von Anfang an eine bedeutende Position ein. Anlehnend an die Ansätze von Rhythmik und reformierter Musikpädagogik entwickelten sich insbesondere in der Heilpädagogik schon früh erste, als Musiktherapie bezeichnete Behandlungsformen, die sich aber zunächst nur undeutlich als etwas Eigenes definieren konnten (vgl. Decker-Voigt, 1983, S. 21ff.; Plahl & Koch-Temming, 2005, S. 57ff.).

Ab den 80er Jahren wurden etwas zeitverschoben auch in der Musiktherapie mit Kindern zunehmend psychotherapeutische Konzepte einbezogen. Dadurch zeichnete sich allmählich ein eigenes Profil ab, das deutlicher hervorhob, wo die Grenzen und Übergänge zu pädagogischen und heilpädagogischen Aktivitäten liegen (vgl. Mahns, 1990, 1998, 2004; Decker-Voigt, 1993; B. Mahns, 1997; Glogau, 1998; Frohne-Hagemann & Pless-Adamczyk, 2004; Plahl & Koch-Temming, 2005).

Diese Vernetzung von musiktherapeutischem Wissen mit Haltungen und Methoden der verschiedenen psychotherapeutischen Grundorientierungen im Sinn eines „pragmatischen Ekklektizismus" (Timmermann, 2004, S. 11f.) geschah aufgrund fundierter Reflexion in Bezug auf das spezifische, therapeutische Wirkungspotential der Musik und des Musikspiels. Sie wird heute ergänzt und vertieft mit Erkenntnissen aus der Entwicklungspsychologie und der neueren Hirnforschung (vgl. Hegi-Portmann, Lutz Hochreutener & Rüdisüli-Voerkel, 2006, S. 13ff.):[50]

Musik kann im tiefenpsychologischen Sinn unbewusste und verdrängte Inhalte einer Bearbeitung zugänglich machen. Sie vermag an vergangene, auch vorsprachliche Atmosphären und Erfahrungen anzuknüpfen, sodass Nachreifung und Nachsozialisation möglich werden (vgl. Füg, 1991, 1993; Renz, 1991, 1996; Friis-Zimmermann, 1993; Priestley, 1993; Vorel, 1993; Griessmeier & Bossinger, 1994; Irle & Müller, 1996; Langenberg, 1996; B. Mahns, 1997; Esch, 1993, 1999; Jochims, 1999; Lorz-Zitzmann, 1999; Selle, 1999; Mahns, 2004; Mahns & Hippel, 2007; Mayerle, 2005; Mitzlaff & Strehlow, 2005; Mitzlaff, 2005; Von Moreau, 1999, 2005; Tüpker & Reichert, 2007).

Musik wird im Hier und Jetzt erlebt und gespielt. Im Zentrum steht der wechselseitige, auf Empathie, Respekt und Authentizität basierende Dialog zwischen Therapeut und Kind, in der Gruppe auch zwischen den Kindern. Das schöpferische Musikspiel soll dem Kind helfen, die eigene Sinnhaftigkeit wieder zu entdecken, Visionen zu entwickeln und Verantwortung für sich und die Mitwelt zu übernehmen. Dieses Potential der Musik und des Musikspiels lässt sich nahtlos mit Theorien der humanistisch orientierten Therapien verknüpfen (vgl. Nordoff & Robbins, 1975; Müller, 1997; Haffa, 1999; Frohne-Hagemann, 1999, 2001, 2005; Tarr Krüger, 1997; Meyberg & Bode, 1999; Wölfl, 1999; Haus, 2005; Neugebauer, 2007).

Musik wirkt unmittelbar als Stimulus, kann als lustbetonter Verstärker eingesetzt werden und bietet im gemeinsamen Spiel einen vielfältigen Erfahrungsraum für Verhaltensmodifikationen und Probehandeln (vgl. Wesezcky, 1973; Rett, Grasemann & Wesezcky, 1981; Palmowsky, 1983a, b; Michel, 1984; Salje, 2005).

Im Musikspiel eröffnet sich eine Vielfalt von Kommunikationsmöglichkeiten. In den spielerischen Aktionen können systemimmanente Rollenzuschreibungen, Verhaltensweisen und Widerstände direkt fühl- und veränderbar werden (Roeske, 1999, 2005; Becker, Jänicke & Thoms, 2005).

[50] Die folgenden Auflistungen von Autoren erheben keinen Anspruch auf Vollständigkeit.

Entwicklungspsychologischen Erkenntnissen folgend werden über Musik Resonanzerfahrungen möglich, die an präverbale Atmosphären und Beziehungsqualitäten anknüpfen. Dadurch kann eine basale Dialogfähigkeit (wieder) hergestellt werden, welche Voraussetzung für die Bearbeitung seelischer Konflikte ist (vgl. Schumacher, 1994, 1996, 2000b; Schumacher & Calvet-Kruppa, 2001, 2005, 2007; Nöcker-Ribaupierre, 1995, 2003, 2005; Plahl, 2000, 2006; Voigt, 2001, 2005; Heidemann, 2005; Unterharnscheidt & Cortes, 2005; Mössler, 2005; Voigt & Plahl, 2007).

Ergebnisse der neueren Hirnforschung belegen, dass Musik das Gehirn sowohl sensorisch als auch auf perzeptiv kognitiv anspricht und neuronale Vernetzungen in einer musikspezifischen Weise stimuliert und integriert (vgl. Spitzer, 2002; Thaut, Nickel & Hömberg, 2004; Hüther, 2004; Steger, 2005; Hasler, 2006).

Aufgrund dieser Vernetzung mit psychotherapeutischen Denkmodellen sowie mit entwicklungspsychologischen und neurologischen Erkenntnissen haben sich verschiedene nebeneinander stehende musiktherapeutische Ansätze entwickelt (analytische, morphologische, schöpferische, gestalttherapeutische, integrative, entwicklungsorientierte, neurologische Musiktherapie). Vertreter aller dieser Richtungen haben durch Falldokumentationen und Forschungsarbeiten mit dazu beigetragen, dass das Wissen über das Wirkungspotential und die Wirkungsweise des Mediums Musik erweitert und vertieft werden konnte.

All dies hat bewirkt, dass die Musiktherapie mit Kindern heute dem Status einer kreativen, aber unspezifischen Heil-Hilfsmethode in den Graubereichen sozialer, medizinischer und (heil)pädagogischer Arbeitsfelder entwachsen ist, ein eigenes Berufsbild entwickelt hat und zunehmende gesellschaftliche Akzeptanz geniesst. Dennoch bestehen nach wie vor grosse Herausforderungen. Es gilt, ein gemeinsames theoretisches Fundament zu entwickeln und die Wirksamkeit wissenschaftlich noch breiter und vertiefter zu belegen (vgl. Plahl & Koch-Temming, 2005, S. 355ff.). Dies wird nur möglich durch einen konstruktiven Austausch zwischen den Vertretern der verschiedenen Ansätze, in welchem Gemeinsamkeiten erarbeitet werden und Widersprüchliches im dialogischen Sinn als gleichwertig stehen gelassen, respektive einbezogen wird. Die Energien müssen noch mehr gebündelt werden, damit sich die Musiktherapie als ernst zu nehmendes Therapieverfahren im Kanon anderer Kinderpsychotherapien positionieren und etablieren kann.

19.2 Potential und Grenzen der Musik und des Musikspiels

An dieser Stelle sollen im Hinblick auf diesen Prozess von Identitätsfindung und berufspolitischer Positionierung die wichtigsten, im vorliegenden Buch ausgeführten Aspekte zur Musik und zum Musikspiel nochmals zusammengefasst werden:

- Das Musikspiel entspricht in seinen Wesensmerkmalen und seinem therapeutischen Wirkungspotential dem Spiel in anderen Kinderpsychotherapieverfahren.
- Die Musik und das Musikspiel übernehmen im therapeutischen Prozess vor dem Hintergrund der therapeutischen Beziehung verschiedene entwicklungsförderliche

Funktionen. Diese werden durch gezielten Einsatz verschiedener Modalitäten im Vorgehen und mit Hilfe spezifischer Interventionstechniken erreicht.
- Das musiktherapeutische Vorgehen lässt sich nach verschiedenen musikzentrierten Methoden systematisieren.

Die Musiktherapie mit Kindern kann sich also als ein eigenständiges Therapieverfahren mit spezifischer musikzentrierter Methodik positionieren. Im Bezug auf die Frage, wo ihr besonderes Potential liegt und wo sie mit ihrem Medium und ihrer Methodik an Grenzen stösst, lassen sich folgende Aspekte nennen:

19.2.1 Potential der Musik und des Musikspiels

Musik und Musikspiel sind *ressourcenorientierte Zugänge*:

Musik ist in der Regel ein positiv besetztes Medium, da sie im Alltag oft als Halt gebende Ressource und Zugehörigkeit vermittelndes Medium erlebt wird. Dies macht Musiktherapie sowohl für Kinder als auch ihre Eltern zu einem niederschwelligen Angebot.

Die Vielfalt bekannter und fremder Musikinstrumente sowie die Erlaubnis, damit jenseits von „Richtig“ und „Falsch“ zu experimentieren, ermöglichen es auch älteren Kindern und Jugendlichen, denen entwicklungsgemäss das freie Spiel nicht mehr offen steht, ohne Scham nach Herzenslust zu spielen. Es können dabei Flow-Erfahrungen entstehen, welche vitalisierende Gefühle von Selbstwirksamkeit, Kompetenz und „In-Ordnung-Sein“ ermöglichen. Zudem kann Musik auch beruhigen, Tiefenentspannung bewirken und zu innerer Stille führen.

Musik und Musikspiel sind vielfältiger *Raum für Ausdruck und Symbolbildung:*

Musik als präsentatives Symbol kann auch Wortloses, Unsagbares und Tabuisiertes hör- und spürbar machen. Sie kann helfen, Sprache im symbolisch nonverbalen Bereich anzubahnen.

Mit Hilfe des Musikspiels können subsymbolische und symbolisch-nonverbale Gedächtnisinhalte ausgedrückt und in der Folge auch der Sprache zugänglich gemacht werden. Es bietet deshalb Kindern, die nicht altersentsprechend symbolisieren können, die Chance, wieder an basale Symbolisierungsmöglichkeiten anzuknüpfen.

Musik kann eine Tiefenentspannung bewirken und transformatorisch Symbolbildungen in Form von Sprache, Szenen, Spielhandlungen, Körperausdruck und bildnerischem Gestalten auslösen. Da sie feinstofflich ist, können auch „negative“ Gefühle ausgedrückt werden und Entlastung erfahren, ohne dass Spuren zurückbleiben.

Musik und Musikspiel eröffnen einen vielfältigen *Raum für Kommunikation:*

Musik ermöglicht Kommunikation ohne Sprache (präverbal, nonverbal und extraverbal). Sie gestattet Kontakt und Berührung auch über räumliche Distanz hinweg.

Musikalische Kommunikation ist analog/mehrdeutig und dadurch plastischer und emotionaler als die digitale/eindeutige Wortsprache. Das Kind kann musikalische Botschaften in dem Mass wahrnehmen und verstehen, wie es ihm im Moment möglich ist, was entlastend und vertrauensbildend wirkt.

Musik gibt Raum für nachnährende, nachholende, korrigierende und kompensierende Beziehungserfahrungen aus frühen und frühesten Entwicklungsstufen. Sie eröffnet dem Therapeuten weitreichende Möglichkeiten, um seine Resonanz jenseits von Sprache unmittelbar auf die Entwicklungsbedürfnisse des Kindes abzustimmen.

Im Musikspiel kann Kommunikation nicht nur wechselseitig, sondern auch gleichzeitig stattfinden, was eine grosse atmosphärische Dichte und seelische Nähe möglich macht. Methodisch bestehen dabei nicht nur die Möglichkeiten des Einzelspiels (Kind allein) und des gemeinsamen Spiels (Therapeut-Kind), sondern auch des Für-Spiels (Therapeut spielt für das Kind) und des Vor-Spiels (Therapeut spielt vor, um den Raum für Imitation zu eröffnen).

19.2.2 Grenzen der Musiktherapie

Das Medium Musik überwindet räumliche Distanz, gleichzeitiger musikalischer Ausdruck führt unmittelbar zu wechselseitiger Berührung von Ich und Du. Es kann bewährte Schutzhaltungen durchdringen und zutiefst berühren. In seiner Feinstofflichkeit kann man es nicht festhalten oder bannen.

Diese Merkmale machen das Potential der Musiktherapie aus – sie werfen aber auch Schatten. Bei auditiv besonders sensiblen, schwer ich-strukturell gestörten, verwahrlosten, traumatisierten oder in der Wahrnehmung beeinträchtigten Kindern, vor allem in Kombination mit Hyperaktivität, können sie unter Umständen überschwemmend wirken und zu Überforderung führen. Dies kann entweder zu totaler Verweigerung führen oder die Therapeutin muss das Material so sparsam und direktiv strukturierend einsetzen, dass es sinnvoll ist, die Indikation differentialdiagnostisch nochmals zu überdenken und allenfalls einen anderen therapeutischen Zugang zu wählen.

20 Dialogischer Ausklang

Analog zur dialogischen Annäherung an die Phänomene Spiel und Musikspiel werden abschliessend unterschiedliche Aspekte der Musiktherapie nochmals angetönt:

Musiktherapie befasst sich therapeutisch mit dem Kind und mit seinem Umfeld, wobei direktive, pädagogisch gefärbte Interventionen das therapeutische Handlungsrepertoire sinnvoll ergänzen können. Es wird sowohl einzeln als auch mit Gruppen gearbeitet.

Musiktherapie schafft mit dem Kind Erlebnisräume im Hier und Jetzt, bezieht aber auch seine Biographie und seine Visionen mit ein. Es werden emotionale und kognitive Prozesse angeregt, in denen Körper und Seele als einander gegenseitig bedingende Ebenen einbezogen werden. Imaginäres und Reales sind gleichsam bedeutsam, in der Kommunikation kommen sowohl Symbole als auch konkrete, sprachlich festgelegte Begrifflichkeiten zum Tragen.

Musiktherapie arbeitet mit Musik und Sprache als gleichwertige, einander ergänzende Ebenen. Improvisation und Elemente komponierter instrumentaler und vokaler Musik gehören gleichermassen zum Repertoire der Musiktherapeutin, wobei sowohl aktiv als auch rezeptiv gearbeitet wird. Manchmal werden im Spiel auftauchende Symbole verbal oder aktional gedeutet, in anderen Situationen ist es angezeigt, das Spiel an sich wirken zu lassen.

Auf der Basis des dialogischen Zusammenwirkens von offenem, resonanzbereitem Sein und einfühlsamem, dem Kind angepasstem Handeln eröffnet Musiktherapie Raum für schöpferischen Ausdruck und Stille.

Anhang

Beispiele von Bildmotiven beim Imaginativen Musikerleben

Naturbilder

- Wiesenmotiv: Im Katathymen Bilderleben (KB) Ausgangspunkt jeder Sitzung
  Die Wiese ist ein Motiv, das jedem Kind vertraut ist. Über die Anregung, sich eine Wiese vorzustellen und Fragen nach Jahreszeit, Wetter, Vegetation und Art der Umgebung, kann auf offen lassende Art eine Fülle von Bildern evoziert werden. Durch die Induktion, sich auf der Wiese in Bewegung zu setzen oder zu schauen, ob andere Lebewesen anzutreffen sind, kommt Dynamik hinein, es entsteht ein Bilderfluss.
  Die landschaftlichen Gegebenheiten der Wiese sowie das Wetter können bereits Informationen über die Befindlichkeit und Thematik des Kindes geben und erweitern damit den Blickwinkel, mit dem die Therapeutin das Kind wahrnimmt.
- Wasser: „Einem Bachlauf folgen"; „Von der Quelle zum Meer" KB (Leuner), AI (Kast)
  Das Kind wird gebeten, einem Wasserlauf zu folgen oder sich vorzustellen, es wäre selbst das fliessende Wasser. Solche Bilder können mit „Wassermusik" (Oceandrum, Rainmaker, Mais in Kalebasse, Monochord) evoziert/begleitet werden.
  Das Motiv unterstützt den Fluss der Imagination, da das Bild selbst von der Dynamik des Fliessens geprägt ist. Es eignet sich gut bei Kindern, deren Bilder unzusammenhängend nebeneinander stehen. Das Fliessen des Wassers schafft den roten Faden von Szene zu Szene. Sein Verlauf – Stauungen, Überschwemmungen, Austrocknen – gibt Hinweise auf die Psychodynamik des Kindes. Wasserimaginationen wirken meist belebend.
- Höhle: KB (Leuner)
  Die Höhle wird zunächst von aussen bezüglich Lage und Beschaffenheit beobachtet sowie eingeschätzt, ob sie vielleicht bewohnt ist. Wenn das Kind will, darf es sie auch betreten und erforschen.
  Die Höhle kann bergenden/verbergenden Charakter haben, aber auch verschlingend und bedrohlich sein. Nicht selten werden hier intime Szenen imaginiert, die an embryonale Atmosphären erinnern.

Pflanzenbilder:

- Baum: Aktive Imagination (AI) (Kast, Reddemann)
  Das Kind wird eingeladen, sich einen Baum vorzustellen, zu beschreiben, wo er steht, wie er aussieht, wo seine Wurzeln hingehen, wie er sich anfühlt, wie er riecht.
  Bäume können uns etwas über das Gewordensein des Kindes und über seine Verwurzelung im Leben aussagen. Imaginationen dazu können es in seinem Selbstgefühl stärken.
- Blumen:
  Die Therapeutin regt an, sich eine Blume vorzustellen, Standort, Grösse, Farbe, Duft zu beschreiben. Als Variante kann auch eine Wiese oder ein Garten imaginiert werden, wo eine spezielle Blume zu finden ist.
  Blumen sind Motive, mit denen sich Kinder gern und leicht identifizieren können, Imaginationen dazu wirken in der Regel belebend.

Tierbilder:

- Lieblingstier:
  Das Kind beschreibt sein Lieblingstier: Aussehen, Qualitäten, Verhalten
  Das Lieblingstier kann etwas über das Selbstgefühl des Kindes aussagen. Mit ihm kann sich das Kind identifizieren, sich selbst stärken, aber auch einen Gefährten gewinnen, der mit ihm durch alle Gefahren geht.
- Tierfamilie: KB (Horn), AI (Kast)
  Das Kind wird ermuntert, sich eine Tierfamilie vorzustellen und, wenn es will, mit ihr in Interaktion zu treten.
  Dieses Motiv bietet ihm die Möglichkeit sein eigenes familiäres Erleben, aber auch diesbezügliche Sehnsüchte in der Tierfamilie darzustellen. Es ist ein lustvolles Bild, auf das sich Kinder in der Regel gern einlassen.

Bilder des Unterwegsseins:

- Boot: KB (Leuner)
  Das Kind wird angeregt, ein Boot oder ein Schiff, das am Ufer eines Gewässers liegt, zu besteigen und sich fahren zu lassen oder selbst das Steuer zu ergreifen. Dieses Motiv eignet sich, den Bilderfluss zu unterstützen, da sich das Boot vorwärts bewegt.
  Sich aufs Wasser hinauswagen, vielleicht sogar selbst steuern, sagt etwas aus, wie sich das Kind in der Welt fühlt und sich in sie hineinbewegt. Kapitän sein und mit dem eigenen Schiff den Wetterherausforderungen zu trotzen, stärkt das Selbstbewusstsein und das Selbstvertrauen.
- Aufstieg auf einen Berg: KB (Leuner)
  Das Kind wird gebeten, sich von seiner Wiese aus einen Berg vorzustellen und dann einen Weg zu suchen, um ihn zu besteigen. Oben darf es sich umschauen. Dieses Motiv gibt Hinweise über den Durchhaltewillen und die subjektive Empfindung der Leistungsfähigkeit sowie auch auf das Anspruchsniveau des Kindes.

Hausbilder:

- Haus: KB (Leuner), AI (Kast)
  Das Kind wird angeregt, sich in einer Landschaft ein Haus vorzustellen, hineinzugehen und sich vom Keller bis zum Dachboden umzusehen.
  Das Haus wird als Symbol der Persönlichkeit aufgefasst. Seine Eigenschaften und seine Einrichtung sagen etwas aus über das Grundgefühl, wie ein Kind im Leben steht, wo und wie es sich beheimatet fühlt. Es kann auch Hinweise geben über häusliche und familiäre Themen.
- Burg:
  Hier wird eine Schutz bietende, starke Behausung imaginiert.
  Sie kann dem Kind helfen, in schwierigen Situationen seine innere Burg aufzusuchen, hinter ihren bergenden Mauern Schutz zu finden und so Angriffen von aussen zu trutzen.

Traumbilder:

- Weiterführung von Traummotiven:
  Hin und wieder erzählen Kinder ihre Nacht-Träume. Je nach Inhalt bietet es sich an, diese mittels IK „weiterträumen“ zu lassen, die gute Erfahrung so zu vertiefen oder bei schwierigen Inhalten, neue Lösungswege und ein besseres Ende zu imaginieren.

- Traumgeschichten:
  Das Kind stellt sich vor, es liege oder sitze an einem gemütlichen Ort und habe Zeit und Raum eine Traumgeschichte zu erfinden.

Entspannungsbilder, Safe Place und Innere Helfer:

In belastenden Situationen braucht es stützende Interventionen. Dazu gehören Entspannungsbilder, damit sich das Kind besser spürt und loslassen kann sowie Motive, welche eine Atmosphäre der Sicherheit vermitteln.

- Körperreise:
  Die Therapeutin nennt nacheinander alle verschiedenen Körperteile des Kindes und lässt das Kind Empfindungen und Farben dazu beschreiben.
- Der „gute" Ort: AI (Kast)
  Das Kind wird gebeten, sich einen Ort, eine Landschaft oder eine Situation vorzustellen, wo es ihm wohl war oder wo es sich wohlfühlen könnte.
- Der „sichere" Ort: AI (Reddemann)
  Das Kind imaginiert einen Ort, ein Gebäude oder einen Raum, in welchem es sich sicher und geborgen fühlen kann. Der Ort kann hier auf der Erde sein oder auch anderswo, im All, auf einem andern Stern.
- Tresor: AI (Reddemann)
  Schwierige, belastende Bilder, Gedanken kann das Kind in einem Tresor deponieren. Sie sind dort sicher aufbewahrt bis es allenfalls nötig wird, sie hervorzuholen. Die Gewissheit, unangenehme Sachen zunächst einmal wegschliessen zu können und ihnen dadurch nicht ausgeliefert zu sein, verstärkt das Vertrauen in den Safe Place.
- Schatztruhe oder Medizinbeutel:
  In einer Schatztruhe oder einem Medizinbeutel kann das Kind hilfreiche Gegenstände, gute Gedanken, eigene Fähigkeiten aufbewahren, welche es je nach Situation zu seiner Stärkung hervorholen kann.
  Im Safe Place solche Schätze zur Verfügung zu haben, verstärkt die Atmosphäre von Sicherheit. Dieses Innere Bild kann auch ins Konkrete übersetzt werden: Das Kind kann sich einen Medizinbeutel nähen und hilfreiche, positiv besetzte Gegenstände (Feder, Stein, Mini-Mundharmonika als Symbol für die Musik) hineintun. Ein solches Übergangsobjekt kann helfen, die Zeiten zwischen den Therapiestunden zu überbrücken.
- Innere Helfer:
  Liebevolle, das Kind unterstützende, begleitende und stärkende Figuren werden gesucht, in all ihren Facetten beschrieben und dem aktuellen Bedürfnis angepasst. Neben Menschen können das auch Engel, Lebewesen aus Mythen und Märchen oder Tiere sein.

Themen und Motive aus der Lebenswelt und/oder Biographie des Kindes:

Imaginieren zu Themen aus Gesprächen oder zu Assoziationen, die während einer Improvisation auftauchen, knüpfen direkt an die individuelle Thematik des Kindes an und können emotionale Betroffenheit auslösen oder zu mehr innerer Distanz verhelfen. Dazu gehören auch „Zeitreisen" in die Vergangenheit oder in die Zukunft.

- Reisen in die eigene Vergangenheit:
  Das Kind wird angeregt, eine speziell angenehme Situation in der Vergangenheit nochmals aufleben zu lassen. Dadurch können Ressourcen aktiviert werden.
  Es können auch konfliktbehaftete vergangene Situationen aufgegriffen werden und nochmals durchlebt und allenfalls ergänzt oder verändert werden. Dies hilft zu verarbeiten,

Abgespaltenes zu integrieren und neue Strategien zu entwickeln.[51] Als Arbeit mit dem Lebenspanorama kann das Kind gebeten werden, sich vorzustellen es sei noch im Bauch seiner Mutter und wolle bald herauskommen. Nachher soll es sich Schritt um Schritt wieder dem Hier und Jetzt annähern. Es darf Szenen nach seinem Gutdünken ergänzen oder einfügen.

- Reisen in die eigene Zukunft: vgl. auch KB (Horn)
  Das Kind wird gebeten, sich vom Hier und Jetzt auf eine Reise in die nähere, vielleicht auch weitere Zukunft zu begeben. Wenn das Kind Angst vor irgendwelchen zukünftigen Situationen, beispielsweise Prüfungen oder potentiellen Heimwehsituationen, Angst vor einem Hund im Gespräch antönt, kann es diese in einer Imagination vorwegnehmen und so an seiner Angst arbeiten.
  Hier lässt sich Näheres über die Einstellung des Kindes zu seiner Zukunft erfahren, allenfalls überhaupt erst das Gefühl für eine eigene Zukunft wecken. Ängste, Besorgnisse, aber auch Hoffnungen und Sehnsüchte können sich so Raum nehmen. Diese Vorgabe eignet sich gut in Abschiedsphasen.

Traumakonfrontation: AI (Reddeman, Appel)

Eine spezielle Reise in die Vergangenheit ist die Traumakonfrontation. Das Kind wird behutsam dahin begleitet, traumatische Erfahrungen mit der Therapeutin nochmals anzuschauen. Voraussetzung dafür ist eine stabile, tragfähige Beziehung zur Therapeutin und die Gewissheit, dass das Kind genügend Sicherheit im Umgang mit schmerzlichen Gefühlen hat. Ebenso sollen Bilder wie „sicherer Ort" oder „innere Helfer" bereits verfügbar sein. Klänge, Rhythmen, Melodien gespielt auf einem positiv besetzten Instrument oder Lieder können solche Trost und Kraft spendende Faktoren sein und atmosphärisch den Safe-Place-Raum verstärken. In jedem Fall gilt, dass die Therapeutin die Schutzmechanismen des Kindes ernst nehmen und das Kind das Tempo bestimmen lassen soll. Es ist auch möglich, solche Szenen portionenweise durchzugehen.

- Bildschirmtechnik:
  Das Kind und die Therapeutin sitzen nebeneinander und schauen gemeinsam auf einen imaginären Bildschirm. Das Kind wird gebeten zu beschreiben, was es dort sieht, so als handle es sich um eine andere Person, die dort auftaucht. Das Kind kann mit der Fernbedienung das Bild seinen Bedürfnissen entsprechend verändern (schwarz-weiss oder farbig, Lautstärke) und natürlich auch abschalten.
- Beobachter-Technik:
  Das Kind identifiziert sich bewusst nicht mit den Figuren und Akteuren der Inneren Bilder, sondern bleibt in der Beobachterposition. Es hat gelernt, sich während des Imaginierens immer wieder bewusst zu sein, dass es hier im Therapieraum sitzt, die Füsse auf dem Boden abgestützt sind und es seine inneren Bilder beobachtet. Als Beobachter ist es auch Kommentator des Geschehens, übermittelt so der Therapeutin, was es vor seinem Inneren Auge sieht.

[51] siehe auch Traumakonfrontation weiter unten

Literatur

Aasgaard, T. (2002a). *Song creations by children with cancer – process and meaning.* Dissertation. Institute of Music and Musictherapy. Aalborg University.

Aasgaard, T. (2002b). Eine verdächtig heitere Lady. Die Geschichte eines Liedes gestaltet von einem an Akuter Myeloischer Leukämie erkrankten Mädchen. In D. Aldridge & M. Dembsky (Hrsg.), *Music Therapy World. Musiktherapie. Diagnostik und Wahrnehmung* (S. 22-46). Private Universität Witten/Herdecke.

Ackerknecht, L.K. (1982). *Individualpsychologische Kinder- und Jugendpsychotherapie.* München/Basel: Reinhardt.

Ammann, A.N. (1986). *Aktive Imagination. Darstellung einer Methode* (3. Aufl.). Olten/Freiburg i. B.: Walter.

Anzieu, D. (1984). *Analytisches Psychodrama mit Kindern und Jugendlichen.* Paderborn: Junfermann.

Appel-Ramb, C. (2002). Zur psychodynamisch-imaginativen Traumatherapie mit Kindern und Jugendlichen. In L. Reddemann, *Imagination als heilsame Kraft* (S. 177-202). Stuttgart: Pfeiffer bei Klett-Cotta.

Arbeitskreis OPD-KJ (Hrsg.). (2003). *Operationalisierte Psychodynamische Diagnostik im Kindes- und Jugendalter. Grundlagen und Manual.* Bern: Huber.

Ausländer, R. (1981). *Gesammelte Gedichte.* Frankfurt a. M.: Fischer.

Axline, V.M. (1980). *Kinder-Spieltherapie im nicht-direktiven Verfahren* (6. Aufl.). München/Basel: Reinhardt.

Bächli, G. (1977). *Der Tausendfüssler. 2 x 11 Lieder für Vorschulkinder, Heimkinder, behinderte Kinder.* Zürich: Musik Hug.

Baumgärtl, F. (1976). *Theorie und Praxis der Kinderpsychotherapie. Grundlagen, Konzepte, Vorschläge.* München: Pfeiffer.

Becker, Th., Jänicke, C. & Thoms, E. (2005). „Ich will aus dem Netz herausfinden, in das ich mich verstrickt habe" – Systemische Musiktherapie für Kinder mit Störungen des Sozialverhaltens im stationären klinischen Setting. In Ch. Plahl & H. Koch-Temming, *Musiktherapie mit Kindern. Grundlagen – Methoden – Praxisfelder* (S. 318-329). Bern: Huber.

Beckmann, E. (2002). Zur Person des Therapeuten. In C. Boeck-Singelmann, B. Ehlers, T. Hensel, F. Kemper & Ch. Monden-Engelhardt (Hrsg.), *Personzentrierte Psychotherapie mit Kindern und Jugendlichen* (Bd. 1, 2. Aufl., S. 261-283). Göttingen: Hogrefe.

Behrendt, J. (2000). *Kraft aus der Stille. Vom Wachsen des Bewusstseins.* München: Droehmer.

Benenzon, R.O. (1983). *Einführung in die Musiktherapie.* München: Kösel.

Bischoff-Moebius, B. (2001). Lara – Musiktherapie im Vorschulbereich. In K.B. Müller (Hrsg.), *Musik als Begleiterin behinderter Menschen* (S. 57-62). Luzern: Edition SZH.

Bissegger, M. (2001). Anthroposophische Musiktherapie. In H.-H. Decker-Voigt (Hrsg.), *Schulen der Musiktherapie* (S. 357-386). München: Reinhardt.

Boeck-Singelmann, C., Ehlers, B., Hensel, T., Kemper, F. & Monden-Engelhardt, Ch. (Hrsg.). (2002). *Personzentrierte Psychotherapie mit Kindern und Jugendlichen* (Bd. 1, 2. Aufl.). Göttingen: Hogrefe.

Bonhoeffer, D. (1980). *Widerstand und Ergebung* (11. Aufl.). Gütersloh: Mohn.

Bonny, H. (1978). *Facilitating G.I.M. Sessions*. GIM Monograph 1. Baltimore, MD: ICM Books.

Bonny, H. (1980). *Therapy, past, present and future implications*. GIM Monograph 3. Baltimore, MD: ICM Books.

Bossinger, W. (2005). *Die heilende Kraft des Singens*. Norderstedt: Books on Demand.

Bossiner, W. & Hess, P. (2003). Musik und aussergewöhnliche Bewusstseinszustände. *Musiktherapeutische Umschau, 14* (3), 239-254.

Bovay, M., Kaltenbach, L. & De Smedt, E. (1993). *Zen*. München: Kösel.

Brantschen, N. (2004). *Weg der Stille. Orientierung in einer lärmigen Welt*. Freiburg i. B.: Herder.

Broche, G. (1991). Kindertherapie aus Sicht der Jungschen Tiefenpsychologie. In H. Petzold & G. Ramin (Hrsg.), *Schulen der Kinderpsychotherapie* (2. Aufl., S. 59-81). Paderborn: Junfermann.

Brückner, J., Mederacke, I. & Ulbrich, Ch. (1991). *Musiktherapie für Kinder* (2. Aufl.). Berlin: Verlag Gesundheit.

Bruscia, K. E. (1987). *Improvisational models of musictherapy*. Springfield: Charles C. Thomas.

Buber, M. (1997). *Ich und Du* (13. Aufl.). Heidelberg: Lambert Schneider.

Buber, M. (2006). *Das dialogische Prinzip* (10. Aufl.). Gütersloh: Gütersloher Verlagshaus.

Bühler, K. (1927/1997). Funktionslust und Spiel. In H. Scheuerl, *Das Spiel. Theorien des Spiels* (12. Aufl., S. 92-98). Weinheim: Beltz.

Bunt, L. (1998). *Musiktherapie*. Weinheim: Beltz.

Burger, B. (1999). Körpersprache als Bildsprache. In H.S. Herzka, W. Reukauf & H. Wintsch (Hrsg.), *Dialogik in Psychologie und Medizin* (S. 98-109). Basel: Schwabe.

Buytendijk, F. (1933/1997). Die spielerische Dynamik. In H. Scheuerl, *Das Spiel. Theorien des Spiels* (12. Aufl., S. 134-142). Weinheim: Beltz.

Cardenal, E. (1977). *Meditation und Widerstand*. Wuppertal: Peter Hammer.

Carr, A.H. (1902). The survival values of play. In *Investigations of the Departement of Psychology and Education of the University of Colorado* (Vol. 1, No. 2, pp. 3-47). Boulder, CO: University of Colorado.

Csikszentmihalyi, M. (2000). *Das flow-Erlebnis* (8. Aufl.). Stuttgart: Klett Cotta.

Decker-Voigt, H.-H. (1983). *Handbuch Musiktherapie*. Lilienthal/Bremen: Eres.

Decker-Voigt, H.-H. (1993). *Kindermusiktherapie*. Lilienthal/Bremen: Eres.

Decker-Voigt, H.-H. (1996). Entwicklungspsychologische Einflüsse in der Musiktherapie. In H.-H. Decker-Voigt, P.J. Knill & E. Weymann (Hrsg.), *Lexikon Musiktherapie* (S. 81-85). Göttingen: Hogrefe.

Decker-Voigt, H.-H. (1999). *Mit Musik ins Leben*. Genf: Ariston.

Decker-Voigt, H.-H. (2000). *Aus der Seele gespielt. Eine Einführung in die Musiktherapie*. München: Mosaik bei Goldmann.

Decker-Voigt, H.-H. (2004). Zur Methodik der musiktherapeutischen Tiefenentspannung. In I. Frohne-Hagemann (Hrsg.), *Rezeptive Musiktherapie* (S. 289-305). Wiesbaden: Reichert.

Decker-Voigt, H.-H., Oberegelsbacher, D. & Timmermann, T. (2008). *Lehrbuch Musiktherapie*. München: Reinhardt.

Dibelius, U. (1994). Kraft der Stille. Erfahrungen mit Klang und Stille in der neuen Musik. *MusikTexte, Zeitschrift für neue Musik*, 55, 9-14.

Domin, H. (1987). *Gesammelte Gedichte*. Frankfurt a. M.: Fischer.

Dorfles, G. (1992). Die kreative Stille. In D. Kamper (Hrsg.), *Schweigen: Unterbrechung und Grenze der menschlichen Wirklichkeit* (S. 23-26). Berlin: Reimer.

Dornes, M. (2001). *Der kompetente Säugling* (10. Aufl.). Frankfurt a. M.: Fischer.

Duden (1963). *Das Herkunftswörterbuch* (Bd. 7). Mannheim: Dudenverlag.

Dürckheim, K. (1993). *Meditieren – wozu und wie* (6. Aufl.). Freiburg i. B.: Herder.

Ehlers, B. (1981). Die personenzentrierte Gruppentherapie mit Kindern. In H. Goetze (Hrsg.), *Personenzentrierte Spieltherapie* (S. 44-63). Göttingen: Hogrefe.

Einsiedler, W. (1999). *Das Spiel der Kinder* (3. Aufl.). Bad Heilbrunn: Klinkhardt.

Elkonin, D. (1980). *Psychologie des Spiels*. Köln: Pahl-Rugenstein.

Esch, A. (1993). „Der süsse Brei“ – Die Musik und was sie gestaltet – Eine Falldarstellung aus der Einzelmusiktherapie im Austausch mit einem Märchen. In H.-H. Decker-Voigt, J.Th. Eschen & W. Mahns (Hrsg.), *Kindermusiktherapie. Hamburger Jahrbuch zur Musiktherapie und intermodalen Medientherapie* (S. 71-78). Lilienthal/Bremen: Eres.

Esch, A. (1999). Improvisation und Identität – Identitätsbildende Aspekte aus morphologischer Sicht. In U. Haffa-Schmidt, D. von Moreau & A. Wölfl (Hrsg.), *Musiktherapie mit psychisch kranken Jugendlichen. Grundlagen und Praxisfelder* (S. 38-44). Göttingen: Vandenhoeck & Ruprecht.

Eschen, J.Th. (1996). Assoziative Improvisation (a.I.). In H.-H. Decker-Voigt, P.J. Knill & E. Weymann (Hrsg.), *Lexikon Musiktherapie* (S. 29-32). Göttingen: Hogrefe.

Eschenbach, U. (1978). *Das Symbol im therapeutischen Prozess bei Kindern und Jugendlichen*. Stuttgart: Bonz.

Esslinger, M. (2007). *Musiktherapie mit Säuglingen im neonatalen Drogenentzug. Literaturarbeit und Fallbeispiel*. Unveröffentlichte MAS-Theoriearbeit, MAS Klinische Musiktherapie, Zürcher Hochschule der Künste.

Fak, H. & Schmidtbauer, B. (1997). Musiktherapie ohne Musik? Grenzen des Mediums Musik in der Therapie mit Kindern und Jugendlichen. In E. Fitzthum, D. Oberegelsbacher & D. Storz (Hrsg.), *Wiener Beiträge zur Musiktherapie* (Bd. 1: Weltkongresse Wien Hamburg 1996, S. 183-192). Wien: Edition Praesens.

Fausch, H. (1996). Das Musikalische Rollenspiel in der Musiktherapie mit Kindern. *Informationsblatt des Schweizerischen Fachverbands für Musiktherapie, 28*, 7-12.

Fausch, H. (1998). *Musik im Psychodrama*. Unveröffentlichte Abschlussarbeit Psychodramaausbildung, Moreno-Institut Überlingen.

Felder, W. & Herzka, H.S. (2001). *Kinderpsychopathologie* (4. Aufl.). Basel: Schwabe.

Feudel, E. (1956). *Rhythmisch-musikalische Erziehung*. Wolfenbüttel: Karl Heinrich Möseler.

Feudel, E. (1974). *Durchbruch zum Rhythmischen in der Erziehung*. Stuttgart: Klett.

Fischer, T. (1999). *Wu wei. Die Lebenskunst des Tao*. Reinbek bei Hamburg: Rowohlt.

Fischer, Ch. B. & Als, H. (2003). Was willst du mir sagen? Individuelle beziehungsgeführte Pflege auf der Neugeborenenintensivstation zur Förderung der Entwicklung des frühgeborenen Kindes. In M. Nöcker-Ribaupierre (Hrsg.), *Hören – Brücke ins Leben. Musiktherapie mit früh- und neugeborenen Kindern*. Göttingen: Vandhoeck & Ruprecht.

Fitzthum, E. (2003). *Von den Reformbewegungen zur Musiktherapie. Die Brückenfunktion der Vally Weigl*. Wien: Edition Praesens.

Flatischler, R. (1984). *Die vergessene Macht des Rhythmus*. Essen: Synthesis Verlag.

Flitner, A. (1978). *Das Kinderspiel* (4. völlig neu bearbeitete Aufl.). München: Piper.

Flitner, A. (1998). *Spielen – Lernen. Praxis und Deutung des Kinderspiels* (11. Aufl.). München/Zürich: Piper.

Florschütz, M.T. (1996). Anthroposophische Musiktherapie. In H.-H. Decker-Voigt, P.J. Knill & E. Weymann (Hrsg.), *Lexikon der Musiktherapie* (S. 15-24). Göttingen: Hogrefe.

Freud, A. (1993). *Wege und Irrwege in der Kinderentwicklung* (6. Aufl.). Bern/Stuttgart: Huber/Klett.

Freud, S. (1920/1997). Deutung des Spiels eines anderthalbjährigen Knaben. In H. Scheuerl, *Das Spiel. Theorien des Spiels* (12. Aufl., S. 80-83). Weinheim: Beltz.

Friis-Zimmermann, B. (1993). Die Handharmonika weint. Verlauf einer analytischen Musiktherapie mit einem grenzpsychotischen Kind. In H.H. Decker-Voigt, J.Th. Eschen & W. Mahns (Hrsg.), *Kindermusiktherapie. Hamburger Jahrbuch zur Musiktherapie und intermodalen Medientherapie* (S. 38-48). Lilienthal/Bremen: Eres.

Fröbel, F. (1826/1997). Spiel als höchste Stufe der Kindesentwicklung. In H. Scheuerl, *Das Spiel. Theorien des Spiels* (12. Aufl., S. 46-50). Weinheim: Beltz.

Frohne, I. (1981). *Das rhythmische Prinzip. Grundlagen, Formen und Realisationsbeispiele in Therapie und Pädagogik.* Lilienthal: Eres.

Frohne, I. (1983a). Zur Bedeutung der verschiedenen künstlerischen Medien. In H.-H. Decker-Voigt (Hrsg.), *Handbuch Musiktherapie. Funktionsfelder, Verfahren und ihre interdisziplinäre Verflechtung* (S. 175-181). Lilienthal: Eres.

Frohne, I. (1983b). Möglichkeiten integrativer Arbeit mit verschiedenen künstlerischen Medien in der Musiktherapie. In H.-H. Decker-Voigt (Hrsg.), *Handbuch Musiktherapie. Funktionsfelder, Verfahren und ihre interdisziplinäre Verflechtung* (S. 185-189). Lilienthal: Eres.

Frohne-Hagemann, I. (1990). Integrative Musiktherapie als psychotherapeutische, klinische und persönlichkeitsbildende Methode. In I. Frohne-Hagemann (Hrsg.), *Musik und Gestalt* (S. 99-120). Paderborn: Junfermann.

Frohne-Hagemann, I. (2001). *Fenster zur Musiktherapie.* Wiesbaden: Reichert.

Frohne-Hagemann, I. (2004). Rezeptive Musiktherapie aus der Sicht der Integrativen Musiktherapie. In I. Frohne-Hagemann (Hrsg.), *Rezeptive Musiktherapie. Theorie und Praxis* (S. 307-339). Wiesbaden: Reichert.

Frohne-Hagemann, I. & Mailahn, C. (1999). Ablösung – Abnabelungsprobleme bei Jugendlichen. In U. Haffa-Schmidt, D. von Moreau & A. Wölfl (Hrsg.), *Musiktherapie mit psychisch kranken Jugendlichen. Grundlagen und Praxisfelder* (S. 47-62). Göttingen: Vandenhoeck & Ruprecht.

Frohne-Hagemann, I. & Pless-Adamczyk, H. (2005). *Indikation Musiktherapie bei psychischen Problemen im Kindes- und Jugendalter.* Göttingen: Vandenhoeck & Ruprecht.

Füg, R. (1991). Indikation zur Musiktherapie in einer Kinder und Jugendpsychiatrie. *Musiktherapeutische Umschau, 12* (3), 198-205.

Füg, R. (1993). Musiktherapie als Weg in einer veränderten Umwelt. In H.-H. Decker-Voigt, J.Th. Eschen & W. Mahns (Hrsg.), *Kindermusiktherapie. Hamburger Jahrbuch zur Musiktherapie und intermodalen Medientherapie* (S. 17-24). Lilienthal/Bremen: Eres.

Gandhi, M. (1984). *Handeln aus dem Geist.* Freiburg i. Br.: Herder.

Gauda, G. (1995). Blickkontaktvermeidung in den ersten Lebensmonaten und Elternidentität – Ursachen, Folgen, Prävention. In H. Petzold (Hrsg.), *Die Kraft liebevoller Blicke* (S. 75-91). Paderborn: Junfermann.

Gembris, H. (1996). Rezeptionsforschung. In H.-H. Decker-Voigt, P.J. Knill & E. Weymann (Hrsg.), *Lexikon Musiktherapie* (S. 321-326). Göttingen: Hogrefe.

Gindl, B. (2000). Der Leib als „Resonanzkörper“ in der musiktherapeutischen Behandlung von frühgestörten und psychosomatisch erkrankten Menschen. In Österr. Berufsverband der MusiktherapeutInnen e.V. (Hrsg.), *Wiener Beiträge zur Musiktherapie* (Bd. 2: Bilder einer Landschaft, Symposium Wien 1997, S. 142-156). Wien: Edition Praesens.

Gindl, B. (2002). *Anklang. Die Resonanz der Seele*. Paderborn: Junfermann.

Glogau, E. (1998). Musikmachen oder Spielen in der Kindermusiktherapie – eine Alternative? *Musiktherapeutische Umschau, 19* (3), 164-170.

Goetze, H. (1981). *Personenzentrierte Spieltherapie.* Göttingen: Hogrefe.

Grawe, K. (1998). *Psychologische Therapie.* Göttingen: Hogrefe.

Griessmeier, B. (1990). Bin ich's oder bin ich's nicht? *Musiktherapeutische Umschau, 11* (1), 37-56.

Griessmeier, B. (2005). Sternenmusik – Musiktherapie mit krebskranken Kindern. In Ch. Plahl & H. Koch-Temming, *Musiktherapie mit Kindern. Grundlagen – Methoden – Praxisfelder* (S. 233-244). Bern: Huber.

Griessmeier B. & Bossinger, W. (1994). *Musiktherapie mit krebskranken Kindern.* Stuttgart: Fischer/Bärenreiter.

Grimm, H. (1998). Sprachentwicklung – allgemeintheoretisch und differentiell betrachtet. In R. Oerter & L. Montada (Hrsg.), *Entwicklungspsychologie* (S. 705-757). Weinheim: Beltz.

Grotloh-Amberg, H. (1991). Verhaltenstherapie mit Kindern. In H. Petzold & G. Ramin (Hrsg.), *Schulen der Kinderpsychotherapie* (2. Aufl., S. 171-204). Paderborn: Junfermann.

Groos, K. (1922/1997). Der Lebenswert des Spiels. In H. Scheuerl (Hrsg.), *Das Spiel. Theorien des Spiels* (12. Aufl., S. 66-73). Weinheim: Beltz.

Gustorff, D. (1996). Nordoff/Robbins Musiktherapie (Schöpferische Musiktherapie). In H.-H. Decker-Voigt, P.J. Knill & E. Weymann (Hrsg.), *Lexikon Musiktherapie* (S. 274-278). Göttingen: Hogrefe.

Gustorff, D. (2001). Schöpferische Musiktherapie nach Nordoff-Robbins. In H.-H. Decker-Voigt (Hrsg.), *Schulen der Musiktherapie* (S. 208-241). München: Reinhardt.

Guts Muths, F. (1796/1997). Belustigung, Erholung und Abwechslung als Reize des Spiels. In H. Scheuerl, *Das Spiel. Theorien des Spiels* (12. Aufl., S. 26-29). Weinheim: Beltz.

Haffa-Schmidt, U. (1999). Musiktherapeutische Vielfalt – Methodische Überlegungen und Besonderheiten. In U. Haffa-Schmidt, D. von Moreau & A. Wölfl (Hrsg.), *Musiktherapie mit psychisch kranken Jugendlichen. Grundlagen und Praxisfelder* (S. 31-37). Göttingen: Vandenhoeck & Ruprecht.

Hamel, P. M. (1980). *Durch Musik zum Selbst.* München: Bärenreiter.

Hanh, T.N. (1992). *Ich pflanze ein Lächeln* (12. Aufl.). München: Goldmann.

Hansen, S. (1997). Erinnerungen – ein Weg zur Gegenwart. *Musiktherapeutische Umschau, 18* (2), 94-102.

Hasler, I. (2006). *Die Erotik der Tapete.* Frauenfeld: Huber.

Haus, R. (2005). „Hört mal wie die Carmen spielt ..." – Musiktherapie für hörgeschädigte Kinder. In Ch. Plahl & H. Koch-Temming, *Musiktherapie mit Kindern. Grundlagen – Methoden – Praxisfelder* (S. 222-232). Bern: Huber.

Hausmann, B. (1989). Gongstille. In H. Petzold (Hrsg.), *Heilende Klänge. Der Gong in Therapie, Meditation und Sound Healing* (S. 165-174). Paderborn: Junfermann.

Heckhausen, H. (1978). Entwurf einer Psychologie des Spielens. In A. Flitner (Hrsg.), *Das Kinderspiel* (4. Aufl., S. 138-155). München: Piper.

Hegi, F. (1986). *Improvisation und Musiktherapie.* Paderborn: Junfermann.

Hegi, F. (1996). Komponenten. In H.-H. Decker-Voigt, P.J. Knill & E. Weymann (Hrsg.), *Lexikon Musiktherapie* (S. 173-183). Göttingen: Hogrefe.

Hegi, F. (1998). *Übergänge zwischen Sprache und Musik: Die Wirkungskomponenten der Musiktherapie.* Paderborn: Junfermann.

Hegi, F. (1999). *Improvisation und Ritual.* Unveröffentlichter Vortrag, Fachtagung Musiktherapie, Freies Musikzentrum München.

Hegi, F. (2001). Gestalt-Musiktherapie. In H.-H. Decker-Voigt (Hrsg.), *Schulen der Musiktherapie* (S. 125-185). München: Reinhardt.

Hegi, F. (2003). *Abgrenzung Musiktherapie – Musikanimation – Musikpädagogik.* Unveröffentlichte Unterrichtsunterlagen. Berufsbegleitende Ausbildung Musiktherapie bam, Zürich.

Hegi, F. (2005). Improvisation und Ritual. In M. Nöcker-Ribaupierre (Hrsg.), *Ritual, System, Ressource* (S. 55-67). Konzepte in der Musiktherapie. Wiesbaden: Reichert.

Hegi-Portmann, F., Lutz-Hochreutener, S. & Rüdisüli-Voerkel, M. (2006). *Musiktherapie als Wissenschaft. Grundlagen, Praxis, Forschung und Ausbildung.* Zürich: Eigenverlag.

Heidemann, J. (2005). Zauberwald im Integrationskindergarten – Musiktherapie für Kinder mit Körperbehinderung. In Ch. Plahl & H. Koch-Temmin, *Musiktherapie mit Kindern. Grundlagen – Methoden – Praxisfelder* (S. 245-255). Bern: Huber.

Hensel, Th. (2002). Verbalisieren als empathisches Verstehen. In C. Boeck-Singelmann, B. Ehlers, Th. Hensel, F. Kemper & Ch. Monden-Engelhardt (Hrsg.), *Personzentrierte Psychotherapie mit Kindern und Jugendlichen* (Bd. 1, 2. Aufl., S. 285-314). Göttingen: Hogrefe.

Herbstrith, W. (1988). Schweigen/Stille. In Ch. Schütz (Hrsg.), *Praktisches Lexikon der Spiritualität* (S. 1108-1111). Freiburg i. Br.: Herder.

Herrlen-Pelzer, S. et al. (1991). *Musik in Prävention und Therapie.* Langnau-Ulm: Armin Vaas.

Herzka, H.St. (1989). *Die Kinder der Verfolgten.* Göttingen: Vandenhoeck & Ruprecht.

Herzka, H.St. (1995). *Die neue Kindheit. Dialogische Entwicklung – Autoritätskritische Erziehung.* Basel: Schwabe.

Herzka, H.St. (1996). *Spielen als dialogische Lebensform.* Unveröffentlichtes Referat anlässlich des 7. Internationalen Kongresses der Ludotheken, Zürich.

Herzka, H.St. (1999). Das dialogische Paradigma und seine Anwendung. In H.St. Herzka, W. Reukauf & H. Wintsch (Hrsg.), *Dialogik in Psychologie und Medizin* (S. 246-262). Basel: Schwabe.

Herzka, H.St. (2005). *Kinderverträglich denken und handeln.* Basel: Schwabe.

Herzka, H.St. & Reukauf, W. (1989). Zur Methodenintegration in der Kinder- und Jugendpsychiatrie. In G. Klosinski (Hrsg.), *Psychotherapeutische Zugänge zum Kind und Jugendlichen* (2. Aufl., S. 11-20). Bern: Huber.

Herzka, H.S. & Reukauf W. (1995). Kinderpsychotherapie als dialogischer Prozess – ein der frühen Mutter-Kind-Entwicklung entsprechendes Konzept. In H. Petzold (Hrsg.), *Die Kraft liebevoller Blicke* (S. 289-324). Paderborn: Junfermann.

Hess, P. & Rittner, S. (1996). Verändertes Wachbewusstsein. In H.-H. Decker-Voigt, P.J. Knill & E. Weymann (Hrsg.), *Lexikon Musiktherapie* (S. 398-403). Göttingen: Hogrefe.

Hinricher, G. (1986). Theresa von Avila. In G. Ruhbach & J. Sudbrack (Hrsg.), *Grosse Mystiker. Leben und Wirken* (S. 222-236). Zürich: Ex Libris.

Hockel, C.-M. (2002). Das Spielerleben als Entwicklungsraum. In C. Boeck-Singelmann, B. Ehlers, Th. Hensel, F. Kemper & Ch. Monden-Engelhardt (Hrsg.), *Personzentrierte Psychotherapie mit Kindern und Jugendlichen* (Bd. 1, 2. Aufl., S. 211-235). Göttingen: Hogrefe.

Höhmann, U. (1996). Musikinstrumente in der Therapie. In H.-H. Decker-Voigt, P.J. Knill & E. Weymann (Hrsg.), *Lexikon Musiktherapie* (S. 238-241). Göttingen: Hogrefe.

Holder, A. (1991). Psychoanalytische Kindertherapie. In H. Petzold & G. Ramin (Hrsg.), *Schulen der Kinderpsychotherapie* (2. Aufl., S. 11-29). Paderborn: Junfermann.

Horn, G. (1991). Katathymes Bilderleben mit Kindern. In H. Petzold & G. Ramin (Hrsg.), *Schulen der Kinderpsychotherapie* (2. Aufl., S. 141-169). Paderborn: Junfermann.

Huizinga, J. (1938). *Homo ludens.* Reinbek: Rowohlt.

Hüther, G. (2004). Ebenen salutogenetischer Wirkungen von Musik auf das Gehirn. *Musiktherapeutische Umschau, 25* (1), 16-26.

Irle, B. & Müller, I. (1996). *Raum zum Spielen – Raum zum Verstehen. Musiktherapie mit Kindern.* Materialien zur Musiktherapie. Münster: Lit.

Jacobs, R. (1983). Musiktherapie aus anthroposophischer Sicht. *Soziale Hygiene – Merkblätter zur Gesundheitspflege im persönlichen und sozialen Leben.* Bad Liebenzell: Verein f. erweitertes Heilwesen e.V.

Jäger, W. (2000). *Die Welle ist das Meer.* Freiburg i. Br.: Herder.

Jochims, S. (1999). Bindungsunsicherheit – Zur Problematik von jugendlichen Pflege- und Adoptivkindern. In U. Haffa-Schmidt, D. von Moreau & A. Wölfl (Hrsg.), *Musiktherapie mit psychisch kranken Jugendlichen. Grundlagen und Praxisfelder* (S. 92-107). Göttingen: Vandenhoeck & Ruprecht.

Jung, C.G. (1980). *Der Mensch und seine Symbole.* (4. Aufl.). Olten: Walter.

Kächele, H. & Scheytt, N. (1990). Sprechen und Spielen – Verbale und nonverbale Aspekte des musiktherapeutischen Prozesses. *Musiktherapeutische Umschau, 11* (4), 286-295.

Kalff, D. (2000). *Sandspiel. Seine therapeutische Wirkung auf die Psyche* (4. Aufl.). München & Basel: Reinhardt.

Kamber, A. (1990). *„Wie ein unvergessliches Lied". Musiktherapie mit Rita S.* Unveröffentlichte Abschlussarbeit der Berufsbegleitenden Ausbildung Musiktherapie bam, Zürich.

Kamper, D. & Wulf, Ch. (1992). Unterbrechung und Grenze. In D. Kamper & Ch. Wulf (Hrsg.), *Schweigen. Unterbrechung und Grenze der menschlichen Wirklichkeit* (S. 1-3). Berlin: Dietrich Reimer.

Kast, V. (1988). *Imagination als Raum der Freiheit. Dialog zwischen Ich und Unbewusstem.* Olten/Freiburg i. B.: Walter.

Kast, V. (1990). *Die Dynamik der Symbole. Grundlagen der Jungschen Psychotherapie.* Olten/Freiburg i. Br.: Walter.

Katz, N. (1991). Phantasie, Symbolisierung und Imagination – „komplexes katathymes Erleben" als Methode in der Integrativen Therapie mit Vorschulkindern. In H. Petzold & I. Orth (Hrsg.), *Die neuen Kreativitätstherapien. Handbuch der Kunsttherapie* (Bd. II, 2. Aufl., S. 883-931). Paderborn: Junfermann.

Katz-Bernstein, N. (1996). Das Konzept des „Safe Place" – ein Beitrag zur Praxeologie Integrativer Kinderpsychotherapie. In G. Metzmacher, H. Petzold & H. Zaepfel (Hrsg.), *Praxis der Integrativen Kindertherapie* (Bd. 2, S. 111-141). Paderborn: Junfermann.

Kiel, H. (1993). Guided Imagery and Music – ein Konzept der rezeptiven Musiktherapie. *Musiktherapeutische Umschau, 14* (4), 327-339.

Klein, M. (1934). *Die Psychoanalyse des Kindes.* Wien: Internationaler Psychoanalytischer Verlag.

Knill, P. (1982). Strukturparallelen zwischen Musiktherapie und Spieltherapie. *Musiktherapeutische Umschau 3* (1), 1-8.

Knill, P. (1983). Intermediale Verknüpfung von Musik, Bewegung, Farbe und Form, Sprache und Theater. In H.-H. Decker-Voigt (Hrsg.), *Handbuch Musiktherapie. Funktionsfelder, Verfahren und ihre interdisziplinäre Verflechtung* (S. 191-193). Lilienthal: Eres.

Knill, P. (1996). Bildnerisches Gestalten. In H.-H. Decker-Voigt, P.J. Knill & E. Weymann (Hrsg.), *Lexikon Musiktherapie* (S. 72-73). Göttingen: Hogrefe.

Koch-Temming, H. (1995). „Lasti, lasti ...". Einzelmusiktherapie mit Pascal. *Musiktherapeutische Umschau, 16* (2), 148-159.

König, K. (1998). *Gegenübertragungsanalyse* (3. Aufl.). Göttingen: Vandenhoeck & Ruprecht.

Kos-Robes, M. (1981). Individualpsychologische Kinderpsychotherapie. In G. Biermann (Hrsg.), *Handbuch der Kinderpsychotherapie* (Bd. IV, S. 194-202). München: Reinhardt.

Kraus, W. (1998). *Die Heilkraft der Musik. Einführung in die Musiktherapie.* München: C.H. Beck.

Kunz, C.E. (1996). *Schweigen und Geist. Biblische und patristische Studien zu einer Spiritualität des Schweigens.* Freiburg i. Br.: Herder.

Langenberg, M. (1996). Psychoanalyse und Musiktherapie. In H.-H. Decker-Voigt, P.J. Knill & E. Weymann (Hrsg.), *Lexikon Musiktherapie* (S. 306-310). Göttingen: Hogrefe.

Langer, S.K. (1965). *Philosophie auf neuem Wege. Das Symbol im Denken, im Ritus und in der Kunst.* Frankfurt a. M.: Fischer.

Lazarus, M. (1883/1997). Sprachgebrauch und Spielbegriff. In H. Scheuerl, *Das Spiel. Theorien des Spiels* (12. Aufl., S. 64-66). Weinheim: Beltz.

Lenz, G. & von Moreau, D. (2003). Resonanz und Synchronisation als regulative Faktoren von Beziehung – das spezifische Potential der Musiktherapie. In M. Nöcker-Ribaupierre (Hrsg.), *Hören – Brücke ins Leben. Musiktherapie mit früh- und neugeborenen Kindern* (S. 109-131). Göttingen: Vandenhoeck & Ruprecht.

Leuner, H., Horn, G. & Klessmann, E. (1978). *Katathymes Bilderleben mit Kindern und Jugendlichen* (2. Aufl.). München/Basel: E. Reinhardt.

Lewin, K. (1970). *Werkausgabe* (Bd. 1-7). Stuttgart: Klett-Cotta.

Lichtenberg, J.D. (1995). Einige Parallelen zwischen den Ergebnissen der Säuglingsbeobachtung und klinischen Beobachtungen an Erwachsenen, besonders Borderline-Patienten und Patienten mit narzisstischer Persönlichkeitsstörung. In H. Petzold (Hrsg.), *Die Kraft liebevoller Blicke* (S. 253-286). Paderborn: Junfermann.

Liedloff, J. (1990). *Auf der Suche nach dem verlorenen Glück.* München: Beck.

Locke, J. (1997). Rechtfertigung für das Nutzlose. In H. Scheuerl (Hrsg.), *Das Spiel. Theorien des Spiels* (12. Aufl., S. 16-20). Weinheim: Beltz.

Long, B. (1997). *Meditation Grundlagenkurs* (2. Aufl.). Bielefeld: Context.

Loos, G. (1986a). Hören – Zuhören – Zugehören. *Musiktherapeutische Umschau, 7* (3), 165-179.

Loos, G. (1986b). *Spielräume.* Stuttgart: Fischer.

Loos, G. (1995). Der Dialog in der Musiktherapie. *Musiktherapeutische Umschau,16* (1), 5-15.

Loos, G.K. (1997). Abschiedsmusik. *Musiktherapeutische Umschau, 18* (2), 74-78.

Lorenzer, A. (1970). *Kritik des psychoanalytischen Symbolbegriffs.* Frankfurt a. M.: edition suhrkamp.

Lorenzer, A. (1976). *Sprachzerstörung und Rekonstruktion* (2. Aufl.). Frankfurt a. M.: Suhrkamp.

Lorenzer, A. (1981). *Das Konzil der Buchhalter.* Frankfurt a. M.: Europäische Verlagsanstalt.

Lorenzer, A. (2002). *Die Sprache, der Sinn, das Unbewusste.* Stuttgart: Klett-Cotta.

Lorz-Zitzmann, A. (1999). Sprachlose Gewalt – Musiktherapeutische Möglichkeiten der Verarbeitung bei sexuellem Missbrauch. In U. Haffa-Schmidt, D. von Moreau & A.

Wölfl (Hrsg.), *Musiktherapie mit psychisch kranken Jugendlichen. Grundlagen und Praxisfelder* (S. 75-91). Göttingen: Vandenhoeck & Ruprecht.

Lowenfeld, M. (1969). Die „Welt"-Technik in der Kinderpsychotherapie. In Biermann, G. (Hrsg.), *Handbuch der Kinderpsychotherapie* (Bd. 1, S. 442-451). München: Reinhardt.

Lutz Hochreutener, S. (1993). *Musik – ein Weg aus dem Schweigen. Musiktherapie bei Mutismus.* Unveröffentlichtes Referat, Symposium Musik in der Rehabilitation, Kantonsspital Aarau.

Lutz Hochreutener, S. (1996a). *Imagination und Klangerleben. Bilder und Geschichten in der Musiktherapie mit Kindern.* Unveröffentl. Referat, Musiktherapie-Fachtagung, Kinderspital Zürich.

Lutz Hochreutener, S. (1996b). *Musiktherapie in der Kinderpsychiatrie.* Unveröffentlichtes Referat, Fachtagung für Musiktherapie, Kantonale Psychiatrische Klinik Wil.

Lutz Hochreutener, S. (1998). Fragmente einer Beziehung. Musiktherapie mit einem mutistischen Mädchen. *Musiktherapeutische Umschau, 19* (3), 185-189.

Lutz Hochreutener, S. (1999). Musiktherapie bei Kindern mit emotionalen Schwierigkeiten. *Schweizerische Zeitschrift für Heilpädagogik, 10,* 17-20.

Lutz Hochreutener, S. (2001). Spielenderweise – Musiktherapie mit Kindern. In K.B. Müller (Hrsg.), *Musik als Begleiterin behinderter Menschen* (S. 63-69). Luzern: Ed. SZH/SPC.

Lutz Hochreutener, S. (2007). *Spiel – Musik – Therapie. Methodologie der Musiktherapie mit Kindern und Jugendlichen.* Dissertation zur Erlangung des akademischen Grades des Doctor scientiae musicae. Institut für Musiktherapie an der Hochschule für Musik und Theater Hamburg.

Mahns, B. (1997). *Musiktherapie bei verhaltensauffälligen Kindern.* Stuttgart: Fischer.

Mahns, W. (1984). Das Musikkonzept in der Musiktherapie. *Musiktherapeutische Umschau, 5* (4), 295-305.

Mahns, W. (1987). Zur Praxis der musiktherapeutischen Einzelbehandlung in der Sonderschule. In H.-H. Decker-Voigt (Hrsg.), *Musik und Kommunikation* (Bd. 1, S. 11-34). Lilienthal/Bremen: Eres.

Mahns, W. (1990). Die musiktherapeutische Behandlung eines achtjährigen mutistischen Kindes. In I. Frohne-Hagemann (Hrsg.), *Musik und Gestalt* (S. 335-362). Paderborn: Junfermann.

Mahns, W. (1995). Da verschlägt es einem doch glatt die Sprache. Aus der Praxis der Musiktherapie mit GrundschülerInnen. *Musiktherapeutische Umschau, 16* (3), 197-213.

Mahns, W. (1998). Musiktherapie mit Kindern – Ein Überblick. *Musiktherapeutische Umschau,19* (3), 151-163.

Mahns, W. (2004). *Symbolbildung in der analytischen Kindermusiktherapie.* Münster: Lit.

Mahns, W. & Hippel, N. (2007). Analytische Kindermusiktherapie – am Beispiel der „Symbolbildung". In U. Stiff & R. Tüpker (Hrsg.), *Kindermusiktherapie. Richtungen und Methoden* (S. 91-141). Göttingen: Vandenhoeck & Ruprecht.

Mahns, W. & Juhl, R. (1986). Therapeutischer Unterricht mit Lernbehinderten. *Musiktherapeutische Umschau, 7* (1), 9-24.

Maiello, S. (2003). Die Bedeutung pränataler auditiver Wahrnehmung und Erinnerung für die psychische Entwicklung – eine psychoanalytische Perspektive. Das doppelte Trauma des frühgeborenen Kindes. In M. Nöcker-Ribaupierre (Hrsg.), *Hören – Brücke ins Leben. Musiktherapie mit früh- und neugeborenen Kindern* (S. 85-108). Göttingen: Vandenhoeck & Ruprecht.

Mandela, N. (1994). *Der lange Weg zur Freiheit.* Frankfurt a. M.: Fischer.

Mastnak, W. (1996). Berührung Musiktherapie – Musikpädagogik. In H.-H. Decker-Voigt, P.J. Knill & E. Weymann (Hrsg.), *Lexikon Musiktherapie* (S. 55-61). Göttingen: Hogrefe.

Maurer-Joss, S. (1998). *Spiele des Abschieds. Sterbebegleitende Musiktherapie mit einem fünfeinhalbjährigen Jungen.* Abschlussarbeit der Berufsbegleitenden Ausbildung Musiktherapie (bam) Zürich.

Mayerle, R. (2005). „Einmal so aussehen wie ..." Musiktherapie bei Kindern mit Adipositas in einem ambulanten Programm. In Ch. Plahl & H. Koch-Temming, *Musiktherapie mit Kindern. Grundlagen – Methoden – Praxisfelder* (S. 330-339). Bern: Huber.

Mead, G.H. (1956/1997). Spiele und Spielen als Beiträge zur Genese des Ich. In H. Scheuerl, *Das Spiel. Theorien des Spiels* (12. Aufl., S. 112-123). Weinheim: Beltz.

Megert, Ch. & Weibel, Th. (2003). *Musiktherapie mit Jugendlichen.* Unveröffentlichte Unterrichtsunterlagen. Berufsbegleitende Ausbildung Musiktherapie bam, Zürich.

Meili-Schneebeli, E. (2000). *Kinderbilder. Innere und äussere Wirklichkeit.* Basel: Schwabe.

Metzmacher, B., Petzold, H. & Zaepfel, H. (Hrsg.). (1996). *Praxis der Integrativen Kindertherapie. Integrative Kindertherapie in Theorie und Praxis* (Bd. 2). Paderborn: Junfermann.

Metzner, S. (1996). Psychodynamic Movement. In H.-H. Decker-Voigt, P.J. Knill & E. Weymann (Hrsg.), *Lexikon Musiktherapie* (S. 310-311). Göttingen: Hogrefe.

Meyberg, W. (1984). Lärm und Stille. *Musiktherapeutische Umschau, 5* (4), 255-270.

Meyberg, W. (1989). *trommelnderweise. Trommeln in Therapie und Selbsterfahrung.* Hemmoor: Grosser Bär.

Meyberg, W. & Bode, M. (1999). Matthias: Musiktherapeutische Langzeitbehandlung eines ehemals mutistischen Jugendlichen. In U. Haffa-Schmidt, D. von Moreau & A. Wölfl (Hrsg.), *Musiktherapie mit psychisch kranken Jugendlichen. Grundlagen und Praxisfelder* (S. 150-163). Göttingen: Vandenhoeck & Ruprecht.

Michel, D.E. (1984). Die Effekte von Musiktherapie bei asthmakranken Kindern. Schützende Atem- und Entspannungstechniken. *Musiktherapeutische Umschau, 5* (4), 289-294.

Micheli, N. (2003). *Interventionstechniken innerhalb der Improvisation.* Unveröffentlichte Diplomarbeit. Universität für Musik und darstellende Kunst, Wien.

Middendorf, I. (1986). *Der Erfahrbare Atem.* Paderborn: Junfermann.

Mitzlaff, S. (2005). Glissandi, die schwindlig machen – Musiktherapie für traumatisierte Kinder. In Ch. Plahl & H. Koch-Temming, *Musiktherapie mit Kindern. Grundlagen – Methoden – Praxisfelder* (S. 276-284). Bern: Huber.

Mitzlaff, S. & Strehlow, G. (2005). Besonderheiten der musiktherapeutischen Arbeit mit sexuell missbrauchten Kindern und Jugendlichen. In H.-H. Decker-Voigt & Dunkelziffer e.V. (Hrsg.), *„Der Schrecken wird hörbar". Musiktherapie für sexuell missbrauchte Kinder* (S. 201-207). Lilienthal: Eres.

Mogel, H. (1994). *Psychologie des Kinderspiels* (2. Aufl.). Berlin: Springer.

Mogel, H. (2002). Spiel – ein Fundamentales Lebenssystem des Kindes. In C. Boeck-Singelmann, B. Ehlers, Th. Hensel, F. Kemper & Ch. Monden-Engelhardt (Hrsg.), *Personzentrierte Psychotherapie mit Kindern und Jugendlichen* (Bd. 1, 2. Aufl., S. 237-257). Göttingen: Hogrefe.

Mönter, U. (2002). Das Gespräch in der Musiktherapie. *Musiktherapeutische Umschau, 23* (1), 5-21.

Moreno, J. (2001). Orpheus in der Hölle. *Musiktherapeutische Umschau, 22* (3), 102-120.

Mössler, K. (2005). Beziehungsaufbau mit minimally responsive Patienten. Musiktherapie in der Frührehabilitation mit Kindern. In M. Smetana, S. Heinze & K. Mössler (Hrsg.), *Wiener Beiträge zur Musiktherapie* (Bd. 7: Stille – Sterben – Erwachen, Musiktherapie im Grenzbereich menschlicher Existenz, S. 211-302). Wien: Edition Praesens.

Müller, L. (1997). Integrative Musiktherapie in der Behandlung eines Kindes mit schwerer, Entwicklungs- und Persönlichkeitsstörung. In L. Müller & H.G. Petzold (Hrsg.), *Musiktherapie in der klinischen Arbeit* (S. 137-167). Stuttgart: Fischer.

Munro, S. (1981). Musiktherapie mit unheilbar Kranken. *Musiktherapeutische Umschau, 2,* (4), 287-302.

Münzberg, Ch. (1998). Die Zukunft beginnt heute. Ein Votum für die Prävention. In W. Kraus (Hrsg.), *Die Heilkraft der Musik. Einführung in die Musiktherapie* (S. 210-217). München: Beck.

Neugebauer, L. (2007). Die Kunst der Musik als Therapie – Musiktherapie nach Paul Nordoff und Clive Robbins. In U. Stiff & R. Tüpker (Hrsg.), *Kindermusiktherapie. Richtungen und Methoden* (S. 175-196). Göttingen: Vandenhoeck & Ruprecht.

Niedecken, D. (1996a). *Sprache und Musik – Zur Frage der Symbolbildungsprozesse im musiktherapeutischen Interagieren.* Unveröffentlichter Vortrag anlässlich des 8. Weltkongresses Musiktherapie in Hamburg 1996.

Niedecken, D. (1996b). Symbol. In H.-H. Decker-Voigt, P.J. Knill & E. Weymann (Hrsg.), *Lexikon Musiktherapie* (S. 382-385). Göttingen: Hogrefe.

Nissen, F. (1999). Rockband. Projektarbeit in der stationären kinder- und jugendpsychiatrischen Behandlung. In U. Haffa, D. von Moreau & A. Wölfl (Hrsg.), *Musiktherapie mit psychisch kranken Jugendlichen. Grundlagen und Praxisfelder* (S. 164-174). Göttingen: Vandenhoeck & Ruprecht.

Nitschke, B. (1984). Frühe Formen des Dialogs. Musikalisches Erleben – psychoanalytische Reflexion. *Musiktherapeutische Umschau, 5* (3), 167-195.

Nöcker-Ribaupierre, M. (1992). Pränatale Wahrnehmung akustischer Phänomene. Eine Grundlage für die Entwicklung der menschlichen Bindungs- und Kommunikationsfähigkeit. *Musiktherapeutische Umschau, 13* (4), 239-248.

Nöcker-Ribaupierre, M. (1995). *Auditive Stimulation nach Frühgeburt. Ein Beitrag zur Musiktherapie.* Stuttgart: Fischer.

Nöcker-Ribaupierre, M. (2003). Die Mutterstimme – eine Brücke zwischen zwei Welten. Kurz- und Langzeitbeobachtungen Auditiver Stimulation mit Mutterstimme. In M. Nöcker-Ribaupierre (Hrsg.), *Hören – Brücke ins Leben. Musiktherapie mit früh- und neugeborenen Kindern* (S. 151-169). Göttingen: Vandenhoeck & Ruprecht.

Nöcker-Ribaupierre, M. (2005). Brücken schlagen mit Musik – Musiktherapie für frühgeborene Kinder und ihre Eltern. In Ch. Plahl & H. Koch-Temming, *Musiktherapie mit Kindern. Grundlagen – Methoden – Praxisfelder* (S. 202-212). Bern: Huber.

Nordoff, P. & Robbins, C. (1975). *Musik als Therapie für behinderte Kinder.* Stuttgart: Klett.

Oaklander, V. (1993). *Gestalttherapie mit Kindern und Jugendlichen* (8. Aufl.). Stuttgart: Klett Cotta.

Oberegelsbacher, D. (1997). Musiktherapeutisches Improvisieren als Mittel der Verdeutlichung in der Psychotherapie. In E. Fitzthum, D. Oberegelsbacher & D. Storz (Hrsg.), *Wiener Beiträge zur Musiktherapie* (Bd. 7: Stille – Sterben – Erwachen, Musiktherapie im Grenzbereich menschlicher Existenz, S. 42-66). Wien: Edition Präsens.

Oerter, R. (1998). Kindheit. In R. Oerter & L. Montada (Hrsg.), *Entwicklungspsychologie* (4. Aufl., S. 249-309). Weinheim: Beltz.

Oerter, R. (1999). *Psychologie des Spiels.* Weinheim & Basel: Beltz.

Orff, G. (1974). *Die Orff Musiktherapie. Aktive Förderung der Entwicklung des Kindes.* München: Kindler.

Orth, I. (2000). Leiblichkeit. In G. Stumm & A. Pritz (Hrsg.), *Wörterbuch der Psychotherapie* (S. 404). Wien & New York: Springer.

Palmowsky, W. (1983a). Die empirische Überprüfbarkeit der Musiktherapie. In H.-H. Decker-Voigt (Hrsg.), *Handbuch Musiktherapie* (S. 227-229). Lilienthal: Eres.

Palmowsky, W. (1983b). Musiktherapie und Lerntheorie. In H.-H. Decker-Voigt (Hrsg.), *Handbuch Musiktherapie* (S. 229-230). Lilienthal: Eres.

Papoušek, H. (2003). Spiel in der Wiege der Menschheit. In M. Papoušek & A. von Gontard (Hrsg.), *Spiel und Kreativität in der frühen Kindheit* (S. 17-55). Stuttgart: Klett-Cotta.

Papoušek, M. (1994). *Vom ersten Schrei zum ersten Wort.* Bern: Huber.

Papoušek, M. (2003). Gefährdungen des Spiels in der frühen Kindheit: Klinische Beobachtungen, Entstehungsbedingungen und präventive Hilfen. In M. Papoušek & A. von Gontard (Hrsg.), *Spiel und Kreativität in der frühen Kindheit* (S. 174-214). Stuttgart: Klett-Cotta.

Petermann, F. (1987). Analyse und Behebung von Defiziten bei verhaltensgestörten Kindern. In O. Speck, F. Peterander & P. Innerhofer (Hrsg.), *Kindertherapie. Interdisziplinäre Beiträge aus Forschung und Praxis* (S. 83-87). München: Reinhardt.

Peters, H. (2000). *Lexikon Psychiatrie, Psychotherapie, Medizinische Psychologie* (5. Aufl.). München/Jena: Urban & Fischer.

Petersen, D. & Thiel, E. (2001). *Tonarten, Spielarten, Eigenarten.* Göttingen: Vandenhoeck & Ruprecht.

Petersen, P. (1994). *Der Therapeut als Künstler* (3. Aufl.). Paderborn: Junfermann.

Petersen, P. (1996). Übertragen und Begegnen im therapeutischen Dialog. In H. Petzold (Hrsg.), *Die Rolle des Therapeuten und die therapeutische Beziehung* (3. Aufl., S. 13-36). Paderborn: Junfermann.

Petzold, H. (Hrsg.). (1974). *Psychotherapie & Körperdynamik.* Paderborn: Junfermann.

Petzold, H. (Hrsg.). (1977). *Die neuen Körpertherapien.* Paderborn: Junfermann.

Petzold, H. (Hrsg.). (1989). *Heilende Klänge. Der Gong in Therapie, Meditation und Sound Healing.* Paderborn: Junfermann.

Petzold, H. (1991). Puppen und Puppenspiel in der Integrativen Therapie mit Kindern. In H. Petzold & G. Ramin (Hrsg.), *Schulen der Kinderpsychotherapie* (2. Aufl., S. 427-488). Paderborn: Junfermann.

Petzold, H. (1992). Thymopraktik als Verfahren Integrativer Therapie. In H. Petzold (Hrsg.), *Die neuen Körpertherapien* (S. 11-74). Paderborn: Junfermann.

Petzold, H. (1995). Integrative Therapie in der Lebensspanne. Zur entwicklungspsychologischen und gedächtnistheoretischen Fundierung aktiver und leibzentrierter Interventionen bei „frühen Schädigungen" und „negativen Ereignisketten" in unglücklichen Lebenskarrieren. In H. Petzold (Hrsg.), *Die Kraft liebevoller Blicke* (S. 325-490). Paderborn: Junfermann.

Petzold, H. (1996). Die Rolle des Therapeuten und die therapeutische Beziehung in der Integrativen Therapie. In H. Petzold (Hrsg.), *Die Rolle des Therapeuten und die therapeutische Beziehung* (3. Aufl., S. 223-290). Paderborn: Junfermann.

Petzold, H. & Ramin, G. (1991). Integrative Therapie mit Kindern. In H. Petzold & G. Ramin (Hrsg.), *Schulen der Kinderpsychotherapie* (2. Aufl., S. 359-426). Paderborn: Junfermann.

Piaget, J. (1974). *Nachahmung, Spiel und Traum. Die Entwicklung der Symbolfunktion beim Kind.* Gesammelte Werke, Bd. 5. Stuttgart: Klett.

Picard, M. (1959). *Die Welt des Schweigens.* Frankfurt a. M.: Fischer.

Pirchl, A. (2000). Zwischen Prävention und Musiktherapie – Musiktherapie in der Schule. In Österreichischer Berufsverband der MusiktherapeutInnen e.V. (Hrsg.), *Wiener Beiträge zur Musiktherapie* (Bd. 2: Symposium „Bilder einer Landschaft", Wien 1997, S. 60-75). Wien: Edition Praesens.

Plahl, Ch. (2000). *Entwicklung fördern durch Musik. Evaluation musiktherapeutischer Behandlung.* Münster: Waxmann.

Plahl, Ch. (2006). Dialoge in der Musik. Entwicklungspsychologische Aspekte in der Musiktherapie mit Kindern. *Musiktherapeutische Umschau, 27* (2), 118-129.

Plahl, Ch. & Koch-Temming, H. (2005). *Musiktherapie mit Kindern.* Bern: Huber.

Priestley, M. (1982). *Musiktherapeutische Erfahrungen.* Stuttgart & Kassel: Bärenreiter/Fischer.

Priestley, M. (1983). *Analytische Musiktherapie.* Stuttgart: Klett-Cotta.

Priestley, M. (1985). Übertragung und Gegenübertragung in der Musiktherapie. *Musiktherapeutische Umschau, 6* (1), 17-36.

Priestley, M. (1993). Musikalische Entwicklungsförderung bei Vorschulkindern – Drei Fallstudien. In H.H. Decker-Voigt, J.Th. Eschen & W. Mahns (Hrsg.), *Kindermusiktherapie. Hamburger Jahrbuch zur Musiktherapie und intermodalen Medientherapie* (S. 25-37). Lilienthal & Bremen: Eres.

Racker, H. (2002). *Übertragung und Gegenübertragung. Studien zur psychoanalytischen Technik.* München & Basel: Reinhardt.

Reddemann, L. (2002). *Imagination als heilsame Kraft.* Stuttgart: Pfeiffer bei Klett-Cotta.

Reinelt, T. & Bogyi, G. (Hrsg.). (1997). *Lehrbuch der Kinderpsychotherapie.* München/Basel: Reinhardt.

Renz, M. (1991). *Tiefenwirkungen von Musik und ihre Bedeutung in der Musiktherapie mit Kindern im Latenzalter.* Unveröffentlichte Lizentiatsarbeit eingereicht bei Prof. Dr. med. H.St. Herzka, Universität Zürich.

Renz, M. (1996). *Urangst und Urvertrauen.* Paderborn: Junfermann.

Renz, M. (2000). *Zeugnisse Sterbender. Todesnähe als Wandlung und letzte Reifung.* Paderborn: Junfermann.

Rett, A., Grasemann, F. & Wesecky, A. (1981). *Musiktherapie für Behinderte.* Bern: Huber.

Reukauf, W. (1985). *Kinderpsychotherapien* (2. Aufl.). Basel/Stuttgart: Schwabe.

Rittner, S. (1996). Stimme. In H.-H. Decker-Voigt, P.J. Knill & E. Weymann (Hrsg.), *Lexikon Musiktherapie* (S. 359-368). Göttingen: Hogrefe.

Rittner, S. (2006). Die Magie der Stimme in der Psychotherapie. *Musik und Gesundsein. Halbjahreszeitung für Musik in Therapie, Medizin und Beratung, 12*, 10-13.

Roeske, C. (1999). Martin: Behandlung eines Jugendlichen mit Zwängen unter Einbeziehung systemisch-lösungsorientierter Ansätze. In U. Haffa-Schmidt, D. von Moreau & A. Wölfl (Hrsg.), *Musiktherapie mit psychisch kranken Jugendlichen. Grundlagen und Praxisfelder* (S. 137-149). Göttingen: Vandenhoeck & Ruprecht.

Roeske, C. (2005). „Ach wie gut, dass niemand weiss ...“ – Musiktherapie für Kinder aus Migrationsfamilien bei Schulverweigerung. In Ch. Plahl & H. Koch-Temming, *Musiktherapie mit Kindern. Grundlagen – Methoden – Praxisfelder* (S. 296-306). Bern: Huber.

Rogers, C.R. (1972). *Die nicht-direktive Beratung.* München: Kindler.

Rogers, C.R. (1989). *Eine Theorie der Psychotherapie, der Persönlichkeit und der zwischenmenschlichen Beziehungen.* Köln: GwG.

Rossetti-Gsell, V. (1998). *Spielen – Sprache der kindlichen Seele.* Freiburg, Basel & Wien: Herder.

Rousseau, J.-J. (1762/1997). Spiel als zwanglose Natürlichkeit. In H. Scheuerl, *Das Spiel. Theorien des Spiels.* (12. Aufl., S. 21-23). Weinheim: Beltz.

Salje, Ch. (2005). „Ich habe kein Problem – nur alle andern“ – Musiktherapie für Kinder mit Aufmerksamkeitsdefizit/Hyperaktivitätsstörung im Rahmen einer ambulanten Behandlung. In Ch. Plahl & H. Koch-Temming, *Musiktherapie mit Kindern. Grundlagen – Methoden – Praxisfelder* (S. 307-317). Bern: Huber.

Schaller, J. (1861/1997). Erscheinungsformen des Spiels. In H. Scheuerl, *Das Spiel. Theorien des Spiels* (12. Aufl., S. 57-63). Weinheim: Beltz.

Scheuerl, H. (1978). Alte und neue Spieltheorien. In A. Flitner (Hrsg.), *Das Kinderspiel* (4. neu bearbeitete Aufl., S. 32-52). München: Piper.

Scheuerl, H. (1997). *Das Spiel. Theorien des Spiels* (12. neu ausgestattete Aufl.). Weinheim: Beltz.

Scheytt, N. (1983). Vegetative Veränderungen durch Musik. In H.-H. Decker-Voigt (Hrsg.), *Handbuch Musiktherapie. Funktionen, Verfahren und ihre interdisziplinäre Verflechtung* (S. 221-227). Lilienthal/Bremen: Eres.

Schiller, F. (1793/1997). Spiel und Freiheit – der ästhetische Zustand. In H. Scheuerl, *Das Spiel. Theorien des Spiels* (12. Aufl., S. 34-40). Weinheim: Beltz.

Schmidt, H. (1993). Präventive Arbeit mit Grundschulkindern in Hamburg – Möglichkeiten für musiktherapeutische Arbeitsansätze. In H.H. Decker-Voigt, J.Th. Eschen & W. Mahns (Hrsg.), *Kindermusiktherapie. Hamburger Jahrbuch zur Musiktherapie und intermodalen Medientherapie* (S. 79-96). Lilienthal/Bremen: Eres.

Schmidtchen, St. (1974). *Klientenzentrierte Spieltherapie.* Weinheim: Beltz.

Schmidtchen, St. (1976). *Analyse des Kinderspiels.* Köln: Kiepenhauer.

Schmidtchen, St. (1989). *Kinderpsychotherapie.* Stuttgart: Kohlhammer.

Schmidtchen, St. (1991a). Klientenzentrierte Kindertherapie. In H. Petzold & G. Ramin (Hrsg.), *Schulen der Kinderpsychotherapie* (2. Aufl., S. 205-226). Paderborn: Junfermann.

Schmidtchen, St. (1991b). *Klientenzentrierte Spiel- und Familientherapie* (4. Aufl.). Weinheim: Beltz.

Schmidtchen, St. (2002). Neue Forschungsergebnisse zu Prozessen und Effekten der klientenzentrierten Kinderspieltherapie. In C. Boeck-Singelmann, B. Ehlers, Th. Hensel, F. Kemper & Ch. Monden-Engelhardt (Hrsg.), *Personzentrierte Psychotherapie mit Kindern und Jugendlichen* (Bd. 1, 2. Aufl., S. 153-194). Göttingen: Hogrefe.

Schmidtchen, St. & Kläning, E. (1974). Analyse des verbalen Therapeutenverhaltens in der klientenzentrierten Spieltherapie. *Praxis der Kinderpsychologie und Kinderpsychiatrie.* 23 (8), 303-318.

Schmölz, A. (1971). Zur Methode der Einzelmusiktherapie. In Chr. Kohler (Hrsg.), *Musiktherapie, Theorie und Methodik.* Jena: Fischer.

Schmölz, A. (1974). Kreativität in der Musiktherapie. In W.J. Revers, G. Harrer & W. Simon (Hrsg.), *Neue Wege der Musiktherapie* (S. 173-177). Düsseldorf: Econ.

Schmölz, A. (1981). *Praktikumsbesprechung Psychosomatik.* Lehrgang f. Musiktherapie, Hochschule f. Musik und Darstellende Kunst, Wien.

Schmölz, A. (1983). Zum Begriff der Einstimmung in der Musiktherapie. In H.-H. Decker-Voigt (Hrsg.), *Handbuch Musiktherapie* (S. 58-59). Lilienthal/Bremen: Eres.

Schmölz, A. (1984). Methodische Aspekte der aktiven Musiktherapie. In A. Wandel (Hrsg.), *Die Musiktherapie in der Heilkunde.* Referate des IV. Wehrmedizinischen Symposiums anlässlich der Hauptversammlung. Bonn: Beta Verlag.

Schmölz, A. (1988). Entfremdung – Auseinandersetzung – Dialog. Zur Komplexität des musiktherapeutischen Beziehungsgeschehens. In H.-H. Decker Voigt (Hrsg.), *Musik und Kommunikation. Hamburger Jahrbuch zur Musiktherapie und intermodalen Medientherapie* (Bd. 2, S. 211-225). Lilenthal/Bremen: Eres.

Schmucker, A. (2004). Die Klanggeleitete Trance nach Wolfgang Strobel. In I. Frohne-Hagemann (Hrsg.), *Rezeptive Musiktherapie* (S. 65-87). Wiesbaden: Reichert.

Schnyder, P. (1993). Wege der Hoffnung. *Informationsblatt des Schweizerischen Fachverbands für Musiktherapie, 21* (Mai), 19-25.

Schoch, M. (2000). *Time Therapie. Heilung aus der Qualität.* Winterthur: Edition Spuren.

Schumacher, K. (1994). *Musiktherapie mit autistischen Kindern.* Stuttgart: Fischer.

Schumacher, K. (1996). Frühe Mutter-Kindspiele. In H.-H. Decker-Voigt, P.J. Knill & E. Weymann (Hrsg.), *Lexikon Musiktherapie* (S. 105-106). Göttingen: Hogrefe.

Schumacher, K. (2000a). Musiktherapeutische Konzeption auf der Basis der Säuglingsforschung. „res severa est verum gaudium". In Ch. Schwabe & I. Stein (Hrsg.), *Ressourcenorientierte Musiktherapie* (Crossener Schriften zur Musiktherapie Band XII, S. 266-273). Weida: Wüst und Söhne.

Schumacher, K. (2000b). *Musiktherapie und Säuglingsforschung.* Frankfurt a.M.: Peter Lang.

Schumacher, K. & Calvet-Kruppa, C. (2001). Die Relevanz entwicklungspsychologischer Erkenntnisse für die Musiktherapie. In H.-H. Decker-Voigt (Hrsg.), *Schulen der Musiktherapie* (S. 102-124). München: Reinhardt.

Schumacher, K. & Calvet-Kruppa, C. (2005). „Untersteh dich!" – Musiktherapie bei Kindern mit autistischem Syndrom. In Ch. Plahl & H. Koch-Temming, *Musiktherapie mit Kindern. Grundlagen – Methoden – Praxisfelder* (S. 285-295). Bern: Huber.

Schumacher, K. & Calvet-Kruppa, C. (2007). Entwicklungspsychologisch orientierte Kindermusiktherapie – am Beispiel der „Synchronisation" als relevantes Moment. In U. Stiff & R. Tüpker (Hrsg.), *Kindermusiktherapie. Richtungen und Methoden* (S. 27-61). Göttingen: Vandenhoeck & Ruprecht.

Schwabe, Chr. (2004). Regulative Musiktherapie (RMT) – Wegmarken einer Konzeptentwicklung. In I. Frohne-Hagemann (Hrsg.), *Rezeptive Musiktherapie. Theorie und Praxis* (S. 205-215). Wiesbaden: Reichert.

Schwaiblmair, F. (1998). Entspannung und Spass – Musik mit Kindern und Jugendlichen. In W. Kraus (Hrsg.), *Die Heilkraft der Musik* (S. 218-222). München: Beck.

Schweizer Charta für Psychotherapie (2006). *Standort der Psychotherapie, Ausbildung, Kriterien für Mitgliedschaft.* Verfügbar unter http://www.psychotherapiecharta.ch

Selle, E.-W. (1999). Abschied – Persönliche Reflexion des Therapeuten zur Beendigung einer Langzeittherapie. In U. Haffa-Schmidt, D. von Moreau & A. Wölfl (Hrsg.), *Musiktherapie mit psychisch kranken Jugendlichen. Grundlagen und Praxisfelder* (S. 108-120). Göttingen: Vandenhoeck & Ruprecht.

Smeijsters, H. (1999). *Grundlagen der Musiktherapie.* Göttingen: Hogrefe.

Smetana, M. (2005). Stille in der Musiktherapie. In *Wiener Beiträge zur Musiktherapie* (Bd. 7: Stille – Sterben – Erwachen. Musiktherapie im Grenzbereich menschlicher Existenz, S. 9-111). Wien: Edition Präsens.

Sölle, D. (2003). *Den Rhythmus des Lebens spüren.* Freiburg i. Br.: Herder.

Spencer, H. (1855/1997). Spiele als Sekundärbetätigungen bei Kraftüberschuss. In H. Scheuerl, *Das Spiel. Theorien des Spiels* (12. Aufl., S. 55-57). Weinheim: Beltz.

Spiegler, M. (1991). *Die Stille. Eine Charakterisierung des Phänomens und seine spezielle Bedeutung im musiktherapeutischen Prozess.* Unveröffentl. Diplomarbeit an der Fachhochschule der Stiftung Rehabilitation, Heidelberg.

Spitzer, M. (2002). *Musik im Kopf – Hören, Musizieren, Verstehen und Erleben im neuronalen Netzwerk.* Stuttgart: Schattauer.

Stadler Elmer, St. (2000). *Spiel und Nachahmung. Über die Entwicklung der elementaren musikalischen Aktivitäten.* Aarau: H. & B. Schneider AG.

Stadler Elmer, St. (2002). *Kinder singen Lieder. Über den Prozess der Kultivierung des vokalen Ausdrucks.* Münster: Waxmann.

Stadler, A.-E. & Witte, K.-H. (1991). Analytische Kinder- und Jugendlichenpsychotherapie in der Individualpsychologie Alfred Adlers. In H. Petzold & G. Ramin (Hrsg.), *Schulen der Kinderpsychotherapie* (2. Aufl., S. 83-117). Paderborn: Junfermann.

Steger, E. (2005). *Mehr Musik – mehr Leistung.* Unveröffentl. Manuskript, Forschungsprojekt der St. Galler Erziehungsbehörde für einen flächendeckenden Instrumentalunterricht.

Stern, D.N. (1993). *Tagebuch eines Babys. Was ein Kind sieht, spürt, fühlt und denkt* (4. Aufl.). München: Piper.

Stern, D.N. (2000). *Die Lebenserfahrung des Säuglings* (7. Aufl.). Stuttgart: Klett Cotta.

Stern, W. (1929/1997). Ernstspiel als Verhalten und Erlebnis. In H. Scheuerl, *Das Spiel. Theorien des Spiel* (12. Aufl., S. 98-103). Weinheim: Beltz.

Storz, D. (2003). *Fokale Musiktherapie. Entwicklung eines Modells psychodynamisch musiktherapeutischer Kurztherapie.* Wien: Edition Praesens.

Straub, H. (1991). Psychodramatische Kindertherapie mittels Puppen. In H. Petzold & G. Ramin (Hrsg.), *Schulen der Kinderpsychotherapie* (2. Aufl., S. 257-269). Paderborn: Junfermann.

Strobel, W. (1985). Musiktherapie mit schizophrenen Patienten. *Musiktherapeutische Umschau, 6* (3), 177-208.

Strobel, W. (1988). Klang – Trance – Heilung. Die archetypische Welt der Klänge in der Psychotherapie. *Musiktherapeutische Umschau, 9* (2), 119-139.

Strobel, W. (1995). Grenzzustände in der Musiktherapie. In W. Schröder, *Musiktherapie – Spiegel der Seele* (S. 281-307). Paderborn: Junfermann.

Stumm, G. & Pritz, A. (2000). *Wörterbuch der Psychotherapie.* Wien & New York: Springer.

Sutton-Smith, B. (1997). Konfliktsozialisierung im Spiel. In H. Scheuerl (Hrsg.), *Das Spiel. Theorien des Spiels* (12. Aufl., S. 123-130). Weinheim: Beltz.

Sutton-Smith, B. (1973). Das Spiel als Mittler des Neuen. In A. Flitner (Hrsg.), *Das Kinderspiel* (S. 32-37). München: Piper.

Sutton-Smith, B. (1978a). *Die Dialektik des Spiels.* Schorndorf: Hoffmann.

Sutton-Smith, B. (1978b). Spiel und Sport als Potential der Erneuerung. In A. Flitner (Hrsg.), *Das Kinderspiel* (4. völlig neu bearbeitete Aufl., S. 62-72). München: Piper.

Tarr-Krüger, I. (1997). Integrative Musiktherapie bei Kindern mit psychosomatischen Störungen. In L. Müller & H.G. Petzold (Hrsg.), *Musiktherapie in der klinischen Arbeit* (S. 168-174). Stuttgart: Fischer.

Thaut, M.H., Nickel, A.K. & Hömberg, V. (2004). Neurologische Musiktherapie – Übersicht zum wissenschaftlichen Hintergrund und zur klinischen Methodik. *Musiktherapeutische Umschau, 25* (1), 35-44.

Thiel, E. (1996). Spieltherapeutische Elemente in der musiktherapeutischen Arbeit mit Kindern. In H.-H. Decker-Voigt, P.J. Knill & E. Weymann (Hrsg.), *Lexikon Musiktherapie* (S. 352-355). Göttingen: Hogrefe.

Thomann, Ch. & Schulz von Thun, F. (1988). *Klärungshilfe.* Reinbek b. Hamburg: Rowohlt.

Thöni, M. (2002). Das Spezifische bei GIM – geführte Imagination durch Musik. *Informationsblatt des Schweizerischen Fachverbandes für Musiktherapie SFMT, 39*, 18-22.

Timmermann, T. (1987). *Musik als Weg.* Zürich: Pan.

Timmermann, T. (1993). Geistige Hintergründe und spirituelle Dimensionen musikalischen Erlebens. *Musiktherapeutische Umschau, 14* (3), 207-218.

Timmermann, T. (1994). *Die Musik des Menschen.* München: Piper.

Timmermann, T. (1998). Rezeptive und aktive Musiktherapie in der Praxis. In W. Kraus (Hrsg.), *Die Heilkraft der Musik. Einführung in die Musiktherapie* (S. 50-66). München: Beck.

Timmermann, T. (2003). *Klingende Systeme. Aufstellungsarbeit und Musiktherapie.* Heidelberg: Carl-Auer-Systeme Verlag.

Timmermann, T. (2004). *Tiefenpsychologisch orientierte Musiktherapie.* Wiesbaden: Reichert Verlag.

Tomatis, A. (1987). *Der Klang des Lebens.* Reinbek bei Hamburg: Rowohlt.

Trapp, E.Ch. (1787/1997). Die Überlistung der Mühe durch das Angenehme. In H. Scheuerl, *Das Spiel. Theorien des Spiels* (12. Aufl., S. 24-26). Weinheim: Beltz.

Tüpker, R. (1996). *Ich singe, was ich nicht sagen kann. Zu einer morphologischen Grundlegung der Musiktherapie* (2. überarb. und erw. Aufl.). Regensburg: G. Bosse Verlag.

Tüpker, R. & Reichert, B. (2007). Morphologische Kindermusiktherapie. In U. Stiff & R. Tüpker (Hrsg.), *Kindermusiktherapie. Richtungen und Methoden* (S. 142-174). Göttingen: Vandenhoeck & Ruprecht.

Unterharnscheidt, M. & Cortes, C. (2005). Lena bleibt willensstark – Musiktherapie für Kinder im Schlaf-Wach-Niveau. In Ch. Plahl & H. Koch-Temming, *Musiktherapie mit Kindern. Grundlagen – Methoden – Praxisfelder* (S. 266-275). Bern: Huber.

Voigt, M. (2001). Musiktherapie nach Gertrud Orff – eine entwicklungsorientierte Musiktherapie. In H.-H. Decker-Voigt (Hrsg.), *Schulen der Musiktherapie* (S. 242-262). München: Reinhardt.

Voigt, M. (2005). Die Kugeln zum Tanzen bringen – Musiktherapie für Kinder mit Entwicklungsstörungen. In Ch. Plahl & H. Koch-Temming, *Musiktherapie mit Kindern. Grundlagen – Methoden – Praxisfelder* (S. 213-221). Bern: Huber.

Voigt, M. & Plahl, Ch. (2007). Die Orff-Musiktherapie als kindzentrierte und entwicklungsfördernde Musiktherapie. In U. Stiff & R. Tüpker (Hrsg.), *Kindermusiktherapie. Richtungen und Methoden* (S. 197-230). Göttingen: Vandenhoeck & Ruprecht

Von Franz, M.L. (1958). Die Aktive Imagination in der Psychologie C.G. Jungs. In W. Bitter (Hrsg.), *Meditation in Religion und Psychotherapie* (S. 136-148). Stuttgart: Klett.

Von Moreau, D. (1990). Brückenschlag zwischen innen und aussen – Bedeutung der Stimme in der Therapie mit einem kataton-schizophrenen Mädchen. *Musiktherapeutische Umschau, 11* (2), 160-165.

Von Moreau, D. (1992). Das Klavier als Symbol in der musiktherapeutischen Arbeit mit Kindern und Jugendlichen. *Musiktherapeutische Umschau, 13* (2), 88-93.

Von Moreau, D. (1999). Jugendliche Identitätsbildung aus entwicklungspsychologischer Perspektive. In U. Haffa-Schmidt, D. von Moreau & A. Wölfl (Hrsg.), *Musiktherapie mit psychisch kranken Jugendlichen. Grundlagen und Praxisfelder.* Göttingen: Vandenhoeck & Ruprecht.

Von Moreau, D. (2005). „Nur keine Sorge – es geht auch ohne Worte" – Musiktherapie mit mutistischen Kindern. In Ch. Plahl & H. Koch-Temming, *Musiktherapie mit Kindern. Grundlagen – Methoden – Praxisfelder* (S. 256-265). Bern: Huber.

Vorel, W. (1984). Musiktherapie in der Familientherapie. *Musiktherapeutische Umschau, 5* (3), 207-223.

Vorel, W. (1993). *Musiktherapie mit verhaltensgestörten Kindern.* Lilienthal/Bremen: Eres.

Waardenburg, W. (1977). Musik. In L. Wils (Hrsg.), *Spielenderweise* (S. 223-305). Leverkusen: H. Putty

Waelder, R. (1978). Die psychoanalytische Theorie des Spiels. In A. Flitner (Hrsg.), *Das Kinderspiel* (S. 81-93) (4. Aufl.). München: Piper.

Wärja-Danielsson, M. (1990). Musik und Mythos – eine Reise durch die Unterwelt. Musiktherapie auf der Grundlage der analytischen Psychologie C.G. Jungs. In I. Frohne-

Hagemann (Hrsg.), *Musik und Gestalt. Klinische Musiktherapie als integrative Psychotherapie* (S. 137-152). Paderborn: Junfermann.

Watzlawik, P., Beavin, J.H. & Jackson, D.D. (1969). *Menschliche Kommunikation*. Bern: Huber.

Weinberger, S. (1980). *Klientenzentrierte Gesprächsführung*. Weinheim: Beltz.

Wesezcky, A. (1973). *Möglichkeiten und Grenzen einer intellektuellen Förderung und prophylaktischen Behandlung hirngeschädigter Kinder*. Forschungsarbeit im Auftrag des Ludwig-Boltzmann-Instituts, Wien.

Weymann, E. (1989). Anzeichen des Neuen. Improvisieren als Erkenntnismittel und als Gegenstand der Forschung – dargestellt an einem Fallbeispiel aus der Musiktherapie. *Musiktherapeutische Umschau, 10* (4), 275-290.

Weymann, E. (1991). Unerhörtes hörbar machen. Zur Funktion der Musik im musiktherapeutischen Prozess. In *Materialien zur Morphologie der Musiktherapie, 4*. Zwesten: Institut für Musiktherapie und Morphologie.

Weymann, E. (1996). Improvisation. In H.-H. Decker-Voigt, P.J. Knill & E. Weymann (Hrsg.), *Lexikon Musiktherapie* (S. 133-137). Göttingen: Hogrefe.

Weymann, E. (2000). Sensible Schwebe. Erfahrungen mit musikalischer Improvisation. *Musiktherapeutische Umschau, 21* (3), 195-203.

Weymann, E. (2004). *Zwischentöne. Psychologische Untersuchungen zur musikalischen Improvisation*. Giessen: Imago.

Windels, J. (1984). *Eutonie mit Kindern*. München: Kösel.

Winnicott, D.-W. (1978). Warum Kinder spielen. In A. Flitner (Hrsg.), *Das Kinderspiel* (4. Aufl., S. 107-111). München: Piper.

Winnicott, D.-W. (1984). *Reifungsprozesse und fördernde Umwelt*. Frankfurt a. M.: Fischer.

Winnicott, D.-W. (1997). *Vom Spiel zur Kreativität* (9. Aufl.). Stuttgart: Klett-Cotta.

Wirtz, U. & Zöbeli, J. (1995). *Hunger nach Sinn*. Zürich: Kreuz.

Witschi, I. (2006). *Die Bedeutung der Stimme in der Musiktherapie*. Unveröffentlichte Diplomarbeit, Vertiefungsrichtung Diagnostik und Beratung. Hochschule für angewandte Psychologie (HAP) Zürich.

Wölfl, A. (1999). Sonja: Stationäre Musiktherapie mit einer schizophrenen Jugendlichen. In U. Haffa-Schmidt, D. von Moreau & A. Wölfl (Hrsg.), *Musiktherapie mit psychisch kranken Jugendlichen. Grundlagen und Praxisfelder* (S. 121-136). Göttingen: Vandenhoeck & Ruprecht.

Zenck, M. (1994). Dal niente – Vom Verlöschen der Musik. Zum Paradigmenwechsel vom Klang zur Stille in der Musik des neunzehnten und zwanzigsten Jahrhunderts. *MusikTexte, 55,* 15-21.

Zimmer, M.-L., Loos-Frank, B. & Bernius, V. (Hrsg.). (2006). *Musiktherapie mit Leib und Seele. Gertrud Katja Loos. Leben – Werk – Erinnerungen*. Wiesbaden: Reichert.

Zulliger, H. (1963). *Heilende Kräfte im kindlichen Spiel* (4. Aufl.). Frankfurt a. M.: Fischer.

Zulliger, H. (1966). *Bausteine zur Kinderpsychotherapie und zur Kindertiefenpsychologie*. (2. Aufl.). Bern: Huber.

Stichwortverzeichnis